国家重点研发计划"以人群为基础的高精度肿瘤监测、控制体系研究"（2016YFC1302603）资助出版

Jiangsu Cancer
Report (2018)

江苏省恶性肿瘤报告
（2018）

主编　武　鸣　韩仁强

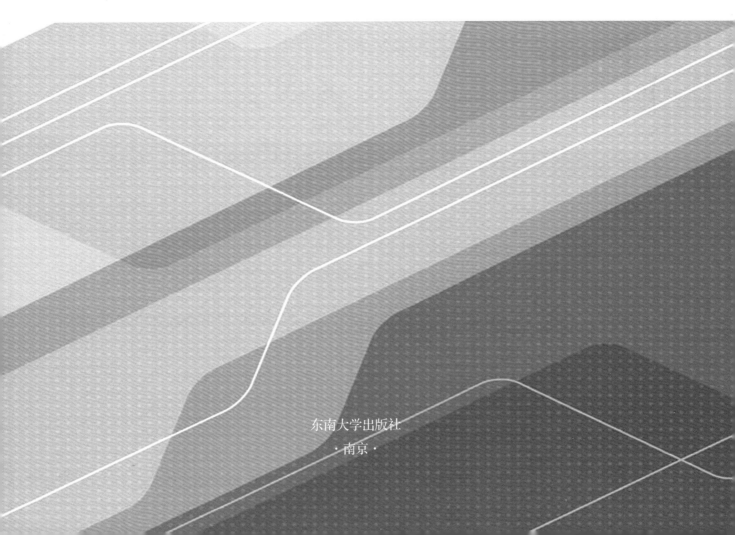

东南大学出版社
·南京·

图书在版编目（CIP）数据

江苏省恶性肿瘤报告. 2018/武鸣，韩仁强主编.
南京：东南大学出版社，2020.11
ISBN 978 - 7 - 5641 - 9237 - 2

Ⅰ. ①江… Ⅱ. ①武 … ②韩 … Ⅲ. ① 癌-研究报告
-江苏-2018 Ⅳ. ①R73

中国版本图书馆CIP数据核字（2020）第 238863 号

江苏省恶性肿瘤报告（2018）

Jiangsu Sheng Exing Zhongliu Baogao（2018）

主　　编	武　鸣　韩仁强
出版发行	东南大学出版社
社　　址	南京市四牌楼 2 号　（邮编：210096）
出 版 人	江建中
责任编辑	李　婧
经　　销	全国各地新华书店
印　　刷	南京顺和印刷有限责任公司

开　　本	889mm ×1 194 mm　1/16
印　　张	12.5
字　　数	288 千字
版　　次	2020 年 11 月第 1 版
印　　次	2020 年 11 月第 1 次印刷
书　　号	ISBN 978 - 7 - 5641 - 9237 - 2
定　　价	80.00 元

本社图书若有印装质量问题，请直接与营销中心联系，电话：025-83791830。

前 言

Preface

为全面推进江苏省肿瘤登记工作，在国家癌症中心和江苏省卫生健康委员会（原江苏省卫生计生委）全力支持下，江苏省肿瘤登记中心（江苏省疾病预防控制中心，以下简称"江苏省疾控中心"）在全省开展以人群为基础的肿瘤登记工作，建立了肿瘤登记年报制度，自2016年开始定期出版江苏省恶性肿瘤报告，为我省肿瘤的预防与控制工作提供了科学依据。

2018年全省有35个肿瘤登记处上报的2015年全人群肿瘤登记资料质量达到综合质控要求，其中城市登记处10个，农村登记处25个，分布在苏南、苏中和苏北地区，覆盖人口38 761 144人（男性19 548 364人，女性19 212 780人），覆盖全省同期户籍人口的50.87%。在对35个肿瘤登记处的数据进行全面分析的基础上，江苏省疾控中心组织专业人士编写了《江苏省恶性肿瘤报告（2018）》。

《江苏省恶性肿瘤报告（2018）》共分为六个部分：

第一部分为概述；第二部分介绍了数据的收集方法、质量控制流程和常用统计分析指标；第三部分详细介绍了江苏省肿瘤登记资料的质量评价流程；第四部分描述了江苏省肿瘤登记地区恶性肿瘤发病和死亡情况；第五部分对各身体部位的恶性肿瘤发病和死亡情况进行描述；最后一部分为附录，包含了各登记地区恶性肿瘤发病和死亡的主要统计结果。

《江苏省恶性肿瘤报告（2018）》在全面、系统地描述江苏省肿瘤登记地区人群恶性肿瘤发病与死亡等流行情况的基础上，对22种常见癌种的流行情况进行了详细介绍，是一本癌情信息丰富的专业书籍。

《江苏省恶性肿瘤报告（2018）》的顺利出版，凝结了江苏省各肿瘤登记处工作人员和编写人员的辛勤劳动和汗水。他们在实践中探索，在创造中发现，在开拓中前进，使江苏省肿瘤登记工作步入良性的发展轨道，在此谨表示衷心的感谢！

编者

2019 年 12 月

目 录
Contents

附录

第一章　概　述

肿瘤登记报告是按一定组织系统经常性地搜集、储存、整理、统计分析和评价肿瘤发病、死亡和生存资料的统计工作，是目前国际上公认的肿瘤流行病学信息收集与数据统计方法。通过实施肿瘤登记报告获取的不同时期、不同地区和不同人群中恶性肿瘤的发病、死亡和生存状况资料，是掌握人群恶性肿瘤流行现状和度量全社会恶性肿瘤疾病负担的唯一有效资源，可为肿瘤病因学研究提供线索，为肿瘤防治策略和措施的制定、评估和调整提供科学依据。

江苏省是全国较早开展肿瘤登记报告工作的省份之一，启东县（现启东市）于1972年在江苏省率先建立肿瘤登记报告制度，随后从20世纪80年代开始，现无锡、南通、淮安、泰州、常州等11个设区市所在地区陆续开展肿瘤登记报告工作。2008年，原卫生部在全国范围内启动"中央财政转移支付肿瘤随访登记项目"，对部分登记地区给予专项经费支持。由于前期江苏省肿瘤登记报告工作有较好基础，金坛市（现常州市金坛区）、启东市、海门市、连云港市区、赣榆县（现连云港市赣榆区）、东海县、灌云县、淮安市楚州区（现淮安市淮安区）、建湖县、大丰市（现盐城市大丰区）、扬中市、泰兴市等12个登记处被国家确定为首批中央财政转移支付肿瘤随访登记项目点。之后随着国家项目点的扩增，2009—2013年苏州市区、无锡市区、徐州市区、常州市区、南通市区、盐城市区、丹阳市、海安县（现海安市）等8个登记地区也先后被纳入。目前，江苏省共有20个国家专项经费支持的肿瘤随访登记项目点。

为建立完善的全国肿瘤登记制度，动态掌握我国恶性肿瘤流行情况和发展趋势，原国家卫生计生委、国家中医药管理局于2015年1月27日制定并下发了《关于印发肿瘤登记管理办法的通知》（国卫疾控发〔2015〕6号），原江苏省卫生计生委和中医药管理局根据江苏省具体情况，在转发国家管理办法的同时，对江苏省肿瘤登记工作做出了具体要求：明确了江苏省各级卫生计生行政部门在全省各级肿瘤登记工作中的组织、管理、协调和保障职能，指定江苏省疾控中心作为省级肿瘤登记中心，负责全省肿瘤登记工作的方案制定、技术指导、人员培训、质量控制和考核评价等工作；要求各设区市、县（市、区）设立肿瘤登记处，负责开展责任区域内的肿瘤随访登记工作；要求全省各级各类医疗卫生机构认真履行肿瘤登记报告责任，建立内部管理制度，明确责任报告人，健全院内登记报告流程，规范开展肿瘤登记报告工作。《肿瘤登记管理办法》的出台为江苏省肿瘤登记报告体系的进一步完善打下了坚实基础。

经过几代肿瘤登记报告人员40多年的努力，全省肿瘤登记工作日益规范，肿瘤登记覆盖人群逐渐扩大。到2016年底，全省96个县（市、区）均开始实施肿瘤登记报告制度，覆盖江苏省100%户籍人口。2018年，江苏省向国家癌症中心提交了42个登记处的2015年肿瘤登记资料，其中40个通过国家质量评价并入选2018年中国肿瘤登记年报，入选数量较上一年度增加4个。

2019年8月2日，国家卫生健康委员会疾病预防控制局在贵阳市举办2019年全国肿瘤随访登记培训班，全面总结我国肿瘤随访登记工作，国家癌症中心授予江苏省疾控中心（江苏省肿瘤登记中心）"2019年度肿瘤登记工作省级单位优秀奖"。同时，国家癌症中心还分别向连续10年、连续5年、连续3年入选国家肿瘤登记年报的登记处授予"2019年度肿瘤登记工作杰出贡献奖""2019年度肿瘤登记工作优秀奖""2019年度肿瘤登记工作进步奖"，我省分别有5个、21个和7个登记处获此殊荣，获奖单位数量居全国首位。

为充分挖掘和利用我省肿瘤登记资料，定期发布全省恶性肿瘤最新发病、死亡及生存监测数据，在省卫生健康委员会的大力支持下，江苏省疾控中心从2016年开始，每年组织专家分析数据和撰写江苏省恶性肿瘤报告，并先后出版了《江苏省恶性肿瘤报告（2015）》《江苏省恶性肿瘤报告（2016）》《江苏省恶性肿瘤报告（2017）》，定期更新和发布江苏省恶性肿瘤流行特征报告，为肿瘤防治研究和相关防控政策的出台提供了科学依据。2018年下半年开始，江苏省疾控中心在对全省各登记处提交的2015年肿瘤登记资料进行再次整理、质控和分析的基础上，召集省内肿瘤登记专家共同编撰了《江苏省恶性肿瘤报告（2018）》。

第二章 肿瘤登记资料的收集、质量控制和统计分析

江苏省肿瘤登记管理办法规定，国际疾病分类第十版（International Statistical Classification of Diseases and Related Health Problems 10th Revision, ICD-10）所规定的全部恶性肿瘤（ICD-10：C00—C97）、中枢神经系统良性肿瘤（D32.0—D33.9）和其他动态未定或动态未知的肿瘤（D42.0—D43.9），以及骨髓造血系统特质的恶性肿瘤（D45—D47）的发病、死亡和生存状态资料，以及登记地区覆盖人群的人口学资料，均是我省肿瘤登记资料收集的主要内容。

一、肿瘤登记资料的收集

（一）新发病例资料

1.医疗机构报告

各级各类具有肿瘤诊治能力的医疗机构是江苏省内肿瘤新发病例资料的主要来源。江苏省要求各责任报告医疗机构建立院内肿瘤登记报告制度，院内肿瘤诊治相关科室（门诊、住院、病案、病理、放射、超声、检验等科室）均应及时登记经诊治的肿瘤新病例信息，定期送交负责院内肿瘤登记的部门，由其对院内肿瘤病例信息进行汇总、审核、补充、剔重和登记后，及时通过肿瘤登记网报系统上报或填写纸质报告卡上交辖区肿瘤登记处。各级各类医疗机构还应定期导出或摘录院内住院和／或病案中的所有肿瘤病例信息（无论是新发病例还是多次治疗病例）并提交辖区肿瘤登记处，这是肿瘤病例被动随访信息的重要来源。

各级各类医疗机构在报告规定 ICD-10 编码范围的肿瘤病例信息时，还应同时上报部分以字母"Z"打头的"其他肿瘤相关"分类和编码的病例信息（表 2-1）。因为在目前医疗机构的病案编码实践中，对于以复诊为目的的肿瘤病例，往往将其主要诊断编码至 Z 编码，而非 C 编码或 D 编码，因此医疗机构在信息收集、漏报调查及质控过程中应格外注意。

表 2-1 以字母"Z"打头的"其他肿瘤相关"的分类名称和编码

编码	分类名称
Z08	恶性肿瘤治疗后的随诊检查
Z12	肿瘤的特殊筛查
Z40.0	与恶性肿瘤有关的危险因素的预防性手术
Z51.0	放疗疗程
Z51.1	肿瘤化疗疗程
Z51.5	姑息治疗
Z80	恶性肿瘤的家族史
Z85	恶性肿瘤的个人史
Z86.0	其他肿瘤的个人史
Z92.3	放疗个人史
Z92.6	肿瘤化疗个人史

2. 肿瘤登记处审核

肿瘤登记处收到辖区内各级各类医疗机构报送的肿瘤新发病例信息后，应及时审核其完整性和有效性，对发现的存在变量信息不完整、逻辑错误、编码错误等问题的报卡，立即退回报告单位进行核实和修订。对审核通过的肿瘤新发病例信息，肿瘤登记处按其户籍或现住址所属乡镇／街道分片下发至对应乡镇医院／社区卫生服务中心，由基层肿瘤登记人员对肿瘤病例信息进行随访和核实，并将核实结果及时反馈至所属登记处。

3. 乡镇医院／社区卫生服务中心上报

乡镇医院／社区卫生服务中心在协助登记处对肿瘤新发病例信息进行随访、核实和反馈的同时，还应在日常工作中主动发现和收集辖区内肿瘤新发和死亡病例信息，并按要求填写肿瘤登记报告卡和肿瘤登记簿，每月报送肿瘤登记处或及时在网报系统中登报。此外，乡镇医院／社区卫生服务中心每年还需对辖区内的现患肿瘤病例进行定期的随访和管理。

4. 死亡补发病

为确保肿瘤登记资料的完整性，肿瘤登记处必须定期开展死亡补发病工作，即每月或每季度将全人群死因监测资料中的肿瘤死亡病例信息和肿瘤登记中的发病信息进行核对，及时发现可能存在的发病漏报情况。对可疑的肿瘤发病漏报病例，登记处及时与开具死亡医学证明书的医疗机构，或者死亡病例所属基层医疗卫生机构、死者家属或知情人联系，核实其根本死因是否为恶性肿瘤；对确认为发病漏报的肿瘤病例，需继续回顾追踪和补充完善其生前的恶性肿瘤诊断相关信息，并补报肿瘤发病卡至最早诊断相应年份的发病库中。

5. 医疗保险机构相关信息的利用

恶性肿瘤病例诊治相关的医疗保险记录，是肿瘤登记新发病例信息的重要来源之一。各地肿瘤登记处在上级卫生行政部门的协调下，定期（每月／每季度）前往各类医疗保险（如城镇职工医疗保险、城镇居民医疗保险和新型农村合作医疗保险）机构获取所辖户籍居民就医报销提交的肿瘤病例资料，重点收集肿瘤诊断（诊断日期、诊断依据、诊断部位、病理形态学）和治疗（治疗时间、治疗方式）相关信息，除与登记处已有肿瘤发病信息核对，发现漏报立即补报外，还需更新或补充已有肿瘤病例发病信息，如更新为更早的诊断日期、更为详细的病理组织形态学诊断、更高级别的诊断依据和诊断医院等。此外，现患肿瘤病例的医疗保险信息是完成肿瘤病例被动随访的重要信息来源之一。

（二）死亡病例资料

全人群死因监测资料是肿瘤死亡信息的主要来源，登记处应定期核对肿瘤发病与全人群死因监测数据库，以确认肿瘤病例的生存状态。除根本死因为恶性肿瘤的死亡病例外，非肿瘤原因导致肿瘤病例死亡的信息也需详细核实和登记，包括死亡日期、死亡地点、根本死因等。此外，在各级医疗机构内发生的恶性肿瘤病例死亡，或基层医疗卫生机构发现的辖区内恶性肿瘤病例死亡，也应及时登记和报告，这也是我省肿瘤死亡病例信息的重要来源。

（三）人口资料

肿瘤登记处定期通过公安、统计等部门获取所覆盖行政区域内的年度户籍人口资料，包括辖区内户籍人口总数及其性别、年龄构成（0岁、1—4岁、5—9岁、10—14岁、…、80—84岁、85岁及以上）。如果从公安、统计等部门获取的人口资料的年份或年龄分组与肿瘤登记要求不一致，可利用两个相隔若干年、来源较明确、可信的人口构成数据，通过"内插法"对中间年份人口构成数据进行推算。

二、肿瘤登记资料的质量控制

（一）登记资料质量控制指标

质量控制应贯穿肿瘤登记工作的整个过程，可以从完整性、有效性、可比性和时效性等四个方面对肿瘤登记的质量进行评价。在对肿瘤登记资料质量进行评价时，可从以下常用质控指标入手：

1. 病理组织学诊断比例（proportion of morphologic verification, MV%）

病理组织学诊断比例（MV%）是评价肿瘤登记数据完整性和有效性的重要指标。在肿瘤的各类诊断依据中，病理组织学诊断（包括细胞学诊断和血片，如外周血、骨髓液涂片及脱落细胞学检查）的可靠性最高，提示部分可疑的恶性肿瘤病例已通过病理排除；其次是其他实验室辅助诊断和单纯的临床诊断（表2-2）。在评价该指标时，除了考虑全部恶性肿瘤MV%的平均水平外，还需对常见恶性肿瘤的MV%分别进行评价。食管、胃、结直肠、乳腺等相对易取病理部位的恶性肿瘤MV%不应太低；而脑、肺、肝等不易取病理，且随着医学的进步，通过一些实验室辅助诊断技术基本能确诊的恶性肿瘤，其MV%不应太高。

表2-2　诊断依据分类及其编码

编码	诊断依据分类名称	分类定义及解释
0	只有死亡医学证明书（DCO）	仅有医学死亡证明书而无任何其他诊治资料的病例
无显微镜检查		
1	临床诊断	仅根据症状、体征及疾病发展规律等在患者死前做出的诊断，不包括以下"2—8"诊断依据代码涉及内容
2	临床辅助检查	包括X线、内窥镜、影像学、超声波等大多数临床诊断技术
3	探查性手术和尸检（无病理）	探查性手术（如剖腹探查）和尸检，但未做病理组织学检查
4	特殊肿瘤标志物	特殊的生化和免疫学检查
显微镜检查		
5	细胞学或血片	外周血、骨髓液涂片及脱落细胞学检查
6	病理（继发）	转移部位的病理组织学检查，包括转移部位的尸检标本检查
7	病理（原发）	包括所有原发部位的病理切片和骨髓组织活检
8	尸检（有病理）	原发部位的尸检标本的病理组织学检查
9	不详	

2. 只有死亡医学证明书比例（percentage of death certification only, DCO%）

在肿瘤登记工作中，需定期核对肿瘤登记的发病信息与全人群死因监测信息，以发现肿瘤发病漏报病例并进行补报，这些病例就称为死亡补发病（death certificate notification, DCN）病例。在追溯和补充DCN病例的发病信息时，少数无法追踪到生前任何恶性肿瘤发病确认信息，如发病日期、诊断医院、诊断依据等，此时将这部分病例称为"只有死亡医学证明书"（death certification only, DCO）病例。由于DCO病例缺乏发病诊断信息，将其死亡日期定为其发病日期，其诊断依据编码为"0"（表2-2）。DCO病例在所有肿瘤登记新发病例中所占的比例即为DCO%，是评价肿瘤登记资料完整性和有效性的重要指标。

3. 死亡发病比（mortality to incidence ratio, M/I）

死亡发病比（M/I）是同一人群中同期登记的肿瘤死亡例数与发病例数的比值，是反映肿瘤登记资料完整性与有效性的重要指标之一，一般情况下全部恶性肿瘤的M/I平均值应在0.6—0.8之间，M/I大于0.8提示可能存在肿瘤发病漏报或死亡重报，M/I小于0.6提示可能存在肿瘤发病重报或死亡漏报。但在评价登记资料M/I时，还需结合各地癌种构成特征考量，如乳腺癌、甲状腺癌和结直肠癌等预后较好的癌种在全部恶性肿瘤中占比较高时，则当地全部恶性肿瘤的M/I平均值可能低于0.6；而肺癌、食管癌、胃癌、肝癌等预后差的癌种占比较高时，则全部恶性肿瘤的M/I平均值有可能超过0.8。此外，除对全部恶性肿瘤的M/I平均值进行评价外，还需对常见癌种的M/I分别进行评估，如肝癌、肺癌等死亡率高、生存期短的肿瘤M/I可接近1；乳腺癌、甲状腺癌等生存期长、预后好的肿瘤M/I可低于0.6。无论何种情况，登记处全部恶性肿瘤的M/I平均值和常见癌种的M/I均不应大于1。

4. 恶性肿瘤逐年发病率和死亡率的稳定性

在登记处覆盖范围和人口无明显变动，登记报告癌种及登记规程、标准和定义等没有改变的情况下，该地区恶性肿瘤的逐年发病率和死亡率应该保持相对稳定，不应出现骤升或骤降现象。除对全部恶性肿瘤的逐年发病率、死亡率的稳定性进行评价外，还需对常见恶性肿瘤的发病率、死亡率的逐年波动情况进行分析，因为一个地区的主要癌种构成在正常情况下不应突然改变，其发病率、死亡率也不应有明显波动。

5. 人口资料评价指标

以人群为基础的肿瘤登记，在评价肿瘤登记人口资料时，要注意其可比性和合理性。登记处目前都是以一定行政区划为工作范围的，登记的是该区域内户籍人口的肿瘤发病和死亡信息，因此对应的人口资料也应是该行政区划的户籍人口信息，以确保分子分母的可比性。

其次要考虑人口资料的科学性。在登记范围内无行政区划调整或明显人口迁移的情况下，连续年份的人口总数应该在一定的范围内上下波动，相邻年份人口总数差别不大，且其男女性别比的波动也应相对稳定，更不能出现反转。除了人口总数和性别比外，还可对分性别、年龄组人口构成变化的合理性进行评价。在人口数、全死因死亡率和出生率相对稳定的情况下，相邻年份人口构成不应骤变。除通过人口构成金字塔图的变动情况进行直观观察外，还可通过肿瘤标化发病率或标化死亡率的波动情况对人口构成资料的合理性进行评估，以发现分性别、年龄组人口构成存在的问题，并及时予以核实和纠正。

（二）登记资料的质量控制流程及纳入标准

参考国家癌症中心对肿瘤登记资料质量审核的相关指标及流程，江苏省疾控中心在收到各登记处提交的肿瘤登记资料后，首先检查资料的完整性，包括是否上报了要求提交的所有数据库，如肿瘤发病库、肿瘤死亡库、人口数据库、登记地区基本信息表和登记处信息表等，以及各数据库是否都包含了所有的关键变量。在确认了资料的完整性后，使用国际癌症研究中心（International Agency for Research on Cancer, IARC）/国际癌症登记协会（International Association of Cancer Registries, IACR）的IARCcrgtools软件对数据库变量的完整性和有效性，以及各变量间的内部一致性进行逐一检查并记录存在问题。之后采用MS-Excel、SAS等数据库软件分析登记资料并生成统一的分析结果表格。汇总分析发现的问题和数据分析结果，生成数据库评估报告并反馈给各登记处。各登记处根据省疾控中心的评估报告对登记资料存在的问题进行核实、修改和补充，并将完善后的数据库再次提交省疾控中心进行重新审核。经过这一反复的数据审核、修订和完善流程，形成各登记处最终的肿瘤登记资料。

江苏省疾控中心参照国家癌症中心在2017年新制定的肿瘤登记年报数据纳入原则和标准，结合我省实际情况，从肿瘤登记数据的真实性、稳定性和均衡性等方面，综合评估其数据质量。除MV%、DCO%、M/I、发病和死亡水平等是否在参考值范围内仍作为衡量数据质量的重要依据外，还综合考虑登记处各个指标在本地区的合理范围，并新增标化发病率和标化死亡率的波动情况作为考核指标之一。登记处资料MV%、DCO%、M/I远超参考值范围且无法解释原因，连续年份的发病率、死亡率、标化发病率或标化死亡率波动（尤其是下降）超过15%，或发病率、死亡率一升一降，均被认为质量较差，不能纳入江苏省肿瘤登记年报数据源。

三、肿瘤登记资料的统计分析

（一）肿瘤统计分类

为了便于肿瘤发病、死亡资料的统计分析，采用国际疾病分类第十版（ICD-10）将报告范围内的各癌种归类，分为58个细分类或25个大分类，其中"脑、神经系统"包括良性及良恶未定肿瘤（表2-3，表2-4）。

表 2-3　常用肿瘤 ICD-10 统计分类表（细分类）

部位	ICD-10 编码范围	部位	ICD-10 编码范围
唇	C00	舌	C01—C02
口	C03—C06	唾液腺	C07—C08
扁桃腺	C09	其他口咽	C10
鼻咽	C11	下咽	C12—C13
咽，部位不明	C14	食管	C15
胃	C16	小肠	C17
结肠	C18	直肠	C19—C20
肛门	C21	肝脏	C22
胆囊及其他	C23—C24	胰腺	C25
鼻、鼻窦及其他	C30—C31	喉	C32
气管、支气管、肺	C33—C34	其他胸腔器官	C37—C38
骨	C40—C41	皮肤黑色素瘤	C43
皮肤其他	C44	间皮瘤	C45
卡波氏肉瘤	C46	周围神经、其他结缔组织、软组织	C47, C49
乳腺	C50	外阴	C51
阴道	C52	子宫颈	C53
子宫体	C54	子宫，部位不明	C55
卵巢	C56	其他女性生殖器	C57
胎盘	C58	阴茎	C60
前列腺	C61	睾丸	C62
其他男性生殖器	C63	肾	C64
肾盂	C65	输尿管	C66
膀胱	C67	其他泌尿器官	C68
眼	C69	脑、神经系统	C70—C72, D32—D33, D42—D43
甲状腺	C73	肾上腺	C74
其他内分泌腺	C75	霍奇金淋巴瘤	C81
非霍奇金淋巴瘤	C82—C85, C96	免疫增生性疾病	C88
多发性骨髓瘤	C90	淋巴样白血病	C91
髓样白血病	C92—C94, D45—D47	白血病，未特指	C95
其他或未指明部位	O&U	所有部位除外 C44	ALLbC44
		所有部位合计	ALL

表 2-4 常用肿瘤 ICD-10 统计分类表（大分类）

部位	部位缩写	ICD-10 编码范围
口腔和咽喉（除外鼻咽）	口腔	C00—C10，C12—C14
鼻咽	鼻咽	C11
食管	食管	C15
胃	胃	C16
结直肠、肛门	结直肠	C18—C21
肝脏	肝	C22
胆囊及其他	胆囊	C23—C24
胰腺	胰腺	C25
喉	喉	C32
气管、支气管、肺	肺	C33—C34
其他胸腔器官	其他胸腔器官	C37—C38
骨	骨	C40—C41
皮肤黑色素瘤	皮肤黑色素瘤	C43
乳房	乳房	C50
子宫颈	子宫颈	C53
子宫体及子宫部位不明	子宫体	C54—C55
卵巢	卵巢	C56
前列腺	前列腺	C61
睾丸	睾丸	C62
肾及泌尿系统不明	肾	C64—C66，C68
膀胱	膀胱	C67
脑、神经系统	脑	C70—C72，D32—D33，D42—D43
甲状腺	甲状腺	C73
淋巴瘤	淋巴瘤	C81—C85，C88，C90，C96
白血病	白血病	C91—C95，D45—D47
其他或未指明部位	其他或未指明部位	O&U
所有部位除外 C44	所有部位除外 C44	ALLbC44
所有部位合计	合计	ALL

（二）地区分类

根据国家标准 GB/T 2260—2007/XG1—2016，将江苏省各登记地区进行城乡分类：地级以上城市（区）归为城市地区，县及县级市归于农村地区，但为保证全省肿瘤登记数据的连续性和可比性，将已经县改区但开展肿瘤登记早且资料完善的登记处仍按农村地区归类。

（三）常用统计分析指标

1. 发病（死亡）率

发病（死亡）率即粗发病（死亡）率，指某年该地登记的每 10 万人口中恶性肿瘤新发（死亡）病例数，是反映人口发病（死亡）情况最基本的指标。

$$发病（死亡）率（1/10万）= \frac{某年该地恶性肿瘤新发（死亡）病例数}{某年该地年中人口数} \times 100\,000$$

2. 分类构成比

恶性肿瘤发病（死亡）构成比可以反映各类恶性肿瘤对居民健康的危害情况。恶性肿瘤发病（死亡）构成比计算公式如下：

$$某恶性肿瘤发病（死亡）构成比（\%）= \frac{某恶性肿瘤发病（死亡）人数}{全部恶性肿瘤发病（死亡）人数} \times 100$$

3. 年龄组发病（死亡）率 [年龄别发病（死亡）率]

年龄组发病（死亡）率是表现人口发病（死亡）随年龄增长变动过程的重要指标，同时也是计算寿命表、标化率等指标所必需的数据。在对年龄进行分组时，除0岁（不满1岁）、1—4岁和85岁及以上年龄组外，其他均以间隔5岁为1个年龄组，即0岁、1—4岁、5—9岁、10—14岁……80—84岁和85岁及以上19个年龄组。其计算公式为：

$$某年龄组发病（死亡）率（1/10万）= \frac{某年龄组发病（死亡）人数}{同年龄组人口数} \times 100\,000$$

4. 年龄调整发病（死亡）率 [标化发病（死亡）率]

人口年龄构成是影响恶性肿瘤发病（死亡）率的重要因素，在比较不同地区或同一地区不同时期恶性肿瘤的发病（死亡）率时，为了消除人口年龄构成的影响，要计算年龄调整发病（死亡）率，即采用某一标准人口年龄构成计算的发病（死亡）率。本报告分别采用2000年中国普查人口构成（简称"中标率"）和Segi's世界标准人口构成（简称"世标率"）进行年龄调整发病（死亡）率的计算（表2-5）。

标化发病（死亡）率的计算（直接法）：

①计算年龄组发病（死亡）率；

②以各年龄组发病（死亡）率乘以相应年龄组的标准人口数，得到各年龄组相应的理论发病（死亡）人数；

③各年龄组理论发病（死亡）人数除以各年龄组标准人口数之和，即为年龄标化发病（死亡）率。

$$标化发病（死亡）率（1/10万）= \frac{\sum [各年龄组发病（死亡）率 \times 相应年龄组标准人口数]}{\sum 各年龄组标准人口数} \times 100\,000$$

5. 累积发病（死亡）率

累积发病（死亡）率是指某病在某一年龄阶段内累积发病（死亡）率，便于不同地区的直接比较。恶性肿瘤一般是计算 0—64 岁或者 0—74 岁的累积发病（死亡）率。

$$累积发病（死亡）率（\%）=\sum[\text{年龄组发病（死亡）率}\times\text{年龄组距}]\times100$$

6. 截缩发病（死亡）率

不同年龄组人群恶性肿瘤的发病（死亡）水平存在差异，35 岁前相对较低，之后随年龄增长逐步升高，但 65 岁后其他疾病多发，对恶性肿瘤的发病（死亡）水平存在干扰。为客观描述恶性肿瘤发病（死亡）情况，常计算 35—64 岁这一高发年龄段人群的标化发病（死亡）率，即截缩发病（死亡）率，来确切反映整个人群的发病（死亡）强度，也便于不同人群的直接比较。标准人口采用 Segi's 世界标准人口。

$$截缩发病（死亡）率（1/10\ 万）=\frac{\sum[\text{截缩段各年龄组发病（死亡）率}\times\text{截缩段各年龄组标准人口数}]}{\sum\text{截缩段各年龄组标准人口数}}$$

表 2-5　2000 年中国普查人口构成和 Segi's 世界标准人口构成

年龄组 / 岁	2000 年中国普查人口构成		Segi's 世界标准人口构成	
	人口数 / 人	构成比 /%	人口数 / 人	构成比 /%
0	13 793 799	1.11	2 400	2.40
1—4	55 184 575	4.44	9 600	9.60
5—9	90 152 587	7.26	10 000	10.00
10—14	125 396 633	10.09	9 000	9.00
15—19	103 031 165	8.29	9 000	9.00
20—24	94 573 174	7.61	8 000	8.00
25—29	117 602 265	9.46	8 000	8.00
30—34	127 314 298	10.25	6 000	6.00
35—39	109 147 295	8.78	6 000	6.00
40—44	81 242 945	6.54	6 000	6.00
45—49	85 521 045	6.88	6 000	6.00
50—54	63 304 200	5.09	5 000	5.00
55—59	46 370 375	3.73	4 000	4.00
60—64	41 703 848	3.36	4 000	4.00
65—69	34 780 460	2.80	3 000	3.00
70—74	25 574 149	2.06	2 000	2.00
75—79	15 928 330	1.28	1 000	1.00
80—84	7 989 158	0.64	500	0.50
≥85	4 001 925	0.32	500	0.50
合计	1 242 612 226	100.00	100 000	100.00

第三章 肿瘤登记资料质量评价

一、资料来源

截至 2018 年 6 月 30 日，江苏省 42 个登记处向江苏省疾控中心提交了 2015 年肿瘤登记资料。2018 年底，江苏省疾控中心对该数据库重新进行了清洗、整理和质控，并对部分登记处人口构成资料进行了核对、反馈和修订，以确定《江苏省恶性肿瘤报告（2018）》数据来源。

二、资料基本情况

各登记处提交的肿瘤登记资料包含 2015 年 1 月 1 日—12 月 31 日期间的肿瘤发病、死亡及人口资料。其中肿瘤包括国际疾病分类第十版（ICD-10）所规定的全部恶性肿瘤（ICD-10：C00—C97）、中枢神经系统良性肿瘤（D32.0—D33.9）和其他动态未定或动态未知的肿瘤（D42.0—D43.9），以及骨髓造血系统特质的恶性肿瘤（D45—D47）。人口资料是各地按男女性别和年龄组（0 岁、1—4 岁、5—9 岁、10—14 岁、…、80—84 岁和 85 岁及以上）分组的户籍人口数据，为各登记处从当地统计或公安部门获取的 2015 年年中户籍人口数据，或根据内插法推算的 2015 年人口构成资料。

2015 年江苏省 42 个登记处覆盖户籍人口 45 349 545 人，约占同期全省户籍人口总数（76 198 365）的 59.52%；其中城市地区 11 个，农村地区 31 个，覆盖人口分别为 17 217 283 人和 28 132 262 人，分别占 37.97% 和 62.03%（表 3-1）。

三、资料质量评价及汇总分析数据源选取

根据江苏省肿瘤登记资料的质量评价流程及纳入标准，江苏省疾控中心从完整性、有效性和可比性等方面对登记资料的质量进行综合评价，发现提交 2015 年资料的 42 个登记处中，死亡发病比（M/I）在 0.55—0.85 参考值范围内的有 38 个，M/I 小于 0.55 和大于 0.85 的登记处分别为 3 个和 1 个；所有登记处的病理组织学诊断比例（MV%）和只有死亡医学证书比例（DCO%）均分别在 50%—95% 和小于 5% 的参考值范围内。对各登记处连续年份恶性肿瘤发病、死亡水平的异常波动进行分析，发现有 2 个登记处的发病率和标化发病率波动均超过 15%，并有 1 个登记处的标化死亡率变化超过 15%（表 3-2）。

各登记处 2015 年肿瘤登记资料质量评价结果详见表 3-2，其中 35 个登记处资料的主要质控指标 M/I、MV% 和 DCO% 均达到入选标准，且连续年份的恶性肿瘤发病率、死亡率及其标化率的变化趋势均较合理，可收录至《江苏省恶性肿瘤报告（2018）》，作为全省肿瘤登记的样本数据，分析江苏省恶性肿瘤的发病和死亡情况。

四、2015 年江苏省肿瘤登记数据综合质量评价

2015 年江苏省 35 个肿瘤登记地区全部恶性肿瘤合计的死亡发病比（M/I）为 0.67，病理组织学诊断比例（MV%）为 68.70%，只有死亡医学证书比例（DCO%）为 0.61%；其中城市地区 M/I、MV% 和 DCO% 分别为 0.65、69.63% 和 0.69%，农村地区分别为 0.69、68.06% 和 0.55%（表 3-3）。

表 3-1 2015 年江苏省肿瘤登记资料提交地区基本情况

登记处	区划代码	登记处所在单位	城乡（城市点=1，农村点=2）	登记处建立年	2015年覆盖人口/人
无锡市区	320201	无锡市疾病预防控制中心	1	1986	2 468 429
江阴市	320281	江阴市疾病预防控制中心	2	2013	1 235 425
徐州市区 #	320301	徐州市疾病预防控制中心	1	2010	2 048 689
常州市区	320401	常州市疾病预防控制中心	1	2010	2 363 931
溧阳市	320481	溧阳市疾病预防控制中心	2	2011	795 979
常州市金坛区 *	320482	常州市金坛区疾病预防控制中心	2	1998	549 294
苏州市区	320501	苏州市疾病预防控制中心	1	2004	3 393 761
常熟市	320581	常熟市疾病预防控制中心	2	2005	1 068 527
张家港市 #	320582	张家港市疾病预防控制中心	2	2005	921 304
昆山市 #	320583	昆山市疾病预防控制中心	2	2005	778 388
太仓市 #	320585	太仓市疾病预防控制中心	2	2005	478 481
南通市区	320601	南通市疾病预防控制中心	1	2011	1 825 196
海安市	320621	海安县疾病预防控制中心	2	1999	940 104
如东县	320623	如东县疾病预防控制中心	2	2012	1 039 603
启东市	320681	启东肝癌防治研究所	2	1972	1 121 887
如皋市	320682	如皋市疾病预防控制中心	2	2011	1 435 694
海门市	320684	海门市疾病预防控制中心	2	1999	999 837
连云港市区	320701	连云港市疾病预防控制中心	1	2004	1 010 941
连云港市赣榆区 *	320721	连云港市赣榆区疾病预防控制中心	2	2000	1 201 991
东海县	320722	东海县疾病预防控制中心	2	2004	1 228 431
灌云县	320723	灌云县疾病预防控制中心	2	2004	1 048 241
灌南县	320724	灌南县疾病预防控制中心	2	2006	821 709
淮安市淮安区	320803	淮安市淮安区疾病预防控制中心	1	1988	1 190 835
淮安市淮阴区	320804	淮安市淮阴区疾病预防控制中心	1	2006	933 158
淮安市清江浦区	320811	淮安市清江浦区疾病预防控制中心	1	2008	552 230
涟水县	320826	涟水县疾病预防控制中心	2	2007	1 149 810
淮安市洪泽区 *	320829	淮安市洪泽区疾病预防控制中心	2	2010	396 502
盱眙县	320830	盱眙县疾病预防控制中心	2	2005	802 231
金湖县	320831	金湖县疾病预防控制中心	2	2005	359 453
盐城市亭湖区	320902	盐城市亭湖区疾病预防控制中心	1	2010	715 956
盐城市盐都区	320903	盐城市盐都区疾病预防控制中心	1	2010	714 157
响水县 #	320921	响水县疾病预防控制中心	2	2009	590 585
滨海县	320922	滨海县疾病预防控制中心	2	2009	1 223 476
阜宁县	320923	阜宁县疾病预防控制中心	2	2009	1 086 479
射阳县	320924	射阳县疾病预防控制中心	2	2008	963 208
建湖县	320925	建湖县疾病预防控制中心	2	1998	800 063
东台市	320981	东台市疾病预防控制中心	2	2009	1 125 128
盐城市大丰区 *	320982	盐城市大丰区疾病预防控制中心	2	1999	717 202
宝应县 #	321023	宝应县疾病预防控制中心	2	2011	911 640
丹阳市 #	321181	丹阳市疾病预防控制中心	2	2012	859 314
扬中市	321182	扬中市肿瘤防治研究所	2	1985	281 606
泰兴市	321283	泰兴市疾病预防控制中心	2	1998	1 200 670
全省合计					45 349 545

* 为保证全省肿瘤登记数据的连续性和可比性，已由县（县级市）改区但开展肿瘤登记早且资料完善的登记处仍按农村地区归类。
\# 该年份上报数据未被纳入最终统计

表 3-2　2015 年江苏省各肿瘤登记处覆盖人口、发病数、死亡数、主要质控指标及收录情况

登记处	人口数	发病数	死亡数	M/I	MV/%	DCO/%	发病率/(1/10万)	死亡率/(1/10万)	发病率变化/%		死亡率变化/%	
									粗率	中标率	粗率	中标率
无锡市区	2 468 429	8 842	5 815	0.66	68.21	0.41	358.20	235.57	9.48	6.71	9.50	6.54
江阴市	1 235 425	4 229	2 903	0.69	71.32	0.19	342.31	234.98	—	—	—	—
徐州市区 #	2 048 689	3 531	2 503	0.71	62.50	3.68	172.35	122.18	-15.38	-30.42	3.83	-18.38
常州市区	2 363 931	9 042	5 250	0.58	75.46	0.38	382.50	222.09	1.93	1.20	-3.24	-4.24
溧阳市	795 979	2 266	1 449	0.64	73.65	0.04	284.68	182.04	-0.27	-3.77	4.87	0.93
常州市金坛区 *	549 294	2 111	1 405	0.67	70.20	1.28	384.31	255.78	-1.40	-0.42	0.74	0.34
苏州市区	3 393 761	11 539	7 201	0.62	69.59	0.67	340.01	212.18	-1.78	-4.59	0.49	-0.42
常熟市	1 068 527	3 661	2 411	0.66	76.86	0.36	342.62	225.64	—	—	—	—
张家港市 #	921 304	3 826	2 068	0.54	66.91	0.03	415.28	224.46	—	—	—	—
昆山市 #	778 388	3 321	1 594	0.48	66.61	0.96	426.65	204.78	—	—	—	—
太仓市 #	478 481	2 136	1 122	0.53	70.79	0.89	446.41	234.49	—	—	—	—
南通市区	1 825 196	6 785	4 741	0.70	64.70	0.69	371.74	259.75	1.19	3.63	6.34	10.69
海安市	940 104	3 806	2 411	0.63	60.46	0.05	404.85	256.46	3.23	-0.97	3.69	1.46
如东县	1 039 603	4 008	2 775	0.69	67.66	0.35	385.53	266.93	-0.43	-4.95	6.01	6.05
启东市	1 121 887	5 038	3 400	0.67	60.06	0.02	449.06	303.06	8.37	9.61	9.57	8.40
如皋市	1 435 694	5 617	4 034	0.72	69.52	0.27	391.24	280.98	1.76	0.15	9.66	4.30
海门市	999 837	4 061	2 773	0.68	61.24	0.15	406.17	277.35	-0.87	-0.76	2.90	0.70
连云港市区	1 010 941	2 326	1 508	0.65	71.97	3.91	230.08	149.17	-0.51	-3.73	-2.83	-5.02
连云港市赣榆区 *	1 201 991	2 447	1 825	0.75	53.66	0.20	203.58	151.83	3.23	-0.41	-1.60	-6.18
东海县	1 228 431	2 437	1 820	0.75	63.03	3.65	198.38	148.16	10.92	9.06	4.43	1.68
灌云县	1 048 241	2 094	1 448	0.69	63.42	0.76	199.76	138.14	-0.01	-4.04	-3.85	-8.25
灌南县	821 709	1 682	1 016	0.60	62.37	0.24	204.70	123.64	13.56	14.22	3.81	3.39
淮安市淮安区	1 190 835	3 569	2 401	0.67	67.27	0.25	299.71	201.62	8.50	4.48	9.21	3.33
淮安市淮阴区	933 158	2 385	1 674	0.70	65.95	1.97	255.58	179.39	-9.99	-12.91	-6.59	-7.54
淮安市清江浦区	552 230	1 259	813	0.65	74.98	0.00	227.98	147.22	—	—	—	—
涟水县	1 149 810	3 010	1 847	0.61	68.64	0.23	261.78	160.64	5.54	4.42	6.78	5.56
淮安市洪泽区 *	396 502	1 156	793	0.69	67.91	0.09	291.55	200.00	0.49	1.67	-2.38	-0.68
盱眙县	802 231	1 954	1 327	0.68	72.36	0.15	243.57	165.41	-3.28	-4.25	2.63	2.53
金湖县	359 453	1 257	774	0.62	71.36	0.72	349.70	215.33	-0.81	-3.38	-2.40	-4.90
盐城市亭湖区	715 956	2 103	1 403	0.67	68.62	0.48	293.73	195.96	-4.21	-6.49	4.88	1.63
盐城市盐都区	714 157	2 721	1 910	0.70	70.05	0.00	381.01	267.45	0.14	-3.04	4.42	2.06
响水县 #	590 585	1 148	702	0.61	81.01	0.00	194.38	118.87	—	—	—	—
滨海县	1 223 476	3 193	2 080	0.65	67.21	0.34	260.98	170.01	6.89	2.30	0.94	-5.73
阜宁县	1 086 479	2 864	2 019	0.70	68.68	0.21	263.60	185.83	9.60	8.30	4.15	2.37
射阳县	963 208	3 242	2 361	0.73	62.55	0.12	336.58	245.12	-3.85	-2.01	0.43	2.03
建湖县	800 063	2 531	1 927	0.76	77.83	0.00	316.35	240.86	0.51	-9.45	4.21	-8.94
东台市	1 125 128	3 944	2 944	0.75	74.57	2.43	350.54	261.66	9.02	8.74	4.08	2.44
盐城市大丰区 *	717 202	2 616	1 863	0.71	76.57	2.41	364.75	259.76	-4.30	-9.61	3.37	-0.85
宝应县 #	911 640	1 992	1 972	0.99	66.52	2.01	218.51	216.31	-11.58	-11.40	1.26	1.11
丹阳市 #	859 314	3 653	2 437	0.67	71.01	0.60	425.11	283.60	25.79	16.29	11.55	-4.76
扬中市	281 606	1 093	881	0.81	71.09	0.46	388.13	312.85	0.99	-0.74	1.96	-1.77
泰兴市	1 200 670	3 538	2 427	0.69	74.39	0.00	294.67	202.14	8.96	10.93	4.72	6.85

* 为保证全省肿瘤登记数据的连续性和可比性，已由县（县级市）改区但开展肿瘤登记早且资料完善的登记处仍按农村地区归类。

#：该年份上报数据未被纳入最终统计

表 3-3　2015 年江苏省肿瘤登记数据合并质量评价

部位	ICD-10	全省			城市			农村		
		M/I	MV%/%	DCO%/%	M/I	MV%/%	DCO%/%	M/I	MV%/%	DCO%/%
口腔和咽喉（除外鼻咽）	C00—C10, C12—C14	0.46	81.64	0.23	0.42	79.44	0.17	0.49	83.38	0.27
鼻咽	C11	0.56	77.77	0.48	0.61	72.17	0.47	0.54	81.63	0.49
食管	C15	0.78	81.87	0.56	0.78	79.99	0.93	0.78	82.70	0.41
胃	C16	0.75	82.12	0.52	0.76	79.59	0.57	0.75	83.95	0.48
结直肠、肛门	C18—C21	0.49	83.47	0.35	0.49	81.06	0.49	0.49	85.56	0.24
肝脏	C22	0.92	31.18	1.05	0.96	32.98	1.23	0.90	30.29	0.96
胆囊及其他	C23—C24	0.80	47.37	0.78	0.80	52.41	0.91	0.81	43.62	0.68
胰腺	C25	0.98	39.22	0.75	1.02	41.07	0.91	0.96	37.93	0.64
喉	C32	0.54	76.67	0.20	0.54	78.30	0.43	0.53	75.27	0.00
气管、支气管、肺	C33—C34	0.85	50.75	0.90	0.84	55.03	0.92	0.86	47.90	0.89
其他胸腔器官	C37—C38	0.57	54.31	0.32	0.53	60.78	0.00	0.60	48.13	0.63
骨	C40—C41	0.98	37.48	1.51	1.10	40.21	1.78	0.92	35.99	1.36
皮肤的黑色素瘤	C43	0.49	95.77	0.00	0.49	93.43	0.00	0.49	97.65	0.00
乳房	C50	0.24	88.12	0.22	0.22	87.14	0.20	0.25	88.94	0.24
子宫颈	C53	0.29	90.60	0.20	0.28	90.80	0.31	0.30	90.49	0.14
子宫体及子宫部位不明	C54—C55	0.29	87.44	0.13	0.23	86.20	0.00	0.33	88.29	0.21
卵巢	C56	0.56	78.89	0.17	0.61	77.78	0.41	0.53	79.68	0.00
前列腺	C61	0.44	66.72	0.25	0.40	68.11	0.39	0.49	65.14	0.09
睾丸	C62	0.28	81.25	0.00	0.29	78.57	0.00	0.27	82.69	0.00
肾及泌尿系统不明	C64—C66, C68	0.36	68.78	0.40	0.32	72.62	0.66	0.41	64.60	0.12
膀胱	C67	0.43	77.74	0.37	0.39	76.13	0.40	0.46	78.87	0.35
脑、神经系统	C70—C72	0.67	41.42	1.46	0.58	45.52	1.78	0.74	38.56	1.24
甲状腺	C73	0.06	88.40	0.07	0.05	89.17	0.00	0.09	87.37	0.16
淋巴瘤	C81—C85, C88, C90, C96	0.66	96.22	0.22	0.64	95.99	0.46	0.68	96.37	0.06
白血病	C91—C95	0.77	97.88	0.68	0.80	98.29	0.50	0.75	97.61	0.80
其他或未指明部位	O&U	0.54	65.50	0.68	0.54	61.31	0.90	0.55	69.36	0.48
所有部位合计	ALL	0.67	68.70	0.61	0.65	69.63	0.69	0.69	68.06	0.55

第四章　江苏省肿瘤登记地区恶性肿瘤发病和死亡情况

一、2015 年江苏省肿瘤登记地区覆盖人口

2015 年江苏 35 个肿瘤登记地区中，城市肿瘤登记地区 10 个，农村地区 25 个，分布在 11 个设区市，覆盖人口 38 761 144 人，约占同期江苏省户籍人口总数（76 198 365）的 50.87%。登记地区覆盖人口中男性 19 548 364 人，女性 19 212 780 人，性别比为 1.017。城市地区覆盖人口 15 168 594 人（男性 7 551 794 人，女性 7 616 800 人），约占全部人口的 39.13%；农村地区覆盖人口 23 592 550 人（男性 11 996 570 人，女性 11 595 980 人），约占全部人口的 60.87%（表 4-1，图 4-1 至图 4-3）。

二、2015 年江苏省肿瘤登记地区全部恶性肿瘤发病和死亡情况

（一）全部恶性肿瘤发病情况

2015 年江苏省肿瘤登记地区新发恶性肿瘤病例 124 426 例（男性 71 295 例，女性 53 131 例），其中城市地区 50 571 例，占全部新发病例数的 40.64%，农村地区 73855 例，占全部新发病例数的 59.36%。恶性肿瘤发病率为 321.01/10 万（男性 364.71/10 万，女性 276.54/10 万），中标率为 179.42/10 万，世标率为 176.20/10 万，累积率（0—74 岁）为 20.70%。城

表 4-1　2015 年江苏省肿瘤登记地区覆盖人口

单位：人

年龄组	全省人口			城市人口			农村人口		
	合计	男性	女性	合计	男性	女性	合计	男性	女性
0 岁	328 213	173 428	154 785	133 145	69 826	63 319	195 068	103 602	91 466
1—4 岁	1 469 591	780 688	688 903	599 543	317 008	282 535	870 048	463 680	406 368
5—9 岁	1 794 736	953 858	840 878	668 595	351 358	317 237	1 126 141	602 500	523 641
10—14 岁	1 710 983	918 769	792 214	609 077	322 542	286 535	1 101 906	596 227	505 679
15—19 岁	1 839 719	973 909	865 810	686 950	357 054	329 896	1 152 769	616 855	535 914
20—24 岁	2 448 807	1 268 978	1 179 829	967 196	493 875	473 321	1 481 611	775 103	706 508
25—29 岁	2 990 907	1 508 098	1 482 809	1 178 373	578 988	599 385	1 812 534	929 110	883 424
30—34 岁	2 621 075	1 302 311	1 318 764	1 135 347	550 901	584 446	1 485 728	751 410	734 318
35—39 岁	2 765 204	1 380 749	1 384 455	1 149 005	565 620	583 385	1 616 199	815 129	801 070
40—44 岁	3 146 697	1 560 830	1 585 867	1 252 292	612 691	639 601	1 894 405	948 139	946 266
45—49 岁	3 646 054	1 819 325	1 826 729	1 379 114	677 126	701 988	2 266 940	1 142 199	1 124 741
50—54 岁	3 145 029	1 587 004	1 558 025	1 189 985	596 322	593 663	1 955 044	990 682	964 362
55—59 岁	2 655 061	1 354 471	1 300 590	1 044 129	531 117	513 012	1 610 932	823 354	787 578
60—64 岁	2 586 962	1 306 187	1 280 775	1 030 509	517 838	512 671	1 556 453	788 349	768 104
65—69 岁	1 942 408	974 268	968 140	758 795	381 059	377 736	1 183 613	593 209	590 404
70—74 岁	1 408 614	696 104	712 510	525 482	258 588	266 894	883 132	437 516	445 616
75—79 岁	1 060 293	501 156	559 137	397 175	184 816	212 359	663 118	316 340	346 778
80—84 岁	699 513	304 819	394 694	272 711	116 032	156 679	426 802	188 787	238 015
≥85 岁	501 278	183 412	317 866	191 171	69 033	122 138	310 107	114 379	195 728
合计	38 761 144	19 548 364	19 212 780	15 168 594	7 551 794	7 616 800	23 592 550	11 996 570	1 1595 980

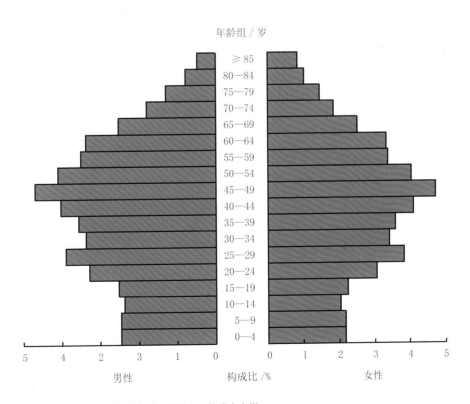

图 4-1　2015 年江苏省肿瘤登记地区人口构成金字塔

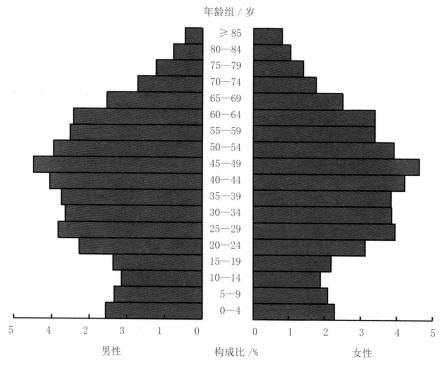

图 4-2　2015 年江苏省城市肿瘤登记地区人口构成金字塔

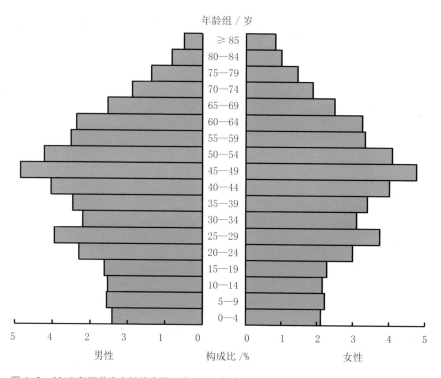

图 4-3　2015 年江苏省农村肿瘤登记地区人口构成金字塔

市地区恶性肿瘤发病率为 333.39/10 万（男性 380.52/10 万，女性 286.67/10 万），中标率为 189.51/10 万，世标率为 185.71/10 万，0—74 岁累积率为 21.74%。农村地区恶性肿瘤发病率为 313.04/10 万（男性 354.76/10 万，女性 269.89/10 万），中标率为 173.02/10 万，世标率为 170.19/10 万，0—74 岁累积率为 20.04%。城市与农村相比，无论男女，恶性肿瘤发病率、中标率、世标率和 0—74 岁累积率均为城市高于农村（表 4-2）。

表 4-2　2015 年江苏省登记地区恶性肿瘤发病主要指标

地区	性别	发病数 / 例	发病率 /(1/10 万)	中标率 /(1/10 万)	世标率 /(1/10 万)	0—74 岁累积率 /%
全省	合计	124 426	321.01	179.42	176.20	20.70
	男性	71 295	364.71	203.81	202.72	24.34
	女性	53 131	276.54	156.94	151.62	17.05
城市	合计	50 571	333.39	189.51	185.71	21.74
	男性	28 736	380.52	214.31	213.03	25.45
	女性	21 835	286.67	167.15	160.94	18.03
农村	合计	73 855	313.04	173.02	170.19	20.04
	男性	42 559	354.76	197.40	196.42	23.66
	女性	31 296	269.89	150.22	145.55	16.43

（二）全部恶性肿瘤年龄别发病率

2015 年江苏省肿瘤登记地区恶性肿瘤年龄别发病率在 0—39 岁组相对较低，40 岁开始随年龄增长快速上升，于 80—84 岁年龄组达发病高峰，之后有所降低。城乡地区、不同性别恶性肿瘤年龄别发病率变化趋势与全省情况一致。全省不同性别各年龄组发病率比较，除 15—54 岁女性发病率高于男性外，其他各年龄组均为男性高于女性。城乡比较，男性发病率除 0 岁、5—9 岁、35—39 岁以及 45—49 岁为农村高于城市外，其他各年龄组均为城市高于农村；女性各年龄组发病率除 0—4 岁和 15—19 岁为农村较高外，其他均为城市高于农村（表 4-3，图 4-4a 至图 4-4d）。

表 4-3　2015 年江苏省登记地区恶性肿瘤年龄别发病率

单位：1/10 万

年龄组	全省			城市			农村		
	合计	男性	女性	合计	男性	女性	合计	男性	女性
0 岁	9.14	10.38	7.75	8.26	10.02	6.32	9.74	10.62	8.75
1—4 岁	7.96	9.35	6.39	9.67	13.56	5.31	6.78	6.47	7.14
5—9 岁	6.74	7.13	6.30	6.73	5.69	7.88	6.75	7.97	5.35
10—14 岁	5.90	6.75	4.92	6.90	7.75	5.93	5.35	6.21	4.35
15—19 岁	7.88	7.60	8.20	7.86	8.68	6.97	7.89	6.97	8.96
20—24 岁	13.48	12.14	14.92	15.20	14.17	16.27	12.35	10.84	14.01
25—29 岁	25.41	19.23	31.70	30.64	20.73	40.21	22.01	18.30	25.92
30—34 岁	40.75	29.95	51.41	47.03	34.67	58.69	35.94	26.48	45.62
35—39 岁	70.01	48.02	91.95	75.28	45.61	104.05	66.27	49.69	83.14
40—44 岁	128.77	100.01	157.07	137.19	102.34	170.58	123.20	98.51	147.95
45—49 岁	213.52	174.24	252.64	224.93	173.38	274.65	206.58	174.75	238.90
50—54 岁	308.84	293.89	324.06	338.41	312.58	364.35	290.84	282.63	299.27
55—59 岁	475.54	537.92	410.58	486.63	545.45	425.72	468.36	533.06	400.72
60—64 岁	700.74	857.84	540.53	716.83	867.45	564.69	690.09	851.53	524.41
65—69 岁	942.54	1 209.93	673.46	976.68	1 254.92	695.99	920.66	1 181.03	659.04
70—74 岁	1 190.96	1 553.79	836.48	1 267.79	1 684.53	864.01	1 145.24	1 476.52	819.99
75—79 岁	1 430.83	1 887.04	1 021.93	1 527.29	2 083.69	1 043.05	1 373.06	1 772.14	1 009.00
80—84 岁	1 570.81	2 081.56	1 176.35	1 614.53	2 198.53	1 182.03	1 542.87	2 009.67	1 172.62
≥85	1 251.00	1 750.70	962.67	1 358.47	1 994.70	998.87	1 184.75	1 603.44	940.08

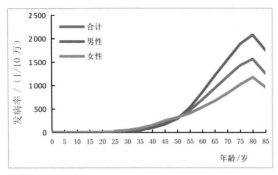

图 4-4a 2015 年江苏省肿瘤登记地区恶性肿瘤年龄别发病率

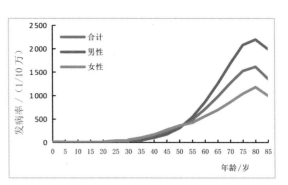

图 4-4b 2015 年江苏省城市肿瘤登记地区恶性肿瘤年龄别发病率

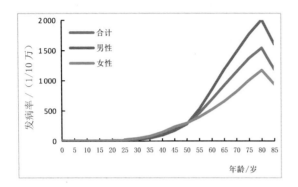

图 4-4c 2015 年江苏省农村肿瘤登记地区恶性肿瘤年龄别发病率

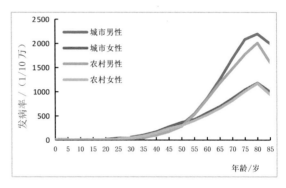

图 4-4d 2015 年江苏省城市和农村肿瘤登记地区恶性肿瘤年龄别发病率

（三）全部恶性肿瘤死亡情况

2015 年全省肿瘤登记地区恶性肿瘤死亡病例 83 629 例（男性 53 063 例，女性 30 566 例），其中城市地区死亡 32 716 例，占全省恶性肿瘤死亡病例数的 39.12%；农村地区死亡 50 913 例，占 60.88%。全省恶性肿瘤死亡率为 215.75/10 万（男性 271.44/10 万，女性 159.09/10 万），中标率为 110.83/10 万，世标率为 109.57/10 万，累积率（0—74 岁）为 12.42%。城市地区恶性肿瘤死亡率为 215.68/10 万（男性 275.10/10 万，女性 156.77/10 万），中标率为 111.67/10 万，世标率为 110.50/10 万，累积率（0—74 岁）为 12.37%。农村地区恶性肿瘤死亡率为 215.80/10 万（男性 269.14/10 万，女性 160.62/10 万），中标率为 110.33/10 万，世标率为 109.02/10 万，累积率（0—74 岁）为 12.45%。城乡比较，恶性肿瘤死亡率和累积率（0—74 岁）均为城市合计略低于农村合计，城市女性略低于农村女性，而城市男性高于农村男性。恶性肿瘤世标死亡率无论男女，均为城市高于农村，而中标死亡率城市女性略低于农村女性，城市男性高于农村男性，城市合计高于农村合计（表 4-4）。

表 4-4　2015 年江苏省登记地区恶性肿瘤死亡主要指标

地区	性别	死亡数 / 例	死亡率 / (1/10 万)	中标率 / (1/10 万)	世标率 / (1/10 万)	0—74 岁 累积率 /%
全省	合计	83 629	215.75	110.83	109.57	12.42
	男性	53 063	271.44	145.86	144.77	16.44
	女性	30 566	159.09	77.87	76.54	8.39
城市	合计	32 716	215.68	111.67	110.50	12.37
	男性	20 775	275.10	148.52	147.51	16.50
	女性	11 941	156.77	77.80	76.55	8.27
农村	合计	50 913	215.80	110.33	109.02	12.45
	男性	32 288	269.14	144.31	143.16	16.40
	女性	18 625	160.62	77.89	76.51	8.46

（四）全部恶性肿瘤年龄别死亡率

2015 年江苏省肿瘤登记地区恶性肿瘤年龄别死亡率在 0—44 岁组相对较低，45 岁开始随年龄快速上升，于 80—84 岁年龄组达死亡高峰，之后有所降低。男性和女性恶性肿瘤年龄别死亡率变化趋势与全省基本一致。农村地区恶性肿瘤年龄别死亡率变化趋势与全省情况一致，均从 45 岁开始呈现随年龄增长死亡率迅速上升的趋势，农村合计、农村男性和农村女性年龄别死亡率峰值也均出现在 80—84 岁组。城市地区恶性肿瘤年龄别死亡率变化趋势与全省基本一致，仅死亡率高峰年龄有所差别，城市合计、城市男性和城市女性年龄别死亡率峰值均出现在 85 岁及以上年龄组。全省不同性别恶性肿瘤年龄别死亡率比较，除 10—14 岁和 25—34 岁女性高于男性外，其他各年龄组均为男性高于女性。城市地区和农村地区相比，男性死亡率除 0 岁、15—19 岁和 25—64 岁为城市较低外，其他各年龄组均为城市高于农村。女性死亡率除 0—4 岁、10—14 岁、20—24 岁、45—64 岁、70—74 岁为农村较高外，其他均为城市高于农村（表 4-5，图 4-5a 至图 4-5d）。

三、2015 年江苏省肿瘤登记地区前 10 位恶性肿瘤发病和死亡情况

（一）江苏省肿瘤登记地区前 10 位恶性肿瘤发病情况

按发病例数排序，2015 年江苏省肿瘤登记地区发病第 1 位的恶性肿瘤是肺癌，发病率为 58.67/10 万，其后依次为胃癌、乳腺癌、食管癌和肝癌，发病前 10 位恶性肿瘤约占全部恶性肿瘤新发病例数的 78.39%。在男性中，肺癌高居恶性肿瘤发病第 1 位，其后依次为胃癌、食管癌、肝癌和结直肠癌，男性发病前 10 位恶性肿瘤约占全部恶性肿瘤新发病例数的 86.98%；女性发病第 1 位的恶性肿瘤是乳腺癌，发病率为 39.55/10 万，其后依次为肺癌、胃癌、食管癌和

表 4-5　2015 年江苏省肿瘤登记地区恶性肿瘤年龄别死亡率

单位：1/10 万

年龄组	全省			城市			农村		
	合计	男性	女性	合计	男性	女性	合计	男性	女性
0 岁	5.79	6.34	5.17	5.26	5.73	4.74	6.15	6.76	5.47
1—4 岁	4.29	5.00	3.48	4.17	5.99	2.12	4.37	4.31	4.43
5—9 岁	3.79	4.40	3.09	4.49	5.12	3.78	3.37	3.98	2.67
10—14 岁	3.04	2.72	3.41	2.96	2.79	3.14	3.09	2.68	3.56
15—19 岁	5.16	6.16	4.04	5.39	5.88	4.85	5.03	6.32	3.55
20—24 岁	4.21	4.65	3.73	4.14	4.66	3.59	4.25	4.64	3.82
25—29 岁	7.92	7.63	8.23	7.81	7.25	8.34	8.00	7.86	8.15
30—34 岁	12.67	12.52	12.82	12.77	12.34	13.17	12.59	12.64	12.53
35—39 岁	23.22	25.49	20.95	23.50	25.11	21.94	23.02	25.76	20.22
40—44 岁	45.22	52.92	37.65	42.64	46.52	38.93	46.93	57.06	36.78
45—49 岁	86.15	102.57	69.80	81.57	94.22	69.37	88.93	107.51	70.06
50—54 岁	140.60	176.12	104.43	134.46	168.20	100.56	144.34	180.89	106.81
55—59 岁	253.67	331.13	173.00	245.37	318.01	170.17	259.04	339.59	174.84
60—64 岁	398.38	537.44	256.56	387.96	522.36	252.21	405.28	547.35	259.47
65—69 岁	613.00	837.24	387.34	633.50	868.89	396.04	599.86	816.91	381.77
70—74 岁	881.86	1 181.29	589.33	883.38	1 212.35	564.64	880.96	1 162.93	604.11
75—79 岁	1 264.37	1 714.84	860.61	1317.05	1 838.04	863.63	1 232.81	1 642.85	858.76
80—84 岁	1 565.37	2 123.23	1 134.55	1 623.70	2 277.82	1 139.27	1 528.11	2 028.21	1 131.44
≥ 85 岁	1 457.47	2 049.48	1 115.88	1 634.66	2 351.05	1 229.76	1 348.24	1 867.48	1 044.82

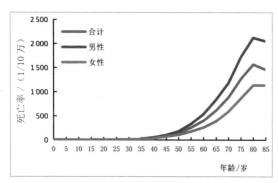

图 4-5a　2015 年江苏省肿瘤登记地区恶性肿瘤年龄别死亡率

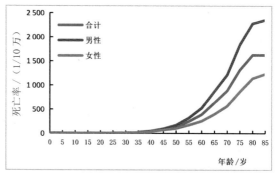

图 4-5b　2015 年江苏省城市肿瘤登记地区恶性肿瘤年龄别死亡率

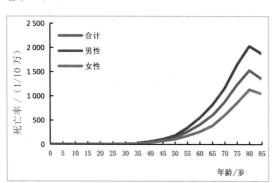

图 4-5c　2015 年江苏省农村肿瘤登记地区恶性肿瘤年龄别死亡率

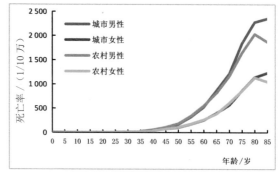

图 4-5d　2015 年江苏省城市和农村肿瘤登记地区恶性肿瘤年龄别死亡率

结直肠癌，女性发病前 10 位恶性肿瘤占全部恶性肿瘤新发病例数的 80.01%（表 4-6，图 4-6a
至图 4-6f）。

（二）江苏省肿瘤登记地区前 10 位恶性肿瘤死亡情况

按死亡例数排序，2015 年江苏省肿瘤登记地区死亡第 1 位的恶性肿瘤是肺癌，死亡率为
49.85/10 万，其后依次为胃癌、食管癌、肝癌和结直肠癌，死亡前 10 位恶性肿瘤占全部恶
性肿瘤死亡病例数的 84.31%。男性死亡第 1 位的恶性肿瘤是肺癌，死亡率为 68.92/10 万，
其次分别为胃癌、食管癌、肝癌和结直肠癌，男性死亡前 10 位恶性肿瘤占全部恶性肿瘤死亡
病例数的 90.59%。江苏省女性死亡第 1 位的恶性肿瘤是肺癌，死亡率为 30.44/10 万，其后
依次为胃癌、食管癌、肝癌和结直肠癌，女性死亡前 10 位恶性肿瘤占全部恶性肿瘤死亡病例
数的 83.26%（表 4-7，图 4-7a 至图 4-7f）。

表 4-6　2015 年江苏省肿瘤登记地区前 10 位恶性肿瘤发病情况

顺位*	合计				男性				女性			
	部位	发病率 /（1/10万）	构成比 /%	中标率 /（1/10 万）	部位	发病率 /（1/10万）	构成比 /%	中标率 /（1/10 万）	部位	发病率 /（1/10万）	构成比 /%	中标率 /（1/10 万）
1	肺	58.67	18.28	30.44	肺	78.04	21.40	41.75	乳房	39.55	14.30	26.11
2	胃	45.32	14.12	23.65	胃	62.86	17.24	33.80	肺	38.97	14.09	19.69
3	乳房	39.55	6.17	26.11	食管	51.90	14.23	27.35	胃	27.48	9.94	13.89
4	食管	39.32	12.25	19.73	肝	42.89	11.76	25.55	食管	26.52	9.59	12.34
5	肝	30.31	9.44	17.24	结直肠	32.84	9.00	18.38	结直肠	24.11	8.72	12.58
6	结直肠	28.51	8.88	15.43	前列腺	12.41	3.40	6.14	子宫颈	18.06	6.53	12.17
7	子宫颈	18.06	2.79	12.17	胰腺	11.33	3.11	6.05	肝脏	17.51	6.33	9.03
8	前列腺	12.41	1.95	6.14	膀胱	9.78	2.68	5.25	甲状腺	11.38	4.11	9.18
9	胰腺	10.35	3.23	5.24	淋巴瘤	7.96	2.18	4.77	胰腺	9.36	3.39	4.46
10	子宫体	8.33	1.29	5.17	白血病	7.23	1.98	5.29	子宫体	8.33	3.01	5.17
	前 10 位合计	290.83	78.39	161.33	前 10 位合计	317.24	86.98	174.33	前 10 位合计	221.27	80.01	124.62

* 发病例数在全部恶性肿瘤发病例数中的位次

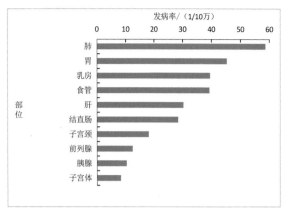

图 4-6a　2015 年江苏省肿瘤登记地区前 10 位恶性肿瘤发病率

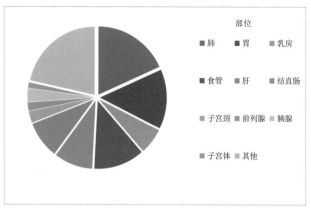

图 4-6b　2015 年江苏省肿瘤登记地区发病前 10 位恶性肿瘤构成

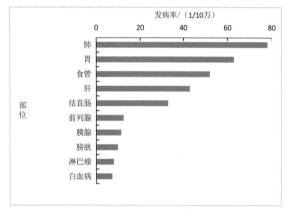

图 4-6c　2015 年江苏省肿瘤登记地区男性前 10 位恶性肿瘤发病率

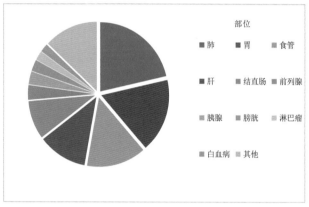

图 4-6d　2015 年江苏省肿瘤登记地区男性发病前 10 位恶性肿瘤构成

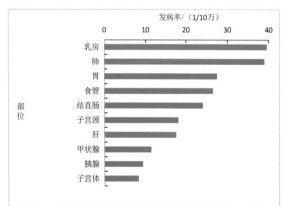

图 4-6e　2015 年江苏省肿瘤登记地区女性前 10 位恶性肿瘤发病率

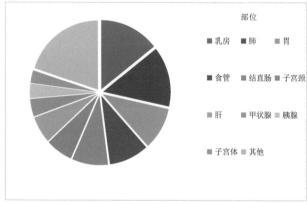

图 4-6f　2015 年江苏省肿瘤登记地区女性发病前 10 位恶性肿瘤构成

表 4-7　2015 年江苏省登记地区前 10 位恶性肿瘤死亡情况

顺位*	合计				男性				女性			
	部位	死亡率/ (1/10万)	构成比/ %	中标率/ (1/10万)	部位	死亡率/ (1/10万)	构成比/ %	中标率/ (1/10万)	部位	死亡率/ (1/10万)	构成比/ %	中标率/ (1/10万)
1	肺	49.85	23.10	24.86	肺	68.92	25.39	35.99	肺	30.44	19.14	14.42
2	胃	34.14	15.82	16.85	胃	46.85	17.26	24.30	胃	21.22	13.34	9.89
3	食管	30.75	14.25	14.72	食管	40.94	15.08	20.99	食管	20.38	12.81	8.78
4	肝	27.90	12.93	15.62	肝	39.89	14.70	23.51	肝	15.71	9.87	7.82
5	结直肠	14.02	6.50	6.92	结直肠	15.92	5.86	8.40	结直肠	12.10	7.60	5.55
6	胰腺	10.15	4.71	5.03	胰腺	11.21	4.13	5.92	乳房	9.30	5.85	5.27
7	乳房	9.30	2.17	5.27	淋巴瘤	5.67	2.09	3.26	胰腺	9.08	5.71	4.16
8	前列腺	5.50	1.29	2.54	白血病	5.56	2.05	3.76	子宫颈	5.30	3.33	3.02
9	子宫颈	5.30	1.22	3.02	前列腺	5.50	2.03	2.54	脑	4.55	2.86	2.77
10	脑	5.00	2.32	3.11	脑	5.45	2.01	3.46	白血病	4.39	2.76	2.88
	前10位 合计	191.92	84.31	97.94	前10位 合计	245.90	90.59	132.14	前10位 合计	132.46	83.26	64.56

* 死亡例数在全部恶性肿瘤死亡病例数中的位次

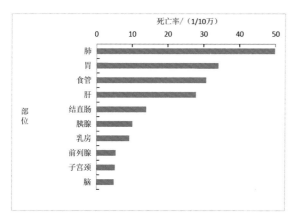

图 4-7a　2015 年江苏省肿瘤登记地区前 10 位恶性肿瘤死亡率

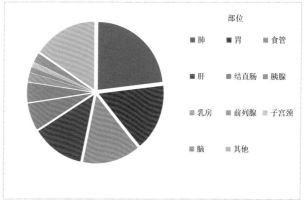

图 4-7b　2015 年江苏省肿瘤登记地区死亡前 10 位恶性肿瘤构成

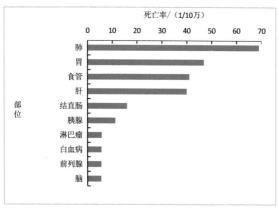

图 4-7c　2015 年江苏省肿瘤登记地区男性前 10 位恶性肿瘤死亡率

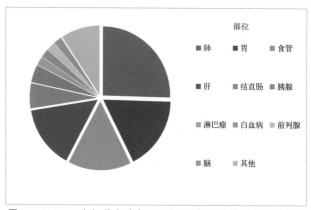

图 4-7d　2015 年江苏省肿瘤登记地区男性死亡前 10 位恶性肿瘤构成

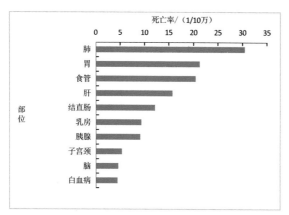

图 4-7e　2015 年江苏省肿瘤登记地区女性前 10 位恶性肿瘤死亡率

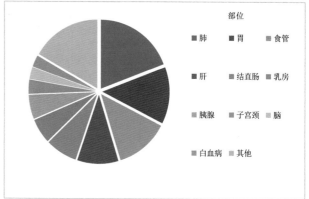

图 4-7f　2015 年江苏省肿瘤登记地区女性死亡前 10 位恶性肿瘤构成

（三）江苏省城市肿瘤登记地区前 10 位恶性肿瘤发病情况

按发病例数排序，2015 年江苏省城市肿瘤登记地区发病第 1 位的恶性肿瘤是肺癌，发病率为 59.92/10 万，其后依次为胃癌、乳腺癌、结直肠癌和食管癌，发病前 10 位恶性肿瘤占全部恶性肿瘤新发病例数的 78.16%。城市男性发病第 1 位的恶性肿瘤是肺癌，发病率为 81.09/10 万，其次分别为胃癌、食管癌、结直肠癌和肝癌，男性发病前 10 位恶性肿瘤占全部恶性肿瘤新发病例数的 85.42%。城市女性发病第 1 位的恶性肿瘤是乳腺癌，发病率为 45.52/10 万，其后依次为肺癌、胃癌、结直肠癌和食管癌，女性发病前 10 位恶性肿瘤占全部恶性肿瘤新发病例数的 78.79%（表 4-8，图 4-8a 至图 4-8f）。

表 4-8　2015 年江苏省城市肿瘤登记地区前 10 位恶性肿瘤发病情况

顺位*	合计				男性				女性			
	部位	发病率/（1/10万）	构成比/%	中标率/（1/10万）	部位	发病率/（1/10万）	构成比/%	中标率/（1/10万）	部位	发病率/（1/10万）	构成比/%	中标率/（1/10万）
1	肺	59.92	17.97	31.69	肺	81.09	21.31	43.84	乳房	45.52	15.88	29.94
2	胃	48.71	14.61	25.74	胃	69.07	18.15	37.41	肺	38.93	13.58	20.35
3	乳房	45.52	6.93	29.94	食管	42.04	11.05	22.38	胃	28.52	9.95	14.72
4	结直肠	33.87	10.16	18.44	结直肠	39.73	10.44	22.18	结直肠	28.07	9.79	14.91
5	食管	30.57	9.17	15.56	肝	37.32	9.81	22.00	食管	19.19	6.70	9.03
6	肝	25.79	7.74	14.57	前列腺	17.07	4.49	8.63	子宫颈	16.70	5.83	11.62
7	前列腺	17.07	2.55	8.63	胰腺	12.10	3.18	6.56	甲状腺	16.25	5.67	13.47
8	子宫颈	16.70	2.52	11.62	膀胱	10.70	2.81	5.77	肝	14.36	5.01	7.36
9	胰腺	10.88	3.26	5.61	淋巴瘤	8.36	2.20	4.98	胰腺	9.68	3.38	4.70
10	甲状腺	10.84	3.25	9.06	白血病	7.55	1.98	5.62	脑	8.64	3.01	5.31
	前 10 位合计	299.87	78.16	170.85	前 10 位合计	325.02	85.42	179.36	前 10 位合计	225.86	78.79	131.40

* 发病例数在全部恶性肿瘤发病例数中的位次

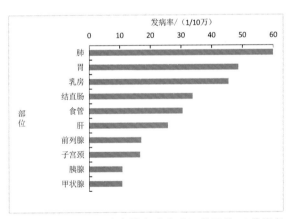

图 4-8a　2015 年江苏省城市肿瘤登记地区前 10 位恶性肿瘤发病率

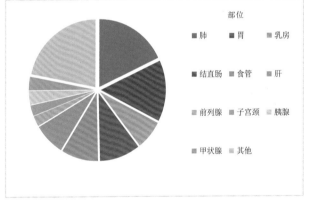

图 4-8b　2015 年江苏省城市肿瘤登记地区发病前 10 位恶性肿瘤构成

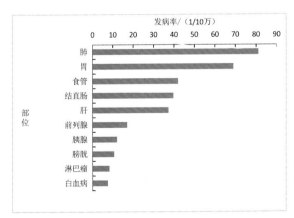

图 4-8c　2015 年江苏省城市肿瘤登记地区男性前 10 位恶性肿瘤发病率

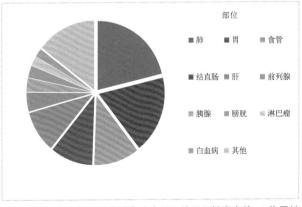

图 4-8d　2015 年江苏省城市肿瘤登记地区男性发病前 10 位恶性肿瘤构成

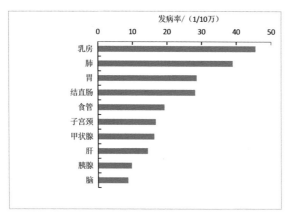

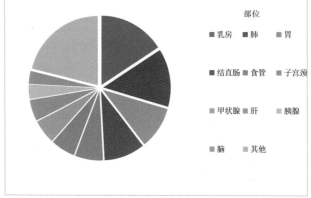

图 4-8e 2015 年江苏省城市肿瘤登记地区女性前 10 位恶性肿瘤发病率

图 4-8f 2015 年江苏省城市肿瘤登记地区女性发病前 10 位恶性肿瘤构成

（四）江苏省城市肿瘤登记地区前 10 位恶性肿瘤死亡情况

按死亡例数排序，2015 年江苏省城市肿瘤登记地区死亡第 1 位的恶性肿瘤是肺癌，死亡率为 50.35/10 万，其后依次为胃癌、肝癌、食管癌和结直肠癌，死亡前 10 位恶性肿瘤占全部恶性肿瘤死亡病例数的 83.40%。城市男性死亡第 1 位的恶性肿瘤是肺癌，死亡率为 71.23/10 万，其次分别为胃癌、肝癌、食管癌和结直肠癌，男性死亡前 10 位恶性肿瘤占全部恶性肿瘤死亡病例数的 89.69%。城市女性死亡第 1 位的恶性肿瘤是肺癌，死亡率为 29.66/10 万，其次分别为胃癌、食管癌、结直肠癌和肝癌，女性死亡前 10 位恶性肿瘤占全部恶性肿瘤死亡病例数的 82.15%（表 4-9，图 4-9a 至图 4-9f）。

表 4-9 2015 年江苏省城市肿瘤登记地区前 10 位恶性肿瘤死亡情况

顺位*	合计				男性				女性			
	部位	死亡率/（1/10万）	构成比/%	中标率/（1/10万）	部位	死亡率/（1/10万）	构成比/%	中标率/（1/10万）	部位	死亡率/（1/10万）	构成比/%	中标率/（1/10万）
1	肺	50.35	23.35	25.26	肺	71.23	25.89	37.38	肺	29.66	18.92	14.14
2	胃	37.22	17.26	18.68	胃	52.19	18.97	27.41	胃	22.38	14.28	10.68
3	肝	24.69	11.45	13.79	肝	35.36	12.85	20.81	食管	14.95	9.54	6.49
4	食管	23.92	11.09	11.60	食管	32.96	11.98	17.08	结直肠	14.17	9.04	6.62
5	结直肠	16.57	7.68	8.27	结直肠	18.99	6.90	10.09	肝	14.11	9.00	6.99
6	胰腺	11.06	5.13	5.55	胰腺	12.54	4.56	6.74	乳房	9.95	6.35	5.65
7	乳房	9.95	2.35	5.65	前列腺	6.82	2.48	3.19	胰腺	9.58	6.11	4.40
8	前列腺	6.82	1.57	3.19	白血病	5.95	2.16	4.01	胆囊	4.71	3.01	2.13
9	白血病	5.25	2.44	3.54	淋巴瘤	5.87	2.13	3.32	子宫颈	4.69	2.99	2.86
10	子宫颈	4.69	1.09	2.86	脑	4.85	1.76	3.05	白血病	4.57	2.91	3.12
	前10位合计	190.52	83.40	98.40	前10位合计	246.74	89.69	133.10	前10位合计	128.78	82.15	63.08

* 死亡例数在全部恶性肿瘤死亡病例数中的位次

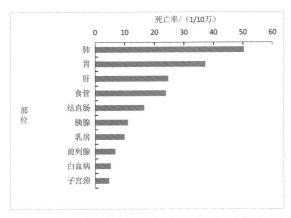

图 4-9a　2015 年江苏省城市肿瘤登记地区前 10 位恶性肿瘤死亡率

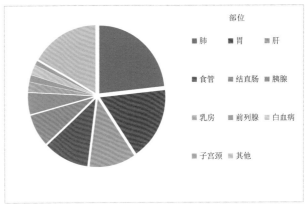

图 4-9b　2015 年江苏省城市肿瘤登记地区死亡前 10 位恶性肿瘤构成

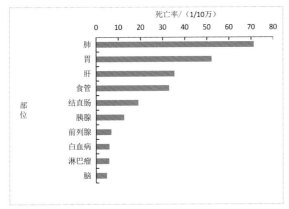

图 4-9c　2015 年江苏省肿瘤登记地区男性前 10 位恶性肿瘤死亡率

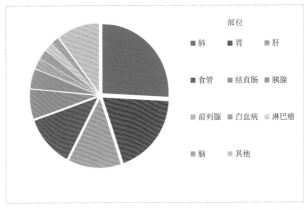

图 4-9d　2015 年江苏省城市肿瘤登记地区男性死亡前 10 位恶性肿瘤构成

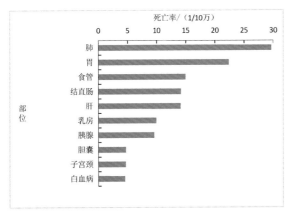

图 4-9e　2015 年江苏省城市肿瘤登记地区女性前 10 位恶性肿瘤死亡率

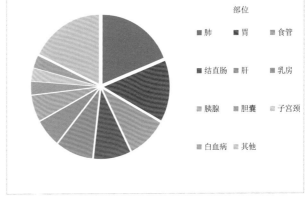

图 4-9f　2015 年江苏省城市肿瘤登记地区女性死亡前 10 位恶性肿瘤构成

（五）江苏省农村肿瘤登记地区前 10 位恶性肿瘤发病情况

按发病例数排序，2015 年江苏省农村肿瘤登记地区发病第 1 位的恶性肿瘤是肺癌，发病率为 57.87/10 万，其后依次为食管癌、胃癌、乳腺癌和肝癌，发病前 10 位恶性肿瘤占全部恶性肿瘤新发病例数的 79.90%。农村男性发病第 1 位的恶性肿瘤是肺癌，发病率为 76.11/10 万，其次分别为胃癌、食管癌、肝癌和结直肠癌，男性发病前 10 位恶性肿瘤占全部恶性肿瘤新发病例数的 88.06%。农村女性发病第 1 位的恶性肿瘤是肺癌，发病率为 39.00/10 万，其次分别为乳腺癌、食管癌、胃癌和结直肠癌，女性发病前 10 位恶性肿瘤占全部恶性肿瘤新发病例数的 80.89%（表 4-10，图 4-10a 至图 4-10f）。

表 4-10　2015 年江苏省农村肿瘤登记地区前 10 位恶性肿瘤发病情况

顺位*	合计				男性				女性			
	部位	发病率 /（1/10 万）	构成比 / %	中标率 /（1/10 万）	部位	发病率 /（1/10 万）	构成比 / %	中标率 /（1/10 万）	部位	发病率 /（1/10 万）	构成比 / %	中标率 /（1/10 万）
1	肺	57.87	18.49	29.67	肺	76.11	21.45	40.47	肺	39.00	14.45	19.28
2	食管	44.95	14.36	22.35	胃	58.95	16.62	31.59	乳房	35.62	13.20	23.66
3	胃	43.15	13.78	22.36	食管	58.11	16.38	30.46	食管	31.34	11.61	14.42
4	乳房	35.62	5.66	23.66	肝	46.40	13.08	27.80	胃	26.80	9.93	13.37
5	肝脏	33.22	10.61	18.96	结直肠	28.50	8.03	16.03	结直肠	21.51	7.97	11.09
6	结直肠	25.06	8.01	13.54	胰腺	10.84	3.05	5.75	肝	19.58	7.26	10.11
7	子宫颈	18.95	2.97	12.51	前列腺	9.47	2.67	4.62	子宫颈	18.95	7.02	12.51
8	胰腺	10.01	3.20	5.01	膀胱	9.20	2.59	4.92	胰腺	9.16	3.39	4.30
9	前列腺	9.47	1.54	4.62	淋巴瘤	7.72	2.18	4.63	甲状腺	8.18	3.03	6.24
10	子宫体	8.18	1.28	5.05	脑	7.09	2.00	4.75	子宫体	8.18	3.03	5.05
	前 10 位合计	286.48	79.90	157.74	前 10 位合计	312.39	88.06	171.02	前 10 位合计	218.31	80.89	120.04

* 发病例数在全部恶性肿瘤发病例数中的位次

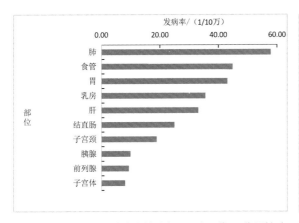

图 4-10a 2015 年江苏省农村肿瘤登记地区前 10 位恶性肿瘤发病率

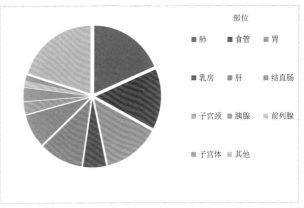

图 4-10b 2015 年江苏省农村肿瘤登记地区发病前 10 位恶性肿瘤构成

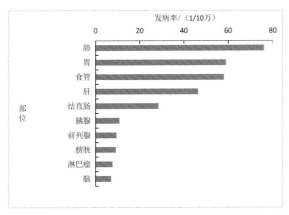

图 4-10c 2015 年江苏省农村肿瘤登记地区男性前 10 位恶性肿瘤发病率

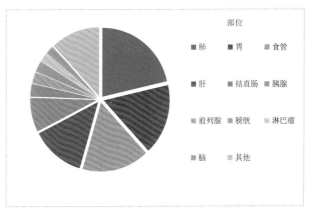

图 4-10d 2015 年江苏省农村肿瘤登记地区男性发病前 10 位恶性肿瘤构成

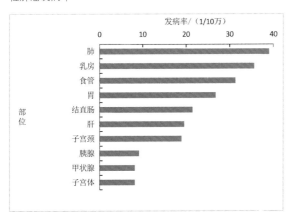

图 4-10e 2015 年江苏省农村肿瘤登记地区女性前 10 位恶性肿瘤发病率

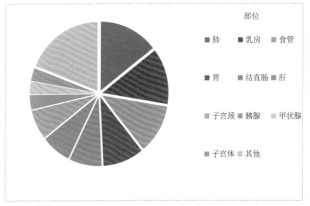

图 4-10f 2015 年江苏省农村肿瘤登记地区女性发病前 10 位恶性肿瘤构成

（六）江苏省农村肿瘤登记地区前 10 位恶性肿瘤死亡情况

按死亡例数排序，2015 年江苏省农村肿瘤登记地区死亡第 1 位的恶性肿瘤是肺癌，死亡率为 49.52/10 万，其后依次为食管癌、胃癌、肝癌和结直肠癌，死亡前 10 位恶性肿瘤占全部恶性肿瘤死亡病例数的 86.23%。农村男性恶性肿瘤死亡第 1 位的是肺癌，死亡率为 67.47/10 万，其次分别为食管癌、胃癌、肝癌和结直肠癌，男性死亡前 10 位恶性肿瘤占全部恶性肿瘤死亡病例数的 91.17%。农村女性死亡第 1 位的恶性肿瘤是肺癌，死亡率为 30.96/10 万，其次分别为食管癌、胃癌、肝癌和结直肠癌，女性死亡前 10 位恶性肿瘤占全部恶性肿瘤死亡病例数的 84.16%（表 4-11，图 4-11a 至图 4-11f）。

表 4-11　2015 年江苏省农村肿瘤登记地区前 10 位恶性肿瘤死亡情况

顺位*	合计				男性				女性			
	部位	死亡率/（1/10万）	构成比/%	中标率/（1/10万）	部位	死亡率/（1/10万）	构成比/%	中标率/（1/10万）	部位	死亡率/（1/10万）	构成比/%	中标率/（1/10万）
1	肺	49.52	22.95	24.61	肺	67.47	25.07	35.14	肺	30.96	19.28	14.60
2	食管	35.14	16.28	16.67	食管	45.96	17.08	23.41	食管	23.94	14.90	10.22
3	胃	32.16	14.90	15.71	胃	43.49	16.16	22.39	胃	20.45	12.73	9.38
4	肝	29.97	13.89	16.79	肝	42.75	15.88	25.21	肝	16.76	10.43	8.36
5	结直肠	12.39	5.74	6.07	结直肠	13.99	5.20	7.35	结直肠	10.74	6.68	4.86
6	胰腺	9.57	4.44	4.70	胰腺	10.37	3.85	5.42	乳房	8.87	5.52	5.01
7	乳房	8.87	2.05	5.01	脑	5.83	2.16	3.71	胰腺	8.74	5.44	4.01
8	子宫颈	5.70	1.30	3.11	淋巴瘤	5.54	2.06	3.22	子宫颈	5.70	3.55	3.11
9	脑	5.29	2.45	3.27	白血病	5.31	1.97	3.62	脑	4.74	2.95	2.84
10	白血病	4.80	2.23	3.17	前列腺	4.67	1.73	2.16	白血病	4.28	2.66	2.73
	前10位合计	193.43	86.23	99.11	前10位合计	245.37	91.17	131.64	前10位合计	135.18	84.16	65.12

* 死亡例数在全部恶性肿瘤死亡病例数中的位次

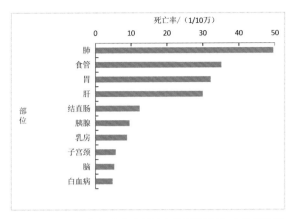

图 4-11a 2015 年江苏省农村肿瘤登记地区前 10 位恶性肿瘤死亡率

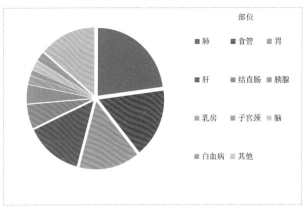

图 4-11b 2015 年江苏省农村肿瘤登记地区死亡前 10 位恶性肿瘤构成

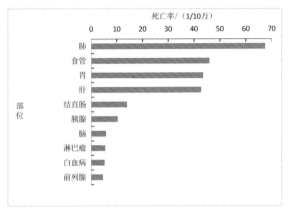

图 4-11c 2015 年江苏省农村肿瘤登记地区男性前 10 位恶性肿瘤死亡率

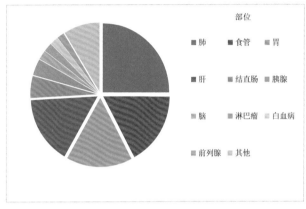

图 4-11d 2015 年江苏省农村肿瘤登记地区男性死亡前 10 位恶性肿瘤构成

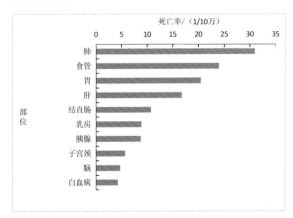

图 4-11e 2015 年江苏省农村肿瘤登记地区女性前 10 位恶性肿瘤死亡率

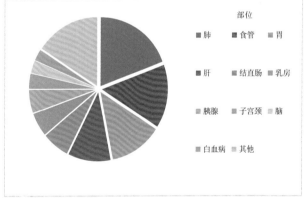

图 4-11f 2015 年江苏省农村肿瘤登记地区女性死亡前 10 位恶性肿瘤构成

第五章 江苏省肿瘤登记地区各身体部位恶性肿瘤发病和死亡情况

一、口腔和咽喉（除外鼻咽）（C00—C10，C12—C14）

2015 年江苏省肿瘤登记地区口腔和咽喉（除外鼻咽）癌位居癌症发病谱第 19 位。新发病例数为 1 302 例，占全部癌症新发病例的 1.05%；其中男性 824 例，女性 478 例，城市地区 574 例，农村地区 728 例。全省肿瘤登记地区口腔和咽喉（除外鼻咽）癌发病率为 3.36/10 万，中标发病率为 1.93/10 万，世标发病率为 1.91/10 万，0—74 岁累积发病率为 0.23%。男性中标发病率为女性的 1.80 倍，城市中标发病率为农村的 1.24 倍（表 5-1）。

江苏省肿瘤登记地区口腔和咽喉（除外鼻咽）癌位居癌症死亡谱第 19 位。2015 年口腔和咽喉（除外鼻咽）癌死亡病例 594 例，占全部癌症死亡病例数的 0.71%；其中男性 389 例，女性 205 例，城市地区 240 例，农村地区 354 例。全省肿瘤登记地区口腔和咽喉（除外鼻咽）癌死亡率为 1.53/10 万，中标死亡率为 0.78/10 万，世标死亡率为 0.77/10 万，0—74 岁累积死亡率为 0.09%。男性中标死亡率为女性的 2.20 倍，城市中标死亡率为农村的 1.11 倍（表 5-1）。

2015 年江苏省肿瘤登记地区口腔和咽喉（除外鼻咽）癌年龄别发病率男性高于女性。年龄别发病率在 0—44 岁处于较低水平，45 岁后快速升高，至 75—79 岁组达高峰。男性与女性、城市与农村口腔和咽喉（除外鼻咽）癌年龄别发病率变化趋势与全省基本一致。口腔和咽喉（除外鼻咽）癌年龄别死亡率男性高于女性。年龄别死亡率在 0—59 岁处于较低水平，60 岁后快速升高，至 80—84 岁组或 85 岁及以上年龄组达高峰。男性与女性、城市与农村口腔和咽喉（除外鼻咽）癌年龄别死亡率变化趋势与全省基本一致（图 5-1a 至图 5-1f）。

表 5-1　2015 年江苏省肿瘤登记地区口腔和咽喉（除外鼻咽）癌发病和死亡情况

指标	地区	性别	病例数	粗率 / (1/10 万)	构成比 / %	中标率 / (1/10 万)	世标率 / (1/10 万)	0—74 岁 累积率 /%	顺位
发病	全省	合计	1 302	3.36	1.05	1.93	1.91	0.23	19
		男性	824	4.22	1.16	2.48	2.47	0.30	13
		女性	478	2.49	0.90	1.38	1.35	0.15	18
	城市	合计	574	3.78	1.14	2.19	2.15	0.26	19
		男性	377	4.99	1.31	2.94	2.90	0.36	14
		女性	197	2.59	0.90	1.45	1.41	0.17	17
	农村	合计	728	3.09	0.99	1.77	1.76	0.20	19
		男性	447	3.73	1.05	2.21	2.20	0.26	14
		女性	281	2.42	0.90	1.33	1.31	0.14	18
死亡	全省	合计	594	1.53	0.71	0.78	0.77	0.09	19
		男性	389	1.99	0.73	1.08	1.07	0.12	16
		女性	205	1.07	0.67	0.49	0.49	0.05	18
	城市	合计	240	1.58	0.73	0.83	0.81	0.09	20
		男性	159	2.11	0.77	1.17	1.14	0.12	16
		女性	81	1.06	0.68	0.50	0.50	0.06	18
	农村	合计	354	1.50	0.70	0.75	0.75	0.08	18
		男性	230	1.92	0.71	1.03	1.03	0.12	15
		女性	124	1.07	0.67	0.48	0.48	0.05	17

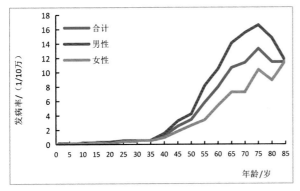

图 5-1a　全省肿瘤登记地区口腔和咽喉（除外鼻咽）癌年龄别发病率

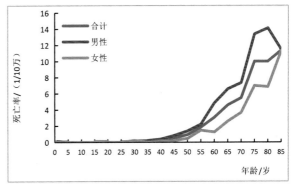

图 5-1b　全省肿瘤登记地区口腔和咽喉（除外鼻咽）癌年龄别死亡率

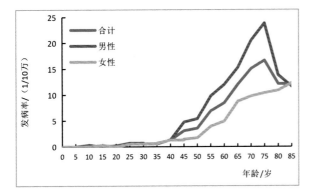

图 5-1c　城市肿瘤登记地区口腔和咽喉（除外鼻咽）癌年龄别发病率

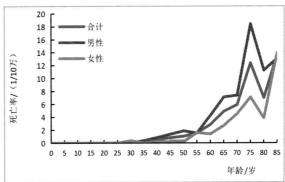

图 5-1d　城市肿瘤登记地区口腔和咽喉（除外鼻咽）癌年龄别死亡率

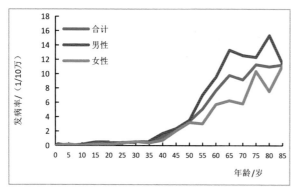
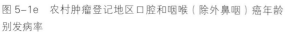
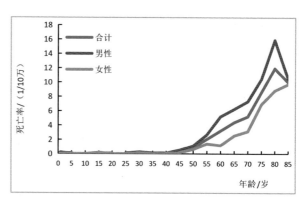

图 5-1e 农村肿瘤登记地区口腔和咽喉（除外鼻咽）癌年龄别发病率

图 5-1f 农村肿瘤登记地区口腔和咽喉（除外鼻咽）癌年龄别死亡率

　　江苏省 10 个城市肿瘤登记地区中，南通市区男性的口腔和咽喉（除外鼻咽）癌中标发病率最高，为 3.86/10 万，盐城市盐都区女性的口腔和咽喉（除外鼻咽）癌中标发病率最高，为 1.75/10 万，其后男性依次为常州市区和无锡市区，女性依次为南通市区和盐城市亭湖区。盐城市盐都区男性口腔和咽喉（除外鼻咽）癌中标死亡率最高，为 2.13/10 万，连云港市区女性的口腔和咽喉（除外鼻咽）癌中标死亡率最高，为 1.00/10 万，其后男性依次为连云港市区和常州市区，女性依次为常州市区和淮安市清江浦区（图 5-1g）。

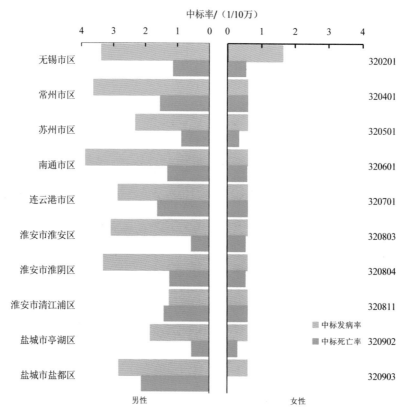

图 5-1g 城市肿瘤登记地区口腔和咽喉（除外鼻咽）癌中标发病率和死亡率

江苏省 25 个农村肿瘤登记地区中，金湖县男性口腔和咽喉（除外鼻咽）癌中标发病率最高，为 3.67/10 万，其后依次为阜宁县和涟水县；常州市金坛区女性中标发病率最高，为 2.56/10 万，其后依次为如东县和涟水县。扬中市男性和女性口腔和咽喉（除外鼻咽）癌中标死亡率均为最高，分别为 1.81/10 万和 1.07/10 万，其后男性依次为启东市和涟水县，女性依次为海安市和盐城市大丰区（图 5-1h）。

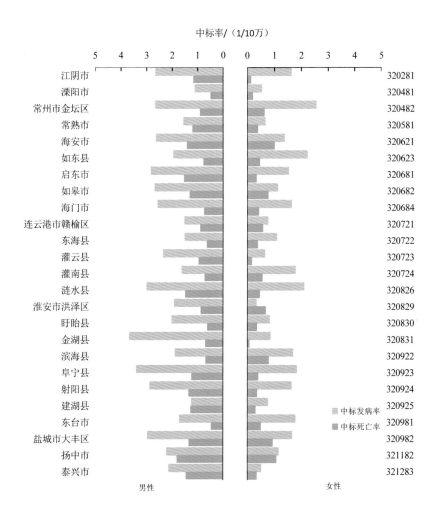

图 5-1h　农村肿瘤登记地区口腔和咽喉（除外鼻咽）癌中标发病率和死亡率

二、鼻咽（C11）

2015 年江苏省肿瘤登记地区鼻咽癌位居癌症发病谱第 20 位。新发病例数为 1 039 例，占全部癌症新发病例数的 0.84%；其中男性 751 例，女性 288 例，城市地区 424 例，农村地区 615 例。全省肿瘤登记地区鼻咽癌发病率为 2.68/10 万，中标发病率为 1.76/10 万，世标发病率为 1.67/10 万，0—74 岁累积发病率 0.19%。男性中标发病率为女性的 2.52 倍，城市中标发病率为农村的 1.05 倍（表 5-2）。

江苏省肿瘤登记地区鼻咽癌位居癌症死亡谱第 20 位。2015 年鼻咽癌死亡病例数为 587 例，占全部癌症死亡病例数的 0.70%；其中男性 434 例，女性 153 例，城市地区 257 例，农村地区 330 例。全省肿瘤登记地区鼻咽癌死亡率为 1.51/10 万，中标死亡率为 0.85/10 万，世标死亡率为 0.84/10 万，0—74 岁累积死亡率为 0.10%。男性中标死亡率为女性的 2.98 倍，城市中标死亡率为农村的 1.23 倍（表 5-2）。

表 5-2　2015 年江苏省肿瘤登记地区鼻咽癌发病和死亡情况

指标	地区	性别	病例数	粗率 / (1/10 万)	构成比 / %	中标率 / (1/10 万)	世标率 / (1/10 万)	0—74 岁 累积率 /%	顺位
发病	全省	合计	1 039	2.68	0.84	1.76	1.67	0.19	20
		男性	751	3.84	1.05	2.52	2.43	0.28	15
		女性	288	1.50	0.54	1.00	0.92	0.10	20
	城市	合计	424	2.80	0.84	1.81	1.75	0.21	20
		男性	307	4.07	1.07	2.66	2.58	0.31	16
		女性	117	1.54	0.54	0.98	0.92	0.11	20
	农村	合计	615	2.61	0.83	1.73	1.63	0.18	20
		男性	444	3.70	1.04	2.43	2.33	0.26	15
		女性	171	1.47	0.55	1.01	0.91	0.10	20
死亡	全省	合计	587	1.51	0.70	0.85	0.84	0.10	20
		男性	434	2.22	0.82	1.28	1.28	0.16	14
		女性	153	0.80	0.50	0.43	0.42	0.05	19
	城市	合计	257	1.69	0.79	0.96	0.94	0.12	19
		男性	193	2.56	0.93	1.50	1.46	0.18	13
		女性	64	0.84	0.54	0.44	0.43	0.05	19
	农村	合计	330	1.40	0.65	0.78	0.78	0.09	20
		男性	241	2.01	0.75	1.15	1.16	0.14	14
		女性	89	0.77	0.48	0.41	0.40	0.05	19

2015 年江苏省肿瘤登记地区鼻咽癌年龄别发病率呈明显的性别差异，除城市地区 25—29 岁组及 75—79 岁组外，各年龄组均为男性高于女性。女性鼻咽癌年龄别发病率自 25—29 岁组开始快速上升，至 70—74 岁组达高峰；农村地区男性发病率趋势与女性基本一致，仅发病高峰不一致，城市地区男性于 65—69 岁组达高峰后快速下降，至 75—79 岁组开始回升。女性鼻咽癌年龄别死亡率自 40—44 岁组开始快速上升，至 80—84 岁组达高峰；城市地区男性死亡率趋势与女性一致，农村地区男性死亡率于 75—79 岁组达高峰后快速下降，至 80—84 岁组开始快速上升（图 5-2a 至图 5-2f）。

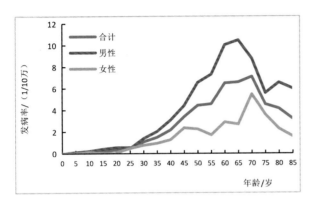

图 5-2a 全省肿瘤登记地区鼻咽癌年龄别发病率

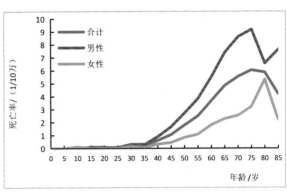

图 5-2b 全省肿瘤登记地区鼻咽癌年龄别死亡率

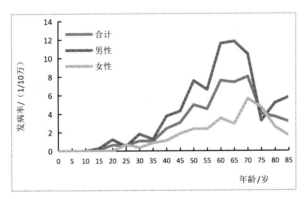

图 5-2c 城市肿瘤登记地区鼻咽癌年龄别发病率

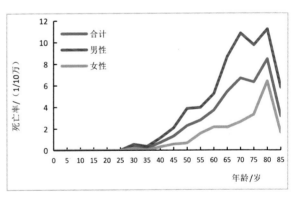

图 5-2d 城市肿瘤登记地区鼻咽癌年龄别死亡率

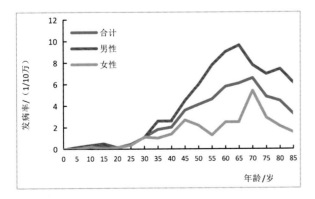

图 5-2e 农村肿瘤登记地区鼻咽癌年龄别发病率

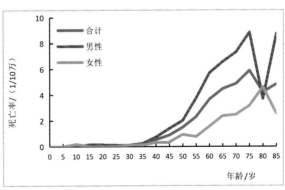

图 5-2f 农村肿瘤登记地区鼻咽癌年龄别死亡率

江苏省 10 个城市肿瘤登记地区中，无锡市男性鼻咽癌中标发病率均最高，为 3.68/10 万，其后依次为常州市区和淮安市淮安区；盐城市盐都区女性鼻咽癌中标发病率最高，为 1.42/10 万，其后依次为无锡市区和淮安市淮安区。盐城市亭湖区男性和女性的鼻咽癌中标死亡率均为最高，分别为 1.80/10 万和 0.71/10 万，其后男性依次为南通市区和无锡市区，女性依次为盐城市盐都区和苏州市区（图 5-2g）。

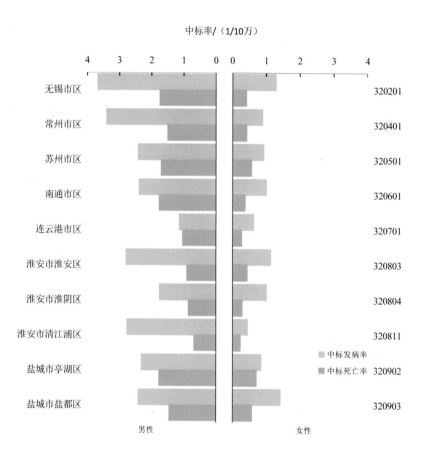

图 5-2g　城市肿瘤登记地区鼻咽癌中标发病率和死亡率

江苏省 25 个农村肿瘤登记地区中，金湖县男性和女性的鼻咽癌中标发病率均为最高，分别为 8.04/10 万和 2.17/10 万，其后男性依次为淮安市洪泽区和扬中市，女性依次为启东市和常州市金坛区。常熟市男性鼻咽癌中标死亡率最高，为 2.28/10 万，其后依次为金湖县和江阴市；盱眙县女性鼻咽癌中标死亡率最高，为 1.49/10 万，其后依次为金湖县和扬中市（图 5-2h）。

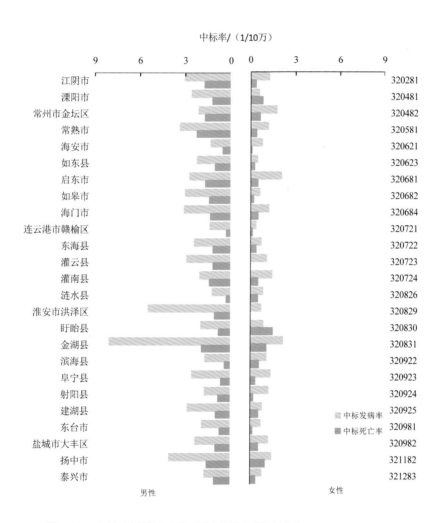

图 5-2h　农村肿瘤登记地区鼻咽癌中标发病率和死亡率

三、食管（C15）

2015年江苏省肿瘤登记地区食管癌位居癌症发病谱第4位。新发病例数为15 242例，占全部癌症新发病例数的12.25%；其中男性10 146例，女性5 096例，城市地区4 637例，农村地区10 605例。全省肿瘤登记地区食管癌发病率为39.32/10万，中标发病率为19.73/10万，世标发病率为19.92/10万，0—74岁累积发病率2.54%。男性中标发病率为女性的2.22倍，农村中标发病率为城市的1.44倍（表5-3）。

江苏省肿瘤登记地区食管癌位居癌症死亡谱第3位。2015年食管癌死亡病例数为11 918例，占全部癌症死亡病例数的14.25%；其中男性8 003例，女性3 915例，城市地区3 628例，农村地区8 290例。全省肿瘤登记地区食管癌死亡率为30.75/10万，中标死亡率为14.72/10万，世标死亡率为14.65/10万，0—74岁累积死亡率1.74%。男性中标死亡率为女性的2.39倍，农村中标死亡率为城市的1.44倍（表5-3）。

表5-3　2015年江苏省肿瘤登记地区食管癌发病和死亡情况

指标	地区	性别	病例数	粗率/ (1/10万)	构成比/ %	中标率/ (1/10万)	世标率/ (1/10万)	0—74岁 累积率/%	顺位
发病	全省	合计	15 242	39.32	12.25	19.73	19.92	2.54	4
		男性	10 146	51.90	14.23	27.35	27.71	3.54	3
		女性	5 096	26.52	9.59	12.34	12.34	1.54	4
	城市	合计	4 637	30.57	9.17	15.56	15.72	1.99	5
		男性	3 175	42.04	11.05	22.38	22.68	2.89	3
		女性	1 462	19.19	6.70	9.03	9.04	1.08	5
	农村	合计	10 605	44.95	14.36	22.35	22.56	2.89	2
		男性	6 971	58.11	16.38	30.46	30.86	3.94	3
		女性	3 634	31.34	11.61	14.42	14.42	1.82	3
死亡	全省	合计	11 918	30.75	14.25	14.72	14.65	1.74	3
		男性	8 003	40.94	15.08	20.99	20.99	2.49	3
		女性	3 915	20.38	12.81	8.78	8.64	0.98	3
	城市	合计	3 628	23.92	11.09	11.60	11.58	1.35	4
		男性	2 489	32.96	11.98	17.08	17.08	2.01	4
		女性	1 139	14.95	9.54	6.49	6.43	0.69	3
	农村	合计	8 290	35.14	16.28	16.67	16.56	1.98	2
		男性	5 514	45.96	17.08	23.41	23.41	2.80	2
		女性	2 776	23.94	14.90	10.22	10.02	1.16	2

2015 年江苏省肿瘤登记地区食管癌年龄别发病率呈明显的性别差异，各年龄组均为男性高于女性。江苏省肿瘤登记地区城市与农村、男性与女性食管癌年龄别发病率均从 45—49 岁组开始快速上升，于 75—79 岁组或者 80—84 岁组达高峰。江苏省肿瘤登记地区城市与农村、男性与女性食管癌年龄别死亡率均从 50—54 岁组开始快速上升，于 80—84 岁组达高峰（图 5-3a 至图 5-3f）。

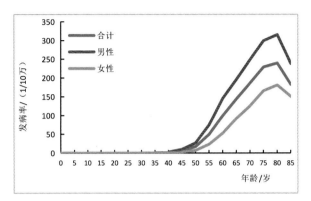

图 5-3a　全省肿瘤登记地区食管癌年龄别发病率

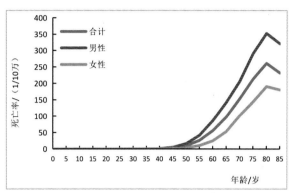

图 5-3b　全省肿瘤登记地区食管癌年龄别死亡率

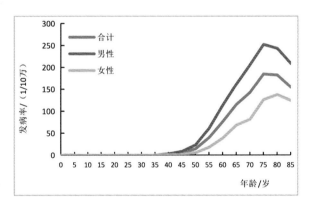

图 5-3c　城市肿瘤登记地区食管癌年龄别发病率

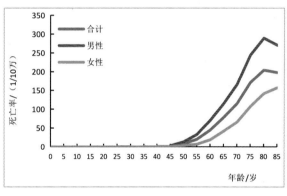

图 5-3d　城市肿瘤登记地区食管癌年龄别死亡率

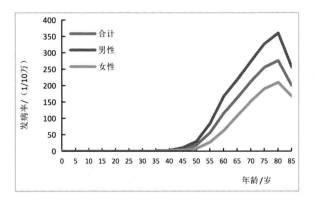

图 5-3e　农村肿瘤登记地区食管癌年龄别发病率

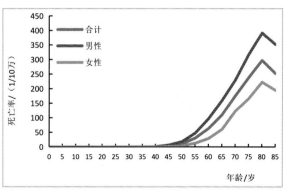

图 5-3f　农村肿瘤登记地区食管癌年龄别死亡率

江苏省 10 个城市肿瘤登记地区中，盐城市盐都区男性食管癌中标发病率最高，为 58.77/10 万，其后依次为淮安市淮安区和淮安市淮阴区；淮安市淮安区女性食管癌中标发病率最高，为 35.91/10 万，其后依次为淮安市淮阴区和盐城市盐都区。盐城市盐都区男性食管癌中标死亡率最高，为 47.76/10 万，其后依次为淮安市淮安区和淮安市淮阴区；淮安市淮安区女性食管癌中标死亡率最高，为 23.10/10 万，其后依次为盐城市盐都区和淮安市淮阴区（图 5-3g）。

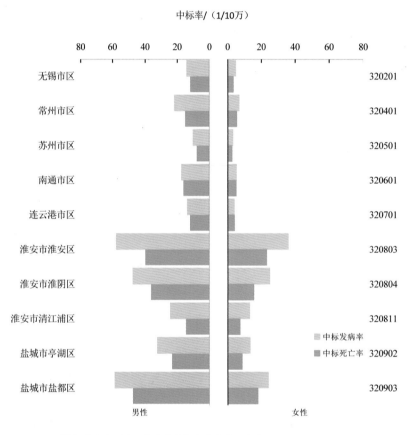

图 5-3g　城市肿瘤登记地区食管癌中标发病率和死亡率

江苏省 25 个农村肿瘤登记地区中，淮安区洪泽区男性和女性的食管癌中标发病率均最高，分别为 57.87/10 万和 37.33/10 万，其后男性依次为涟水县和如皋市，女性依次为涟水县和阜宁县。淮安区洪泽区男性和女性的食管癌中标死亡率均最高，分别为 42.66/10 万和 23.82/10 万，其后男性依次为扬中市和如皋市，女性依次为涟水县和如皋市（图 5-3h）。

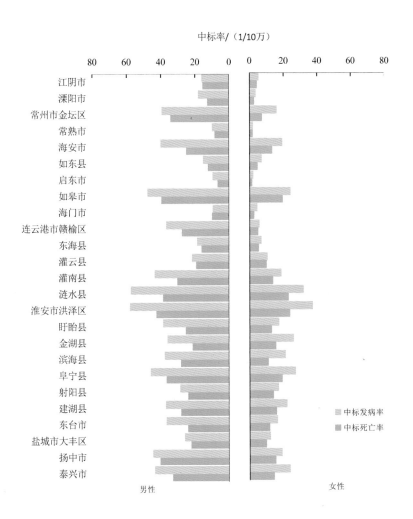

图 5-3h　农村肿瘤登记地区食管癌中标发病率和死亡率

四、胃（C16）

2015 年江苏省肿瘤登记地区胃癌位居癌症发病谱第 2 位。新发病例数为 17 568 例，占全部癌症新发病例数的 14.12%；其中男性 12 288 例，女性 5 280 例，城市地区 7 388 例，农村地区 10 180 例。全省肿瘤登记地区胃癌发病率为 45.32/10 万，中标发病率为 23.65/10 万，世标发病率为 23.49/10 万，0—74 岁累积发病率为 2.93%。男性中标发病率为女性的 2.43 倍，城市中标发病率为农村的 1.15 倍（表 5-4）。

江苏省肿瘤登记地区胃癌位居癌症死亡谱第 2 位。2015 年胃癌死亡病例数为 13 234 例，占全部癌症死亡病例数的 15.82%；其中男性 9 158 例，女性 4 076 例，城市地区 5 646 例，农村地区 7 588 例。全省肿瘤登记地区胃癌死亡率为 34.14/10 万，中标死亡率为 16.85/10 万，世标死亡率为 16.53/10 万，0—74 岁累积死亡率为 1.89%。男性中标死亡率为女性的 2.46 倍，城市中标死亡率为农村的 1.19 倍（表 5-4）。

表 5-4　2015 年江苏省肿瘤登记地区胃癌发病和死亡情况

指标	地区	性别	病例数	粗率/ (1/10 万)	构成比/ %	中标率/ (1/10 万)	世标率/ (1/10 万)	0—74 岁 累积率 /%	顺位
发病	全省	合计	17 568	45.32	14.12	23.65	23.49	2.93	2
		男性	12 288	62.86	17.24	33.80	33.78	4.25	2
		女性	5 280	27.48	9.94	13.89	13.57	1.61	3
	城市	合计	7 388	48.71	14.61	25.74	25.59	3.20	2
		男性	5 216	69.07	18.15	37.41	37.43	4.68	2
		女性	2 172	28.52	9.95	14.72	14.39	1.71	3
	农村	合计	10 180	43.15	13.78	22.36	22.18	2.77	3
		男性	7 072	58.95	16.62	31.59	31.53	3.98	2
		女性	3 108	26.80	9.93	13.37	13.06	1.55	4
死亡	全省	合计	13 234	34.14	15.82	16.85	16.53	1.89	2
		男性	9 158	46.85	17.26	24.30	24.01	2.77	2
		女性	4 076	21.22	13.34	9.89	9.55	1.01	2
	城市	合计	5 646	37.22	17.26	18.68	18.35	2.10	2
		男性	3 941	52.19	18.97	27.41	27.16	3.13	2
		女性	1 705	22.38	14.28	10.68	10.28	1.08	2
	农村	合计	7 588	32.16	14.90	15.71	15.40	1.76	3
		男性	5 217	43.49	16.16	22.39	22.07	2.55	3
		女性	2 371	20.45	12.73	9.38	9.09	0.97	3

2015 年江苏省肿瘤登记地区胃癌年龄别发病率在 0—39 岁处于较低水平，40 岁之后快速升高，至 80—84 岁组达高峰。男性与女性、城市与农村胃癌年龄别发病率变化趋势与全省基本一致。胃癌年龄别死亡率在 0—49 岁年龄段处于较低水平，50 岁开始随年龄增长快速上升，至 80—84 岁年龄组达高峰。男性与女性、城市与农村胃癌年龄别死亡率变化趋势与全省一致（图 5-4a 至图 5-4f）。

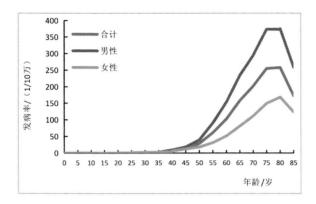

图 5-4a　全省肿瘤登记地区胃癌年龄别发病率

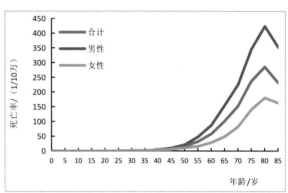

图 5-4b　全省肿瘤登记地区胃癌年龄别死亡率

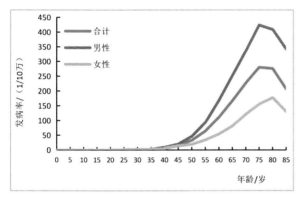

图 5-4c　城市肿瘤登记地区胃癌年龄别发病率

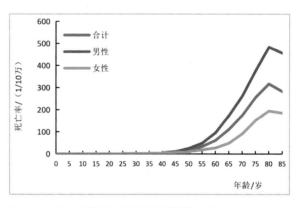

图 5-4d　城市肿瘤登记地区胃癌年龄别死亡率

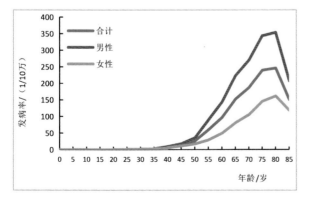

图 5-4e　农村肿瘤登记地区胃癌年龄别发病率

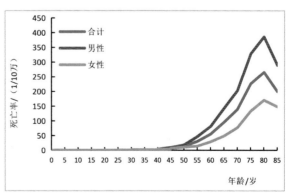

图 5-4f　农村肿瘤登记地区胃癌年龄别死亡率

江苏省 10 个城市肿瘤登记地区中，盐城市盐都区男性和女性的胃癌中标发病率均最高，分别为 74.80/10 万和 28.65/10 万，其后男性依次为常州市区和无锡市区，女性分别为常州市区和淮安市淮安。盐城市盐都区男性和女性的胃癌中标死亡率均最高，分别为 58.16/10 万和 18.25/10 万，其后男性依次为常州市区和无锡市区，女性依次为常州市区和淮安市淮安区（图 5-4g）。

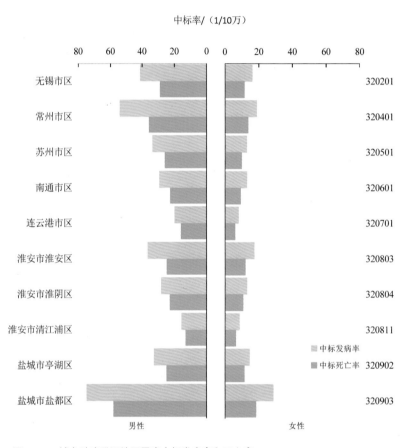

图 5-4g　城市肿瘤登记地区胃癌中标发病率和死亡率

江苏省 25 个农村肿瘤登记地区中，扬中市男性和女性的胃癌中标发病率均最高，分别为 68.01/10 万和 38.98/10 万，其后男性和女性依次均为常州市金坛区和建湖县。常州市金坛区男性胃癌中标死亡率最高，为 48.97/10 万，其后依次为扬中市和建湖县；扬中市女性胃癌中标死亡率最高，为 31.76/10 万，其后依次为常州市金坛区和建湖县（图 5-4h）。

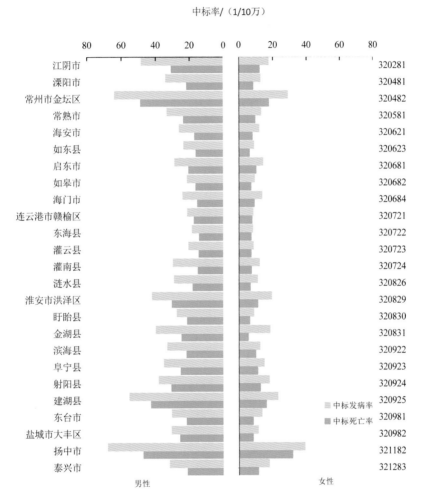

图 5-4h　农村肿瘤登记地区胃癌中标发病率和死亡率

五、结直肠、肛门（C18—C21）

2015 年江苏省肿瘤登记地区结直肠、肛门恶性肿瘤（以下简称"结直肠癌"）位居癌症发病谱第 6 位。新发病例数为 11 051 例，占全部癌症新发病例数的 8.88%；其中男性 6 419 例，女性 4 632 例，城市地区 5 138 例，农村地区 5 913 例。全省肿瘤登记地区结直肠癌发病率为 28.51/10 万，中标发病率为 15.43/10 万，世标发病率为 15.20/10 万，0—74 岁累积发病率为 1.81%。男性中标发病率为女性的 1.46 倍，城市中标发病率为农村的 1.36 倍（表 5-5）。

江苏省肿瘤登记地区结直肠癌位居癌症死亡谱第 5 位。2015 年结直肠癌死亡病例数为 5 436 例，占全部癌症死亡病例数的 6.50%；其中男性 3 112 例，女性 2 324 例，城市地区 2 513 例，农村地区 2 923 例。全省肿瘤登记地区结直肠癌死亡率为 14.02/10 万，中标死亡率为 6.92/10 万，世标死亡率为 6.81/10 万，0—74 岁累积死亡率为 0.70%。男性中标死亡率为女性的 1.51 倍，城市中标死亡率为农村的 1.36 倍（表 5-5）。

江苏省结直肠癌年龄别发病率自 40—44 岁组开始随着年龄增长快速上升，至 80—84 岁组达高峰。城市与农村、男性与女性结直肠癌年龄别发病率与全省基本保持一致。2015 年江苏省肿瘤登记地区结直肠癌年龄别发病率呈明显的性别差异，除 10—14 岁及 35—39 岁年龄

表 5- 5 　2015 年全省肿瘤登记地区结直肠癌发病和死亡

指标	地区	性别	病例数	粗率 / (1/10 万)	构成比 / %	中标率 / (1/10 万)	世标率 / (1/10 万)	0—74 岁 累积率 /%	顺位
发病	全省	合计	11 051	28.51	8.88	15.43	15.20	1.81	6
		男性	6 419	32.84	9.00	18.38	18.20	2.18	5
		女性	4 632	24.11	8.72	12.58	12.29	1.44	5
	城市	合计	5 138	33.87	10.16	18.44	18.16	2.14	4
		男性	3 000	39.73	10.44	22.18	21.97	2.60	4
		女性	2 138	28.07	9.79	14.91	14.55	1.69	4
	农村	合计	5 913	25.06	8.01	13.54	13.34	1.60	6
		男性	3 419	28.50	8.03	16.03	15.87	1.93	5
		女性	2 494	21.51	7.97	11.09	10.85	1.28	5
死亡	全省	合计	5 436	14.02	6.50	6.92	6.81	0.70	5
		男性	3 112	15.92	5.86	8.40	8.29	0.86	5
		女性	2 324	12.10	7.60	5.55	5.43	0.55	5
	城市	合计	2 513	16.57	7.68	8.27	8.17	0.85	5
		男性	1 434	18.99	6.90	10.09	9.99	1.04	5
		女性	1 079	14.17	9.04	6.62	6.54	0.66	4
	农村	合计	2 923	12.39	5.74	6.07	5.95	0.61	5
		男性	1 678	13.99	5.20	7.35	7.25	0.75	5
		女性	1 245	10.74	6.68	4.86	4.72	0.48	5

组男性略低于女性外，其他各年龄别均为男性高于女性（图 5-5a，图 5-5c，图 5-5e）。

江苏省肿瘤登记地区城市与农村、男性与女性结直肠癌年龄别死亡率在 0—39 岁年龄段处于较低水平，40 岁开始随年龄增长快速上升，于 85 岁及以上年龄组达高峰。各年龄别男性结直肠癌死亡率均高于女性（图 5-5b，图 5-5d，图 5-5f）。

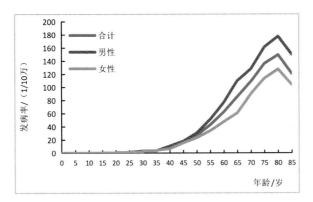

图 5-5a　全省肿瘤登记地区结直肠癌年龄别发病率

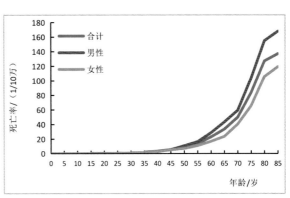

图 5-5b　全省肿瘤登记地区结直肠癌年龄别死亡率

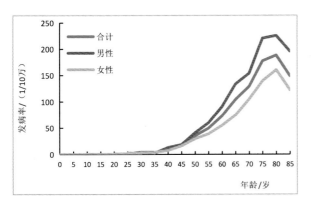

图 5-5c　城市肿瘤登记地区结直肠癌年龄别发病率

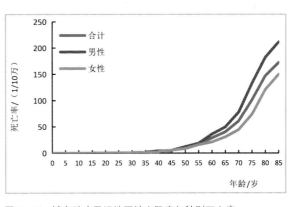

图 5-5d　城市肿瘤登记地区结直肠癌年龄别死亡率

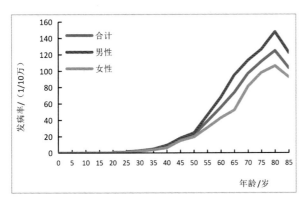

图 5-5e　农村肿瘤登记地区结直肠癌年龄别发病率

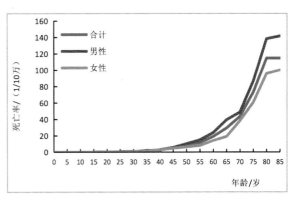

图 5-5f　农村肿瘤登记地区结直肠癌年龄别死亡率

江苏省 10 个城市肿瘤登记地区中，无锡市区男性和女性的结直肠癌中标发病率均最高，分别为 27.05/10 万和 19.71/10 万，其后男性依次为常州市区和南通市区，女性依次为常州市区和苏州市区。苏州市区男性结直肠癌中标死亡率最高，为 12.70/10 万，其后依次为无锡市区和南通市区；无锡市区女性结直肠癌中标死亡率最高，为 8.67/10 万，其后依次为苏州市区和常州市区（图 5-5g）。

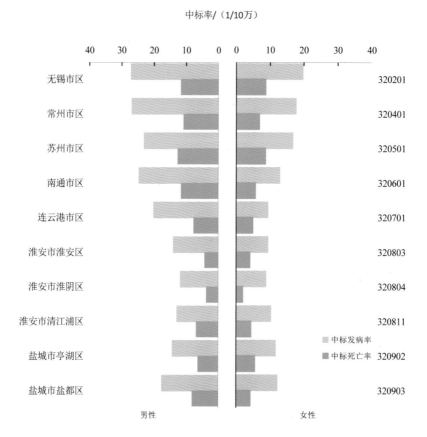

图 5-5g　城市肿瘤登记地区结直肠癌中标发病率和死亡率

江苏省25个农村肿瘤登记地区中，扬中市男性结直肠癌中标发病率最高，为30.75/10万，其后依次为启东市和江阴市；启东市女性结直肠癌中标发病率最高，为18.93/10万，其后依次为海门市和江阴市。扬中市男性结直肠癌中标死亡率最高，为24.92/10万，其后依次为启东市和淮安市洪泽区；常州市金坛区女性结直肠癌中标死亡率最高，为8.53/10万，其后依次为扬中市和启东市（图5-5h）。

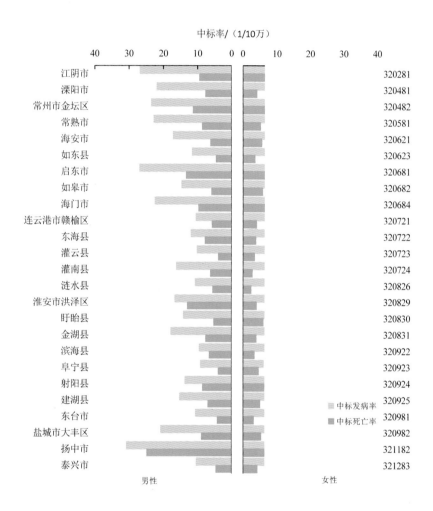

图5-5h　农村肿瘤登记地区结直肠癌中标发病率和死亡率

六、肝脏（C22）

2015 年江苏省肿瘤登记地区肝脏恶性肿瘤（以下简称"肝癌"）位居癌症发病谱第 5 位。新发病例数为 11 750 例，占全部癌症新发病例数的 9.44%；其中男性 8 385 例，女性 3 365 例，城市地区 3 912 例，农村地区 7 838 例。全省肿瘤登记地区肝癌发病率为 30.31/10 万，中标发病率为 17.24/10 万，世标发病率为 16.93/10 万，0—74 岁累积发病率为 1.96%。男性中标发病率为女性的 2.83 倍，农村中标发病率为城市的 1.30 倍（表 5-6）。

江苏省肿瘤登记地区肝癌位居癌症死亡谱第 4 位。2015 年肝癌死亡病例 10 816 例，占全部癌症死亡病例数的 12.93%；其中男性 7 798 例，女性 3 018 例，城市地区 3 745 例，农村地区 7 071 例。全省肿瘤登记地区肝癌死亡率为 27.90/10 万，中标死亡率为 15.62/10 万，世标死亡率为 15.35/10 万，0—74 岁累积死亡率为 1.76%。男性中标死亡率为女性的 3.01 倍，农村中标死亡率为城市的 1.22 倍（表 5-6）。

表 5-6　2015 年江苏省肿瘤登记地区肝癌发病和死亡情况

指标	地区	性别	病例数/例	粗率/(1/10 万)	构成比/%	中标率/(1/10 万)	世标率/(1/10 万)	0—74 岁累积率/%	顺位
发病	全省	合计	11 750	30.31	9.44	17.24	16.93	1.96	5
		男性	8 385	42.89	11.76	25.55	25.01	2.87	4
		女性	3 365	17.51	6.33	9.03	8.94	1.04	7
	城市	合计	3 912	25.79	7.74	14.57	14.36	1.68	6
		男性	2 818	37.32	9.81	22.00	21.66	2.51	5
		女性	1 094	14.36	5.01	7.36	7.27	0.86	8
	农村	合计	7 838	33.22	10.61	18.96	18.58	2.14	5
		男性	5 567	46.40	13.08	27.80	27.13	3.10	4
		女性	2 271	19.58	7.26	10.11	10.02	1.16	6
死亡	全省	合计	10 816	27.90	12.93	15.62	15.35	1.76	4
		男性	7 798	39.89	14.70	23.51	23.05	2.64	4
		女性	3 018	15.71	9.87	7.82	7.74	0.87	4
	城市	合计	3 745	24.69	11.45	13.79	13.51	1.54	3
		男性	2 670	35.36	12.85	20.81	20.30	2.31	3
		女性	1 075	14.11	9.00	6.99	6.92	0.77	5
	农村	合计	7 071	29.97	13.89	16.79	16.53	1.90	4
		男性	5 128	42.75	15.88	25.21	24.79	2.85	4
		女性	1 943	16.76	10.43	8.36	8.27	0.94	4

2015 年江苏省肿瘤登记地区肝癌年龄别发病率呈明显的性别差异，均为男性高于女性。年龄别发病率在 0—39 岁处于较低水平，40 岁后快速升高，至 80—84 岁组达高峰，男性与女性、城市与农村肝癌年龄别发病率变化趋势与全省基本一致。江苏省肿瘤登记地区肝癌年龄别死亡率为男性高于女性。年龄别死亡率在 0—39 岁处于较低水平，40 岁后快速升高，至 80—84 岁组达高峰，男性与女性、城市与农村肝癌年龄别死亡率变化趋势与全省基本一致（图 5-6a 至图 5-6f）。

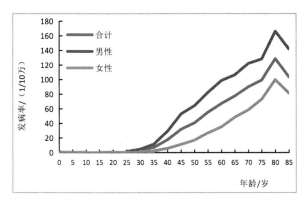

图 5-6a　全省肿瘤登记地区肝癌年龄别发病率

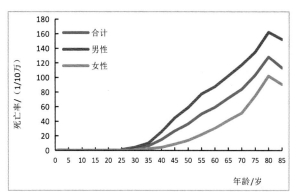

图 5-6b　全省肿瘤登记地区肝癌年龄别死亡率

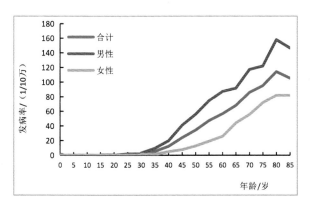

图 5-6c　城市肿瘤登记地区肝癌年龄别发病率

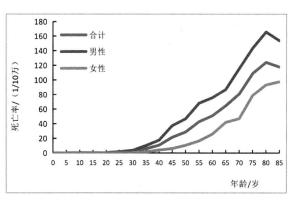

图 5-6d　城市肿瘤登记地区肝癌年龄别死亡率

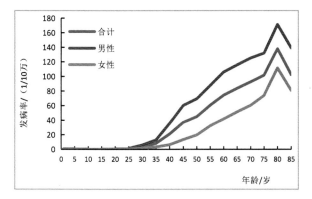

图 5-6e　农村肿瘤登记地区肝癌年龄别发病率

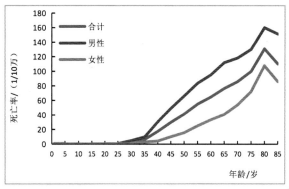

图 5-6f　农村肿瘤登记地区肝癌年龄别死亡率

江苏省 10 个城市肿瘤登记地区中，南通市区男性肝癌中标发病率最高，为 33.06/10 万，其后依次为盐城市盐都区和盐城市亭湖区；盐城市亭湖区女性肝癌中标发病率最高，为 10.24/10 万，其后依次为南通市区和淮安市淮阴区。南通市区男性肝癌中标死亡率最高，为 34.05/10 万，其后依次为盐城市盐都区和淮安市淮阴区；淮安市淮阴区女性肝癌中标死亡率最高，为 9.87/10 万，其后依次为南通市区和盐城市亭湖区（图 5-6g）。

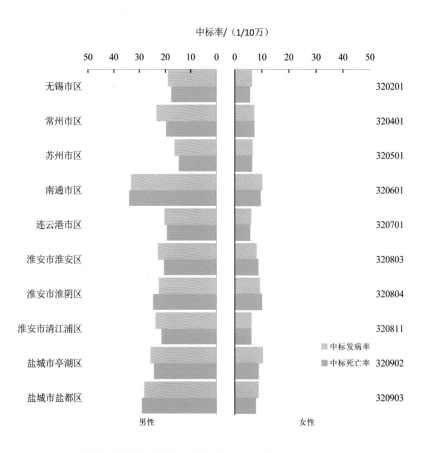

图 5-6g　城市肿瘤登记地区肝癌中标发病率和死亡率

江苏省 25 个农村肿瘤登记地区中，启东市男性和女性肝癌中标发病率均最高，分别为54.03/10 万和 19.57/10 万，其后男性依次为泰兴市和如皋市，女性依次为泰兴市和射阳县。启东市男性和女性肝癌中标死亡率均最高，分别为 47.01/10 万和 14.95/10 万，其后男性依次为泰兴市和如皋市，女性依次为海门市和射阳县（图 5-6h）。

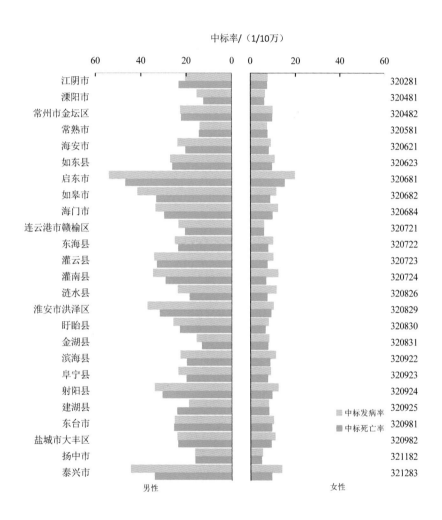

图 5-6h　农村肿瘤登记地区肝癌中标发病率和死亡率

七、胆囊（C23—C24）

2015 年江苏省肿瘤登记地区胆囊癌位居癌症发病谱第 17 位。新发病例数为 1 803 例，占全部癌症新发病例数的 1.45%；其中男性 796 例，女性 1 007 例，城市地区 769 例，农村地区 1 034 例。全省肿瘤登记地区胆囊癌发病率为 4.65/10 万，中标发病率为 2.33/10 万，世标发病率为 2.31/10 万，0—74 岁累积发病率为 0.26%。女性中标发病率为男性的 1.15 倍，城市中标发病率为农村的 1.15 倍（表 5-7）。

江苏省肿瘤登记地区胆囊癌位居癌症死亡谱第 13 位。2015 年胆囊癌死亡病例数为 1 447 例，占全部癌症死亡病例数的 1.73%；其中男性 637 例，女性 810 例，城市地区 614 例，农村地区 833 例。全省肿瘤登记地区胆囊癌死亡率为 3.73/10 万，中标死亡率为 1.81/10 万，世标死亡率为 1.80/10 万，0—74 岁累积死亡率为 0.19%。女性中标死亡率为男性的 1.12 倍，城市中标死亡率为农村的 1.13 倍（表 5-7）。

表 5-7 2015 年全省肿瘤登记地区胆囊癌发病和死亡情况

指标	地区	性别	病例数	粗率/ (1/10 万)	构成比/ %	中标率/ (1/10 万)	世标率/ (1/10 万)	0—74 岁 累积率 /%	顺位
发病	全省	合计	1 803	4.65	1.45	2.33	2.31	0.26	17
		男性	796	4.07	1.12	2.16	2.16	0.25	14
		女性	1 007	5.24	1.90	2.48	2.44	0.27	15
	城市	合计	769	5.07	1.52	2.54	2.52	0.28	18
		男性	315	4.17	1.10	2.24	2.23	0.26	15
		女性	454	5.96	2.08	2.79	2.77	0.29	14
	农村	合计	1 034	4.38	1.40	2.20	2.17	0.25	17
		男性	481	4.01	1.13	2.11	2.11	0.24	13
		女性	553	4.77	1.77	2.28	2.23	0.25	15
死亡	全省	合计	1 447	3.73	1.73	1.81	1.80	0.19	13
		男性	637	3.26	1.20	1.70	1.70	0.18	12
		女性	810	4.22	2.65	1.90	1.88	0.20	11
	城市	合计	614	4.05	1.88	1.95	1.95	0.20	13
		男性	255	3.38	1.23	1.75	1.76	0.18	12
		女性	359	4.71	3.01	2.13	2.13	0.23	8
	农村	合计	833	3.53	1.64	1.72	1.70	0.18	13
		男性	382	3.18	1.18	1.67	1.66	0.18	12
		女性	451	3.89	2.42	1.76	1.73	0.18	11

江苏省胆囊癌年龄别发病率在0—44岁处于较低水平,之后快速升高,至80—84岁达高峰。45岁后,各年龄组胆囊癌发病率均为女性高于男性。男性与女性、城市与农村胆囊癌年龄别发病率变化趋势与全省基本一致。胆囊癌年龄别死亡率在0—44岁年龄段处于较低水平,45岁开始随年龄增长快速上升,至85岁及以上年龄组达高峰。男性与女性、城市与农村胆囊癌年龄别死亡率变化趋势与全省基本一致,仅农村地区女性死亡高峰提前出现在80—84岁(图5-7a至图5-7f)。

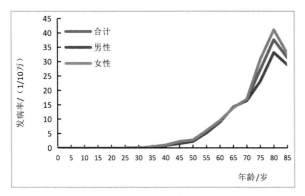

图5-7a　全省肿瘤登记地区胆囊恶性肿瘤年龄别发病率

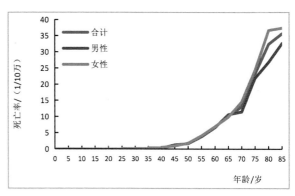

图5-7b　全省肿瘤登记地区胆囊恶性肿瘤年龄别死亡率

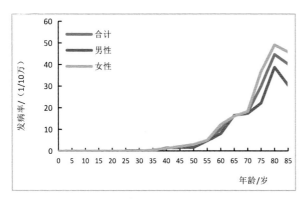

图5-7c　城市肿瘤登记地区胆囊恶性肿瘤年龄别发病率

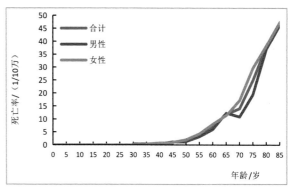

图5-7d　城市肿瘤登记地区胆囊恶性肿瘤年龄别死亡率

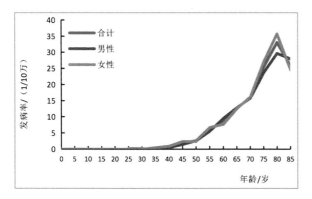

图5-7e　农村肿瘤登记地区胆囊恶性肿瘤年龄别发病率

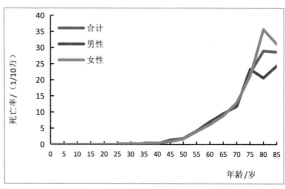

图5-7f　农村肿瘤登记地区胆囊恶性肿瘤年龄别死亡率

江苏省 10 个城市肿瘤登记地区中，盐城市盐都区男性胆囊癌中标发病率最高，为 3.71/10 万，其后依次为淮安市淮阴区和苏州市区；苏州市区女性胆囊癌中标发病率最高，为 4.00/10 万，其后依次为盐城市盐都区和无锡市区。盐城市盐都区男性胆囊癌中标死亡率最高，为 4.66/10 万，其后依次为苏州市区和连云港市区；苏州市区女性胆囊癌中标死亡率最高，其后依次为无锡市区和盐城市盐都区（图 5-7g）。

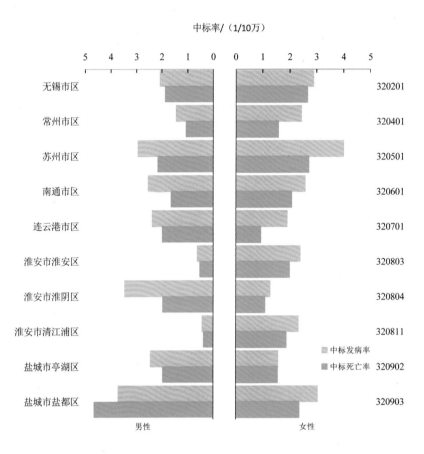

图 5-7g　城市肿瘤登记地区胆囊癌中标发病率和死亡率

江苏省 25 个农村肿瘤登记地区中，海门市男性胆囊癌中标发病率最高，为 3.88/10 万，其后依次为海安市和启东市；江阴市女性胆囊癌中标发病率最高，为 3.57/10 万，其后依次为海门市和启东市。海门市男性胆囊癌中标死亡率最高，为 2.63/10 万，其后依次为海安市和如皋市；江阴市女性胆囊癌中标死亡率最高，为 2.81/10 万，其后依次为常州市金坛区和启东市（图 5-7h）。

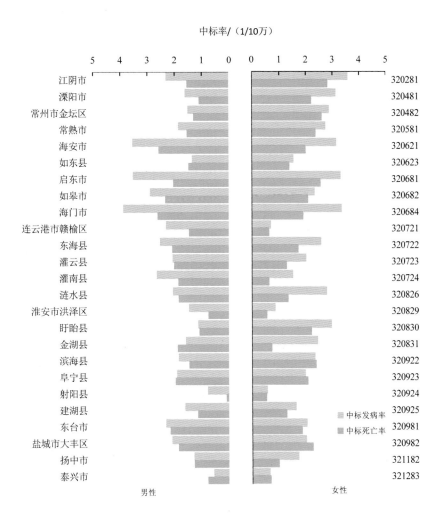

图 5-7h 农村肿瘤登记地区胆囊癌中标发病率和死亡率

八、胰腺（C25）

2015年全省肿瘤登记地区新发胰腺癌病例4013例，占全部恶性肿瘤新发病例数的3.23%，发病率为10.35/10万，中标发病率为5.24/10万，世标发病率为5.21/10万；其中男、女性胰腺癌中标发病率分别为6.05/10万和4.46/10万，男性为女性的1.36倍。城市胰腺癌发病率较农村高8.69%，中标发病率较农村高11.98%。同期全省因胰腺癌死亡病例数为3935例，占全部恶性肿瘤死亡病例数的4.71%，死亡率为10.15/10万，中标死亡率为5.03/10万，世标死亡率为4.99/10万；胰腺癌死亡率和标化死亡率均为男性高于女性，城市高于农村（表5-8）。

表5-8 2018年全省肿瘤登记地区胰腺癌发病和死亡情况

指标	地区	性别	病例数	粗率/ （1/10万）	构成比/ %	中标率/ （1/10万）	世标率/ （1/10万）	0—74岁 累积率/%	顺位
发病	全省	合计	4 013	10.35	3.23	5.24	5.21	0.62	9
		男性	2 214	11.33	3.11	6.05	6.05	0.72	7
		女性	1 799	9.36	3.39	4.46	4.42	0.52	9
	城市	合计	1 651	10.88	3.26	5.61	5.56	0.67	9
		男性	914	12.10	3.18	6.56	6.55	0.78	7
		女性	737	9.68	3.38	4.70	4.63	0.55	9
	农村	合计	2 362	10.01	3.20	5.01	5.00	0.58	8
		男性	1 300	10.84	3.05	5.75	5.73	0.68	6
		女性	1 062	9.16	3.39	4.30	4.29	0.49	8
死亡	全省	合计	3 935	10.15	4.71	5.03	4.99	0.58	6
		男性	2 191	11.21	4.13	5.92	5.89	0.69	6
		女性	1 744	9.08	5.71	4.16	4.13	0.47	7
	城市	合计	1 677	11.06	5.13	5.55	5.50	0.63	6
		男性	947	12.54	4.56	6.74	6.67	0.77	6
		女性	730	9.58	6.11	4.40	4.37	0.48	7
	农村	合计	2 258	9.57	4.44	4.70	4.67	0.55	6
		男性	1 244	10.37	3.85	5.42	5.40	0.63	6
		女性	1 014	8.74	5.44	4.01	3.98	0.46	7

全省胰腺癌年龄别发病率在 0—44 岁处于较低水平，45 岁后快速升高，至 80—84 岁组达发病高峰。男性与女性、城市与农村胰腺癌年龄别发病率变化趋势与全省基本一致，仅发病率峰值出现年龄有所差异，除城市男性和农村女性发病率于 85 岁及以上年龄组达高峰外，其他人群发病率高峰均出现在 80—84 岁组。胰腺癌年龄别死亡率在 0—44 岁年龄段处于较低水平，45 岁开始随年龄增长快速上升，至 80—84 岁组达高峰。男性与女性、城市与农村胰腺癌年龄别死亡率变化趋势均与全省一致（图 5-8a 至图 5-8f）。

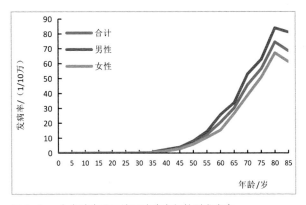

图 5-8a　全省肿瘤登记地区胰腺癌年龄别发病率

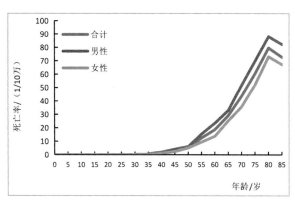

图 5-8b　全省肿瘤登记地区胰腺癌年龄别死亡率

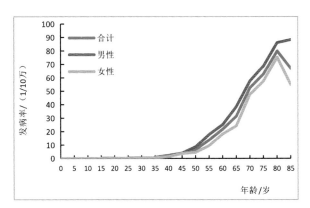

图 5-8c　城市肿瘤登记地区胰腺癌年龄别发病率

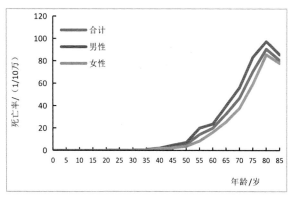

图 5-8d　城市肿瘤登记地区胰腺癌年龄别死亡率

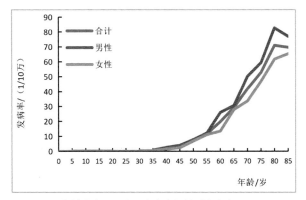

图 5-8e　农村肿瘤登记地区胰腺癌年龄别发病率

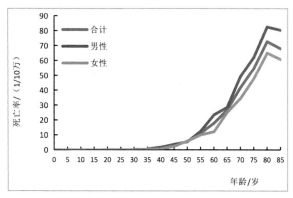

图 5-8f　农村肿瘤登记地区胰腺癌年龄别死亡率

全省10个城市肿瘤登记地区中，盐城市盐都区男性胰腺癌中标发病率最高，为8.22/10万，其后依次为南通市区和苏州市区；盐城市盐都区女性胰腺癌中标发病率最高，为6.09/10万，其后依次为苏州市区和无锡市区。盐城市盐都区男性胰腺癌中标死亡率最高，为9.60/10万，其后依次为常州市区和盐城市亭湖区；南通市区女性胰腺癌中标死亡率最高，为5.43/10万，其后依次为盐城市盐都区和无锡市区（图5-8g）。

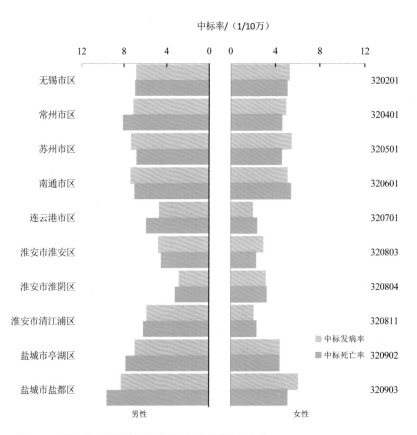

图 5-8g　城市肿瘤登记地区胰腺癌中标发病率和死亡率

全省 25 个农村肿瘤登记地区中，启东市男性和女性胰腺癌中标发病率均最高，分别为 9.65/10 万和 7.84/10 万，其后男性依次为海门市和江阴市，女性依次为海门市和金湖县。启东市男性胰腺癌中标死亡率最高，为 10.50/10 万，其后依次为常熟市和射阳县；金湖县女性胰腺癌中标死亡率最高，为 7.31/10 万，其后依次为启东市和海门市（图 5-8h）。

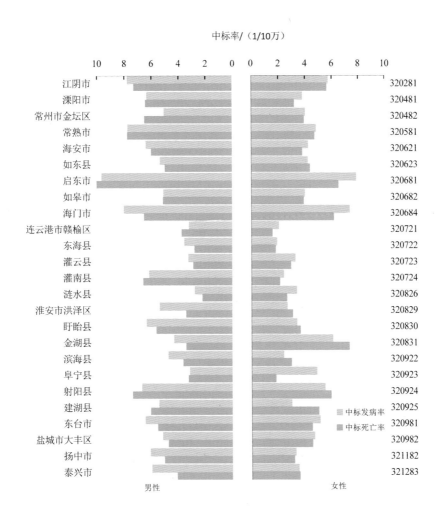

图 5-8h　农村肿瘤登记地区胰腺癌中标发病率和死亡率

九、喉（C32）

2015年江苏省肿瘤登记地区喉癌位居癌症发病谱第22位。新发病例510例，占全部恶性肿瘤新发病例数的0.41%；其中男性475例，女性35例，城市地区235例，农村地区275例。全省肿瘤登记地区喉癌发病率为1.32/10万，中标发病率为0.70/10万，世标发病率为0.71/10万，0—74岁累积发病率为0.09%。喉癌中标发病率男性为女性的14.67倍，城市是农村的1.39倍（表5-9）。

同期全省肿瘤登记地区喉癌位居癌症死亡谱第21位。2015年因喉癌死亡病例275例，占全部恶性肿瘤死亡病例数的0.33%；其中男性246例，女性29例，城市地区128例，农村地区147例。全省肿瘤登记地区喉癌死亡率为0.71/10万，中标死亡率为0.35/10万，世标死亡率为0.35/10万，0—74岁累积死亡率为0.04%。喉癌中标死亡率男性是女性的11.00倍，城市是农村的1.43倍（表5-9）。

表5-9 2015年全省肿瘤登记地区喉癌发病和死亡情况

指标	地区	性别	病例数	粗率/（1/10万）	构成比/%	中标率/（1/10万）	世标率/（1/10万）	0—74岁累积率/%	顺位
发病	全省	合计	510	1.32	0.41	0.70	0.71	0.09	22
		男性	475	2.43	0.67	1.32	1.35	0.17	17
		女性	35	0.18	0.07	0.09	0.09	0.01	23
	城市	合计	235	1.55	0.46	0.85	0.86	0.12	22
		男性	219	2.90	0.76	1.61	1.64	0.22	17
		女性	16	0.21	0.07	0.10	0.10	0.01	23
	农村	合计	275	1.17	0.37	0.61	0.62	0.08	22
		男性	256	2.13	0.60	1.14	1.17	0.14	18
		女性	19	0.16	0.06	0.08	0.08	0.01	23
死亡	全省	合计	275	0.71	0.33	0.35	0.35	0.04	21
		男性	246	1.26	0.46	0.66	0.66	0.08	17
		女性	29	0.15	0.09	0.06	0.06	0.00	23
	城市	合计	128	0.84	0.39	0.43	0.43	0.05	21
		男性	116	1.54	0.56	0.82	0.83	0.10	17
		女性	12	0.16	0.10	0.06	0.06	0.00	23
	农村	合计	147	0.62	0.29	0.30	0.30	0.04	21
		男性	130	1.08	0.40	0.56	0.55	0.07	17
		女性	17	0.15	0.09	0.06	0.06	0.00	23

2015 年江苏省肿瘤登记地区喉癌年龄别发病率呈明显的性别差异，所有年龄组均为男性高于女性。喉癌年龄别发病率在 0—39 岁处于较低水平，之后快速升高，至 75—79 岁组达高峰。不同性别喉癌年龄别发病率变化趋势与全省基本一致，城市与农村喉癌年龄别发病率变化趋势与全省略有不同，主要体现在城市年龄别发病率只有 70—74 岁年龄组一个高峰，而农村年龄别发病率出现了多个波动。喉癌年龄别死亡率在 0—39 岁年龄段处于较低水平，40 岁开始随年龄增长快速上升，有两次高峰，分别出现在 75—79 岁和 85 岁及以上组。城市喉癌年龄别死亡率变化趋势与全省相似，但农村略有不同，表现在农村年龄别死亡率只有一个高峰，出现在 75—79 岁组（图 5-9a 至图 5-9f）。

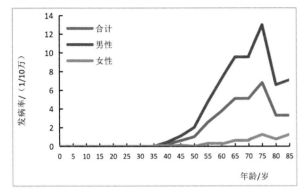

图 5-9a　全省肿瘤登记地区喉癌年龄别发病率

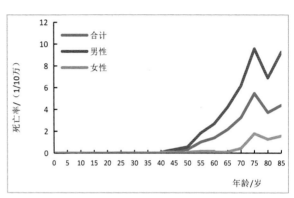

图 5-9b　全省肿瘤登记地区喉癌年龄别死亡率

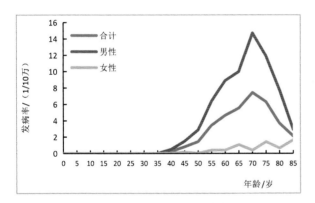

图 5-9c　城市肿瘤登记地区喉癌年龄别发病率

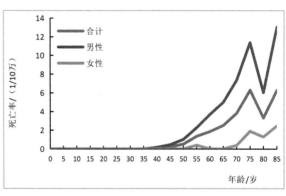

图 5-9d　城市肿瘤登记地区喉癌年龄别死亡率

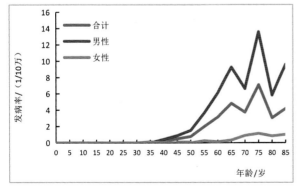

图 5-9e　农村肿瘤登记地区喉癌年龄别发病率

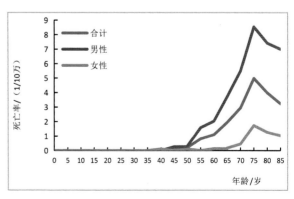

图 5-9f　农村肿瘤登记地区喉癌年龄别死亡率

江苏省10个城市肿瘤登记地区中,连云港市区男性喉癌中标发病率最高,为2.83/10万,其后依次为淮安市淮阴区和常州市区;淮安市清江浦区女性喉癌中标发病率最高,为0.74/10万,其后依次为淮安市淮阴区和盐城市宁湖区。南通市区男性喉癌中标死亡率最高,为1.14/10万,其后依次为无锡市区和连云港市区;盐城市亭湖区女性喉癌中标死亡率最高,为0.30/10万,其后依次为淮安市淮安区和淮安市淮阴区(图5-9g)。

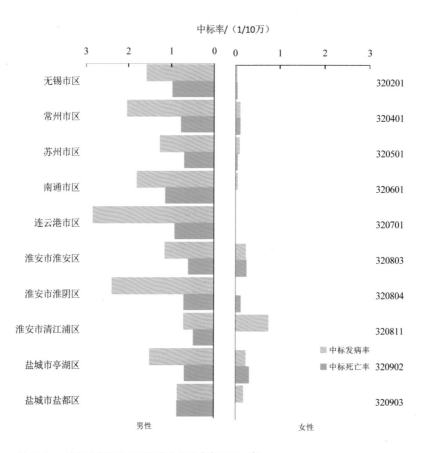

图5-9g 城市肿瘤登记地区喉癌中标发病率和死亡率

江苏省 25 个农村肿瘤登记地区中，常州市金坛区男性和女性喉癌中标发病率均最高，分别为 2.08/10 万和 0.47/10 万，其后男性依次为启东市和连云港赣榆区，女性依次为连云港市赣榆区和淮安市洪泽区。常州市金坛区男性喉癌中标死亡率最高，为 1.44/10 万，其后依次为启东市和东海县；射阳县女性喉癌中标死亡率最高，为 0.41/10 万，其后依次为淮安市洪泽区和阜宁县（图 5-9h）。

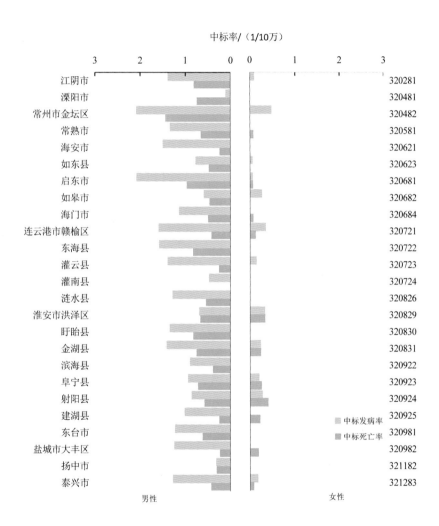

图 5-9h 农村肿瘤登记地区喉癌中标发病率和死亡率

十、气管、支气管、肺（C33—C34）

2015 年江苏省肿瘤登记地区气管、支气管、肺恶性肿瘤（以下简称"肺癌"）位居癌症发病谱第 1 位。新发病例 22 742 例，占全部恶性肿瘤新发病例数的 18.28%；其中男性 15 255 例，女性 7 487 例，城市地区 9 089 例，农村地区 13 653 例。全省肿瘤登记地区肺癌发病率为 58.67/10 万，中标发病率为 30.44/10 万，世标发病率为 30.39/10 万，0—74 岁累积发病率为 3.80%。肺癌中标发病率男性是女性的 2.12 倍，城市是农村的 1.07 倍（表 5-10）。

同期全省肿瘤登记地区肺癌位居癌症死亡谱第 1 位。2015 年因肺癌死亡病例 19 322 例，占全部恶性肿瘤死亡病例数的 23.10%；其中男性 13 473 例，女性 5 849 例，城市地区 7 638 例，农村地区 11 684 例。全省肿瘤登记地区肺癌死亡率为 49.85/10 万，中标死亡率为 24.86/10 万，世标死亡率为 24.65/10 万，0—74 岁累积死亡率为 2.95%。肺癌中标死亡率男性是女性的 2.50 倍，城市是农村的 1.03 倍（表 5-10）。

表 5-10 2015 年全省肿瘤登记地区肺癌发病和死亡情况

指标	地区	性别	病例数	粗率/ （1/10 万）	构成比/ %	中标率/ （1/10 万）	世标率/ （1/10 万）	0—74 岁 累积率 /%	顺位
发病	全省	合计	22 742	58.67	18.28	30.44	30.39	3.80	1
		男性	15 255	78.04	21.40	41.75	41.78	5.27	1
		女性	7 487	38.97	14.09	19.69	19.55	2.33	2
	城市	合计	9 089	59.92	17.97	31.69	31.62	3.98	1
		男性	6 124	81.09	21.31	43.84	43.77	5.50	1
		女性	2 965	38.93	13.58	20.35	20.26	2.46	2
	农村	合计	13 653	57.87	18.49	29.67	29.62	3.70	1
		男性	9 131	76.11	21.45	40.47	40.56	5.13	1
		女性	4 522	39.00	14.45	19.28	19.10	2.26	1
死亡	全省	合计	19 322	49.85	23.10	24.86	24.65	2.95	1
		男性	13 473	68.92	25.39	35.99	35.73	4.26	1
		女性	5 849	30.44	19.14	14.42	14.27	1.65	1
	城市	合计	7 638	50.35	23.35	25.26	25.09	2.95	1
		男性	5 379	71.23	25.89	37.38	37.13	4.31	1
		女性	2 259	29.66	18.92	14.14	14.05	1.60	1
	农村	合计	11 684	49.52	22.95	24.61	24.38	2.95	1
		男性	8 094	67.47	25.07	35.14	34.88	4.22	1
		女性	3 590	30.96	19.28	14.60	14.40	1.68	1

2015 年江苏省肿瘤登记地区肺癌年龄别发病率在 0—39 岁处于较低水平，之后快速升高，至 80—84 岁组达高峰。男性与女性、城市与农村肺癌年龄别发病率变化趋势与全省基本一致。肺癌年龄别死亡率在 0—44 岁年龄段处于较低水平，45 岁开始随年龄增长快速上升，至 80—84 岁年龄组达高峰。男性与女性、城市与农村肺癌年龄别死亡率变化趋势与全省一致（图 5-10a 至图 5-10f）。

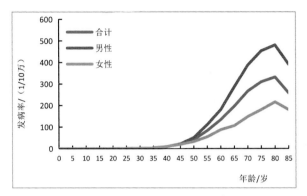

图 5-10a　全省肿瘤登记地区肺癌年龄别发病率

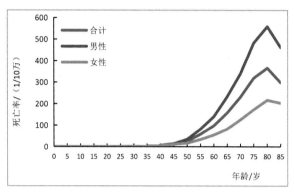

图 5-10b　全省肿瘤登记地区肺癌年龄别死亡率

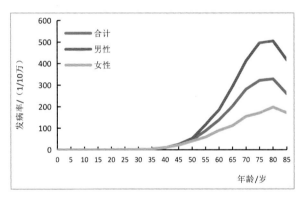

图 5-10c　城市肿瘤登记地区肺癌年龄别发病率

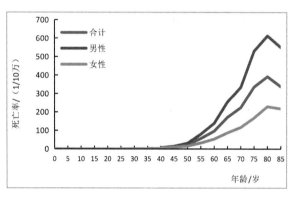

图 5-10d　城市肿瘤登记地区肺癌年龄别死亡率

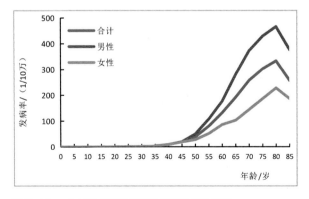

图 5-10e　农村肿瘤登记地区肺癌年龄别发病率

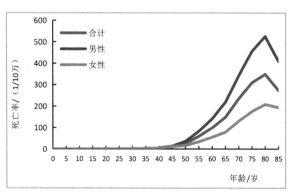

图 5-10f　农村肿瘤登记地区肺癌年龄别死亡率

江苏省 10 个城市肿瘤登记地区中，盐城市盐都区男性和女性肺癌中标发病率均最高，分别为 60.97/10 万和 24.57/10 万，其后男性依次为南通市区和盐城市亭湖区，女性依次为南通市区和常州市区。盐城市盐都区男性和女性肺癌中标死亡率均最高，分别为 52.38/10 万和 20.14/10 万，其后男性依次为南通市区和盐城市亭湖区，女性依次为南通市区和盐城市亭湖区（图 5-10g）。

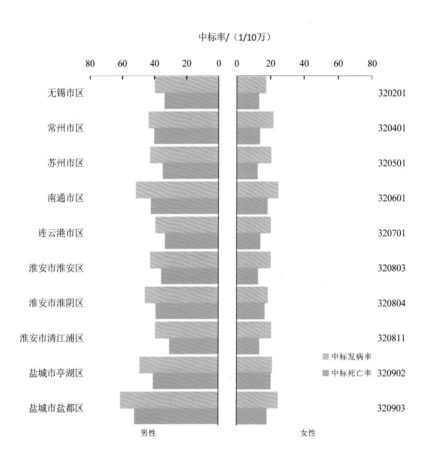

图 5-10g　城市肿瘤登记地区肺癌中标发病率和死亡率

江苏省 25 个农村肿瘤登记地区中，启东市男性肺癌中标发病率最高，为 63.16/10 万，其后依次为海门市和灌南县；海门市女性肺癌中标发病率最高，为 29.33/10 万，其后依次为射阳县、启东市。启东市男性肺癌中标死亡率最高，为 52.90/10 万，其后依次为海门市和淮安市洪泽区；东海县女性肺癌中标死亡率最高，为 21.37/10 万，其后依次为射阳县、海门市（图 5-10h）。

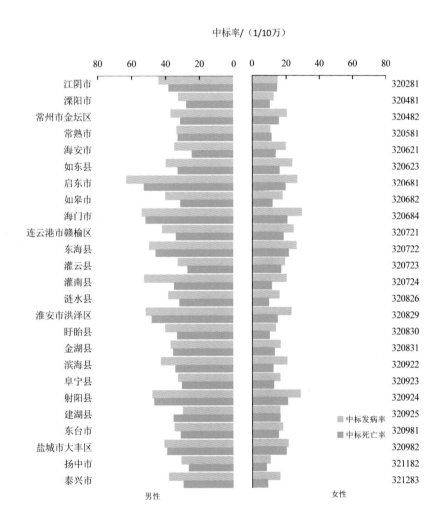

图 5-10h　农村肿瘤登记地区肺癌发病率和死亡率

十一、骨（C40—C41）

2015 年江苏省肿瘤登记地区骨、关节软骨恶性肿瘤（以下简称"骨癌"）位居癌症发病谱第 21 位。新发病例数为 795 例，占全部癌症新发病例数的 0.64%；其中男性 451 例，女性 344 例，城市地区 281 例，农村地区 514 例。全省肿瘤登记地区骨癌发病率为 2.05/10 万，中标发病率为 1.25/10 万，世标发病率为 1.22/10 万，0—74 岁累积发病率为 0.13%。男性中标发病率为女性的 1.35 倍，农村中标发病率为城市的 1.17 倍（表 5-11）。

江苏省肿瘤登记地区骨癌位居癌症死亡谱第 17 位。2015 年因骨癌死亡病例 780 例，占全部癌症死亡病例数的 0.93%；其中男性 454 例，女性 326 例，城市地区 308 例，农村地区 472 例。全省肿瘤登记地区骨癌死亡率为 2.01/10 万，中标死亡率为 1.12/10 万，世标死亡率为 1.09/10 万，0—74 岁累积死亡率为 0.12%。男性中标死亡率为女性的 1.48 倍，城市中标死亡率与农村一致，均为 1.12/10 万（表 5-11）。

表 5-11　2015 年江苏省肿瘤登记地区骨癌发病和死亡情况

指标	地区	性别	病例数	粗率 /（1/10 万）	构成比 /%	中标率 /（1/10 万）	世标率 /（1/10 万）	0—74 岁累积率 /%	顺位
发病	全省	合计	795	2.05	0.64	1.25	1.22	0.13	21
		男性	451	2.31	0.63	1.44	1.40	0.15	18
		女性	344	1.79	0.65	1.07	1.04	0.11	19
	城市	合计	281	1.85	0.56	1.14	1.10	0.12	21
		男性	147	1.95	0.51	1.24	1.19	0.14	18
		女性	134	1.76	0.61	1.03	1.00	0.11	19
	农村	合计	514	2.18	0.70	1.33	1.30	0.14	21
		男性	304	2.53	0.71	1.56	1.53	0.16	16
		女性	210	1.81	0.67	1.10	1.07	0.12	19
死亡	全省	合计	780	2.01	0.93	1.12	1.09	0.12	17
		男性	454	2.32	0.86	1.35	1.32	0.14	13
		女性	326	1.70	1.07	0.91	0.87	0.09	15
	城市	合计	308	2.03	0.94	1.12	1.10	0.11	16
		男性	179	2.37	0.86	1.43	1.39	0.13	14
		女性	129	1.69	1.08	0.83	0.82	0.09	15
	农村	合计	472	2.00	0.93	1.12	1.08	0.12	17
		男性	275	2.29	0.85	1.30	1.28	0.14	13
		女性	197	1.70	1.06	0.96	0.89	0.09	15

2015年江苏省肿瘤登记地区骨癌年龄别发病率在0—39岁处于较低水平，之后快速升高，至80—84岁组达高峰；男性与女性、城市与农村年龄别发病率变化趋势与全省基本一致。全省骨癌年龄别死亡率在0—44岁年龄段处于较低水平，45岁开始随年龄增长快速上升，至80—84岁组达高峰。男性与女性、城市与农村骨癌年龄别死亡率变化趋势与全省基本一致，仅全省男性、城市合计和城市男性死亡率峰值延后至85岁及以上年龄组（图5-11a至图5-11f）。

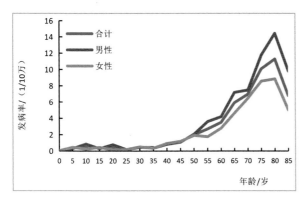

图5-11a　全省肿瘤登记地区骨癌年龄别发病率

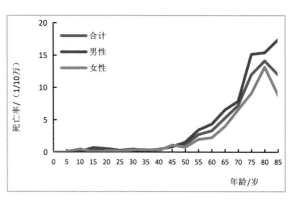

图5-11b　全省肿瘤登记地区骨癌年龄别死亡率

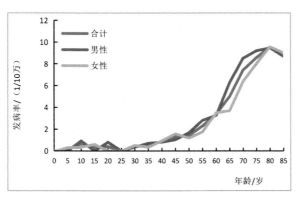

图5-11c　城市肿瘤登记地区骨癌年龄别发病率

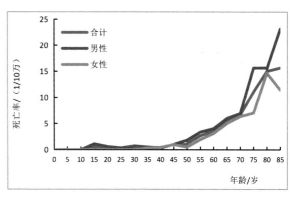

图5-11d　城市肿瘤登记地区骨癌年龄别死亡率

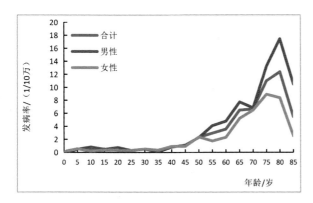

图5-11e　农村肿瘤登记地区骨癌年龄别发病率

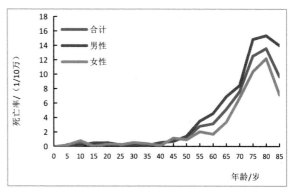

图5-11f　农村肿瘤登记地区骨癌年龄别死亡率

江苏省 10 个城市肿瘤登记地区中，盐城市盐都区男性和女性的骨癌中标发病率均最高，分别为 4.36/10 万和 2.96/10 万，其后男性依次为盐城市亭湖区和南通市区，女性依次为盐城市亭湖区和淮安市淮阴区。盐城市盐都区男性和女性的骨癌中标死亡率均最高，分别为 3.36/10 万和 2.48/10 万，其后男性依次为盐城市亭湖区和连云港市区，女性依次为盐城市亭湖区和南通市区（图 5-11g）。

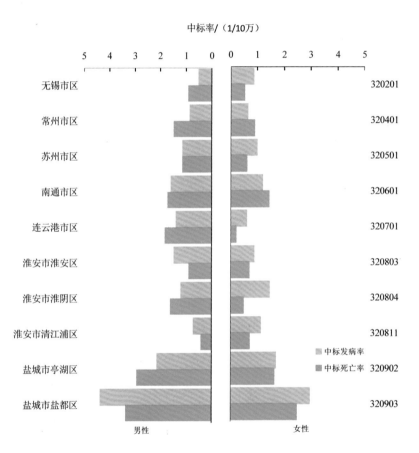

图 5-11g　城市肿瘤登记地区骨癌中标发病率和死亡率

江苏省25个农村肿瘤登记地区中，涟水县男性骨癌中标发病率最高，为2.97/10万，其后依次为盐城市大丰区和滨海县；射阳县女性骨癌中标发病率最高，为1.95/10万，其后依次为泰兴市和如皋市。农村登记地区中，金湖县男性骨癌中标死亡率最高，为2.89/10万，其后依次为泰兴市和阜宁县；东台市女性骨癌中标死亡率最高，为1.56/10万，其后依次为盐城市大丰区和东海县（图5-11h）。

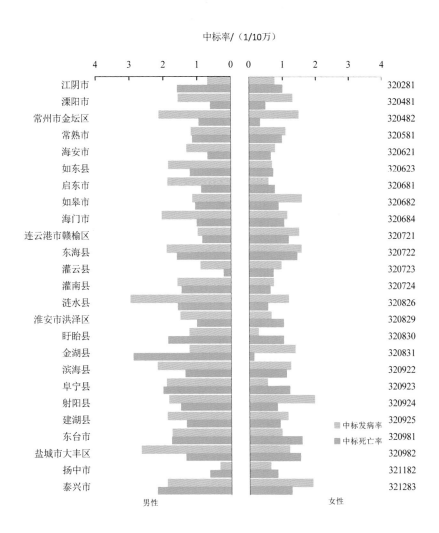

图5-11h　农村肿瘤登记地区骨癌中标发病率和死亡率

十二、女性乳房（C50）

2015 年江苏省肿瘤登记地区女性乳房恶性肿瘤（以下简称"女性乳腺癌"）居女性癌症发病谱第 1 位。新发病例数为 7 598 例，占女性全部癌症新发病例数的 6.17%；其中城市地区 3 467 例，农村地区 4 131 例。全省肿瘤登记地区女性乳腺癌发病率为 39.55/10 万，中标发病率为 26.11/10 万，世标发病率为 24.48/10 万，0—74 岁累积发病率为 2.63%。城市中标发病率为农村的 1.27 倍（表 5-12）。

江苏省肿瘤登记地区女性乳腺癌位居女性癌症死亡谱第 6 位。2015 年女性因乳腺癌死亡病例 1 787 例，占女性全部癌症死亡病例数的 2.17%；其中城市地区 758 例，农村地区 1 029 例。全省肿瘤登记地区女性乳腺癌死亡率为 9.30/10 万，中标死亡率为 5.27/10 万，世标死亡率为 5.12/10 万，0—74 岁累积死亡率为 0.56%。城市中标死亡率为农村的 1.13 倍（表 5-12）。

表 5-12　2015 年江苏省肿瘤登记地区女性乳腺癌发病和死亡情况

指标	地区	病例数	粗率 / (1/10 万)	构成比 / %	中标率 / (1/10 万)	世标率 / (1/10 万)	0—74 岁 累积率 /%	女性癌症 顺位
发病	全省	7 598	39.55	6.17	26.11	24.48	2.63	1
	城市	3 467	45.52	6.93	29.94	28.21	3.06	1
	农村	4 131	35.62	5.66	23.66	22.09	2.35	2
死亡	全省	1 787	9.30	2.17	5.27	5.12	0.56	6
	城市	758	9.95	2.35	5.65	5.48	0.58	6
	农村	1 029	8.87	2.05	5.01	4.88	0.54	6

2015 年江苏省肿瘤登记地区女性乳腺癌年龄别发病率在 0—24 岁处于较低水平，之后快速升高，至 50—54 岁组达高峰，城乡女性乳腺癌年龄别发病率变化趋势与全省基本一致。除 25 岁前年龄段发病差异不大外，25 岁后城市地区女性乳腺癌发病率明显高于农村地区。女性乳腺癌年龄别死亡率在 0—39 岁年龄段处于较低水平，40 岁开始随年龄增长快速上升，至 60—64 岁组出现第一个死亡率小高峰，随后略有波动，但死亡率均处于较高水平，至 85 岁及以上年龄组达死亡率最高峰。城乡女性乳腺癌年龄别死亡率变化趋势与全省基本一致（图 5-12a，图 5-12b）。

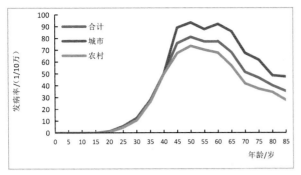

图 5-12a　全省肿瘤登记地区女性乳腺癌年龄别发病率

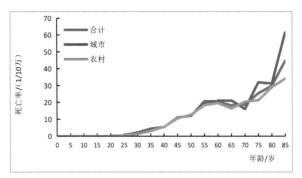

图 5-12b　全省肿瘤登记地区女性乳腺癌年龄别死亡率

江苏省 10 个城市肿瘤登记地区中，盐城市亭湖区女性乳腺癌中标发病率最高，为 39.53/10 万，其后依次为常州市区和南通市区。淮安市清江浦区女性乳腺癌中标死亡率最高，为 7.50/10 万，其后依次为常州市区和连云港市区（图 5-12c）。

中标率/（1/10万）

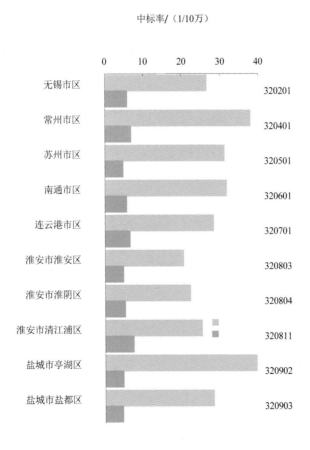

图 5-12c　城市肿瘤登记地区女性乳腺癌中标发病率和死亡率

江苏省25个农村肿瘤登记地区中，盐城市大丰区女性乳腺癌中标发病率最高，为32.42/10万，其后依次为启东市和江阴市。连云港市赣榆区女性乳腺癌中标死亡率最高，为7.35/10万，其后灌云县和东海县并列第二（图5-12d）。

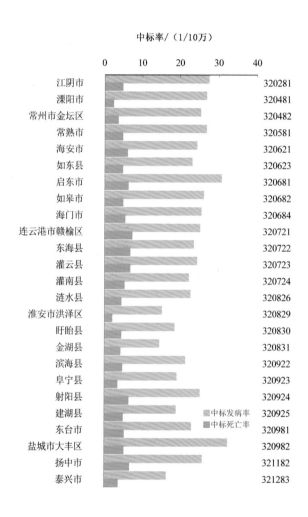

图5-12d 农村肿瘤登记地区女性乳腺癌中标发病率和死亡率

十三、子宫颈（C53）

2015 年江苏省肿瘤登记地区子宫颈癌位居女性癌症发病谱第 6 位。新发病例数为 3 469 例，占女性全部癌症新发病例数的 2.79%；其中城市地区 1 272 例，农村地区 2 197 例。全省肿瘤登记地区子宫颈癌发病率为 18.06/10 万，中标发病率为 12.17/10 万，世标发病率为 11.26/10 万，0—74 岁累积发病率为 1.19%。农村子宫颈癌中标发病率较城市高 7.66%（表 5-13）。

江苏省肿瘤登记地区子宫颈癌位居女性癌症死亡谱第 8 位。2015 年全省女性因子宫颈癌死亡病例 1 018 例，占女性全部癌症死亡病例数的 1.22%，其中城市地区 357 例，农村地区 661 例。全省肿瘤登记地区子宫颈癌死亡率为 5.30/10 万，中标死亡率为 3.02/10 万，世标死亡率为 2.88/10 万，0—74 岁累积死亡率为 0.31%。农村子宫颈癌中标死亡率较城市高 8.74%（表 5-13）。

表 5-13　2015 年江苏省肿瘤登记地区子宫颈癌发病和死亡情况

指标	地区	病例数	粗率 / (1/10 万)	构成比 / %	中标率 / (1/10 万)	世标率 / (1/10 万)	0—74 岁 累积率 /%	女性癌症 顺位
发病	全省	3 469	18.06	2.79	12.17	11.26	1.19	6
	城市	1 272	16.70	2.52	11.62	10.71	1.13	6
	农村	2 197	18.95	2.97	12.51	11.60	1.23	7
死亡	全省	1 018	5.30	1.22	3.02	2.88	0.31	8
	城市	357	4.69	1.09	2.86	2.68	0.28	9
	农村	661	5.70	1.30	3.11	3.00	0.33	8

2015 年江苏省肿瘤登记地区子宫颈癌年龄别发病率在 0—24 岁年龄段处于较低水平，25 岁后快速上升，至 45-49 岁年龄组达最高峰，之后逐步下降，但在 55—59 岁年龄组和 80—84 岁年龄组又出现两个小高峰。城乡子宫颈癌年龄别发病率变化趋势与全省基本一致。25 岁后女性中，除 35—44 岁年龄段城市子宫颈癌发病率较高外，其他年龄组子宫颈癌发病率均为农村高于城市。江苏省肿瘤登记地区子宫颈癌年龄别死亡率在 0—29 岁年龄段处于较低水平，30 岁后开始随年龄增长快速上升，至 80—84 岁年龄组达高峰，之后有所下降。城乡子宫颈癌年龄别死亡率变化趋势与全省基本一致。30 岁后女性中，除 30—49 岁年龄段城市子宫颈癌死亡率高于农村外，其他年龄组子宫颈癌死亡率均为农村高于城市（图 5-13a，图 5-13b）。

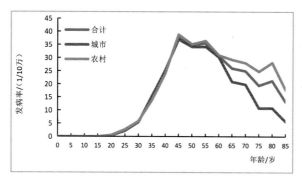

图 5-13a　全省肿瘤登记地区子宫颈癌年龄别发病率

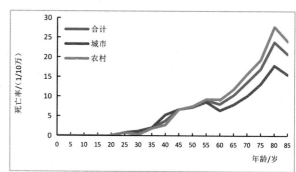

图 5-13b　全省肿瘤登记地区子宫颈癌年龄别死亡率

江苏省 10 个城市肿瘤登记地区中，盐城市盐都区子宫颈癌中标发病率最高，为 23.51/10 万，其后依次为盐城市亭湖区和无锡市区。淮安市清江浦区子宫颈癌中标死亡率最高，为 7.10/10 万，其后依次为盐城市盐都区和亭湖区（图 5-13c）。

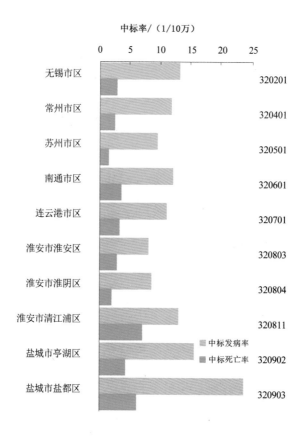

图 5-13c　城市肿瘤登记地区子宫颈癌中标发病率和死亡率

江苏省 25 个农村肿瘤登记地区中，建湖县子宫颈癌中标发病率最高，为 22.50/10 万，其后依次为射阳县和金湖县。常州市金坛区子宫颈癌中标死亡率最高，为 4.34/10 万，其后依次为射阳县和金湖县（图 5-13d）。

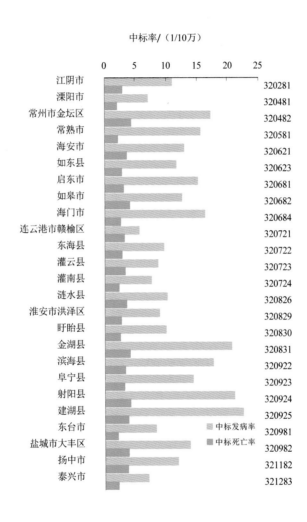

图 5-13d　农村肿瘤登记地区子宫颈癌中标发病率和死亡率

十四、子宫体及子宫部位不明（C54—C55）

2015 年江苏省肿瘤登记地区子宫体及子宫部位不明恶性肿瘤（以下简称"子宫体癌"）位居女性癌症发病谱第 10 位。新发病例数为 1 600 例，占女性全部癌症新发病例数的 1.29%；其中城市地区 652 例，农村地区 948 例。全省肿瘤登记地区子宫体癌发病率为 8.33/10 万，中标发病率为 5.17/10 万，世标发病率为 4.98/10 万，0—74 岁累积发病率为 0.56%。城市子宫体癌中标发病率较农村高 6.14%（表 5-14）。

江苏省肿瘤登记地区子宫体癌位居女性癌症死亡谱第 14 位。2015 年全省女性因子宫体癌死亡病例 463 例，占女性全部癌症死亡病例数的 0.55%；其中城市地区 152 例，农村地区 311 例。全省肿瘤登记地区子宫体癌死亡率为 2.41/10 万，中标死亡率为 1.30/10 万，世标死亡率为 1.26/10 万，0—74 岁累积死亡率为 0.14%。农村子宫体癌中标死亡率较城市高 43.69%（表 5-14）。

表 5-14　2015 年江苏省肿瘤登记地区子宫体癌发病和死亡情况

指标	地区	病例数	粗率 / (1/10 万)	构成比 / %	中标率 / (1/10 万)	世标率 / (1/10 万)	0—74 岁 累积率 /%	女性癌症 顺位
发病	全省	1 600	8.33	1.29	5.17	4.98	0.56	10
	城市	652	8.56	1.29	5.36	5.19	0.59	11
	农村	948	8.18	1.28	5.05	4.85	0.54	10
死亡	全省	463	2.41	0.55	1.30	1.26	0.14	14
	城市	152	2.00	0.46	1.03	1.03	0.12	14
	农村	311	2.68	0.61	1.48	1.42	0.15	14

2015 年江苏省肿瘤登记地区子宫体癌年龄别发病率在 0—29 岁年龄段处于较低水平，30 岁之后快速上升，城市子宫体癌发病率在 50—54 岁组率先达高峰，而全省和农村子宫体癌发病率均在 55—59 岁年龄组达高峰，之后逐渐下降。江苏省肿瘤登记地区子宫体癌年龄别死亡率在 0—39 岁年龄段处于较低水平，40 岁开始随年龄增长快速上升，至 55—59 岁年龄组达一个小高峰，随后波动中上升，至 85 岁及以上年龄组达最高峰。城市和农村子宫体癌年龄别死亡率变化趋势与全省基本一致，仅农村子宫体癌死亡率高峰提前出现在 80—84 岁年龄组（图 5-14a，图 5-14b）。

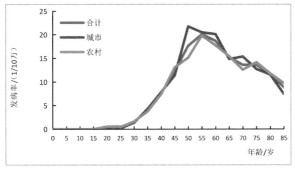
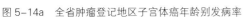

图 5-14a　全省肿瘤登记地区子宫体癌年龄别发病率

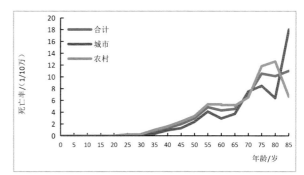

图 5-14b　全省肿瘤登记地区子宫体癌年龄别死亡率

　　江苏省 10 个城市肿瘤登记地区中，无锡市区子宫体癌中标发病率最高，为 7.10/10 万，其后依次为连云港市区和淮安市淮阴区。淮安市清江浦区子宫体癌中标死亡率最高，为 1.88/10 万，其后依次为盐城市盐都区和无锡市区（图 5-14c）。

中标率/（1/10万）

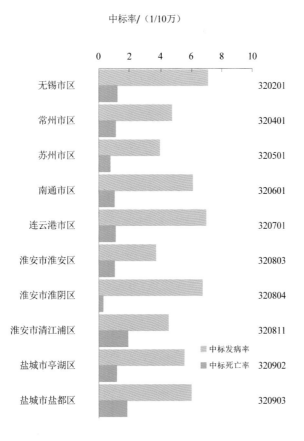

图 5-14c　城市肿瘤登记地区子宫体癌中标发病率和死亡率

江苏省25个农村肿瘤登记地区中，滨海县子宫体癌中标发病率最高，为8.82/10万，其后依次为启东市和灌云县。连云港市赣榆区子宫体癌中标死亡率最高，为4.01/10万，其后依次为东台市和灌云县（图5-14d）。

中标率/（1/10万）

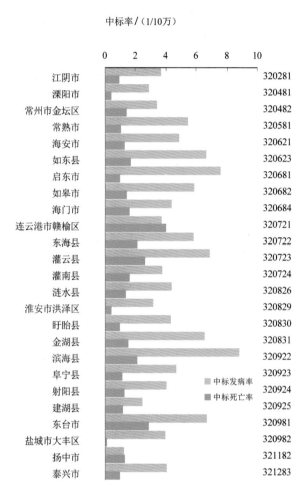

图5-14d　农村肿瘤登记地区子宫体癌中标发病率和死亡率

十五、卵巢（C56）

2015 年全省肿瘤登记地区卵巢癌居女性癌症发病谱第 12 位，新发病例数为 1 170 例，占女性全部恶性肿瘤新发病例数的 0.94%。全省肿瘤登记地区卵巢癌发病率为 6.09/10 万，中标发病率为 4.00/10 万，世标发病率为 3.80/10 万。城市卵巢癌中标发病率约为农村的 1.07 倍。同期全省肿瘤登记地区卵巢癌位居女性癌症死亡谱第 13 位，死亡病例数为 657 例，占女性全部恶性肿瘤死亡病例数的 0.79%。死亡率为 3.42/10 万，中标死亡率为 1.97/10 万，世标死亡率为 1.94/10 万。卵巢癌死亡率和标化死亡率均为城市高于农村（表 5-15）。

表 5-15　2018 年江苏省肿瘤登记地区卵巢癌发病和死亡情况

指标	地区	病例数	粗率 / (1/10 万)	构成比 / %	中标率 / (1/10 万)	世标率 / (1/10 万)	0—74 岁 累积率 /%	女性癌症 顺位
发病	全省	1 170	6.09	0.94	4.00	3.80	0.41	12
	城市	486	6.38	0.96	4.16	4.00	0.44	12
	农村	684	5.90	0.93	3.90	3.66	0.40	12
死亡	全省	657	3.42	0.79	1.97	1.94	0.24	13
	城市	296	3.89	0.90	2.25	2.23	0.27	12
	农村	361	3.11	0.71	1.80	1.76	0.21	12

全省卵巢癌年龄别发病率变化趋势呈现一个双峰形曲线，在 0—39 岁年龄段处于较低水平，40 岁后快速升高，至 50—54 岁年龄组出现一个小高峰，后稍有波动，至 70—74 岁年龄组达最高峰，之后再次下降。城乡卵巢癌年龄别发病率变化趋势与全省基本一致，均为双峰形变化，仅发病率最高峰出现年龄组有所差别，城市在 65—69 岁年龄组，而农村在 50—54 岁年龄组达到发病最高峰。全省卵巢癌年龄别死亡率在 0—39 岁年龄段处于较低水平，40 岁开始随年龄增长快速上升，于 70—74 岁年龄组达最高水平，之后下降。城市卵巢癌年龄别死亡率变化趋势与全省不同，为一个双峰形变化，于 70—74 岁年龄组达到最高，后有所下降，于 80—85 岁年龄组又出现一个高峰。农村卵巢癌年龄别死亡率变化趋势与全省一致，仅最高峰出现年龄提前至 65—69 岁年龄组（图 5-15a，图 5-15b）。

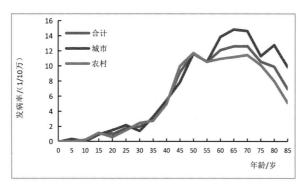

图 5-15a 全省肿瘤登记地区卵巢癌年龄别发病率

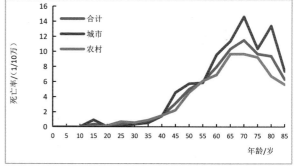

图 5-15b 全省肿瘤登记地区卵巢癌年龄别死亡率

全省 10 个城市肿瘤登记地区中,南通市区卵巢癌中标发病率最高,为 5.11/10 万,其后依次为盐城市亭湖区和苏州市区。常州市区卵巢癌中标死亡率最高,为 2.78/10 万,其后依次为南通市和无锡市区(图 5-15c)。

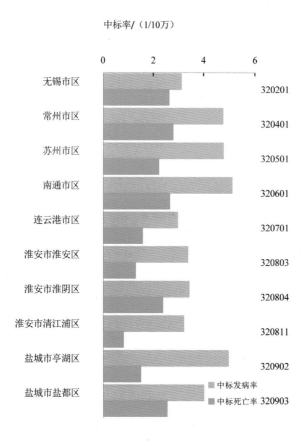

图 5-15c 城市肿瘤登记地区卵巢癌中标发病率和死亡率

全省 25 个农村肿瘤登记地区中，如皋市卵巢癌中标发病率最高，为 5.97/10 万，其后依次为金湖县和海门市。海门市卵巢癌中标死亡率最高，为 3.08/10 万，其后依次为如皋市和常州市金坛区（图 5-15d）。

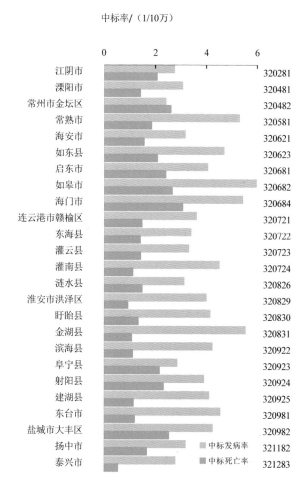

图 5-15d　农村肿瘤登记地区卵巢癌中标发病率和死亡率

十六、前列腺（C61）

2015年江苏省肿瘤登记地区前列腺癌位居男性癌症发病谱第6位。新发病例数为2 425例，占男性全部癌症新发病例数的1.95%，其中城市地区1 289例，农村地区1 136例。全省肿瘤登记地区前列腺癌发病率为12.41/10万，中标发病率为6.14/10万，世标发病率为6.01/10万，0—74岁累积发病率为0.64%。城市前列腺癌中标发病率为农村的1.87倍（表5-16）。

江苏省肿瘤登记地区前列腺癌位居男性癌症死亡谱第9位。2015年因前列腺癌死亡病例1 075例，占男性全部癌症死亡病例数的1.29%，其中城市地区515例，农村地区560例。全省肿瘤登记地区前列腺癌死亡率为5.50/10万，中标死亡率为2.54/10万，世标死亡率为2.59/10万，0—74岁累积死亡率为0.19%。城市前列腺癌中标死亡率为农村的1.48倍（表5-16）。

表5-16　2015年江苏省肿瘤登记地区前列腺癌发病和死亡情况

指标	地区	病例数	粗率/（1/10万）	构成比/%	中标率/（1/10万）	世标率/（1/10万）	0—74岁累积率/%	男性癌症顺位
发病	全省	2 425	12.41	1.95	6.14	6.01	0.64	6
	城市	1 289	17.07	2.55	8.63	8.43	0.91	6
	农村	1 136	9.47	1.54	4.62	4.52	0.47	7
死亡	全省	1 075	5.50	1.29	2.54	2.59	0.19	9
	城市	515	6.82	1.57	3.19	3.28	0.23	7
	农村	560	4.67	1.10	2.16	2.17	0.17	10

2015年江苏省肿瘤登记地区城乡前列腺癌年龄别发病率在55岁之前处于较低水平，55岁开始随年龄增长快速上升，城市地区发病率在85岁及以上年龄组达到高峰，而农村地区发病率高峰则出现在80—84岁年龄组。城乡前列腺癌年龄别死亡率在65岁以前处于较低水平，65岁以后随年龄增长快速上升，均于85岁及以上年龄组达到高峰（图5-16a至图5-16b）。

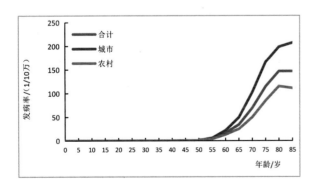

图5-16a　全省肿瘤登记地区前列腺癌年龄别发病率

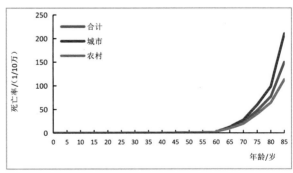

图5-16b　全省肿瘤登记地区前列腺癌年龄别死亡率

江苏省10个城市肿瘤登记地区中，常州市区前列腺癌中标发病率最高，为11.33/10万，其后依次为无锡市区和南通市区。盐城市盐都区前列腺癌中标死亡率最高，为3.99/10万，其后依次为无锡市区和盐城市亭湖区（图5-16c）。

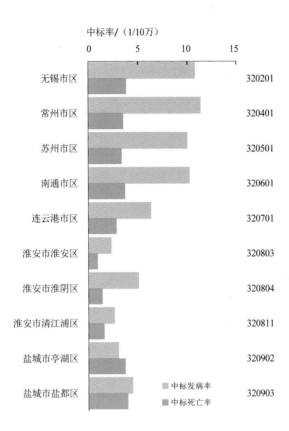

图5-16c　城市肿瘤登记地区前列腺癌中标发病率和死亡率

江苏省25个农村肿瘤登记地区中，启东市前列腺癌中标发病率最高，为10.64/10万，其后依次为常州市金坛区和海门市。启东市前列腺癌中标死亡率最高，为5.58/10万，其后次为海门市和海安市（图5-16d）。

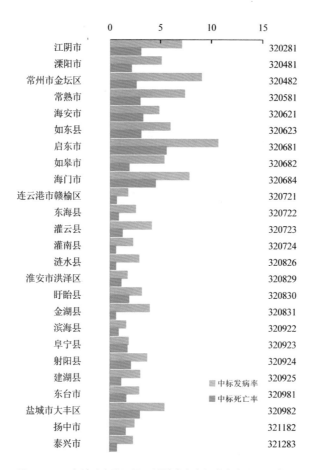

图 5-16d　农村肿瘤登记地区前列腺癌中标发病率和死亡率

十七、肾及泌尿系统不明部位（C64—C66，C68）

2015年江苏省肿瘤登记地区肾及泌尿系统不明部位恶性肿瘤（以下简称"肾癌"）位居癌症发病谱第18位。新发病例数为1 752例，占全部癌症新发病例数的1.41%；其中男性1 099例，女性653例，城市地区913例，农村地区839例。全省肿瘤登记地区肾癌发病率为4.52/10万，中标发病率为2.64/10万，世标发病率为2.62/10万，0—74岁累积发病率为0.30%。男性肾癌中标发病率为女性的1.71倍，城市肾癌中标发病率为农村的1.73倍（表5-17）。

江苏省肿瘤登记地区肾癌位居癌症死亡谱第18位。2015年因肾癌死亡病例630例，占全部癌症死亡病例数的0.75%；其中男性393例，女性237例，城市地区290例，农村地区340例。全省肿瘤登记地区肾癌死亡率为1.63/10万，中标死亡率为0.84/10万，世标死亡率为0.85/10万，0—74岁累积死亡率为0.09%。男性肾癌中标死亡率为女性的1.81倍，城市肾癌中标死亡率为农村的1.26倍（表5-17）。

表5-17　2015年江苏省肿瘤登记地区肾癌发病和死亡情况

指标	地区	性别	病例数	粗率/ (1/10万)	构成比/ %	中标率/ (1/10万)	世标率/ (1/10万)	0—74岁 累积率/%	顺位
发病	全省	合计	1 752	4.52	1.41	2.64	2.62	0.30	18
		男性	1 099	5.62	1.54	3.34	3.33	0.38	12
		女性	653	3.40	1.23	1.96	1.94	0.22	16
	城市	合计	913	6.02	1.81	3.56	3.50	0.40	17
		男性	569	7.53	1.98	4.55	4.50	0.52	11
		女性	344	4.52	1.58	2.60	2.54	0.29	16
	农村	合计	839	3.56	1.14	2.06	2.06	0.24	18
		男性	530	4.42	1.25	2.59	2.59	0.30	12
		女性	309	2.66	0.99	1.55	1.56	0.18	17
死亡	全省	合计	630	1.63	0.75	0.84	0.85	0.09	18
		男性	393	2.01	0.74	1.09	1.12	0.12	15
		女性	237	1.23	0.78	0.60	0.60	0.06	16
	城市	合计	290	1.91	0.89	0.97	0.98	0.11	18
		男性	173	2.29	0.83	1.21	1.25	0.14	15
		女性	117	1.54	0.98	0.75	0.75	0.08	16
	农村	合计	340	1.44	0.67	0.77	0.77	0.08	19
		男性	220	1.83	0.68	1.02	1.04	0.12	16
		女性	120	1.03	0.64	0.51	0.51	0.05	18

2015 年江苏省肿瘤登记地区肾癌年龄别发病率在 0—44 岁年龄段处于较低水平，之后快速升高，至 80—84 岁年龄组达高峰；男性与女性、城市与农村肾癌年龄别发病率变化趋势与全省基本一致，仅全省男性和城市男性发病高峰出现在 85 岁及以上年龄组，农村合计和农村男性发病高峰出现在 75—79 岁年龄组。肾癌年龄别死亡率在 0—54 岁年龄段处于较低水平，55 岁开始随年龄增长快速上升，至 85 岁及以上年龄组达高峰；男性与女性、城市与农村肾癌年龄别死亡率变化趋势与全省一致，不同的是全省女性、城市女性、农村合计和农村女性在 80—84 岁年龄组达死亡率高峰。（图 5-17a 至图 5-17f ）。

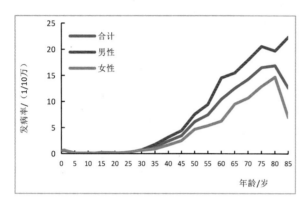

图 5-17a　全省肿瘤登记地区肾癌年龄别发病率

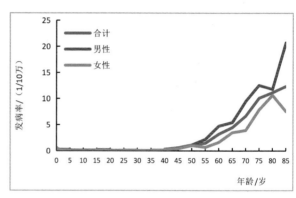

图 5-17b　全省肿瘤登记地区肾癌年龄别死亡率

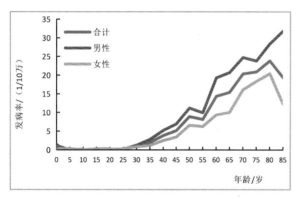

图 5-17c　城市肿瘤登记地区肾癌年龄别发病率

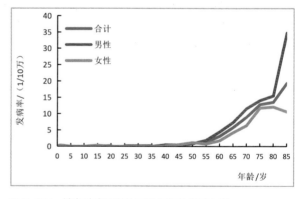

图 5-17d　城市肿瘤登记地区肾癌年龄别死亡率

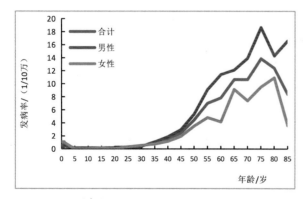

图 5-17e　农村肿瘤登记地区肾癌年龄别发病率

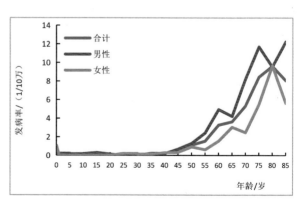

图 5-17f　农村肿瘤登记地区肾癌年龄别死亡率

江苏省10个城市肿瘤登记地区中，连云港市区男性肾癌中标发病率最高，为6.05/10万，其后依次为常州市区和无锡市区；盐城市亭湖区女性肾癌中标发病率最高，为3.47/10万，其后依次为无锡市区和苏州市区。盐城市亭湖区男性和女性肾癌中标死亡率均最高，分别为2.16/10万和1.95/10万，其后男性依次为连云港市区和南通市区，女性依次为连云港市区和无锡市区（图5-17g）。

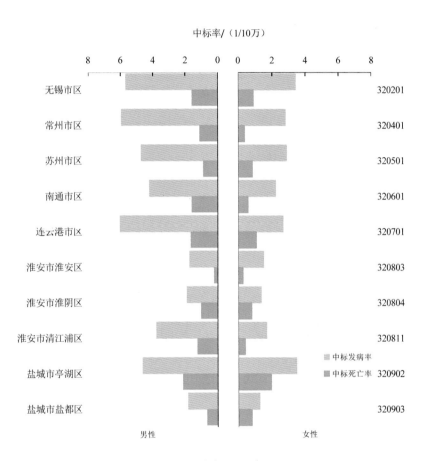

图5-17g　城市肿瘤登记地区肾癌中标发病率和死亡率

江苏省 25 个农村肿瘤登记地区中，常熟市男性肾癌中标发病率最高，为 5.57/10 万，其后依次为江阴市和海门市；海门市女性肾癌中标发病率最高，为 2.69/10 万，其后依次为如东县和启东市。淮安市洪泽区男性肾癌中标死亡率最高，为 1.98/10 万，其后依次为扬中市和如皋市；如东县女性肾癌中标死亡率最高，为 1.22/10 万，其后依次为启东市和灌云县（图5-17h）。

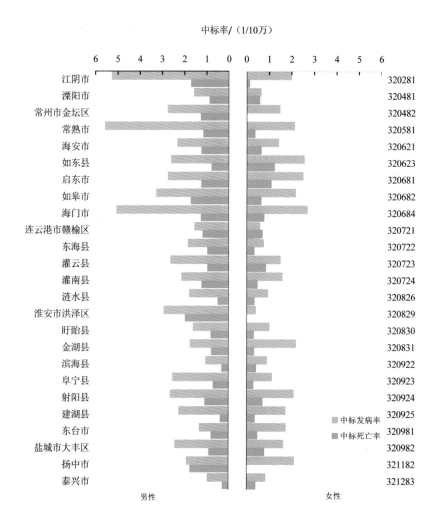

图 5-17h　农村肿瘤登记地区肾癌中标发病率和死亡率

十八、膀胱（C67）

2015年江苏省肿瘤登记地区膀胱癌位居癌症发病谱第15位。新发病例数为2 426例，占全部癌症新发病例数的1.95%；其中男性1 912例，女性514例，城市地区997例，农村地区1 429例。全省肿瘤登记地区膀胱癌发病率为6.26/10万，中标发病率为3.20/10万，世标发病率为3.19/10万，0—74岁累积发病率为0.37%。男性中标发病率为女性的4.10倍，城市中标发病率为农村的1.10倍（表5-18）。

江苏省肿瘤登记地区膀胱癌位居癌症死亡谱第15位。2015年因膀胱癌死亡病例1 046例，占全部癌症死亡病例数的1.25%；其中男性809例，女性237例，城市地区391例，农村地区655例。全省肿瘤登记地区膀胱癌死亡率为2.70/10万，中标死亡率为1.15/10万，世标死亡率为1.16/10万，0—74岁累积死亡率为0.10%。男性中标死亡率为女性的4.26倍，农村中标死亡率为城市的1.04倍（表5-18）。

表5-18　2015年江苏省肿瘤登记地区膀胱癌发病和死亡情况

指标	地区	性别	病例数	粗率 / (1/10万)	构成比 / %	中标率 / (1/10万)	世标率 / (1/10万)	0—74岁 累积率 /%	顺位
发病	全省	合计	2 426	6.26	1.95	3.20	3.19	0.37	15
		男性	1 912	9.78	2.68	5.25	5.25	0.61	8
		女性	514	2.68	0.97	1.28	1.25	0.13	17
	城市	合计	997	6.57	1.97	3.39	3.38	0.40	14
		男性	808	10.70	2.81	5.77	5.79	0.68	8
		女性	189	2.48	0.87	1.18	1.15	0.12	18
	农村	合计	1 429	6.06	1.93	3.08	3.06	0.36	14
		男性	1 104	9.20	2.59	4.92	4.92	0.57	8
		女性	325	2.80	1.04	1.34	1.32	0.14	16
死亡	全省	合计	1 046	2.70	1.25	1.15	1.16	0.10	15
		男性	809	4.14	1.52	1.96	1.98	0.16	11
		女性	237	1.23	0.78	0.46	0.47	0.04	17
	城市	合计	391	2.58	1.20	1.12	1.13	0.10	15
		男性	298	3.95	1.43	1.90	1.90	0.15	11
		女性	93	1.22	0.78	0.46	0.49	0.04	17
	农村	合计	655	2.78	1.29	1.17	1.18	0.10	15
		男性	511	4.26	1.58	2.00	2.02	0.16	11
		女性	144	1.24	0.77	0.45	0.46	0.04	16

2015 年江苏省肿瘤登记地区膀胱癌在 10 岁前无发病，10 岁后在各年龄组呈明显的性别差异：除 15—24 岁年龄组男性低于女性外，其他各年龄别均为男性高于女性。江苏省城市和农村膀胱癌年龄别发病率均从 45—49 岁年龄组开始快速上升，男性于 85 岁及以上年龄组达高峰，女性于 80—84 岁年龄组达高峰（图 5-18a，图 5-18c，图 5-18e）。

2015 年江苏省肿瘤登记地区在 20 岁前无膀胱癌死亡病例，20 岁后各年龄组呈明显的性别差异：除 30—34 岁年龄组男性低于女性外，其他各年龄别均为男性高于女性。城市与农村、男性与女性膀胱癌年龄别死亡率均从 55—59 岁年龄组开始快速上升，于 85 岁及以上年龄组达高峰（图 5-18b，图 5-18d，图 5-18f）。

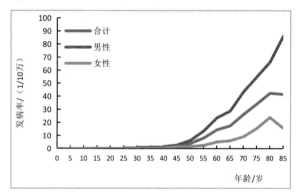

图 5-18a　全省肿瘤登记地区膀胱癌年龄别发病率

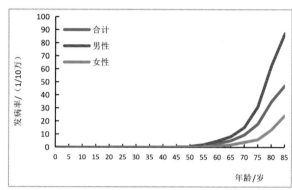

图 5-18b　全省肿瘤登记地区膀胱癌年龄别死亡率

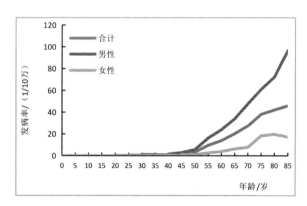

图 5-18c　城市肿瘤登记地区膀胱癌年龄别发病率

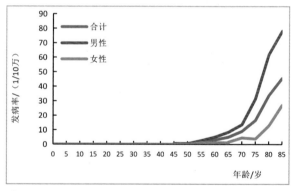

图 5-18d　城市肿瘤登记地区膀胱癌年龄别死亡率

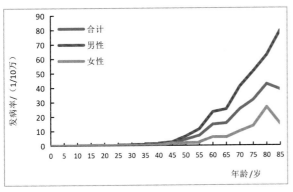

图 5-18e　农村肿瘤登记地区膀胱癌年龄别发病率

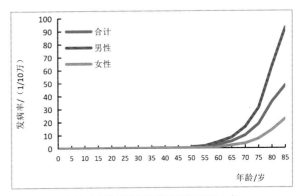

图 5-18f　农村肿瘤登记地区膀胱癌年龄别死亡率

江苏省 10 个城市肿瘤登记地区中，南通市区男性和女性的膀胱癌中标发病率均最高，分别为 7.67/10 万和 1.91/10 万，其后男性依次为无锡市区和连云港市区，女性依次为无锡市区和淮安市淮安区。连云港市区男性的膀胱癌中标死亡率最高，为 2.94/10 万，其后依次为南通市区和淮安市清江浦；盐城市亭湖区女性的膀胱癌中标死亡率最高，为 0.92/10 万，其后依次无锡市区和常州市区（图 5-18g）。

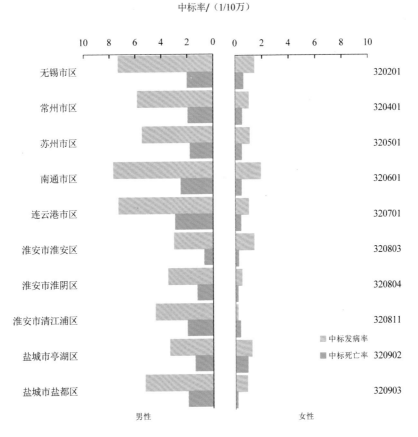

图 5-18g　城市肿瘤登记地区膀胱癌中标发病率和死亡率

江苏省 25 个农村肿瘤登记地区中，启东市男性和女性膀胱癌中标发病率均最高，分别为 10.23/10 万和 2.72/10 万，其后男性依次为海门市和江阴市，女性依次为常州市金坛区和如东县。启东市男性膀胱癌中标死亡率最高，为 4.80/10 万，其后依次为江阴市和海门市；扬中市女性膀胱癌中标死亡率最高，为 0.91/10 万，其后依次为海门市和如东县（图 5-18h）。

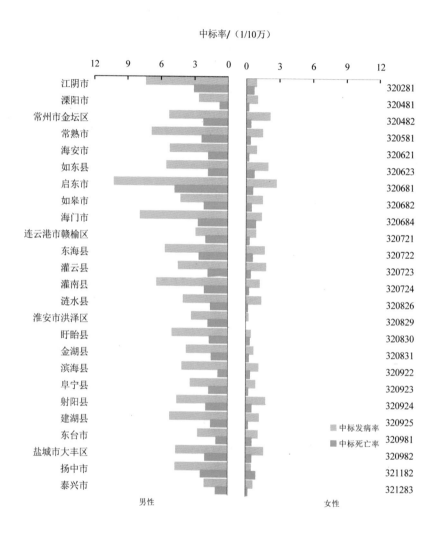

图 5-18h　农村肿瘤登记地区膀胱癌中标发病率和死亡率

十九、脑、神经系统（C70—C72，D32—D33，D42—D43）

2015年江苏省肿瘤登记地区脑、神经系统肿瘤（以下简称"脑瘤"）居癌症发病谱第12位。新发病例数为2 878例，占全部癌症新发病例数的2.31%；其中男性1 374例，女性1 504例，城市地区1 182例，农村地区1 696例。全省肿瘤登记地区脑瘤发病率为7.42/10万，中标发病率、世标发病率均为4.78/10万，0—74岁累积发病率为0.50%。男性与女性、城市与农村脑瘤中标发病率相近（表5-19）。

江苏省肿瘤登记地区脑瘤位居癌症死亡谱第10位。2015年因脑瘤死亡病例1 939例，占全部癌症死亡病例数的2.32%；其中男性1 065例，女性874例，城市地区690例，农村地区1 249例。全省肿瘤登记地区脑瘤死亡率为5.00/10万，中标死亡率3.11/10万，世标死亡率3.15/10万，0—74岁累积死亡率为0.33%。男性中标死亡率为女性的1.25倍，农村中标死亡率为城市的1.15倍（表5-19）。

表5-19　2015年江苏省肿瘤登记地区脑瘤发病和死亡情况

指标	地区	性别	病例数	粗率/(1/10万)	构成比/%	中标率/(1/10万)	世标率/(1/10万)	0—74岁累积率/%	顺位
发病	全省	合计	2 878	7.42	2.31	4.78	4.78	0.50	12
		男性	1 374	7.03	1.93	4.72	4.71	0.49	11
		女性	1 504	7.83	2.83	4.85	4.85	0.52	11
	城市	合计	1 182	7.79	2.34	4.99	5.01	0.54	12
		男性	524	6.94	1.82	4.67	4.71	0.49	12
		女性	658	8.64	3.01	5.31	5.29	0.59	10
	农村	合计	1 696	7.19	2.30	4.65	4.63	0.48	11
		男性	850	7.09	2.00	4.75	4.70	0.49	10
		女性	846	7.30	2.70	4.56	4.58	0.48	11
死亡	全省	合计	1 939	5.00	2.32	3.11	3.15	0.33	10
		男性	1 065	5.45	2.01	3.46	3.51	0.36	10
		女性	874	4.55	2.86	2.77	2.80	0.29	9
	城市	合计	690	4.55	2.11	2.85	2.92	0.29	12
		男性	366	4.85	1.76	3.05	3.20	0.31	10
		女性	324	4.25	2.71	2.67	2.65	0.26	11
	农村	合计	1 249	5.29	2.45	3.27	3.29	0.35	9
		男性	699	5.83	2.16	3.71	3.70	0.39	7
		女性	550	4.74	2.95	2.84	2.90	0.31	9

2015 年江苏省肿瘤登记地区脑瘤年龄别发病率在 0—34 岁年龄段处于较低水平，35 岁后快速上升，在 75—79 岁年龄组达高峰，45—80 岁年龄段女性发病率总体高于男性。城市男、女性发病高峰略有差异，男性高峰早于女性；农村男、女性的发病趋势与总人群较为接近。全省脑瘤年龄别死亡率在 40 岁前处于较低水平，40 岁后随年龄增长快速升高，至 75—79 岁年龄组达到最高。男性与女性、城市与农村脑瘤年龄别死亡率变化趋势与全省基本一致（图5-19a 至图 5-19f）。

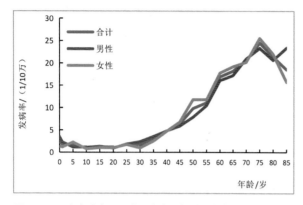

图 5-19a　全省肿瘤登记地区脑瘤年龄别发病率

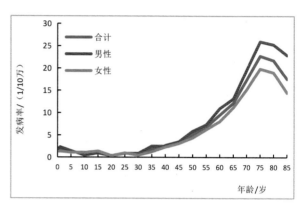

图 5-19b　全省肿瘤登记地区脑瘤年龄别死亡率

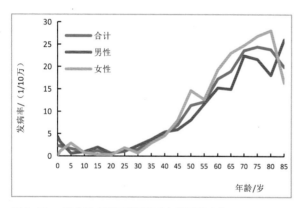

图 5-19c　城市肿瘤登记地区脑瘤年龄别发病率

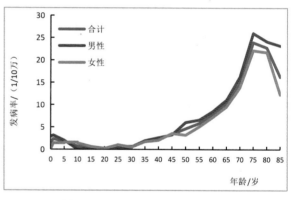

图 5-19d　城市肿瘤登记地区脑瘤年龄别死亡率

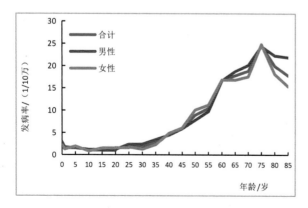

图 5-19e　农村肿瘤登记地区脑瘤年龄别发病率

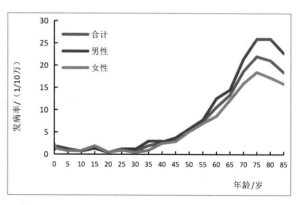

图 5-19f　农村肿瘤登记地区脑瘤年龄别死亡率

江苏省10个城市肿瘤登记地区中，盐城市盐都区男性脑瘤中标发病率最高，为5.51/10万，其后依次为南通市区和苏州市区；南通市区女性脑瘤中标发病率最高，为6.71/10万，其后依次为常州市区和盐城市盐都区。南通市区男性脑瘤中标死亡率最高，为4.16/10万，其后依次是常州市区和盐城市亭湖区；盐城市盐都区女性脑瘤中标死亡率最高，为4.46/10万，盐城市亭湖区和常州市区分别列二、三位（图5-19g）。

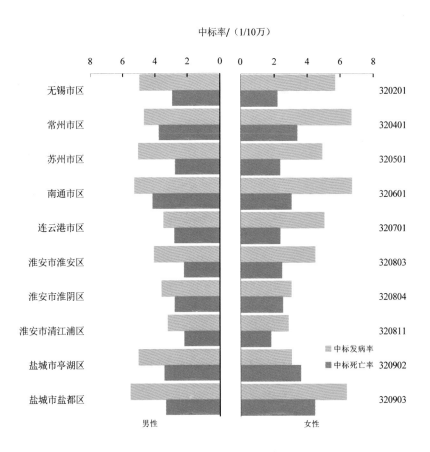

图5-19g　城市肿瘤登记地区脑瘤中标发病率和死亡率

江苏省 25 个农村肿瘤登记地区中，涟水县男性脑瘤中标发病率最高，为 6.85/10 万，其后依次为启东市和常熟市；海门市女性脑瘤中标发病率最高，为 7.04/10 万，其后依次为射阳县和涟水县。如东县男性脑瘤中标死亡率最高，为 6.49/10 万，其后依次为金湖县和建湖县；盱眙县女性脑瘤中标死亡率最高，为 4.97/10 万，其后依次为盐城市大丰区和海安市（图 5-20h）。

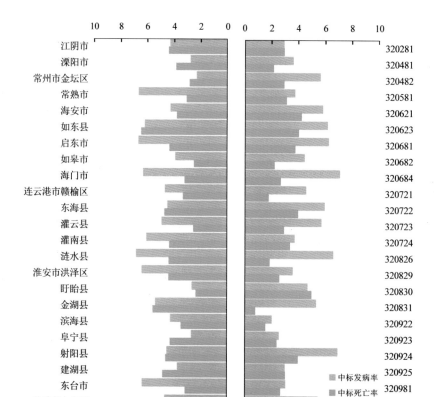

中标率/（1/10万）

图 5-19h　农村肿瘤登记地区脑瘤中标发病率和死亡率

二十、甲状腺（C73）

2015 年江苏省肿瘤登记地区甲状腺癌位居癌症发病谱第 11 位。新发病例数为 2 887 例，占全部癌症新发病例数的 2.32%；其中男性 701 例，女性 2 186 例，城市地区 1 644 例，农村地区 1 243 例。全省肿瘤登记地区甲状腺癌发病率为 7.45/10 万，中标发病率为 6.09/10 万，世标发病率为 5.32/10 万，0—74 岁累积发病率为 0.50%。女性中标发病率为男性的 3.03 倍，城市中标发病率为农村的 2.21 倍（表 5-20）。

江苏省肿瘤登记地区甲状腺癌位居癌症死亡谱第 22 位。2015 年因甲状腺癌死亡病例 181 例，占全部癌症死亡病例数的 0.22%；其中男性 69 例，女性 112 例，城市地区 74 例，农村地区 107 例。全省肿瘤登记地区甲状腺癌死亡率为 0.47/10 万，中标死亡率 0.24/10 万，世标死亡率 0.23/10 万，0—74 岁累积死亡率为 0.02%。女性中标死亡率为男性的 1.47 倍，城市中标死亡率为农村的 1.09 倍（表 5-20）。

表 5-20　2015 年江苏省肿瘤登记地区甲状腺癌发病和死亡情况

指标	地区	性别	病例数	粗率 / (1/10 万)	构成比 / %	中标率 / (1/10 万)	世标率 / (1/10 万)	0—74 岁 累积率 /%	顺位
发病	全省	合计	2 887	7.45	2.32	6.09	5.32	0.50	11
		男性	701	3.59	0.98	3.03	2.61	0.24	16
		女性	2 186	11.38	4.11	9.18	8.06	0.76	8
	城市	合计	1 644	10.84	3.25	9.06	7.77	0.72	10
		男性	406	5.38	1.41	4.56	3.89	0.36	13
		女性	1 238	16.25	5.67	13.47	11.60	1.07	7
	农村	合计	1 243	5.27	1.68	4.11	3.69	0.36	16
		男性	295	2.46	0.69	2.03	1.78	0.17	17
		女性	948	8.18	3.03	6.24	5.67	0.56	9
死亡	全省	合计	181	0.47	0.22	0.24	0.23	0.02	22
		男性	69	0.35	0.13	0.19	0.19	0.02	20
		女性	112	0.58	0.37	0.28	0.27	0.03	20
	城市	合计	74	0.49	0.23	0.25	0.24	0.03	23
		男性	28	0.37	0.13	0.20	0.21	0.03	20
		女性	46	0.60	0.39	0.29	0.27	0.03	20
	农村	合计	107	0.45	0.21	0.23	0.22	0.02	22
		男性	41	0.34	0.13	0.18	0.18	0.02	20
		女性	66	0.57	0.35	0.27	0.26	0.03	20

2015 年江苏省肿瘤登记地区甲状腺癌年龄别发病率呈明显的性别差异，除 85 岁及以上年龄组外，其他各年龄组均为女性高于男性。女性甲状腺癌年龄别发病率自 15—19 岁年龄组开始快速上升，至 50—54 岁年龄组达高峰；而男性 30—54 岁间处于较高发病水平，85 岁及以后发病率最高。城市和农村甲状腺癌年龄别发病率变化趋势与全省一致。江苏省肿瘤登记地区未见 20 岁前甲状腺癌死亡案例，男性与女性、城市与农村甲状腺癌年龄别死亡率均从 35—39 岁年龄组开始缓慢上升，于 80—84 岁或 85 岁及以上年龄组后达高峰（图 5-20a 至图 5-20f）。

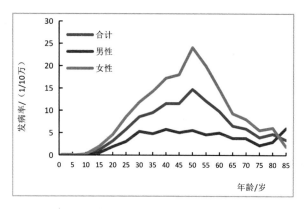

图 5-20a 全省肿瘤登记地区甲状腺癌年龄别发病率

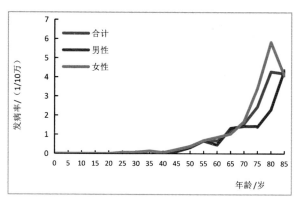

图 5-20b 全省肿瘤登记地区甲状腺癌年龄别死亡率

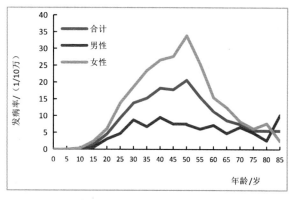

图 5-20c 城市肿瘤登记地区甲状腺癌年龄别发病率

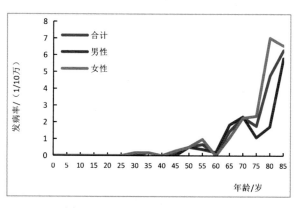

图 5-20d 城市肿瘤登记地区甲状腺癌年龄别死亡率

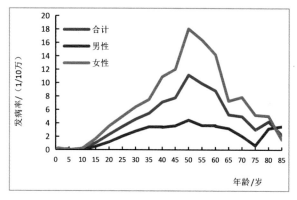

图 5-20e 农村肿瘤登记地区甲状腺癌年龄别发病率

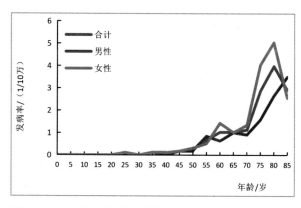

图 5-20f 农村肿瘤登记地区甲状腺癌年龄别死亡率

江苏省 10 个城市肿瘤登记地区中，常州市区男性和女性的甲状腺癌中标发病率均最高，分别为 10.11/10 万和 27.78/10 万，其后男性依次为南通市区和苏州市区，女性依次为苏州市区和连云港市区。连云港市区男性和女性的甲状腺癌中标死亡率均最高，分别为 0.67/10 万和 0.58/10 万，其后男性依次为盐城市盐都区和淮安市淮阴区，女性依次为淮安市淮阴区和南通市区（图 5-20g）。

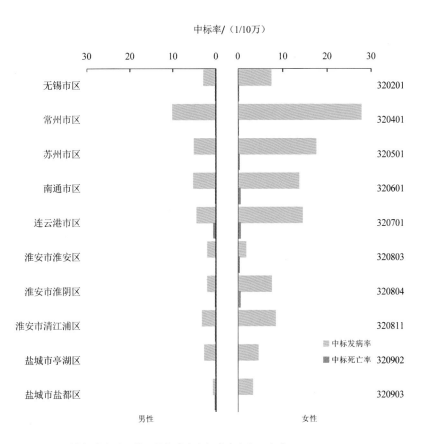

图 5-20g　城市肿瘤登记地区甲状腺癌中标发病率和死亡率

江苏省25个农村肿瘤登记地区中，海门市男性甲状腺癌中标发病率最高，为6.34/10万，其后依次为常州市金坛区和江阴市；射阳县女性甲状腺癌中标发病率最高，为14.15/10万，其后依次为海门市和常州市金坛区。启东市男性甲状腺癌中标死亡率最高，为0.60/10万，其后依次为盐城市大丰区和连云港市赣榆区；常州市金坛区女性甲状腺癌中标死亡率最高，为1.00/10万，其后依次为淮安市洪泽区和滨海县（图5-20h）。

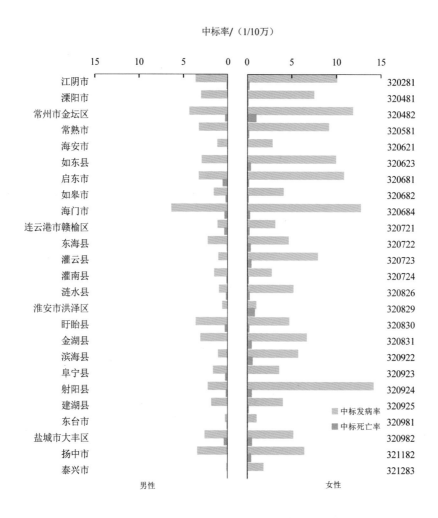

图5-20h　农村肿瘤登记地区甲状腺癌中标发病率和死亡率

二十一、淋巴瘤（C81—C85，C88，C90，C96）

2015 年江苏省肿瘤登记地区淋巴瘤位居癌症发病谱第 13 位。新发病例数为 2 695 例，占全部癌症新发病例数的 2.17%；其中男性 1 557 例，女性 1 138 例，城市地区 1 096 例，农村地区 1 599 例。全省肿瘤登记地区淋巴瘤发病率为 6.95/10 万，中标发病率为 4.09/10 万，世标发病率为 4.01/10 万，0—74 岁累积发病率为 0.48%。男性中标发病率为女性的 1.39 倍，城市中标发病率为农村的 1.09 倍（表 5-21）。

江苏省肿瘤登记地区淋巴瘤位居癌症死亡谱第 12 位。2015 年因淋巴瘤死亡病例 1 778 例，占全部癌症死亡病例数的 2.13%；其中男性 1 108 例，女性 670 例，城市地区 696 例，农村地区 1 082 例。全省肿瘤登记地区淋巴瘤死亡率为 4.59/10 万，中标死亡率为 2.53/10 万，世标死亡率为 2.50/10 万，0—74 岁累积死亡率为 0.29%。男性中标死亡率为女性的 1.80 倍，农村中标死亡率为城市的 1.02 倍（表 5-21）。

表 5-21　2015 年江苏省肿瘤登记地区淋巴瘤发病和死亡情况

指标	地区	性别	病例数	粗率 / (1/10 万)	构成比 / %	中标率 / (1/10 万)	世标率 / (1/10 万)	0—74 岁 累积率 /%	顺位
发病	全省	合计	2 695	6.95	2.17	4.09	4.01	0.48	13
		男性	1 557	7.96	2.18	4.77	4.73	0.56	9
		女性	1 138	5.92	2.14	3.42	3.31	0.40	13
	城市	合计	1 096	7.23	2.17	4.30	4.20	0.49	13
		男性	631	8.36	2.20	4.98	4.95	0.59	9
		女性	465	6.10	2.13	3.66	3.49	0.40	13
	农村	合计	1 599	6.78	2.17	3.94	3.89	0.47	12
		男性	926	7.72	2.18	4.63	4.59	0.54	9
		女性	673	5.80	2.15	3.26	3.18	0.39	13
死亡	全省	合计	1 778	4.59	2.13	2.53	2.50	0.29	12
		男性	1 108	5.67	2.09	3.26	3.24	0.38	7
		女性	670	3.49	2.19	1.81	1.77	0.20	12
	城市	合计	696	4.59	2.13	2.50	2.45	0.29	11
		男性	443	5.87	2.13	3.32	3.31	0.40	9
		女性	253	3.32	2.12	1.70	1.63	0.18	13
	农村	合计	1 082	4.59	2.13	2.54	2.53	0.29	12
		男性	665	5.54	2.06	3.22	3.20	0.37	8
		女性	417	3.60	2.24	1.88	1.86	0.22	12

2015 年江苏省肿瘤登记地区淋巴瘤年龄别发病率在 40 岁之前处于较低水平，40 岁后快速上升，在 75—79 岁年龄组达高峰。男性、女性淋巴瘤年龄别发病率变化趋势与全省基本一致，分别在 80—84 岁年龄组和 75—79 岁年龄组达到高峰。城乡淋巴瘤年龄别发病率变化趋势略有不同，城市地区发病率高峰出现在 75—79 岁年龄组，农村地区发病率高峰出现在 70—74 岁年龄组。全省淋巴瘤年龄别死亡率在 0—54 岁年龄段处于较低水平，55 岁开始随年龄增长快速上升，至 80—84 岁年龄组达高峰。城乡淋巴瘤死亡率变化趋与全省基本一致，仅城市地区死亡率高峰延后出现在 85 岁及以上年龄组（图 5-21a 至图 5-21f）。

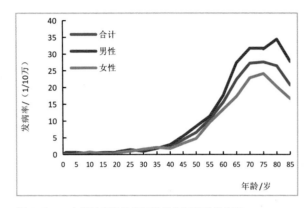

图 5-21a　全省肿瘤登记地区淋巴瘤年龄别发病率

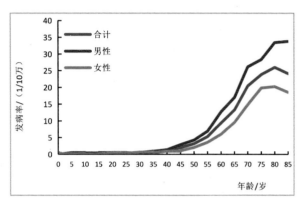

图 5-21b　全省肿瘤登记地区淋巴瘤年龄别死亡率

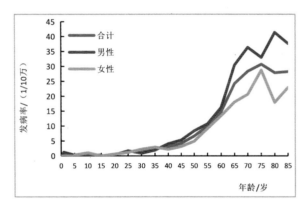

图 5-21c　城市肿瘤登记地区淋巴瘤年龄别发病率

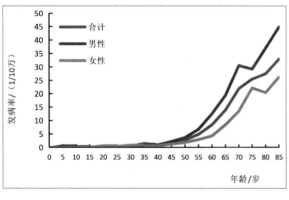

图 5-21d　城市肿瘤登记地区淋巴瘤年龄别死亡率

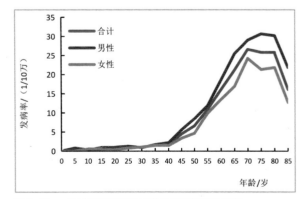

图 5-21e　农村肿瘤登记地区淋巴瘤年龄别发病率

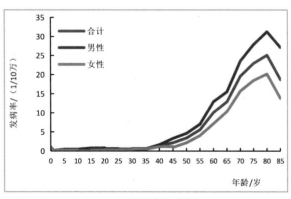

图 5-21f　农村肿瘤登记地区淋巴瘤年龄别死亡率

江苏省 10 个城市肿瘤登记地区中，常州市区男性和女性的淋巴瘤中标发病率均最高，分别为 8.94/10 万和 5.17/10 万，其后男性依次为连云港市区和南通市区，女性依次为苏州市区和无锡市区。连云港市区男性淋巴瘤中标死亡率最高，为 5.29/10 万，其后依次为常州市区和苏州市区；常州市区女性淋巴瘤中标死亡率最高，为 2.85/10 万，其后依次为盐城市亭湖区和南通市区（图 5-21g）。

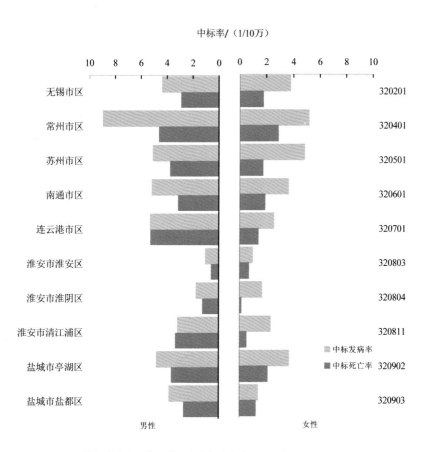

图 5-21g　城市肿瘤登记地区淋巴瘤中标发病率和死亡率

江苏省25个农村肿瘤登记地区中，淮安市洪泽区男性淋巴瘤中标发病率最高，为9.14/10万，其后依次为启东市和海门市；启东市女性淋巴瘤中标发病率最高，为6.77/10万，其后依次为海门市和阜宁县。淮安市洪泽区男性淋巴瘤中标死亡率最高，为8.96/10万，其后依次为启东市和海门市；常州市金坛区女性淋巴瘤中标死亡率最高，为4.50/10万，其后依次为启东市和灌南县（图5-21h）。

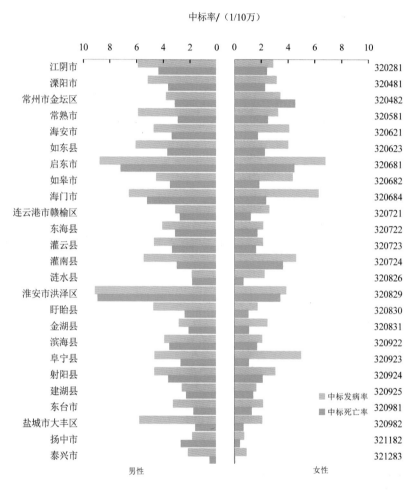

图5-21h　农村肿瘤登记地区淋巴瘤中标发病率和死亡率

二十二、白血病（C91—C95，D45—D47）

2015 年江苏省肿瘤登记地区白血病位居癌症发病谱第 14 位。新发病例数为 2 500 例，占全部癌症新发病例数的 2.01%；其中男性 1 414 例，女性 1 086 例，城市地区 996 例，农村地区 1 504 例。全省肿瘤登记地区白血病发病率为 6.45/10 万，中标发病率为 4.65/10 万，世标发病率为 4.73/10 万，0—74 岁累积发病率为 0.45%。男性中标发病率为女性的 1.32 倍，城市中标发病率为农村的 1.06 倍（表 5-22）。

江苏省肿瘤登记地区白血病位居癌症死亡谱第 11 位。2015 年因白血病死亡病例 1 930 例，占全部癌症死亡病例数的 2.31%；其中男性 1 086 例，女性 844 例，城市地区 797 例，农村地区 1 133 例。全省肿瘤登记地区白血病死亡率为 4.98/10 万，中标死亡率为 3.31/10 万，世标死亡率为 3.31/10 万，0—74 岁累积死亡率为 0.33%。男性中标死亡率为女性的 1.31 倍，城市中标死亡率为农村的 1.12 倍（表 5-22）。

表 5-22　2015 年江苏省肿瘤登记地区白血病发病和死亡情况

指标	地区	性别	病例数	粗率 / (1/10 万)	构成比 / %	中标率 / (1/10 万)	世标率 / (1/10 万)	0—74 岁 累积率 /%	顺位
发病	全省	合计	2 500	6.45	2.01	4.65	4.73	0.45	14
		男性	1 414	7.23	1.98	5.29	5.44	0.50	10
		女性	1 086	5.65	2.04	4.00	4.02	0.39	14
	城市	合计	996	6.57	1.97	4.83	5.00	0.46	15
		男性	570	7.55	1.98	5.62	5.88	0.52	10
		女性	426	5.59	1.95	4.05	4.11	0.40	15
	农村	合计	1 504	6.37	2.04	4.55	4.57	0.44	13
		男性	844	7.04	1.98	5.12	5.17	0.49	11
		女性	660	5.69	2.11	3.97	3.97	0.39	14
死亡	全省	合计	1 930	4.98	2.31	3.31	3.31	0.33	11
		男性	1 086	5.56	2.05	3.76	3.74	0.37	8
		女性	844	4.39	2.76	2.88	2.90	0.29	10
	城市	合计	797	5.25	2.44	3.54	3.52	0.35	9
		男性	449	5.95	2.16	4.01	4.00	0.39	8
		女性	348	4.57	2.91	3.12	3.08	0.31	10
	农村	合计	1 133	4.80	2.23	3.17	3.18	0.31	10
		男性	637	5.31	1.97	3.62	3.59	0.35	9
		女性	496	4.28	2.66	2.73	2.79	0.28	10

2015 年江苏省肿瘤登记地区白血病年龄别发病率呈明显的性别差异，除 30—34 岁年龄组女性高于男性外，其他各年龄组均为男性高于女性。男性白血病年龄别发病率在 30—34 岁年龄组最低，从 50—54 岁年龄组开始快速上升，至 80—84 岁年龄组达高峰，其后稍有下降；女性白血病年龄别发病率在 15—19 岁年龄组最低，从 45—49 岁年龄组开始快速上升，至 80—84 岁年龄组达最高，其后稍有下降。江苏省肿瘤登记地区城市与农村、男性与女性白血病年龄别发病率均在 15—34 岁年龄段处于较低水平，从 50—54 岁年龄组开始快速上升，于 80—84 岁年龄组达高峰，其中城市女性于 70—74 岁年龄组达到发病率最高水平。全省白血病年龄别死亡率在 0—39 岁年龄段处于较低水平，40 岁以后开始随年龄增长快速升高，并于 80—84 岁年龄组达到最高峰，之后略有下降。男性与女性、城市与农村白血病年龄别死亡率变化趋势与全省基本一致（图 5-22a 至图 5-22f）。

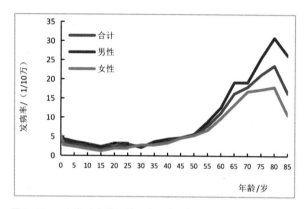

图 5-22a　全省肿瘤登记地区白血病年龄别发病率

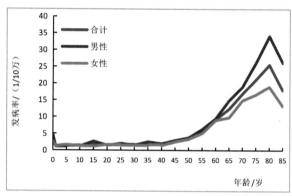

图 5-22b　全省肿瘤登记地区白血病年龄别死亡率

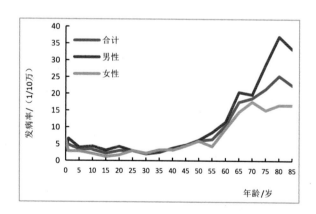

图 5-22c　城市肿瘤登记地区白血病年龄别发病率

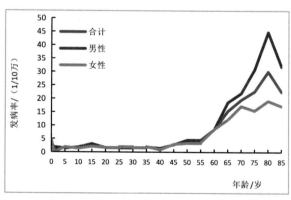

图 5-22d　城市肿瘤登记地区白血病年龄别死亡率

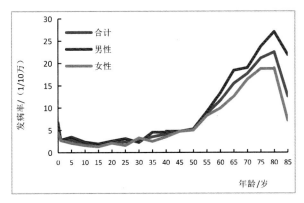

图 5-22e 农村肿瘤登记地区白血病年龄别发病率

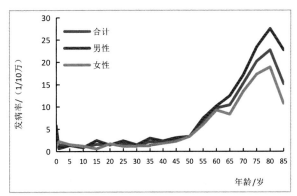

图 5-22f 农村肿瘤登记地区白血病年龄别死亡率

　　江苏省 10 个城市肿瘤登记地区中，常州市区男性和女性白血病中标发病率均最高，分别为 7.61/10 万和 5.95/10 万，其后男性依次为盐城市盐都区和淮安市淮阴区，女性依次为盐城市盐都区和盐城市亭湖区。南通市区男性白血病中标死亡率最高，为 5.32/10 万，其后依次为盐城市盐都区和常州市区；盐城市盐都区女性白血病中标死亡率最高，为 4.31/10 万，其后依次为淮安市淮安区和淮安市淮阴区（图 5-22g）。

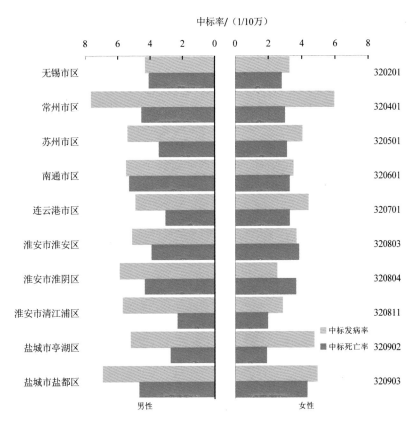

图 5-22g 城市肿瘤登记地区白血病中标发病率和死亡率

江苏省25个农村肿瘤登记地区中，江阴市男性白血病中标发病率最高，为7.38/10万，其后依次为连云港市赣榆区和常州市金坛区；启东市女性白血病中标发病率最高，为7.82/10万，其后依次为常州市金坛区和海安市。东海县男性白血病中标死亡率最高，为5.62/10万，其后依次为江阴市和灌南县；如东县女性白血病中标死亡率最高，为4.21/10万，其后依次为东海县和启东市（图5-22h）。

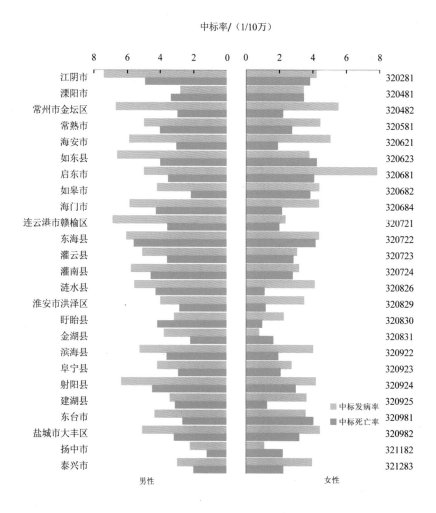

图5-22h　农村肿瘤登记地区白血病中标发病率和死亡率

附录一　江苏省肿瘤登记地区 2015 年恶性肿瘤发病情况

附表 1-1　江苏省肿瘤登记地区 2015 年男女合计恶性肿瘤发病主要指标

部位	病例数	构成比/%	年龄组/岁											
			0	1—4	5—9	10—14	15—19	20—24	25—29	30—34	35—39	40—44	45—49	50—54
唇	78	0.06	0.00	0.00	0.00	0.00	0.00	0.00	0.03	0.04	0.04	0.00	0.14	0.10
舌	259	0.21	0.00	0.00	0.00	0.00	0.05	0.00	0.00	0.04	0.04	0.19	0.77	0.64
口	423	0.34	0.00	0.07	0.00	0.06	0.00	0.04	0.07	0.19	0.11	0.35	0.60	0.95
唾液腺	231	0.19	0.00	0.00	0.06	0.06	0.22	0.16	0.33	0.23	0.29	0.51	0.49	0.73
扁桃腺	46	0.04	0.00	0.00	0.00	0.00	0.00	0.00	0.04	0.00	0.06	0.11	0.25
其他口咽	71	0.06	0.00	0.00	0.00	0.00	0.00	0.00	0.00	0.00	0.00	0.00	0.11	0.19
鼻咽	1 039	0.84	0.00	0.00	0.06	0.18	0.22	0.33	0.47	1.07	1.48	2.16	3.37	4.42
下咽	133	0.11	0.00	0.00	0.00	0.00	0.00	0.00	0.00	0.00	0.04	0.03	0.27	0.51
咽，部位不明	61	0.05	0.00	0.00	0.00	0.00	0.00	0.00	0.03	0.00	0.00	0.03	0.03	0.06
食管	15 242	12.25	0.00	0.07	0.00	0.06	0.00	0.08	0.13	0.19	0.80	1.75	6.61	17.30
胃	17 568	14.12	0.00	0.00	0.06	0.00	0.00	0.45	1.74	2.02	3.44	7.88	15.61	29.16
小肠	521	0.42	0.00	0.00	0.00	0.00	0.00	0.04	0.10	0.19	0.33	0.41	0.88	1.18
结肠	5 437	4.37	0.00	0.00	0.00	0.12	0.16	0.57	0.87	1.79	2.17	4.48	8.53	12.81
直肠	5 511	4.43	0.00	0.00	0.00	0.00	0.00	0.20	0.57	1.22	1.70	4.19	8.23	14.15
肛门	103	0.08	0.00	0.00	0.00	0.00	0.00	0.00	0.00	0.04	0.04	0.06	0.14	0.16
肝脏	11 750	9.44	0.30	0.34	0.11	0.00	0.33	0.37	0.84	3.05	6.83	17.35	31.92	40.79
胆囊及其他	1 803	1.45	0.00	0.00	0.00	0.00	0.00	0.00	0.13	0.08	0.36	0.99	1.92	2.54
胰腺	4 013	3.23	0.00	0.00	0.06	0.06	0.16	0.08	0.10	0.34	0.69	1.97	3.46	7.09
鼻、鼻窦及其他	155	0.12	0.00	0.00	0.06	0.00	0.00	0.08	0.10	0.08	0.07	0.25	0.41	0.54
喉	510	0.41	0.00	0.00	0.00	0.00	0.00	0.00	0.00	0.00	0.04	0.22	0.60	1.02
气管、支气管、肺	22 742	18.28	0.00	0.00	0.00	0.00	0.05	0.33	1.00	1.95	4.56	9.37	20.90	42.00
其他胸腔器官	313	0.25	0.00	0.00	0.14	0.06	0.06	0.11	0.12	0.20	0.27	0.22	0.60	0.36	1.40
骨	795	0.64	0.00	0.07	0.39	0.58	0.38	0.49	0.20	0.50	0.36	0.89	1.15	2.00
皮肤黑色素瘤	307	0.25	0.00	0.00	0.00	0.00	0.00	0.00	0.03	0.08	0.22	0.32	0.44	0.86
皮肤其他	1 037	0.83	0.00	0.00	0.06	0.00	0.16	0.08	0.30	0.34	0.47	0.83	1.01	1.49
间皮瘤	50	0.04	0.00	0.00	0.00	0.00	0.00	0.00	0.00	0.00	0.04	0.19	0.14	0.29
卡波氏肉瘤	10	0.01	0.00	0.00	0.00	0.00	0.00	0.00	0.03	0.00	0.00	0.06	0.00	0.03
周围神经、其他结缔组织、软组织	278	0.22	0.00	0.34	0.22	0.18	0.22	0.12	0.27	0.31	0.43	0.67	0.66	0.64
乳腺	7 683	6.17	0.00	0.00	0.00	0.06	0.05	0.49	2.47	5.76	13.56	25.30	38.01	40.54
外阴	71	0.06	0.00	0.00	0.00	0.00	0.00	0.00	0.11	0.04	0.22	0.05	0.22
阴道	44	0.04	0.00	0.00	0.00	0.00	0.00	0.00	0.08	0.00	0.06	0.11	0.16
子宫颈	3 469	2.79	0.00	0.00	0.00	0.00	0.25	1.24	2.86	7.27	12.39	19.12	17.23
子宫体	1 226	0.99	0.00	0.00	0.00	0.00	0.16	0.07	0.46	1.59	2.70	4.53	7.19
子宫，部位不明	374	0.30	0.00	0.00	0.00	0.00	0.10	0.31	0.40	1.11	1.70	1.56
卵巢	1 170	0.94	0.00	0.00	0.06	0.06	0.49	0.45	0.87	0.99	1.48	2.61	4.58	5.79
其他女性生殖器	119	0.10	0.00	0.00	0.00	0.00	0.00	0.04	0.07	0.00	0.11	0.25	0.30	0.54
胎盘	9	0.01	0.00	0.00	0.00	0.00	0.05	0.16	0.07	0.00	0.00	0.03	0.03	0.00
阴茎	170	0.14	0.00	0.00	0.00	0.00	0.00	0.08	0.00	0.04	0.04	0.06	0.25	0.32
前列腺	2 425	1.95	0.00	0.00	0.00	0.00	0.00	0.00	0.00	0.10	0.00	0.06	0.19	0.79
睾丸	80	0.06	0.00	0.00	0.00	0.00	0.05	0.29	0.33	0.23	0.14	0.32	0.25	0.19
其他男性生殖器	41	0.03	0.00	0.00	0.00	0.00	0.00	0.00	0.00	0.00	0.00	0.10	0.00	0.00
肾	1 408	1.13	0.61	0.68	0.11	0.06	0.16	0.12	0.27	0.69	1.27	2.35	2.88	5.63
肾盂	160	0.13	0.00	0.00	0.00	0.00	0.00	0.00	0.00	0.04	0.11	0.00	0.41	0.25
输尿管	149	0.12	0.00	0.00	0.00	0.00	0.00	0.00	0.00	0.00	0.00	0.03	0.14	0.13
膀胱	2 426	1.95	0.00	0.00	0.00	0.06	0.11	0.08	0.30	0.50	0.65	0.95	2.03	3.91
其他泌尿器官	35	0.03	0.00	0.00	0.00	0.00	0.00	0.00	0.03	0.00	0.00	0.06	0.05	0.13
眼	57	0.05	0.30	0.20	0.06	0.00	0.00	0.00	0.00	0.00	0.00	0.00	0.16	0.13
脑、神经系统	2 878	2.31	2.44	1.77	1.67	0.94	1.20	0.98	1.81	1.68	3.04	4.77	6.34	9.83
甲状腺	2 887	2.32	0.00	0.07	0.00	0.12	1.20	3.19	5.78	8.58	9.51	11.54	11.55	14.72
肾上腺	96	0.08	0.30	0.00	0.06	0.00	0.00	0.00	0.17	0.00	0.18	0.10	0.19	0.29
其他内分泌腺	113	0.09	0.00	0.07	0.06	0.06	0.00	0.08	0.03	0.08	0.18	0.13	0.30	0.38
霍奇金淋巴瘤	90	0.07	0.00	0.00	0.06	0.12	0.11	0.04	0.13	0.19	0.07	0.13	0.14	0.29
非霍奇金淋巴瘤	1 979	1.59	0.00	0.27	0.33	0.29	0.27	0.61	1.04	1.07	1.77	2.00	3.70	5.21
免疫增生性疾病	35	0.03	0.00	0.00	0.00	0.00	0.00	0.00	0.00	0.00	0.00	0.03	0.00	0.06
多发性骨髓瘤	591	0.47	0.00	0.07	0.00	0.00	0.05	0.00	0.00	0.00	0.11	0.19	0.55	1.05
淋巴样白血病	554	0.45	2.13	1.63	1.28	1.17	0.60	0.53	0.50	0.42	0.61	0.67	0.91	1.08
髓样白血病	1 080	0.87	1.22	0.34	0.67	0.47	0.60	0.98	0.97	1.34	1.63	1.75	2.41	2.67
白血病，未特指	866	0.70	1.83	1.63	1.11	0.82	0.65	1.10	1.14	0.72	1.01	1.43	1.34	1.72
其他或未指明部位	1 655	1.33	0.00	0.20	0.11	0.23	0.22	0.29	0.30	0.57	0.47	1.53	2.44	3.53
所有部位合计	124 426	100.00	9.14	7.96	6.74	5.90	7.88	13.48	25.41	40.75	70.01	128.77	213.52	308.84
所有部位除外 C44	123 389	99.17	9.14	7.96	6.69	5.90	7.72	13.39	25.11	40.40	69.54	127.94	212.50	307.34

年龄组／岁							粗率/ (1/10万)	中标率/ (1/10万)	世标率/ (1/10万)	累积率 /%		35—64岁 截缩率 /(1/10万)	ICD-10
55—59	60—64	65—69	70—74	75—79	80—84	≥85				0—64岁	0—74岁		
0.23	0.39	0.72	0.92	0.66	1.00	1.99	0.20	0.11	0.11	0.00	0.01	0.13	C00
1.21	1.93	1.90	2.48	2.36	1.72	2.19	0.67	0.37	0.37	0.02	0.05	0.70	C01—C02
1.66	2.51	3.71	4.12	5.00	4.72	4.39	1.09	0.60	0.60	0.03	0.07	0.90	C03—C06
1.09	1.24	1.65	1.42	1.04	1.43	1.20	0.60	0.41	0.39	0.03	0.04	0.67	C07—C08
0.19	0.27	0.31	0.28	0.38	0.43	0.40	0.12	0.07	0.07	0.00	0.01	0.13	C09
0.38	0.46	0.67	0.71	0.57	0.57	0.60	0.18	0.10	0.10	0.01	0.01	0.18	C10
4.56	6.49	6.59	7.10	4.53	4.15	3.19	2.68	1.76	1.67	0.12	0.19	3.50	C11
0.90	0.77	1.13	0.64	2.26	0.86	0.00	0.34	0.19	0.19	0.01	0.02	0.36	C12—C13
0.15	0.39	0.57	0.78	1.04	0.71	0.80	0.16	0.08	0.08	0.00	0.01	0.09	C14
49.79	99.89	144.56	186.71	229.09	239.74	182.93	39.32	19.73	19.92	0.88	2.54	23.87	C15
61.96	103.17	158.51	202.54	255.21	258.18	172.36	45.32	23.65	23.49	1.13	2.93	31.22	C16
2.26	3.29	3.19	4.97	6.22	7.43	5.19	1.34	0.74	0.72	0.04	0.08	1.22	C17
20.00	29.76	43.45	54.45	66.96	71.34	61.64	14.03	7.66	7.52	0.41	0.90	11.43	C18
22.67	32.32	41.34	52.96	68.47	76.34	57.05	14.22	7.64	7.54	0.43	0.90	12.11	C19—C20
0.30	0.50	0.82	1.56	0.75	1.72	1.99	0.27	0.14	0.14	0.01	0.02	0.18	C21
55.18	67.14	77.43	89.95	99.03	128.52	103.34	30.31	17.24	16.93	1.12	1.96	33.22	C22
5.65	9.24	14.11	16.68	27.16	37.60	31.32	4.65	2.33	2.31	0.10	0.26	2.96	C23—C24
12.54	20.64	30.17	45.86	56.59	74.48	68.62	10.35	5.24	5.21	0.24	0.62	6.61	C25
0.56	1.12	0.77	1.49	1.04	1.00	1.40	0.40	0.24	0.24	0.02	0.03	0.45	C30—C31
2.56	3.75	5.10	5.11	6.79	3.29	3.39	1.32	0.70	0.71	0.04	0.09	1.15	C32
83.54	134.37	196.30	266.29	309.54	331.37	257.34	58.67	30.44	30.39	1.49	3.80	41.63	C33—C34
1.66	2.20	2.21	1.49	1.79	2.00	2.19	0.81	0.51	0.51	0.04	0.06	0.95	C37—C38
2.71	3.52	5.92	6.96	10.09	11.29	6.78	2.05	1.25	1.22	0.07	0.13	1.59	C40—C41
0.87	1.35	2.68	3.41	2.64	5.15	4.39	0.79	0.43	0.43	0.02	0.05	0.61	C43
2.49	3.44	6.23	10.36	13.77	20.01	36.31	2.68	1.35	1.34	0.05	0.14	1.45	C44
0.15	0.27	0.26	0.28	0.57	0.43	0.00	0.13	0.08	0.07	0.01	0.01	0.17	C45
0.00	0.08	0.15	0.00	0.09	0.00	0.00	0.03	0.02	0.02	0.00	0.00	0.03	C46
0.94	1.39	1.60	1.77	1.70	3.00	1.99	0.72	0.50	0.50	0.03	0.05	0.74	C47, C49
38.04	38.93	34.39	26.55	25.37	23.87	23.34	19.82	13.19	12.36	1.02	1.32	31.35	C50
0.23	0.19	0.46	0.50	0.85	0.86	1.80	0.16	0.10	0.10	0.01	0.01	0.15	C51
0.19	0.12	0.57	0.57	0.19	0.29	0.00	0.11	0.07	0.07	0.00	0.01	0.10	C52
17.44	15.19	12.97	12.64	10.28	12.01	8.38	8.95	6.09	5.63	0.46	0.59	14.50	C53
8.47	7.38	5.66	5.04	4.90	3.43	2.99	3.16	1.98	1.92	0.16	0.22	4.91	C54
1.36	1.86	1.90	1.85	2.26	3.15	2.59	0.96	0.61	0.57	0.04	0.06	1.29	C55
5.16	5.99	6.28	6.39	5.56	5.58	4.39	3.02	2.00	1.90	0.14	0.21	4.05	C56
0.49	0.77	0.72	0.92	0.66	0.71	1.00	0.31	0.18	0.18	0.01	0.02	0.38	C57
0.00	0.00	0.00	0.00	0.00	0.00	0.00	0.02	0.03	0.03	0.00	0.00	0.01	C58
0.98	1.08	1.75	1.63	1.41	2.00	1.00	0.44	0.24	0.24	0.01	0.03	0.38	C60
2.37	8.27	17.30	34.29	54.23	63.90	53.86	6.26	2.90	2.82	0.06	0.32	1.55	C61
0.23	0.43	0.10	0.14	0.09	0.43	0.40	0.21	0.18	0.16	0.01	0.01	0.25	C62
0.11	0.46	0.36	0.14	0.75	0.43	0.40	0.11	0.06	0.07	0.00	0.01	0.09	C63
6.74	8.16	9.78	10.93	11.79	10.29	7.78	3.63	2.19	2.17	0.15	0.25	4.09	C64
0.30	1.24	1.29	1.14	1.79	2.57	2.99	0.41	0.22	0.21	0.01	0.02	0.34	C65
0.30	0.97	1.08	1.85	2.64	3.72	1.00	0.38	0.19	0.19	0.01	0.02	0.22	C66
8.02	14.38	17.35	26.05	34.05	42.32	41.49	6.26	3.20	3.19	0.15	0.37	4.22	C67
0.11	0.08	0.36	0.35	0.28	0.29	0.80	0.09	0.05	0.05	0.00	0.01	0.07	C68
0.11	0.50	0.21	0.07	1.04	1.14	0.40	0.15	0.08	0.10	0.01	0.01	0.13	C69
11.11	16.93	18.22	20.59	24.52	21.44	18.55	7.42	4.78	4.78	0.31	0.50	7.94	C70—C72, D32—D33, D42—D43
12.09	9.78	6.54	5.89	3.96	4.72	3.39	7.45	6.09	5.32	0.44	0.50	11.50	C73
0.49	0.39	0.41	0.78	0.85	1.29	1.00	0.25	0.15	0.15	0.01	0.02	0.25	C74
0.45	0.66	0.93	0.71	1.04	0.57	0.20	0.29	0.19	0.19	0.01	0.02	0.32	C75
0.34	0.43	0.46	0.43	1.13	0.57	0.80	0.23	0.17	0.16	0.01	0.01	0.21	C81
7.42	11.40	14.88	19.38	18.86	20.01	15.96	5.11	3.05	2.97	0.18	0.35	4.72	C82—C85, C96
0.15	0.15	0.36	0.35	0.94	0.14	1.20	0.09	0.05	0.05	0.00	0.01	0.06	C88
2.64	3.63	6.69	7.10	6.70	5.72	3.79	1.52	0.82	0.84	0.04	0.11	1.14	C90
1.24	1.89	3.50	3.62	5.66	6.15	4.19	1.43	1.11	1.20	0.06	0.10	1.00	C91
3.47	5.64	7.72	8.31	8.11	8.29	6.18	2.79	1.92	1.86	0.12	0.20	2.73	C92—C94, D45—D47
3.09	3.67	5.05	6.11	7.45	9.15	5.98	2.23	1.62	1.67	0.10	0.15	1.88	C95
6.21	8.27	13.18	15.33	18.11	27.30	23.14	4.27	2.33	2.31	0.12	0.26	3.30	O&U
475.54	700.74	942.54	1 190.96	1 430.83	1 570.81	1 251.00	321.01	179.42	176.20	10.03	20.70	281.39	ALL
473.06	697.30	936.31	1 180.59	1 417.06	1 550.79	1 214.70	318.33	178.07	174.86	9.98	20.56	279.94	ALLbC44

附 1-2　江苏省肿瘤登记地区 2015 年男性恶性肿瘤发病主要指标

部位	病例数	构成比/%	\multicolumn{13}{c}{年龄组/岁}												
			0	1—4	5—9	10—14	15—19	20—24	25—29	30—34	35—39	40—44	45—49	50—54
唇	43	0.06	0.00	0.00	0.00	0.00	0.00	0.00	0.00	0.08	0.00	0.00	0.16	0.19
舌	135	0.19	0.00	0.00	0.00	0.00	0.00	0.00	0.00	0.08	0.07	0.13	0.82	0.76
口	257	0.36	0.00	0.13	0.00	0.11	0.00	0.08	0.07	0.15	0.22	0.51	0.88	0.95
唾液腺	129	0.18	0.00	0.00	0.00	0.11	0.31	0.24	0.40	0.15	0.22	0.58	0.44	0.63
扁桃腺	34	0.05	0.00	0.00	0.00	0.00	0.00	0.00	0.00	0.08	0.00	0.06	0.16	0.44
其他口咽	54	0.08	0.00	0.00	0.00	0.00	0.00	0.00	0.00	0.00	0.07	0.13	0.22	0.25
鼻咽	751	1.05	0.00	0.00	0.10	0.22	0.41	0.55	0.46	1.38	2.03	3.08	4.40	6.55
下咽	121	0.17	0.00	0.00	0.00	0.00	0.00	0.00	0.00	0.00	0.00	0.06	0.49	0.88
咽，部位不明	51	0.07	0.00	0.00	0.00	0.00	0.00	0.00	0.07	0.00	0.00	0.00	0.05	0.13
食管	10 146	14.23	0.00	0.13	0.00	0.00	0.00	0.08	0.20	0.23	1.09	2.75	10.11	27.16
胃	12 288	17.24	0.00	0.00	0.10	0.00	0.00	0.24	1.53	1.61	3.26	9.48	18.80	39.89
小肠	284	0.40	0.00	0.00	0.00	0.00	0.00	0.00	0.20	0.31	0.36	0.45	0.99	1.26
结肠	3 064	4.30	0.00	0.00	0.00	0.11	0.21	0.71	0.86	2.07	2.17	5.25	9.40	13.99
直肠	3 296	4.62	0.00	0.00	0.00	0.00	0.16	0.60	1.31	1.67	5.51	8.85	16.57	
肛门	59	0.08	0.00	0.00	0.00	0.00	0.00	0.00	0.00	0.00	0.00	0.06	0.05	0.25
肝脏	8 385	11.76	0.58	0.38	0.00	0.00	0.31	0.39	1.46	4.61	11.37	29.28	52.93	64.27
胆囊及其他	796	1.12	0.00	0.00	0.00	0.00	0.00	0.13	0.15	0.22	0.90	1.54	2.27	
胰腺	2 214	3.11	0.00	0.00	0.00	0.00	0.21	0.08	0.13	0.38	0.87	2.50	4.01	8.19
鼻、鼻窦及其他	106	0.15	0.00	0.00	0.10	0.00	0.00	0.08	0.00	0.15	0.07	0.32	0.60	0.63
喉	475	0.67	0.00	0.00	0.00	0.00	0.00	0.00	0.00	0.00	0.00	0.45	1.10	2.02
气管、支气管、肺	15 255	21.40	0.00	0.00	0.00	0.00	0.00	0.39	0.73	1.84	4.56	9.48	21.93	51.10
其他胸腔器官	190	0.27	0.00	0.00	0.10	0.11	0.21	0.16	0.20	0.38	0.14	0.51	0.49	1.70
骨	451	0.63	0.00	0.00	0.31	0.87	0.31	0.79	0.20	0.46	0.36	0.83	1.10	2.08
皮肤黑色素瘤	155	0.22	0.00	0.00	0.10	0.00	0.00	0.00	0.00	0.08	0.07	0.26	0.55	0.95
皮肤其他	498	0.70	0.00	0.00	0.10	0.00	0.21	0.00	0.27	0.38	0.51	0.90	0.82	1.51
间皮瘤	31	0.04	0.00	0.00	0.00	0.00	0.00	0.00	0.00	0.00	0.07	0.32	0.11	0.32
卡波氏肉瘤	5	0.01	0.00	0.00	0.00	0.00	0.00	0.00	0.00	0.00	0.00	0.06	0.00	0.06
周围神经、其他结缔组织、软组织	151	0.21	0.00	0.26	0.31	0.00	0.21	0.08	0.07	0.31	0.29	0.83	0.71	0.57
乳腺	85	0.12	0.00	0.00	0.00	0.11	0.00	0.00	0.00	0.00	0.14	0.26	0.16	0.82
外阴	—	—	—	—	—	—	—	—	—	—	—	—	—	—
阴道	—	—	—	—	—	—	—	—	—	—	—	—	—	—
子宫颈	—	—	—	—	—	—	—	—	—	—	—	—	—	—
子宫体	—	—	—	—	—	—	—	—	—	—	—	—	—	—
子宫，部位不明	—	—	—	—	—	—	—	—	—	—	—	—	—	—
卵巢	—	—	—	—	—	—	—	—	—	—	—	—	—	—
其他女性生殖器	—	—	—	—	—	—	—	—	—	—	—	—	—	—
胎盘	—	—	—	—	—	—	—	—	—	—	—	—	—	—
阴茎	170	0.24	0.00	0.00	0.00	0.00	0.00	0.16	0.00	0.08	0.07	0.13	0.49	0.63
前列腺	2 425	3.40	0.00	0.00	0.00	0.00	0.00	0.00	0.20	0.00	0.00	0.13	0.38	1.58
睾丸	80	0.11	0.00	0.00	0.00	0.10	0.55	0.66	0.46	0.29	0.64	0.49	0.38	
其他男性生殖器	41	0.06	0.00	0.00	0.00	0.00	0.00	0.00	0.07	0.00	0.00	0.19	0.00	0.00
肾	876	1.23	0.58	0.64	0.10	0.11	0.10	0.16	0.27	0.69	1.74	3.08	3.63	6.93
肾盂	110	0.15	0.00	0.00	0.00	0.00	0.00	0.00	0.00	0.08	0.07	0.00	0.60	0.32
输尿管	91	0.13	0.00	0.00	0.00	0.00	0.00	0.00	0.00	0.00	0.00	0.06	0.22	0.25
膀胱	1 912	2.68	0.00	0.00	0.00	0.11	0.00	0.08	0.53	0.92	1.09	1.60	2.64	6.18
其他泌尿器官	22	0.03	0.00	0.00	0.00	0.00	0.00	0.00	0.00	0.00	0.00	0.06	0.00	0.06
眼	29	0.04	0.00	0.13	0.10	0.00	0.00	0.00	0.00	0.00	0.00	0.00	0.22	0.19
脑、神经系统	1 374	1.93	3.46	2.31	1.15	1.09	1.33	0.95	1.86	2.38	3.55	4.81	5.88	7.88
甲状腺	701	0.98	0.00	0.00	0.00	0.00	0.51	1.89	3.05	5.30	4.78	5.77	5.06	5.55
肾上腺	55	0.08	0.58	0.00	0.10	0.00	0.00	0.00	0.07	0.00	0.22	0.06	0.22	0.25
其他内分泌腺	65	0.09	0.00	0.13	0.10	0.11	0.00	0.08	0.07	0.08	0.29	0.06	0.11	0.32
霍奇金淋巴瘤	58	0.08	0.00	0.00	0.00	0.11	0.10	0.08	0.13	0.23	0.14	0.26	0.27	0.38
非霍奇金淋巴瘤	1 133	1.59	0.00	0.51	0.63	0.11	0.41	0.71	1.26	0.69	1.52	2.50	4.73	6.62
免疫增生性疾病	26	0.04	0.00	0.00	0.00	0.00	0.00	0.00	0.00	0.00	0.00	0.00	0.00	0.13
多发性骨髓瘤	340	0.48	0.00	0.13	0.00	0.11	0.10	0.00	0.07	0.00	0.14	0.19	0.49	1.32
淋巴样白血病	312	0.44	2.31	2.05	1.36	1.41	0.82	0.95	0.60	0.38	0.87	0.83	0.66	1.20
髓样白血病	609	0.85	0.58	0.51	1.15	0.54	0.62	0.95	1.19	1.15	1.67	2.05	2.75	2.84
白血病，未特指	493	0.69	2.31	1.79	1.15	1.09	0.92	1.34	1.26	0.61	1.16	1.47	1.32	1.58
其他或未指明部位	864	1.21	0.00	0.26	0.00	0.33	0.21	0.24	0.40	0.69	0.58	1.09	2.14	2.96
所有部位合计	71 295	100.00	10.38	9.35	7.13	6.75	7.60	12.14	19.23	29.95	48.02	100.01	174.24	293.89
所有部位除外 C44	70 797	99.30	10.38	9.35	7.02	6.75	7.39	12.14	18.96	29.56	47.51	99.11	173.42	292.37

| 年龄组/岁 | | | | | | | 粗率/(1/10万) | 中标率/(1/10万) | 世标率/(1/10万) | 累积率/% | | 35—64岁 截缩率/(1/10万) | ICD-10 |
55—59	60—64	65—69	70—74	75—79	80—84	≥85				0—64岁	0—74岁		
0.37	0.54	0.82	0.72	0.40	0.98	3.27	0.22	0.12	0.12	0.01	0.01	0.18	C00
1.33	1.99	2.05	2.87	2.39	1.97	1.09	0.69	0.40	0.39	0.03	0.05	0.75	C01—C02
2.14	3.22	4.93	5.89	5.59	5.58	2.18	1.31	0.77	0.76	0.04	0.10	1.16	C03—C06
1.48	1.61	1.64	2.01	1.00	1.97	1.09	0.66	0.45	0.44	0.03	0.05	0.74	C07—C08
0.30	0.46	0.51	0.29	0.60	0.66	0.00	0.17	0.10	0.10	0.01	0.01	0.21	C09
0.66	0.61	1.13	1.01	0.60	0.66	1.64	0.28	0.16	0.16	0.01	0.02	0.29	C10
7.31	10.03	10.47	8.76	5.59	6.56	6.00	3.84	2.52	2.43	0.18	0.28	5.13	C11
1.62	1.38	2.16	1.29	4.39	1.64	0.00	0.62	0.34	0.34	0.02	0.04	0.64	C12—C13
0.22	0.69	0.82	1.44	1.60	1.31	2.18	0.26	0.14	0.14	0.01	0.02	0.16	C14
74.94	145.92	196.25	248.81	299.51	315.60	238.26	51.90	27.35	27.71	1.31	3.54	35.58	C15
91.25	153.65	234.95	295.21	373.14	374.65	257.89	62.86	33.80	33.78	1.60	4.25	44.14	C16
2.44	3.98	2.98	5.46	7.78	8.53	5.45	1.45	0.84	0.81	0.05	0.09	1.38	C17
23.03	34.91	54.91	62.49	73.63	87.26	73.06	15.67	8.86	8.74	0.46	1.05	12.99	C18
27.98	41.42	54.19	64.21	86.40	88.58	74.70	16.86	9.35	9.30	0.52	1.11	14.73	C19—C20
0.52	0.77	1.03	1.58	1.20	1.64	2.18	0.30	0.16	0.16	0.01	0.02	0.23	C21
82.32	98.45	106.23	122.11	128.10	166.00	141.76	42.89	25.55	25.01	1.73	2.87	51.80	C22
5.24	8.96	14.27	16.38	23.15	33.13	28.90	4.07	2.16	2.16	0.10	0.25	2.71	C23—C24
14.47	25.72	33.77	53.01	62.85	83.98	81.24	11.33	6.05	6.05	0.28	0.72	7.94	C25
0.66	1.45	1.33	2.73	1.60	1.64	1.09	0.54	0.33	0.33	0.02	0.04	0.57	C30—C31
4.73	7.20	9.55	9.62	12.97	6.56	7.09	2.43	1.32	1.35	0.08	0.17	2.16	C32
111.26	180.22	285.65	387.15	453.55	480.61	390.92	78.04	41.75	41.78	1.91	5.27	52.82	C33—C34
2.21	2.60	2.67	2.15	2.39	2.30	3.27	0.97	0.62	0.61	0.04	0.07	1.12	C37—C38
3.62	4.21	7.18	7.47	11.77	14.43	9.81	2.31	1.44	1.40	0.08	0.15	1.79	C40—C41
0.74	1.00	3.08	3.74	3.59	5.91	4.36	0.79	0.45	0.44	0.02	0.05	0.55	C43
2.58	3.14	6.57	12.21	14.77	19.36	37.08	2.55	1.40	1.38	0.05	0.15	1.41	C44
0.22	0.31	0.41	0.29	0.80	0.33	0.00	0.16	0.10	0.09	0.01	0.01	0.22	C45
0.00	0.08	0.10	0.00	0.20	0.00	0.00	0.03	0.02	0.02	0.00	0.00	0.03	C46
1.03	1.76	2.16	2.01	2.39	2.95	3.27	0.77	0.51	0.51	0.03	0.05	0.81	C47, C49
0.52	1.15	0.92	1.15	1.80	2.95	2.73	0.43	0.25	0.25	0.02	0.03	0.46	C50
—	—	—	—	—	—	—	—	—	—	—	—	—	C51
—	—	—	—	—	—	—	—	—	—	—	—	—	C52
—	—	—	—	—	—	—	—	—	—	—	—	—	C53
—	—	—	—	—	—	—	—	—	—	—	—	—	C54
—	—	—	—	—	—	—	—	—	—	—	—	—	C55
—	—	—	—	—	—	—	—	—	—	—	—	—	C56
—	—	—	—	—	—	—	—	—	—	—	—	—	C57
—	—	—	—	—	—	—	—	—	—	—	—	—	C58
1.92	2.14	3.49	3.30	2.99	4.59	2.73	0.87	0.49	0.49	0.03	0.06	0.76	C60
4.65	16.38	34.49	69.39	114.73	146.64	147.21	12.41	6.14	6.01	0.12	0.64	3.07	C61
0.44	0.84	0.21	0.29	0.20	0.98	1.09	0.41	0.35	0.31	0.02	0.03	0.50	C62
0.22	0.92	0.72	0.29	1.60	0.98	1.09	0.21	0.11	0.12	0.01	0.01	0.18	C63
8.27	11.33	12.11	13.65	14.57	11.81	11.99	4.48	2.74	2.72	0.19	0.31	5.28	C64
0.52	2.07	1.54	1.44	2.59	2.95	6.00	0.56	0.30	0.31	0.02	0.03	0.52	C65
0.44	1.07	1.23	2.30	3.39	4.26	2.18	0.47	0.24	0.24	0.01	0.03	0.29	C66
13.36	23.50	28.64	43.38	54.87	66.27	86.14	9.78	5.25	5.25	0.25	0.61	6.78	C67
0.22	0.08	0.62	0.57	0.00	0.66	2.18	0.11	0.06	0.06	0.00	0.01	0.06	C68
0.15	0.54	—	0.00	1.20	0.66	—	0.15	0.09	0.10	0.01	—	0.16	C69
10.48	16.08	17.24	20.97	23.35	20.67	23.44	7.03	4.72	4.71	0.30	0.49	7.45	C70—C72, D32—D33, D42—D43
4.58	4.98	3.80	3.74	2.19	2.95	6.00	3.59	3.03	2.61	0.21	0.24	5.15	C73
0.52	0.31	0.41	1.29	1.40	2.62	0.55	0.28	0.18	0.17	0.01	0.02	0.24	C74
0.52	0.92	1.23	1.15	1.40	0.33	0.00	0.33	0.23	0.23	0.01	0.03	0.33	C75
0.44	0.54	0.82	0.43	1.00	0.66	1.09	0.30	0.22	0.20	0.01	0.02	0.32	C81
8.20	12.48	17.35	23.27	22.15	26.57	17.99	5.80	3.52	3.47	0.20	0.40	5.43	C82—C85, C96
0.22	0.23	0.51	0.43	1.60	0.33	0.55	0.13	0.07	0.07	0.00	0.01	0.08	C88
2.58	4.44	8.72	7.61	6.78	6.89	8.18	1.74	0.96	0.99	0.05	0.13	1.28	C90
1.33	1.99	3.90	3.59	6.39	8.86	5.45	1.60	1.29	1.39	0.07	0.11	1.08	C91
3.77	6.20	9.65	8.48	10.18	10.83	9.81	3.12	2.16	2.12	0.13	0.22	2.99	C92—C94, D45—D47
3.77	4.44	5.65	7.18	8.98	11.15	10.90	2.52	1.85	1.93	0.11	0.17	2.08	C95
6.13	8.96	14.68	18.96	21.75	32.15	25.08	4.42	2.50	2.47	0.17	0.29	3.16	O&U
537.92	857.84	1 209.93	1 553.79	1 887.04	2 081.56	1 750.70	364.71	203.81	202.72	10.52	24.34	289.87	ALL
535.34	854.70	1 203.36	1 541.58	1 872.27	2 062.21	1 713.63	362.16	202.41	201.34	10.47	24.19	288.46	ALLbC44

附表 1-3　江苏省肿瘤登记地区 2015 年女性恶性肿瘤发病主要指标

部位	病例数	构成比/%	年龄组/岁											
			0	1—4	5—9	10—14	15—19	20—24	25—29	30—34	35—39	40—44	45—49	50—54
唇	35	0.07	0.00	0.00	0.00	0.00	0.00	0.00	0.07	0.00	0.07	0.00	0.11	0.00
舌	124	0.23	0.00	0.00	0.00	0.00	0.12	0.00	0.00	0.00	0.00	0.25	0.71	0.51
口	166	0.31	0.00	0.00	0.00	0.00	0.00	0.00	0.07	0.23	0.00	0.19	0.33	0.96
唾液腺	102	0.19	0.00	0.00	0.12	0.00	0.12	0.08	0.27	0.30	0.36	0.44	0.55	0.83
扁桃腺	12	0.02	0.00	0.00	0.00	0.00	0.00	0.00	0.00	0.00	0.00	0.06	0.05	0.06
其他口咽	17	0.03	0.00	0.00	0.00	0.00	0.00	0.00	0.00	0.00	0.00	0.00	0.00	0.13
鼻咽	288	0.54	0.00	0.00	0.00	0.13	0.00	0.08	0.47	0.76	0.94	1.26	2.35	2.25
下咽	12	0.02	0.00	0.00	0.00	0.00	0.00	0.00	0.00	0.00	0.07	0.00	0.05	0.13
咽，部位不明	10	0.02	0.00	0.00	0.00	0.00	0.00	0.00	0.00	0.00	0.00	0.00	0.00	0.00
食管	5 096	9.59	0.00	0.00	0.00	0.13	0.00	0.08	0.07	0.15	0.51	0.76	3.12	7.25
胃	5 280	9.94	0.00	0.00	0.00	0.00	0.00	0.68	1.96	2.43	3.61	6.31	12.43	18.23
小肠	237	0.45	0.00	0.00	0.00	0.00	0.00	0.08	0.00	0.08	0.29	0.38	0.77	1.09
结肠	2 373	4.47	0.00	0.00	0.00	0.13	0.12	0.42	0.88	1.52	2.17	3.72	7.66	11.62
直肠	2 215	4.17	0.00	0.00	0.00	0.00	0.00	0.25	0.54	1.14	1.73	2.90	7.61	11.68
肛门	44	0.08	0.00	0.00	0.00	0.00	0.00	0.00	0.08	0.07	0.06	0.22	0.06
肝脏	3 365	6.33	0.00	0.29	0.24	0.00	0.35	0.34	0.20	1.52	2.31	5.61	11.00	16.88
胆囊及其他	1 007	1.90	0.00	0.00	0.00	0.00	0.00	0.00	0.13	0.00	0.51	1.07	2.30	2.82
胰腺	1 799	3.39	0.00	0.00	0.12	0.13	0.12	0.08	0.07	0.30	0.51	1.45	2.90	5.97
鼻、鼻窦及其他	49	0.09	0.00	0.00	0.00	0.00	0.00	0.08	0.20	0.00	0.07	0.19	0.22	0.45
喉	35	0.07	0.00	0.00	0.00	0.00	0.00	0.00	0.00	0.00	0.07	0.00	0.11	0.00
气管、支气管、肺	7 487	14.09	0.00	0.00	0.00	0.00	0.12	0.25	1.28	2.05	4.55	9.27	19.87	32.73
其他胸腔器官	123	0.23	0.00	0.00	0.29	0.00	0.00	0.08	0.20	0.15	0.29	0.69	0.22	1.09
骨	344	0.65	0.00	0.00	0.15	0.48	0.25	0.46	0.17	0.20	0.53	0.36	0.95	1.20	1.93
皮肤黑色素瘤	152	0.29	0.00	0.00	0.00	0.00	0.00	0.00	0.07	0.00	0.36	0.38	0.33	0.77
皮肤其他	539	1.01	0.00	0.00	0.00	0.13	0.17	0.34	0.30	0.43	0.76	1.20	1.48
间皮瘤	19	0.04	0.00	0.00	0.00	0.00	0.00	0.00	0.00	0.00	0.00	0.06	0.16	0.26
卡波氏肉瘤	5	0.01	0.00	0.00	0.00	0.00	0.00	0.07	0.00	0.00	0.06	0.00	0.00
周围神经、其他结缔组织、软组织	127	0.24	0.00	0.44	0.12	0.38	0.23	0.17	0.47	0.30	0.58	0.50	0.60	0.71
乳腺	7 598	14.30	0.00	0.00	0.00	0.00	0.12	1.02	4.99	11.45	26.94	49.94	75.71	81.00
外阴	71	0.13	0.00	0.00	0.00	0.00	0.00	0.00	0.23	0.07	0.44	0.11	0.45
阴道	44	0.08	0.00	0.00	0.00	0.00	0.00	0.00	0.15	0.00	0.13	0.22	0.32
子宫颈	3 469	6.53	0.00	0.00	0.00	0.00	0.00	0.51	2.50	5.69	14.52	24.59	38.16	34.79
子宫体	1 226	2.31	0.00	0.00	0.00	0.00	0.00	0.34	0.13	0.91	3.18	5.36	9.03	14.51
子宫，部位不明	374	0.70	0.00	0.00	0.00	0.00	0.00	0.20	0.61	0.79	2.21	3.39	3.15
卵巢	1 170	2.20	0.00	0.00	0.12	0.13	1.04	0.93	1.75	1.97	2.96	5.17	9.14	11.68
其他女性生殖器	119	0.22	0.00	0.00	0.00	0.00	0.00	0.08	0.13	0.00	0.22	0.50	0.60	1.09
胎盘	9	0.02	0.00	0.00	0.00	0.00	0.12	0.34	0.13	0.00	0.06	0.05	0.00
阴茎	—	—	—	—	—	—	—	—	—	—	—	—	—	—
前列腺	—	—	—	—	—	—	—	—	—	—	—	—	—	—
睾丸	—	—	—	—	—	—	—	—	—	—	—	—	—	—
其他男性生殖器	—	—	—	—	—	—	—	—	—	—	—	—	—	—
肾	532	1.00	0.65	0.73	0.12	0.00	0.23	0.08	0.27	0.68	0.79	1.64	2.13	4.30
肾盂	50	0.09	0.00	0.00	0.00	0.00	0.00	0.00	0.00	0.14	0.00	0.22	0.19
输尿管	58	0.11	0.00	0.00	0.00	0.00	0.00	0.00	0.00	0.00	0.00	0.05	0.00
膀胱	514	0.97	0.00	0.00	0.00	0.00	0.00	0.23	0.08	0.07	0.08	0.22	0.32	1.42	1.60
其他泌尿器官	13	0.02	0.00	0.00	0.00	0.00	0.00	0.00	0.07	0.00	0.06	0.11	0.19
眼	28	0.05	0.65	0.29	0.00	0.00	0.00	0.00	0.00	0.00	0.00	0.11	0.06
脑、神经系统	1 504	2.83	1.29	1.16	2.26	0.76	1.04	1.02	1.75	0.99	2.53	4.73	6.79	11.81
甲状腺	2 186	4.11	0.00	0.15	0.00	0.25	1.96	4.58	8.56	11.83	14.23	17.21	18.01	24.07
肾上腺	41	0.08	0.00	0.00	0.00	0.00	0.00	0.00	0.27	0.00	0.14	0.13	0.16	0.32
其他内分泌腺	48	0.09	0.00	0.00	0.00	0.00	0.00	0.08	0.00	0.08	0.07	0.19	0.49	0.45
霍奇金淋巴瘤	32	0.06	0.00	0.00	0.00	0.12	0.13	0.12	0.00	0.13	0.15	0.00	0.00	0.19
非霍奇金淋巴瘤	846	1.59	0.00	0.00	0.00	0.00	0.50	0.12	0.51	0.81	1.44	2.02	1.51	2.68	3.79
免疫增生性疾病	9	0.02	0.00	0.00	0.00	0.00	0.00	0.00	0.00	0.00	0.00	0.06	0.00	0.00
多发性骨髓瘤	251	0.47	0.00	0.00	0.00	0.13	0.00	0.00	0.00	0.00	0.07	0.19	0.60	0.77
淋巴样白血病	242	0.46	1.94	1.16	1.19	0.88	0.35	0.08	0.40	0.45	0.36	0.50	1.15	0.96
髓样白血病	471	0.89	1.94	0.15	0.12	0.38	0.58	1.02	0.74	1.52	1.59	1.45	2.08	2.50
白血病，未特指	373	0.70	1.29	1.45	1.07	0.50	0.35	0.85	1.01	0.83	0.87	1.39	1.37	1.86
其他或未指明部位	791	1.49	0.00	0.15	0.24	0.13	0.23	0.34	0.20	0.45	0.36	1.95	2.74	4.11
所有部位合计	53 131	100.00	7.75	6.39	6.30	4.92	8.20	14.92	31.70	51.41	91.95	157.07	252.64	324.06
所有部位除外 C44	52 592	98.99	7.75	6.39	6.30	4.92	8.08	14.75	31.36	51.11	91.52	156.32	251.43	322.59

55—59	60—64	65—69	70—74	75—79	80—84	≥85	粗率/(1/10万)	中标率/(1/10万)	世标率/(1/10万)	0—64岁	0—74岁	35—64岁截缩率/(1/10万)	ICD-10
0.08	0.23	0.62	1.12	0.89	1.01	1.26	0.18	0.09	0.09	0.00	0.01	0.08	C00
1.08	1.87	1.76	2.11	2.33	1.52	2.83	0.65	0.35	0.35	0.02	0.04	0.65	C01—C02
1.15	1.80	2.48	2.39	4.47	4.05	5.66	0.86	0.44	0.43	0.02	0.05	0.64	C03—C06
0.69	0.86	1.65	0.84	1.07	1.01	1.26	0.53	0.36	0.34	0.02	0.04	0.60	C07—C08
0.08	0.08	0.10	0.28	0.18	0.25	0.63	0.06	0.03	0.03	0.00	0.00	0.05	C09
0.08	0.31	0.21	0.42	0.54	0.51	0.00	0.09	0.04	0.04	0.00	0.01	0.07	C10
1.69	2.89	2.69	5.47	3.58	2.28	1.57	1.50	1.00	0.92	0.06	0.10	1.83	C11
0.15	0.16	0.10	0.00	0.36	0.25	0.00	0.06	0.04	0.03	0.00	0.00	0.09	C12—C13
0.08	0.08	0.31	0.14	0.54	0.25	0.00	0.05	0.03	0.03	0.00	0.00	0.02	C14
23.60	52.94	92.55	126.03	165.97	181.15	151.01	26.52	12.34	12.34	0.44	1.54	11.89	C15
31.45	51.69	81.60	112.00	149.52	168.23	123.01	27.48	13.89	13.57	0.64	1.61	17.99	C16
2.08	2.58	3.41	4.49	4.83	6.59	5.03	1.23	0.64	0.64	0.04	0.08	1.05	C17
16.84	24.52	31.92	46.60	60.99	59.03	55.05	12.35	6.49	6.33	0.35	0.74	9.83	C18
17.15	23.03	28.40	41.96	52.40	66.89	46.88	11.53	5.97	5.84	0.33	0.68	9.44	C19—C20
0.08	0.23	0.62	1.54	0.36	1.77	1.89	0.23	0.12	0.11	0.00	0.01	0.12	C21
26.91	35.21	48.44	58.53	72.97	99.57	81.17	17.51	9.03	8.94	0.50	1.04	14.40	C22
6.07	9.53	13.94	16.98	30.76	41.04	32.72	5.24	2.48	2.44	0.11	0.27	3.22	C23—C24
10.53	15.46	26.55	38.88	50.97	67.14	61.35	9.36	4.46	4.42	0.19	0.52	5.26	C25
0.46	0.78	0.21	0.28	0.54	0.51	1.57	0.26	0.15	0.15	0.01	0.01	0.33	C30—C31
0.31	0.23	0.62	0.70	1.25	0.76	1.26	0.18	0.09	0.09	0.00	0.01	0.11	C32
54.67	87.60	106.39	148.21	180.46	216.12	180.26	38.97	19.69	19.55	1.06	2.33	30.16	C33—C34
1.08	1.80	1.76	0.84	1.25	1.77	1.57	0.64	0.39	0.40	0.03	0.04	0.78	C37—C38
1.77	2.81	4.65	6.46	8.58	8.87	5.03	1.79	1.07	1.04	0.06	0.11	1.39	C40—C41
1.00	1.72	2.27	3.09	1.79	4.56	4.40	0.79	0.42	0.41	0.02	0.05	0.68	C43
2.38	3.75	5.89	8.56	12.88	20.52	35.86	2.81	1.30	1.29	0.05	0.13	1.49	C44
0.08	0.23	0.10	0.28	0.36	0.51	0.00	0.10	0.06	0.05	0.00	0.01	0.13	C45
0.00	0.08	0.21	0.00	0.00	0.00	0.00	0.03	0.02	0.02	0.00	0.00	0.02	C46
0.85	1.02	1.03	1.54	1.07	3.04	1.26	0.66	0.50	0.48	0.03	0.04	0.68	C47, C49
77.12	77.45	68.07	51.37	46.50	40.03	35.23	39.55	26.11	24.48	2.03	2.63	62.54	C50
0.46	0.39	0.93	0.98	1.61	1.52	2.83	0.37	0.21	0.19	0.01	0.02	0.30	C51
0.38	0.23	1.14	1.12	0.36	0.51	0.00	0.23	0.14	0.13	0.01	0.02	0.20	C52
35.60	30.68	26.03	24.98	19.49	21.28	13.21	18.06	12.17	11.26	0.94	1.19	29.12	C53
17.30	14.91	11.36	9.96	9.30	6.08	4.72	6.38	3.96	3.85	0.33	0.43	9.90	C54
2.77	3.75	3.82	3.65	4.29	5.57	4.09	1.95	1.20	1.13	0.08	0.12	2.59	C55
10.53	12.10	12.60	12.63	10.55	9.88	6.92	6.09	4.00	3.80	0.29	0.41	8.15	C56
1.00	1.56	1.45	1.82	1.25	1.27	1.57	0.62	0.37	0.36	0.03	0.04	0.76	C57
0.00	0.00	0.00	0.00	0.00	0.00	0.00	0.05	0.06	0.06	0.00	0.00	0.02	C58
—	—	—	—	—	—	—	—	—	—	—	—	—	C60
—	—	—	—	—	—	—	—	—	—	—	—	—	C61
—	—	—	—	—	—	—	—	—	—	—	—	—	C62
—	—	—	—	—	—	—	—	—	—	—	—	—	C63
5.15	4.92	7.44	8.28	9.30	9.12	5.35	2.77	1.64	1.63	0.11	0.18	2.88	C64
0.08	0.39	1.03	0.84	1.07	2.28	1.26	0.26	0.13	0.13	0.01	0.01	0.16	C65
0.15	0.86	0.93	1.40	1.97	3.29	0.31	0.30	0.14	0.14	0.01	0.02	0.14	C66
2.46	5.08	5.99	9.12	15.38	23.82	15.73	2.68	1.28	1.25	0.06	0.13	1.61	C67
0.00	0.00	0.10	0.14	0.54	0.00	0.00	0.07	0.04	0.04	0.00	0.00	0.07	C68
0.08	0.47	0.21	0.14	0.89	1.52	0.31	0.15	0.08	0.10	0.01	0.01	0.10	C69
11.76	17.80	19.21	20.21	25.58	22.04	15.73	7.83	4.85	4.85	0.32	0.52	8.44	C70—C72, D32—D33, D42—D43
19.91	14.68	9.30	8.00	5.54	6.08	1.89	11.38	9.18	8.06	0.68	0.76	17.92	C73
0.46	0.47	0.41	0.28	0.36	0.25	1.26	0.21	0.13	0.13	0.01	0.01	0.26	C74
0.38	0.39	0.62	0.28	0.72	0.76	0.31	0.25	0.16	0.15	0.01	0.02	0.32	C75
0.23	0.31	0.10	0.42	1.25	0.51	0.63	0.17	0.12	0.11	0.01	0.01	0.10	C81
6.61	10.31	12.39	15.58	15.92	14.95	14.79	4.40	2.59	2.48	0.15	0.29	4.00	C82—C85, C96
0.08	0.08	0.21	0.28	0.36	0.00	0.00	0.05	0.03	0.03	0.00	0.00	0.03	C88
2.69	2.81	4.65	6.60	6.62	4.81	1.26	1.31	0.69	0.69	0.04	0.09	1.00	C90
1.15	1.80	3.10	3.65	5.01	4.05	3.46	1.26	0.93	0.99	0.05	0.09	0.93	C91
3.15	5.08	5.78	8.14	6.26	6.33	4.09	2.45	1.68	1.60	0.10	0.17	2.46	C92—C94, D45—D47
2.38	4.44	4.44	5.05	6.08	7.60	3.15	1.94	1.39	1.42	0.08	0.13	1.68	C95
6.30	7.57	11.67	11.79	14.84	23.56	22.02	4.12	2.18	2.17	0.12	0.24	3.43	O&U
410.58	540.53	673.46	836.48	1 021.93	1 176.35	962.67	276.54	156.94	151.62	9.50	17.05	272.09	ALL
408.20	536.78	667.57	827.92	1 009.06	1 155.83	926.81	273.73	155.64	150.33	9.45	16.93	270.60	ALLbC44

附表 2-1　江苏省城市肿瘤登记地区 2015 年男女合计恶性肿瘤发病主要指标

部位	病例数	构成比/%	年龄组/岁											
			0	1—4	5—9	10—14	15—19	20—24	25—29	30—34	35—39	40—44	45—49	50—54
唇	32	0.06	0.00	0.00	0.00	0.00	0.00	0.00	0.08	0.09	0.00	0.00	0.15	0.17
舌	108	0.21	0.00	0.00	0.00	0.00	0.00	0.00	0.00	0.00	0.00	0.24	0.87	0.59
口	190	0.38	0.00	0.00	0.00	0.00	0.00	0.00	0.08	0.09	0.17	0.24	0.80	1.01
唾液腺	106	0.21	0.00	0.00	0.00	0.16	0.15	0.10	0.42	0.35	0.44	0.56	0.58	0.59
扁桃腺	17	0.03	0.00	0.00	0.00	0.00	0.00	0.00	0.00	0.00	0.00	0.08	0.15	0.34
其他口咽	19	0.04	0.00	0.00	0.00	0.00	0.00	0.00	0.00	0.00	0.00	0.08	0.00	0.17
鼻咽	424	0.84	0.00	0.00	0.00	0.00	0.15	0.62	0.59	1.06	1.04	2.40	3.05	4.96
下咽	72	0.14	0.00	0.00	0.00	0.00	0.00	0.00	0.00	0.00	0.00	0.00	0.44	0.67
咽，部位不明	30	0.06	0.00	0.00	0.00	0.00	0.00	0.00	0.00	0.00	0.00	0.08	0.07	0.00
食管	4 637	9.17	0.00	0.17	0.00	0.00	0.00	0.00	0.17	0.00	0.52	1.84	5.29	14.54
胃	7 388	14.61	0.00	0.00	0.00	0.00	0.00	0.62	2.04	2.20	3.22	7.83	17.18	33.28
小肠	260	0.51	0.00	0.00	0.00	0.00	0.10	0.17	0.44	0.44	0.56	1.16	1.60
结肠	2 785	5.51	0.00	0.00	0.00	0.16	0.29	0.62	1.10	2.20	2.18	5.27	9.43	18.32
直肠	2 299	4.55	0.00	0.00	0.00	0.00	0.31	0.85	1.50	1.04	4.87	7.61	16.72
肛门	54	0.11	0.00	0.00	0.00	0.00	0.00	0.00	0.00	0.00	0.09	0.00	0.22	0.25
肝脏	3 912	7.74	0.75	0.00	0.00	0.00	0.44	0.00	0.93	2.11	5.13	11.98	23.78	34.20
胆囊及其他	769	1.52	0.00	0.00	0.00	0.00	0.00	0.00	0.08	0.00	0.35	1.36	1.89	2.35
胰腺	1 651	3.26	0.00	0.00	0.00	0.00	0.15	0.21	0.25	0.26	0.70	1.84	3.84	6.64
鼻、鼻窦及其他	62	0.12	0.00	0.00	0.00	0.00	0.00	0.00	0.17	0.09	0.09	0.40	0.36	0.59
喉	235	0.46	0.00	0.00	0.00	0.00	0.00	0.00	0.00	0.00	0.00	0.24	0.80	1.43
气管、支气管、肺	9 089	17.97	0.00	0.00	0.00	0.00	0.00	0.41	0.85	2.03	4.53	9.98	22.91	46.14
其他胸腔器官	153	0.30	0.00	0.00	0.00	0.00	0.15	0.21	0.17	0.26	0.26	0.96	0.58	1.85
骨	281	0.56	0.00	0.00	0.00	0.15	0.66	0.29	0.41	0.00	0.44	0.52	0.88	1.31	1.43
皮肤黑色素瘤	137	0.27	0.00	0.00	0.00	0.00	0.00	0.00	0.00	0.18	0.09	0.24	0.58	0.84
皮肤其他	382	0.76	0.00	0.00	0.00	0.00	0.29	0.00	0.34	0.35	0.44	0.72	1.02	1.34
间皮瘤	26	0.05	0.00	0.00	0.00	0.00	0.00	0.00	0.00	0.00	0.09	0.24	0.29	0.34
卡波氏肉瘤	5	0.01	0.00	0.00	0.00	0.00	0.00	0.00	0.08	0.00	0.00	0.00	0.00	0.00
周围神经、其他结缔组织、软组织	130	0.26	0.00	0.00	0.50	0.45	0.49	0.29	0.21	0.25	0.53	0.52	0.56	0.65	1.01
乳腺	3 506	6.93	0.00	0.00	0.00	0.00	0.00	0.62	2.89	6.43	14.27	25.71	45.46	47.06
外阴	37	0.07	0.00	0.00	0.00	0.00	0.00	0.00	0.00	0.18	0.09	0.08	0.15	0.25
阴道	21	0.04	0.00	0.00	0.00	0.00	0.00	0.00	0.00	0.09	0.00	0.16	0.07	0.17
子宫颈	1 272	2.52	0.00	0.00	0.00	0.00	0.00	0.21	1.10	2.82	7.83	12.94	18.85	17.06
子宫体	561	1.11	0.00	0.00	0.00	0.00	0.00	0.08	0.53	2.00	3.27	4.71	9.41
子宫，部位不明	91	0.18	0.00	0.00	0.00	0.00	0.00	0.00	0.18	0.17	0.72	1.09	1.43
卵巢	486	0.96	0.00	0.00	0.00	0.15	0.00	0.44	0.72	1.10	0.70	1.65	2.79	3.99	5.80
其他女性生殖器	62	0.12	0.00	0.00	0.00	0.00	0.00	0.10	0.08	0.00	0.09	0.32	0.44	0.67
胎盘	2	0.00	0.00	0.00	0.00	0.00	0.00	0.21	0.00	0.00	0.00	0.00	0.00	0.00
阴茎	57	0.11	0.00	0.00	0.00	0.00	0.00	0.00	0.10	0.00	0.00	0.08	0.15	0.25
前列腺	1 289	2.55	0.00	0.00	0.00	0.00	0.00	0.00	0.00	0.08	0.00	0.16	0.15	0.50
睾丸	28	0.06	0.00	0.00	0.00	0.00	0.00	0.41	0.17	0.26	0.17	0.40	0.29	0.25
其他男性生殖器	21	0.04	0.00	0.00	0.00	0.00	0.00	0.00	0.00	0.00	0.00	0.00	0.00	0.00
肾	725	1.43	0.75	0.67	0.00	0.00	0.15	0.10	0.25	0.97	1.83	3.67	4.28	7.90
肾盂	88	0.17	0.00	0.00	0.00	0.00	0.00	0.00	0.00	0.00	0.09	0.17	0.00	0.58	0.59
输尿管	84	0.17	0.00	0.00	0.00	0.00	0.00	0.00	0.00	0.00	0.00	0.00	0.29	0.25
膀胱	997	1.97	0.00	0.00	0.00	0.00	0.00	0.10	0.25	0.62	0.52	0.96	2.03	3.45
其他泌尿器官	16	0.03	0.00	0.00	0.00	0.00	0.00	0.00	0.00	0.00	0.00	0.16	0.00	0.17
眼	18	0.04	0.00	0.33	0.00	0.00	0.00	0.00	0.00	0.00	0.00	0.00	0.07	0.08
脑、神经系统	1 182	2.34	2.25	2.17	1.65	0.82	1.16	0.41	1.44	1.50	3.31	4.95	6.96	11.34
甲状腺	1 644	3.25	0.00	0.00	0.00	0.16	1.46	4.55	9.33	13.83	15.23	18.21	17.77	20.59
肾上腺	38	0.08	0.00	0.00	0.00	0.15	0.00	0.00	0.34	0.00	0.00	0.08	0.15	0.50
其他内分泌腺	44	0.09	0.00	0.00	0.17	0.00	0.16	0.00	0.00	0.09	0.00	0.16	0.58	0.50
霍奇金淋巴瘤	36	0.07	0.00	0.00	0.00	0.15	0.16	0.00	0.17	0.35	0.17	0.16	0.07	0.25
非霍奇金淋巴瘤	798	1.58	0.00	0.67	0.15	0.49	0.00	0.52	1.27	1.23	2.09	2.87	3.63	5.21
免疫增生性疾病	19	0.04	0.00	0.00	0.00	0.00	0.00	0.00	0.00	0.00	0.00	0.00	0.00	0.17
多发性骨髓瘤	243	0.48	0.00	0.00	0.00	0.00	0.00	0.00	0.00	0.00	0.17	0.08	0.51	1.01
淋巴样白血病	232	0.46	2.25	2.34	1.65	1.64	0.87	0.62	0.59	0.44	0.61	0.56	0.94	1.18
髓样白血病	492	0.97	0.75	0.50	0.60	0.66	1.02	1.24	1.53	0.97	1.91	1.92	2.76	3.28
白血病，未特指	272	0.54	1.50	2.00	1.20	0.99	0.29	1.14	0.85	0.70	0.35	0.96	0.87	1.60
其他或未指明部位	957	1.89	0.00	0.17	0.30	0.33	0.29	0.31	0.42	0.79	0.78	2.24	3.12	6.13
所有部位合计	50 571	100.00	8.26	9.67	6.73	6.90	7.86	15.20	30.64	47.03	75.28	137.19	224.93	338.41
所有部位除外 C44	50 189	99.24	8.26	9.67	6.73	6.90	7.57	15.20	30.30	46.68	74.85	136.47	223.91	337.06

年龄组 / 岁							粗率 /(1/10万)	中标率 /(1/10万)	世标率 /(1/10万)	累积率 /%		35—64 岁 截缩率 /(1/10万)	ICD-10
55—59	60—64	65—69	70—74	75—79	80—84	≥ 85				0—64 岁	0—74 岁		
0.10	0.68	0.79	1.14	0.25	1.10	1.05	0.21	0.12	0.12	0.01	0.02	0.16	C00
1.25	1.65	2.11	2.66	3.27	2.93	2.62	0.71	0.39	0.39	0.02	0.05	0.68	C01—C02
1.72	3.01	4.09	6.09	6.04	5.13	5.23	1.25	0.69	0.68	0.04	0.09	1.01	C03—C06
1.44	1.46	2.37	1.14	1.26	1.83	1.57	0.70	0.48	0.45	0.03	0.05	0.77	C07—C08
0.00	0.19	0.40	0.19	0.76	0.00	0.52	0.11	0.07	0.06	0.00	0.01	0.12	C09
0.38	0.19	0.40	0.00	0.95	0.25	0.37	0.00	0.13	0.07	0.07	0.00	0.01	0.12	C10
4.50	7.57	7.38	7.99	4.03	3.67	3.14	2.80	1.81	1.75	0.13	0.21	3.61	C11
1.63	1.26	1.19	1.33	2.77	0.37	0.00	0.47	0.27	0.27	0.02	0.03	0.57	C12—C13
0.38	0.00	0.66	1.52	2.01	0.37	1.05	0.20	0.11	0.10	0.00	0.01	0.08	C14
39.94	76.37	115.45	142.92	184.81	182.61	154.84	30.57	15.56	15.72	0.69	1.99	18.83	C15
64.74	112.18	167.77	227.98	280.48	276.12	206.62	48.71	25.74	25.59	1.22	3.20	33.66	C16
2.49	4.46	3.29	6.47	9.32	8.43	7.32	1.71	0.97	0.94	0.06	0.11	1.57	C17
24.52	37.55	58.12	74.03	96.93	104.87	81.08	18.36	10.04	9.85	0.51	1.17	14.23	C18
24.42	34.64	44.54	53.09	79.81	81.40	64.86	15.16	8.21	8.12	0.46	0.95	12.94	C19—C20
0.57	0.78	1.45	1.90	0.50	1.83	2.62	0.36	0.19	0.19	0.01	0.03	0.27	C21
47.12	56.48	67.87	85.83	94.92	114.04	105.14	25.79	14.57	14.36	0.91	1.68	26.80	C22
4.88	10.19	16.34	17.89	29.96	44.74	40.28	5.07	2.54	2.52	0.11	0.28	3.02	C23—C24
13.79	21.83	31.50	52.52	62.69	79.94	66.96	10.88	5.61	5.56	0.25	0.67	6.90	C25
0.38	1.46	0.40	1.52	1.01	0.37	3.14	0.41	0.24	0.24	0.02	0.03	0.50	C30—C31
3.45	4.66	5.54	7.42	6.29	3.67	2.09	1.55	0.85	0.86	0.05	0.12	1.48	C32
87.54	137.60	202.56	280.69	321.27	328.19	258.93	59.92	31.69	31.62	1.56	3.98	43.73	C33—C34
1.92	2.62	2.64	1.90	2.27	3.30	2.62	1.01	0.62	0.61	0.04	0.07	1.23	C37—C38
2.30	3.40	5.01	7.42	8.56	9.53	8.89	1.85	1.14	1.10	0.06	0.12	1.49	C40—C41
0.38	1.75	3.56	4.38	3.78	5.87	5.23	0.90	0.49	0.48	0.02	0.06	0.59	C43
2.39	3.69	6.33	10.09	13.34	19.80	29.82	2.52	1.31	1.29	0.05	0.13	1.42	C44
0.38	0.19	0.26	0.57	0.76	0.00	0.00	0.17	0.11	0.10	0.01	0.01	0.25	C45
0.00	0.19	0.13	0.00	0.25	0.00	0.00	0.03	0.02	0.02	0.00	0.00	0.03	C46
0.86	1.65	1.85	1.90	2.27	4.03	2.09	0.86	0.64	0.63	0.04	0.06	0.82	C47, C49
43.48	46.38	43.62	34.83	33.99	28.60	31.91	23.11	15.28	14.39	1.16	1.55	35.72	C50
0.38	0.19	0.66	1.33	1.01	0.73	1.05	0.24	0.15	0.14	0.01	0.02	0.20	C51
0.29	0.19	0.66	0.57	0.00	0.73	0.00	0.14	0.09	0.08	0.00	0.01	0.13	C52
16.86	15.04	10.41	10.09	5.79	6.23	3.66	8.39	5.87	5.40	0.46	0.57	14.54	C53
9.19	9.12	6.19	6.47	5.54	4.77	3.66	3.70	2.33	2.25	0.19	0.25	5.81	C54
0.86	0.87	1.19	1.33	1.26	1.83	1.05	0.60	0.38	0.36	0.03	0.04	0.84	C55
5.17	6.89	7.38	7.42	6.04	7.33	6.28	3.20	2.10	2.02	0.15	0.22	4.12	C56
0.67	0.97	0.79	1.33	1.26	1.47	1.05	0.41	0.24	0.24	0.02	0.03	0.48	C57
0.00	0.00	0.00	0.00	0.00	0.00	0.00	0.01	0.02	0.02	0.00	0.00	0.00	C58
0.77	0.87	1.45	1.52	2.01	1.47	1.05	0.38	0.20	0.21	0.01	0.03	0.30	C60
2.97	10.97	24.91	50.43	77.30	84.34	74.80	8.50	4.04	3.93	0.07	0.45	1.94	C61
0.10	0.19	0.00	0.19	0.00	0.37	0.00	0.18	0.17	0.14	0.01	0.01	0.25	C62
0.19	0.39	0.66	0.00	1.26	0.00	0.52	0.14	0.07	0.07	0.00	0.01	0.11	C63
7.57	11.26	11.99	15.22	15.61	13.57	9.42	4.78	2.92	2.87	0.19	0.33	5.60	C64
0.19	1.55	1.71	1.90	2.01	3.67	5.75	0.58	0.31	0.31	0.02	0.03	0.47	C65
0.29	1.46	1.32	2.85	3.02	6.60	2.09	0.55	0.28	0.27	0.01	0.03	0.32	C66
9.67	13.97	20.30	27.59	38.27	42.17	46.03	6.57	3.39	3.38	0.16	0.40	4.29	C67
0.10	0.10	0.40	0.38	0.25	0.00	2.09	0.11	0.05	0.06	0.00	0.01	0.08	C68
0.00	0.49	0.13	0.00	0.76	1.47	0.52	0.12	0.06	0.08	0.00	0.01	0.09	C69
12.16	17.27	18.98	23.60	24.42	23.83	19.88	7.79	4.99	5.01	0.33	0.54	8.57	C70—C72, D32—D33, D42—D43
15.52	11.26	8.57	7.42	5.54	5.50	5.23	10.84	9.06	7.77	0.64	0.72	16.69	C73
0.67	0.49	0.13	0.19	1.01	1.83	0.52	0.25	0.16	0.16	0.01	0.01	0.27	C74
0.67	0.49	0.66	0.76	0.76	0.00	0.52	0.29	0.20	0.20	0.01	0.02	0.37	C75
0.29	0.39	0.40	0.38	1.26	0.73	0.52	0.24	0.19	0.17	0.01	0.01	0.21	C81
6.61	10.77	15.68	20.17	20.39	21.27	20.92	5.26	3.19	3.10	0.18	0.36	4.75	C82—C85, C96
0.10	0.49	0.40	0.37	1.76	0.37	0.06	0.06	0.06	0.00	0.01	0.09	C88
2.97	3.49	7.78	7.42	7.30	5.50	6.28	1.60	0.85	0.87	0.04	0.12	1.14	C90
0.86	1.75	3.29	4.38	5.79	7.33	5.75	1.53	1.26	1.39	0.07	0.11	0.93	C91
3.45	6.31	9.62	10.66	9.06	8.07	10.98	3.24	2.25	2.19	0.13	0.23	3.06	C92—C94, D45—D47
2.11	2.52	4.61	3.62	6.55	9.90	5.75	1.79	1.32	1.41	0.08	0.12	1.28	C95
9.00	13.10	18.85	23.79	28.20	39.60	32.95	6.31	3.49	3.45	0.18	0.40	5.03	O&U
486.63	716.83	976.68	1 267.79	1 527.29	1 614.53	1 358.47	333.39	189.51	185.71	10.52	21.74	294.52	ALL
484.23	713.14	970.35	1 257.70	1 513.94	1 594.73	1 328.65	330.87	188.21	184.43	10.46	21.60	293.10	ALLbC44

附表 2-2 江苏省城市肿瘤登记地区 2015 年男性恶性肿瘤发病主要指标

部位	病例数	构成比/%	0	1—4	5—9	10—14	15—19	20—24	25—29	30—34	35—39	40—44	45—49	50—54
唇	16	0.06	0.00	0.00	0.00	0.00	0.00	0.00	0.00	0.18	0.00	0.00	0.15	0.34
舌	58	0.20	0.00	0.00	0.00	0.00	0.00	0.00	0.00	0.00	0.00	0.16	1.33	1.01
口	121	0.42	0.00	0.00	0.00	0.00	0.00	0.00	0.17	0.00	0.35	0.49	1.33	1.17
唾液腺	61	0.21	0.00	0.00	0.00	0.31	0.00	0.20	0.52	0.36	0.18	0.33	0.59	0.67
扁桃腺	12	0.04	0.00	0.00	0.00	0.00	0.00	0.00	0.00	0.00	0.00	0.00	0.30	0.67
其他口咽	16	0.06	0.00	0.00	0.00	0.00	0.00	0.00	0.00	0.00	0.00	0.16	0.00	0.34
鼻咽	307	1.07	0.00	0.00	0.00	0.00	0.28	1.21	0.52	1.82	1.24	3.75	4.28	7.55
下咽	68	0.24	0.00	0.00	0.00	0.00	0.00	0.00	0.00	0.00	0.00	0.00	0.89	1.17
咽，部位不明	25	0.09	0.00	0.00	0.00	0.00	0.00	0.00	0.00	0.00	0.00	0.16	0.15	0.00
食管	3 175	11.05	0.00	0.32	0.00	0.00	0.00	0.00	0.17	0.00	0.35	3.10	8.71	23.31
胃	5 216	18.15	0.00	0.00	0.00	0.00	0.00	0.61	1.73	1.82	3.18	9.47	20.38	46.79
小肠	147	0.51	0.00	0.00	0.00	0.00	0.00	0.00	0.35	0.73	0.53	0.65	1.48	2.01
结肠	1 573	5.47	0.00	0.00	0.00	0.00	0.28	0.61	0.52	2.72	1.59	7.18	9.60	20.46
直肠	1 397	4.86	0.00	0.00	0.00	0.00	0.00	0.20	0.86	1.45	0.88	5.88	8.71	20.29
肛门	30	0.10	0.00	0.00	0.00	0.00	0.00	0.00	0.00	0.00	0.00	0.00	0.15	0.34
肝脏	2 818	9.81	1.43	0.00	0.00	0.00	0.56	0.00	1.73	2.90	9.37	19.59	40.76	55.84
胆囊及其他	315	1.10	0.00	0.00	0.00	0.00	0.00	0.00	0.17	0.18	0.18	1.47	1.62	1.68
胰腺	914	3.18	0.00	0.00	0.00	0.00	0.28	0.20	0.35	0.36	0.88	2.29	3.99	8.72
鼻、鼻窦及其他	37	0.13	0.00	0.00	0.00	0.00	0.00	0.00	0.18	0.18	0.49	0.44	0.84
喉	219	0.76	0.00	0.00	0.00	0.00	0.00	0.00	0.00	0.00	0.00	0.49	1.48	2.85
气管、支气管、肺	6 124	21.31	0.00	0.00	0.00	0.00	0.00	0.00	0.69	2.00	4.77	9.63	24.81	52.32
其他胸腔器官	93	0.32	0.00	0.00	0.00	0.00	0.28	0.20	0.35	0.36	0.35	0.98	0.89	2.18
骨	147	0.51	0.00	0.00	0.00	0.93	0.00	0.81	0.00	0.36	0.71	0.82	1.03	1.68
皮肤黑色素瘤	74	0.26	0.00	0.00	0.00	0.00	0.00	0.00	0.18	0.18	0.16	0.59	1.01
皮肤其他	185	0.64	0.00	0.00	0.00	0.00	0.56	0.00	0.35	0.18	0.53	0.98	0.74	1.51
间皮瘤	16	0.06	0.00	0.00	0.00	0.00	0.00	0.00	0.00	0.18	0.33	0.30	0.34
卡波氏肉瘤	3	0.01	0.00	0.00	0.00	0.00	0.00	0.00	0.00	0.00	0.00	0.00	0.00	0.00
周围神经、其他结缔组织、软组织	69	0.24	0.00	0.63	0.57	0.00	0.28	0.00	0.00	0.54	0.00	0.49	0.89	1.01
乳腺	39	0.14	0.00	0.00	0.00	0.00	0.00	0.00	0.00	0.00	0.18	0.16	0.30	1.01
外阴	—	—	—	—	—	—	—	—	—	—	—	—	—	—
阴道	—	—	—	—	—	—	—	—	—	—	—	—	—	—
子宫颈	—	—	—	—	—	—	—	—	—	—	—	—	—	—
子宫体	—	—	—	—	—	—	—	—	—	—	—	—	—	—
子宫，部位不明	—	—	—	—	—	—	—	—	—	—	—	—	—	—
卵巢	—	—	—	—	—	—	—	—	—	—	—	—	—	—
其他女性生殖器	—	—	—	—	—	—	—	—	—	—	—	—	—	—
胎盘	—	—	—	—	—	—	—	—	—	—	—	—	—	—
阴茎	57	0.20	0.00	0.00	0.00	0.00	0.00	0.20	0.00	0.00	0.00	0.16	0.30	0.50
前列腺	1 289	4.49	0.00	0.00	0.00	0.00	0.00	0.00	0.17	0.00	0.00	0.33	0.30	1.01
睾丸	28	0.10	0.00	0.00	0.00	0.00	0.00	0.81	0.35	0.54	0.35	0.82	0.59	0.50
其他男性生殖器	21	0.07	0.00	0.00	0.00	0.00	0.00	0.00	0.00	0.00	0.00	0.00	0.00	0.00
肾	450	1.57	1.43	0.95	0.00	0.00	0.00	0.00	0.17	1.09	2.83	5.06	5.32	9.89
肾盂	60	0.21	0.00	0.00	0.00	0.00	0.00	0.00	0.00	0.18	0.00	0.00	1.18	0.67
输尿管	49	0.17	0.00	0.00	0.00	0.00	0.00	0.00	0.00	0.00	0.00	0.00	0.44	0.50
膀胱	808	2.81	0.00	0.00	0.00	0.00	0.00	0.20	0.52	1.09	0.88	1.63	2.95	5.70
其他泌尿器官	10	0.03	0.00	0.00	0.00	0.00	0.00	0.00	0.00	0.00	0.00	0.16	0.00	0.17
眼	7	0.02	0.00	0.00	0.00	0.00	0.00	0.00	0.00	0.00	0.00	0.00	0.00	0.17
脑、神经系统	524	1.82	4.30	3.15	0.57	0.93	1.96	0.61	1.04	2.36	3.71	5.39	5.91	8.05
甲状腺	406	1.41	0.00	0.00	0.00	0.00	0.56	3.04	4.66	8.71	6.72	9.47	7.53	7.38
肾上腺	23	0.08	0.00	0.00	0.28	0.00	0.00	0.00	0.00	0.00	0.00	0.16	0.15	0.67
其他内分泌腺	24	0.08	0.00	0.32	0.00	0.31	0.00	0.00	0.00	0.18	0.00	0.16	0.30	0.50
霍奇金淋巴瘤	24	0.08	0.00	0.00	0.00	0.31	0.00	0.00	0.17	0.36	0.35	0.33	0.15	0.34
非霍奇金淋巴瘤	457	1.59	0.00	1.26	0.28	0.00	0.00	0.40	1.55	0.54	1.41	3.59	4.87	6.54
免疫增生性疾病	14	0.05	0.00	0.00	0.00	0.00	0.00	0.00	0.00	0.00	0.00	0.00	0.00	0.34
多发性骨髓瘤	136	0.47	0.00	0.00	0.00	0.00	0.00	0.00	0.00	0.18	0.16	0.30	1.17
淋巴样白血病	147	0.51	1.43	3.15	1.71	2.17	1.40	1.21	0.69	0.54	0.53	0.82	0.89	1.17
髓样白血病	279	0.97	0.00	0.63	1.14	0.62	1.12	1.42	1.38	0.73	1.77	2.45	3.10	3.35
白血病，未特指	144	0.50	1.43	2.84	1.14	1.55	0.56	1.62	0.86	0.73	0.18	0.49	0.74	1.68
其他或未指明部位	504	1.75	0.00	0.32	0.00	0.62	0.56	0.20	0.69	1.27	0.88	1.63	2.51	5.20
所有部位合计	28 736	100.00	10.02	13.56	5.69	7.75	8.68	14.17	20.73	34.67	45.61	102.34	173.38	312.58
所有部位除外 C44	28 551	99.36	10.02	13.56	5.69	7.75	8.12	14.17	20.38	34.49	45.08	101.36	172.64	311.07

年龄组 / 岁							粗率 / (1/10万)	中标率 / (1/10万)	世标率 / (1/10万)	累积率 /%		35—64岁 截缩率 /(1/10万)	ICD-10
55—59	60—64	65—69	70—74	75—79	80—84	≥ 85				0—64岁	0—74岁		
0.19	0.97	0.79	0.39	0.00	0.86	1.45	0.21	0.13	0.13	0.01	0.01	0.23	C00
1.32	2.51	1.57	2.32	3.25	2.59	1.45	0.77	0.44	0.44	0.03	0.05	0.95	C01—C02
1.88	3.86	5.51	9.28	8.66	5.17	2.90	1.60	0.93	0.91	0.05	0.12	1.35	C03—C06
2.26	1.74	2.62	1.55	1.62	2.59	2.90	0.81	0.54	0.52	0.04	0.06	0.84	C07—C08
0.00	0.39	0.52	0.00	1.08	0.00	0.00	0.16	0.10	0.09	0.01	0.01	0.22	C09
0.75	0.19	0.79	1.55	0.00	0.86	0.00	0.21	0.12	0.12	0.01	0.02	0.21	C10
6.59	11.59	11.81	10.44	3.25	5.17	5.79	4.07	2.66	2.58	0.19	0.31	5.36	C11
2.82	2.32	2.36	2.71	5.95	0.86	0.00	0.90	0.51	0.51	0.04	0.06	1.02	C12—C13
0.56	0.00	1.05	2.71	3.25	0.86	2.90	0.33	0.18	0.18	0.00	0.02	0.13	C11
61.00	113.55	161.92	206.12	252.14	243.01	208.60	42.04	22.38	22.68	1.05	2.89	28.64	C15
93.76	168.97	252.72	336.83	423.66	408.51	341.87	69.07	37.41	37.43	1.73	4.68	47.84	C16
2.64	6.37	2.10	6.96	12.99	7.76	8.69	1.95	1.16	1.11	0.07	0.12	2.00	C17
27.49	44.99	73.22	86.24	113.09	131.86	98.50	20.83	11.68	11.51	0.58	1.37	16.21	C18
31.44	44.61	58.52	65.74	106.59	93.08	95.61	18.50	10.28	10.24	0.57	1.19	16.08	C19—C20
0.94	1.16	1.84	1.93	1.08	0.86	1.45	0.40	0.22	0.23	0.01	0.03	0.35	C21
74.37	87.09	91.59	117.17	121.74	157.72	146.31	37.32	22.00	21.66	1.46	2.51	43.33	C22
4.71	8.11	16.53	17.40	22.18	38.78	30.42	4.17	2.24	2.24	0.09	0.26	2.56	C23—C24
17.89	25.30	38.58	57.62	68.72	86.18	88.36	12.10	6.56	6.55	0.30	0.78	8.36	C25
0.19	1.93	0.52	2.32	1.62	0.86	1.45	0.49	0.30	0.29	0.02	0.04	0.62	C30—C31
6.40	8.88	9.97	14.70	11.90	7.76	2.90	2.90	1.61	1.64	0.10	0.22	2.81	C32
115.61	185.39	293.13	411.47	495.09	504.17	415.74	81.09	43.84	43.77	1.98	5.50	54.87	C33—C34
2.64	2.51	3.41	3.09	2.71	2.59	5.79	1.23	0.79	0.77	0.05	0.09	1.45	C37—C38
2.82	3.28	6.30	8.51	9.20	9.48	8.69	1.95	1.24	1.19	0.06	0.14	1.55	C40—C41
0.56	0.97	4.46	5.41	5.41	6.03	7.24	0.98	0.56	0.54	0.02	0.07	0.54	C43
2.45	3.48	6.30	12.37	15.69	15.51	33.32	2.45	1.38	1.37	0.05	0.15	1.44	C44
0.56	0.19	0.52	0.77	0.54	0.00	0.00	0.21	0.14	0.13	0.01	0.02	0.31	C45
0.00	0.19	0.26	0.00	0.54	0.00	0.00	0.04	0.02	0.02	0.00	0.00	0.02	C46
0.94	2.12	2.89	1.93	3.79	3.45	2.90	0.91	0.62	0.64	0.04	0.06	0.82	C47, C49
0.75	1.16	1.84	1.16	2.16	1.72	4.35	0.52	0.29	0.30	0.02	0.03	0.53	C50
—	—	—	—	—	—	—	—	—	—	—	—	—	C51
—	—	—	—	—	—	—	—	—	—	—	—	—	C52
—	—	—	—	—	—	—	—	—	—	—	—	—	C53
—	—	—	—	—	—	—	—	—	—	—	—	—	C54
—	—	—	—	—	—	—	—	—	—	—	—	—	C55
—	—	—	—	—	—	—	—	—	—	—	—	—	C56
—	—	—	—	—	—	—	—	—	—	—	—	—	C57
—	—	—	—	—	—	—	—	—	—	—	—	—	C58
1.51	1.74	2.89	3.09	4.33	3.45	2.90	0.75	0.42	0.42	0.02	0.05	0.59	C60
5.84	21.82	49.60	102.48	166.11	198.22	207.15	17.07	8.63	8.43	0.15	0.91	3.85	C61
0.19	0.39	0.00	0.39	0.00	0.86	0.00	0.37	0.33	0.29	0.02	0.02	0.50	C62
0.38	0.77	1.31	0.00	2.71	1.72	1.45	0.28	0.15	0.15	0.01	0.01	0.21	C63
9.04	15.26	16.01	18.56	18.94	15.51	11.59	5.96	3.69	3.64	0.25	0.42	7.29	C64
0.38	2.51	2.36	2.32	2.16	5.17	10.14	0.79	0.44	0.45	0.02	0.05	0.71	C65
0.38	1.54	1.84	3.48	2.71	7.76	4.35	0.65	0.34	0.34	0.01	0.04	0.41	C66
16.38	23.95	34.12	47.95	61.14	72.39	97.06	10.70	5.77	5.79	0.27	0.68	7.18	C67
0.19	0.00	0.52	0.39	0.00	0.00	5.79	0.13	0.07	0.08	0.00	0.01	0.08	C68
0.00	0.19	0.26	0.00	1.62	0.00	1.45	0.09	0.05	0.05	0.00	0.00	0.05	C69
11.67	15.26	14.96	22.43	21.64	18.10	26.07	6.94	4.67	4.71	0.30	0.49	7.68	C70—C72, D32—D33, D42—D43
6.03	7.15	4.72	6.57	4.87	2.59	10.14	5.38	4.56	3.89	0.31	0.36	7.48	C73
0.75	0.39	0.00	0.39	2.16	4.31	0.00	0.30	0.18	0.18	0.01	0.01	0.32	C74
0.94	0.39	0.79	1.55	0.54	0.00	0.00	0.32	0.23	0.23	0.02	0.03	0.34	C75
0.38	0.58	0.79	0.39	1.08	1.72	0.00	0.32	0.25	0.22	0.01	0.02	0.34	C81
7.53	11.39	18.89	25.91	23.27	33.61	23.18	6.05	3.65	3.62	0.20	0.42	5.41	C82—C85, C96
0.19	0.19	0.52	0.39	2.71	0.86	1.45	0.19	0.10	0.09	0.00	0.01	0.10	C88
2.64	4.06	10.23	9.67	5.95	5.17	13.04	1.80	0.98	1.02	0.04	0.14	1.18	C90
1.51	1.93	4.20	5.41	8.12	13.79	7.24	1.95	1.62	1.77	0.09	0.13	1.06	C91
4.33	7.53	11.28	10.83	12.44	12.07	17.38	3.69	2.52	2.51	0.15	0.26	3.49	C92—C94, D45—D47
2.64	2.12	4.99	3.48	8.12	11.20	8.69	1.91	1.48	1.61	0.08	0.13	1.16	C95
9.04	14.48	20.99	30.16	35.17	51.71	26.07	6.67	3.86	3.76	0.19	0.44	4.85	O&U
545.45	867.45	1 254.92	1 684.53	2 083.69	2 198.53	1 994.70	380.52	214.31	213.03	10.76	25.45	294.92	ALL
543.01	863.98	1 248.63	1 672.16	2 068.00	2 183.02	1 961.38	378.07	212.92	211.66	10.70	25.31	293.48	ALLbC44

部位	病例数	构成比/%	0	1—4	5—9	10—14	15—19	20—24	25—29	30—34	35—39	40—44	45—49	50—54
唇	16	0.07	0.00	0.00	0.00	0.00	0.00	0.00	0.17	0.00	0.00	0.00	0.14	0.00
舌	50	0.23	0.00	0.00	0.00	0.00	0.00	0.00	0.00	0.00	0.00	0.31	0.43	0.17
口	69	0.32	0.00	0.00	0.00	0.00	0.00	0.00	0.00	0.17	0.00	0.00	0.28	0.84
唾液腺	45	0.21	0.00	0.00	0.00	0.00	0.00	0.30	0.00	0.33	0.34	0.69	0.78	0.57	0.51
扁桃腺	5	0.02	0.00	0.00	0.00	0.00	0.00	0.00	0.00	0.00	0.00	0.16	0.00	0.00
其他口咽	3	0.01	0.00	0.00	0.00	0.00	0.00	0.00	0.00	0.00	0.00	0.00	0.00	0.00
鼻咽	117	0.54	0.00	0.00	0.00	0.00	0.00	0.00	0.67	0.34	0.86	1.09	1.85	2.36
下咽	4	0.02	0.00	0.00	0.00	0.00	0.00	0.00	0.00	0.00	0.00	0.00	0.00	0.17
咽，部位不明	5	0.02	0.00	0.00	0.00	0.00	0.00	0.00	0.00	0.00	0.00	0.00	0.00	0.00
食管	1 462	6.70	0.00	0.00	0.00	0.00	0.00	0.00	0.17	0.00	0.69	0.63	1.99	5.73
胃	2 172	9.95	0.00	0.00	0.00	0.00	0.00	0.63	2.34	2.57	3.26	6.25	14.10	19.71
小肠	113	0.52	0.00	0.00	0.00	0.00	0.00	0.21	0.00	0.17	0.34	0.47	0.85	1.18
结肠	1 212	5.55	0.00	0.00	0.00	0.00	0.35	0.30	0.63	1.67	1.71	2.74	3.44	9.26	16.17
直肠	902	4.13	0.00	0.00	0.00	0.00	0.00	0.42	0.83	1.54	1.20	3.91	6.55	13.14
肛门	24	0.11	0.00	0.00	0.00	0.00	0.00	0.00	0.00	0.17	0.00	0.28	0.17
肝脏	1 094	5.01	0.00	0.00	0.00	0.00	0.30	0.00	0.17	1.37	1.03	4.69	7.41	12.46
胆囊及其他	454	2.08	0.00	0.00	0.00	0.00	0.00	0.00	0.00	0.00	0.51	1.25	2.14	3.03
胰腺	737	3.38	0.00	0.00	0.00	0.00	0.00	0.21	0.17	0.17	0.51	1.41	3.70	4.55
鼻、鼻窦及其他	25	0.11	0.00	0.00	0.00	0.00	0.00	0.33	0.00	0.00	0.31	0.28	0.34
喉	16	0.07	0.00	0.00	0.00	0.00	0.00	0.00	0.00	0.00	0.00	0.00	0.14	0.00
气管、支气管、肺	2 965	13.58	0.00	0.00	0.00	0.00	0.00	0.63	1.00	2.05	4.29	10.32	21.08	39.92
其他胸腔器官	60	0.27	0.00	0.00	0.00	0.00	0.00	0.21	0.00	0.17	0.17	0.94	0.28	1.52
骨	134	0.61	0.00	0.00	0.00	0.32	0.35	0.61	0.00	0.00	0.51	0.34	0.94	1.57	1.18
皮肤黑色素瘤	63	0.29	0.00	0.00	0.00	0.00	0.00	0.00	0.00	0.00	0.00	0.31	0.57	0.67
皮肤其他	197	0.90	0.00	0.00	0.00	0.00	0.00	0.00	0.33	0.51	0.34	0.47	1.28	1.18
间皮瘤	10	0.05	0.00	0.00	0.00	0.00	0.00	0.00	0.00	0.00	0.00	0.16	0.28	0.34
卡波氏肉瘤	2	0.01	0.00	0.00	0.00	0.00	0.00	0.17	0.00	0.00	0.00	0.00	0.00	0.00
周围神经、其他结缔组织、软组织	61	0.28	0.00	0.35	0.32	1.05	0.30	0.21	0.50	0.51	1.03	0.63	0.43	1.01
乳腺	3 467	15.88	0.00	0.00	0.00	0.00	0.00	1.27	5.67	12.49	27.94	50.19	89.03	93.32
外阴	37	0.17	0.00	0.00	0.00	0.00	0.00	0.00	0.00	0.34	0.17	0.16	0.28	0.51
阴道	21	0.10	0.00	0.00	0.00	0.00	0.00	0.00	0.00	0.17	0.00	0.31	0.14	0.34
子宫颈	1 272	5.83	0.00	0.00	0.00	0.00	0.00	0.42	2.17	5.48	15.43	25.33	37.04	34.19
子宫体	561	2.57	0.00	0.00	0.00	0.00	0.00	0.00	0.17	1.03	3.94	6.41	9.26	18.87
子宫，部位不明	91	0.42	0.00	0.00	0.00	0.00	0.00	0.00	0.00	0.34	0.34	1.41	2.14	2.86
卵巢	486	2.23	0.00	0.00	0.00	0.32	0.00	0.91	1.48	2.17	1.37	3.26	5.47	7.83	11.62
其他女性生殖器	62	0.28	0.00	0.00	0.00	0.00	0.00	0.21	0.17	0.00	0.17	0.63	0.85	1.35
胎盘	2	0.01	0.00	0.00	0.00	0.00	0.00	0.42	0.00	0.00	0.00	0.00	0.00	0.00
阴茎	—													
前列腺	—													
睾丸	—													
其他男性生殖器	—													
肾	275	1.26	0.00	0.35	0.32	0.00	0.30	0.21	0.33	0.86	0.86	2.35	3.28	5.90
肾盂	28	0.13	0.00	0.00	0.00	0.00	0.00	0.00	0.00	0.00	0.34	0.00	0.00	0.51
输尿管	35	0.16	0.00	0.00	0.00	0.00	0.00	0.00	0.00	0.00	0.00	0.00	0.14	0.00
膀胱	189	0.87	0.00	0.00	0.00	0.00	0.00	0.00	0.00	0.17	0.17	0.31	1.14	1.18
其他泌尿器官	6	0.03	0.00	0.00	0.00	0.00	0.00	0.00	0.00	0.00	0.00	0.16	0.00	0.17
眼	11	0.05	0.00	0.00	0.71	0.00	0.00	0.00	0.00	0.00	0.00	0.00	0.14	0.00
脑、神经系统	658	3.01	0.00	1.06	2.84	0.70	0.30	0.21	1.84	0.68	2.91	4.53	7.98	14.65
甲状腺	1 238	5.67	0.00	0.00	0.00	0.35	2.43	6.13	13.85	18.65	23.48	26.58	27.64	33.86
肾上腺	15	0.07	0.00	0.00	0.00	0.00	0.00	0.00	0.67	0.00	0.00	0.00	0.14	0.34
其他内分泌腺	20	0.09	0.00	0.00	0.00	0.00	0.00	0.00	0.00	0.00	0.00	0.16	0.85	0.51
霍奇金淋巴瘤	12	0.05	0.00	0.00	0.00	0.32	0.00	0.00	0.17	0.34	0.00	0.00	0.00	0.17
非霍奇金淋巴瘤	341	1.56	0.00	0.00	0.00	0.00	1.05	0.00	0.63	1.00	1.88	2.74	2.19	2.42	3.87
免疫增生性疾病	5	0.02	0.00	0.00	0.00	0.00	0.00	0.00	0.00	0.00	0.00	0.00	0.00	0.00
多发性骨髓瘤	107	0.49	0.00	0.00	0.00	0.00	0.00	0.00	0.00	0.00	0.17	0.00	0.71	0.84
淋巴样白血病	85	0.39	3.16	1.42	1.58	1.05	0.30	0.00	0.50	0.34	0.69	0.31	1.00	1.18
髓样白血病	213	0.98	1.58	0.35	0.00	0.70	0.91	1.06	1.67	1.20	2.06	1.41	2.42	3.20
白血病，未特指	128	0.59	1.58	1.06	1.26	0.35	0.00	0.63	0.83	0.68	0.51	1.41	1.00	1.52
其他或未指明部位	453	2.07	0.00	0.00	0.00	0.63	0.00	0.42	0.17	0.34	0.69	2.81	3.70	7.07
所有部位合计	21 835	100.00	6.32	5.31	7.88	5.93	6.97	16.27	40.21	58.69	104.05	170.58	274.65	364.35
所有部位除外 C44	21 638	99.10	6.32	5.31	7.88	5.93	6.97	16.27	39.87	58.17	103.71	170.11	273.37	363.17

			年龄组 / 岁				粗率 / (1/10万)	中标率 / (1/10万)	世标率 / (1/10万)	累积率 /%		35—64 岁 截缩率 /(1/10万)	ICD-10
55—59	60—64	65—69	70—74	75—79	80—84	≥85				0—64岁	0—74 岁		
0.00	0.39	0.79	1.87	0.47	1.28	0.82	0.21	0.12	0.11	0.00	0.02	0.08	C00
1.17	0.78	2.65	3.00	3.30	3.19	3.27	0.66	0.34	0.34	0.01	0.04	0.42	C01—C02
1.56	2.15	2.65	3.00	3.77	5.11	6.55	0.91	0.45	0.45	0.03	0.05	0.67	C03—C06
0.58	1.17	2.12	0.75	0.94	1.28	0.82	0.59	0.43	0.39	0.03	0.04	0.70	C07—C08
0.00	0.00	0.26	0.37	0.47	0.00	0.82	0.07	0.03	0.03	0.00	0.00	0.03	C09
0.00	0.20	0.00	0.37	0.47	0.00	0.00	0.04	0.02	0.02	0.00	0.00	0.03	C10
2.34	3.51	2.91	5.62	4.71	2.55	1.64	1.54	0.98	0.92	0.07	0.11	1.87	C11
0.39	0.20	0.00	0.00	0.00	0.00	0.00	0.05	0.03	0.03	0.00	0.00	0.10	C12—C13
0.19	0.00	0.26	0.37	0.94	0.00	0.00	0.07	0.03	0.03	0.00	0.00	0.03	C14
18.13	38.82	68.57	81.68	126.20	137.86	124.45	19.19	9.03	9.04	0.33	1.08	8.91	C15
34.70	54.81	82.07	122.52	155.87	178.07	130.18	28.52	14.72	14.39	0.69	1.71	19.30	C16
2.34	2.54	4.50	5.99	6.12	8.94	6.55	1.48	0.79	0.77	0.04	0.09	1.14	C17
21.44	30.04	42.89	62.20	82.88	84.89	71.23	15.91	8.49	8.28	0.44	0.96	12.24	C18
17.15	24.58	30.44	40.84	56.51	72.76	47.49	11.84	6.25	6.12	0.35	0.70	9.76	C19—C20
0.19	0.39	1.06	1.87	0.00	2.55	3.27	0.32	0.16	0.16	0.01	0.02	0.19	C21
18.91	25.55	43.95	55.45	71.58	81.70	81.87	14.36	7.36	7.27	0.36	0.86	10.29	C22
5.07	12.29	16.15	18.36	36.73	49.15	45.85	5.96	2.79	2.77	0.12	0.29	3.48	C23—C24
9.55	18.34	24.36	47.58	57.45	75.31	54.86	9.68	4.70	4.63	0.19	0.55	5.42	C25
0.58	0.98	0.26	0.75	0.47	0.00	4.09	0.33	0.19	0.19	0.01	0.02	0.37	C30—C31
0.39	0.39	1.06	0.37	1.41	0.64	1.64	0.21	0.10	0.10	0.00	0.01	0.13	C32
58.48	89.34	111.19	153.99	170.00	197.86	170.30	38.93	20.35	20.26	1.14	2.46	32.42	C33—C34
1.17	2.73	1.85	0.75	1.88	3.83	0.82	0.79	0.46	0.46	0.04	0.05	1.02	C37—C38
1.75	3.51	3.71	6.37	8.01	9.57	9.01	1.76	1.03	1.00	0.06	0.11	1.42	C40—C41
0.19	2.54	2.65	3.37	2.35	5.74	4.09	0.83	0.43	0.43	0.02	0.05	0.63	C43
2.34	3.90	6.35	7.87	11.30	22.98	27.84	2.59	1.23	1.21	0.05	0.12	1.40	C44
0.19	0.20	0.00	0.37	0.94	0.00	0.00	0.13	0.08	0.08	0.01	0.01	0.19	C45
0.00	0.20	0.00	0.00	0.00	0.00	0.00	0.03	0.02	0.02	0.00	0.00	0.03	C46
0.78	1.17	0.79	1.87	0.94	4.47	1.64	0.80	0.67	0.63	0.04	0.05	0.82	C47, C49
87.72	92.07	85.77	67.44	61.69	48.51	47.49	45.52	29.94	28.21	2.30	3.06	70.60	C50
0.78	0.78	1.32	2.62	1.88	1.28	1.64	0.49	0.29	0.27	0.02	0.03	0.40	C51
0.58	0.39	1.32	1.12	0.00	1.28	0.00	0.28	0.17	0.16	0.01	0.02	0.27	C52
34.31	30.23	20.91	19.86	10.83	10.85	5.73	16.70	11.62	10.71	0.92	1.13	28.90	C53
18.71	18.34	12.44	12.74	10.36	8.30	5.73	7.37	4.61	4.48	0.38	0.51	11.62	C54
1.75	1.76	2.38	2.62	2.35	3.19	1.64	1.19	0.75	0.71	0.05	0.08	1.67	C55
10.53	13.85	14.83	14.61	11.30	12.76	9.82	6.38	4.16	4.00	0.29	0.44	8.23	C56
1.36	1.95	1.59	2.62	2.35	2.55	1.64	0.81	0.48	0.47	0.03	0.05	0.96	C57
0.00	0.00	0.00	0.00	0.00	0.00	0.00	0.03	0.03	0.03	0.00	0.00	—	C58
—	—	—	—	—	—	—	—	—	—	—	—	—	C60
—	—	—	—	—	—	—	—	—	—	—	—	—	C61
—	—	—	—	—	—	—	—	—	—	—	—	—	C62
—	—	—	—	—	—	—	—	—	—	—	—	—	C63
6.04	7.22	7.94	11.99	12.71	12.13	8.19	3.61	2.16	2.11	0.14	0.24	3.92	C64
0.00	0.59	1.06	1.50	1.88	2.55	3.27	0.37	0.19	0.18	0.01	0.02	0.22	C65
0.19	1.37	0.79	2.25	3.30	5.74	0.82	0.46	0.21	0.21	0.01	0.02	0.23	C66
2.73	3.90	6.35	7.87	18.37	19.79	17.19	2.48	1.18	1.15	0.05	0.12	1.36	C67
0.00	0.20	0.26	0.37	0.47	0.00	0.00	0.08	0.05	0.05	0.00	0.01	0.08	C68
0.00	0.78	0.26	0.00	0.00	2.55	0.00	0.14	0.08	0.12	0.01	0.01	0.13	C69
12.67	19.31	23.03	24.73	26.84	28.08	16.37	8.64	5.31	5.29	0.35	0.59	9.48	C70—C72, D32—D33, D42—D43
25.34	15.41	12.44	8.24	6.12	7.66	2.46	16.25	13.47	11.60	0.97	1.07	25.76	C73
0.58	0.59	0.26	0.00	0.00	0.00	0.82	0.20	0.14	0.14	0.01	0.01	0.23	C74
0.39	0.59	0.53	0.00	0.94	0.00	0.82	0.26	0.16	0.15	0.01	0.02	0.40	C75
0.19	0.20	0.00	0.37	1.41	0.00	0.82	0.16	0.12	0.12	0.01	0.01	0.08	C81
5.65	10.14	12.44	14.61	17.89	12.13	19.65	4.48	2.76	2.61	0.16	0.29	4.09	C82—C85, C96
0.00	0.20	0.26	0.37	0.94	0.00	0.00	0.07	0.03	0.03	0.00	0.00	0.03	C88
3.31	2.93	5.29	5.25	8.48	5.74	2.46	1.40	0.74	0.73	0.04	0.09	1.11	C90
0.19	1.56	2.38	3.37	3.77	2.55	4.91	1.12	0.91	1.01	0.05	0.08	0.80	C91
2.53	5.07	7.94	10.49	6.12	5.11	7.37	2.80	1.98	1.90	0.11	0.21	2.64	C92—C94, D45—D47
1.56	2.93	4.24	3.75	5.18	8.94	4.09	1.68	1.14	1.21	0.07	0.11	1.39	C95
8.97	11.70	16.68	17.61	22.13	30.64	36.84	5.95	3.14	3.15	0.18	0.35	5.20	O&U
425.72	564.69	695.99	864.01	1 043.05	1 182.03	998.87	286.67	167.15	160.94	10.23	18.03	292.87	ALL
423.38	560.79	689.64	856.15	1 031.74	1 159.06	971.03	284.08	165.92	159.73	10.18	17.90	291.47	ALLbC44

附表 3-1　江苏省农村肿瘤登记地区 2015 年男女合计恶性肿瘤发病主要指标

部位	病例数	构成比/%	年龄组/岁											
			0	1—4	5—9	10—14	15—19	20—24	25—29	30—34	35—39	40—44	45—49	50—54
唇	46	0.06	0.00	0.00	0.00	0.00	0.00	0.00	0.00	0.00	0.06	0.00	0.13	0.05
舌	151	0.20	0.00	0.00	0.00	0.00	0.09	0.00	0.00	0.07	0.06	0.16	0.71	0.66
口	233	0.32	0.00	0.11	0.00	0.09	0.00	0.07	0.06	0.27	0.06	0.42	0.49	0.92
唾液腺	125	0.17	0.00	0.00	0.09	0.00	0.26	0.20	0.28	0.13	0.19	0.48	0.44	0.82
扁桃腺	29	0.04	0.00	0.00	0.00	0.00	0.00	0.00	0.07	0.00	0.05	0.09	0.20	
其他口咽	52	0.07	0.00	0.00	0.00	0.00	0.00	0.00	0.00	0.06	0.05	0.18	0.20	
鼻咽	615	0.83	0.00	0.00	0.09	0.27	0.26	0.13	0.39	1.08	1.79	2.01	3.57	4.09
下咽	61	0.08	0.00	0.00	0.00	0.00	0.00	0.00	0.00	0.06	0.05	0.18	0.41	
咽，部位不明	31	0.04	0.00	0.00	0.00	0.00	0.00	0.00	0.06	0.00	0.00	0.00	0.10	
食管	10 605	14.36	0.00	0.00	0.00	0.09	0.00	0.13	0.11	0.34	0.99	1.69	7.41	18.98
胃	10 180	13.78	0.00	0.00	0.09	0.00	0.00	0.34	1.54	1.88	3.59	7.92	14.65	26.65
小肠	261	0.35	0.00	0.00	0.00	0.00	0.00	0.06	0.00	0.25	0.32	0.71	0.92	
结肠	2 652	3.59	0.00	0.00	0.00	0.09	0.09	0.54	0.72	1.48	2.17	3.96	7.98	9.46
直肠	3 212	4.35	0.00	0.00	0.00	0.00	0.13	0.39	1.01	2.17	3.75	8.60	12.58	
肛门	49	0.07	0.00	0.00	0.00	0.00	0.00	0.00	0.07	0.00	0.11	0.09	0.10	
肝脏	7 838	10.61	0.00	0.57	0.18	0.00	0.26	0.61	0.77	3.77	8.04	20.90	36.88	44.81
胆囊及其他	1 034	1.40	0.00	0.00	0.00	0.00	0.00	0.00	0.17	0.07	0.37	0.74	1.94	2.66
胰腺	2 362	3.20	0.00	0.00	0.09	0.09	0.17	0.00	0.00	0.40	0.68	2.06	3.22	7.37
鼻、鼻窦及其他	93	0.13	0.00	0.00	0.00	0.00	0.13	0.06	0.07	0.06	0.16	0.44	0.51	
喉	275	0.37	0.00	0.00	0.00	0.00	0.00	0.00	0.00	0.06	0.21	0.49	0.77	
气管、支气管、肺	13 653	18.49	0.00	0.00	0.00	0.09	0.27	1.10	1.88	4.58	8.97	19.67	39.49	
其他胸腔器官	160	0.22	0.00	0.23	0.09	0.09	0.09	0.07	0.22	0.27	0.19	0.37	0.22	1.13
骨	514	0.70	0.00	0.11	0.53	0.54	0.43	0.54	0.33	0.54	0.25	0.90	1.06	2.35
皮肤黑色素瘤	170	0.23	0.00	0.00	0.00	0.09	0.00	0.00	0.06	0.00	0.31	0.37	0.35	0.87
皮肤其他	655	0.89	0.00	0.00	0.00	0.00	0.00	0.13	0.28	0.34	0.49	0.90	1.01	1.59
间皮瘤	24	0.03	0.00	0.00	0.00	0.00	0.00	0.00	0.00	0.00	0.00	0.16	0.04	0.26
卡波氏肉瘤	5	0.01	0.00	0.00	0.00	0.00	0.00	0.00	0.00	0.00	0.11	0.00	0.05	
周围神经、其他结缔组织、软组织	148	0.20	0.00	0.23	0.09	0.00	0.17	0.07	0.28	0.13	0.37	0.74	0.66	0.41
乳腺	4 177	5.66	0.00	0.00	0.00	0.09	0.40	2.21	5.25	13.06	25.02	33.48	36.57	
外阴	34	0.05	0.00	0.00	0.00	0.00	0.00	0.00	0.07	0.00	0.32	0.00	0.20	
阴道	23	0.03	0.00	0.00	0.00	0.00	0.00	0.00	0.00	0.00	0.00	0.13	0.15	
子宫颈	2 197	2.97	0.00	0.00	0.00	0.00	0.27	1.32	2.89	6.87	12.04	19.28	17.34	
子宫体	665	0.90	0.00	0.00	0.00	0.00	0.27	0.06	0.40	1.30	2.32	4.41	5.83	
子宫，部位不明	283	0.38	0.00	0.00	0.00	0.00	0.00	0.17	0.40	0.56	1.37	2.07	1.64	
卵巢	684	0.93	0.00	0.00	0.00	0.09	0.52	0.27	0.72	1.21	1.36	2.48	4.94	5.78
其他女性生殖器	57	0.08	0.00	0.00	0.00	0.00	0.00	0.00	0.06	0.00	0.12	0.21	0.22	0.46
胎盘	7	0.01	0.00	0.00	0.00	0.00	0.09	0.13	0.11	0.00	0.05	0.04	0.00	
阴茎	113	0.15	0.00	0.00	0.00	0.00	0.00	0.07	0.00	0.07	0.06	0.05	0.31	0.36
前列腺	1 136	1.54	0.00	0.00	0.00	0.00	0.00	0.00	0.11	0.00	0.00	0.00	0.22	0.97
睾丸	52	0.07	0.00	0.00	0.00	0.00	0.09	0.20	0.44	0.20	0.12	0.26	0.22	0.15
其他男性生殖器	20	0.03	0.00	0.00	0.00	0.00	0.00	0.00	0.06	0.00	0.00	0.05	0.00	0.00
肾	683	0.92	0.51	0.69	0.09	0.09	0.17	0.13	0.28	0.47	0.87	1.48	2.03	4.25
肾盂	72	0.10	0.00	0.00	0.00	0.00	0.00	0.00	0.00	0.00	0.06	0.00	0.31	0.05
输尿管	65	0.09	0.00	0.00	0.00	0.00	0.00	0.00	0.00	0.00	0.00	0.05	0.04	0.05
膀胱	1 429	1.93	0.00	0.00	0.00	0.09	0.17	0.07	0.33	0.40	0.74	0.95	2.03	4.19
其他泌尿器官	19	0.03	0.00	0.00	0.00	0.00	0.00	0.06	0.00	0.00	0.00	0.00	0.09	0.10
眼	39	0.05	0.51	0.11	0.09	0.00	0.00	0.00	0.00	0.00	0.00	0.00	0.22	0.15
脑、神经系统	1 696	2.30	2.56	1.49	1.69	1.00	1.21	1.35	2.04	1.82	2.85	4.65	5.96	8.90
甲状腺	1 243	1.68	0.00	0.11	0.00	0.09	1.04	2.29	3.48	4.58	5.44	7.13	7.76	11.15
肾上腺	58	0.08	0.51	0.00	0.00	0.00	0.00	0.06	0.00	0.31	0.11	0.22	0.15	
其他内分泌腺	69	0.09	0.00	0.00	0.09	0.00	0.00	0.13	0.06	0.07	0.31	0.11	0.13	0.31
霍奇金淋巴瘤	54	0.07	0.00	0.00	0.00	0.00	0.17	0.07	0.11	0.07	0.00	0.11	0.18	0.31
非霍奇金淋巴瘤	1 181	1.60	0.00	0.00	0.44	0.18	0.43	0.67	0.88	0.94	1.55	1.43	3.75	5.22
免疫增生性疾病	16	0.02	0.00	0.00	0.00	0.00	0.00	0.00	0.00	0.00	0.05	0.00	0.00	
多发性骨髓瘤	348	0.47	0.00	0.11	0.00	0.18	0.09	0.00	0.00	0.06	0.00	0.26	0.57	1.07
淋巴样白血病	322	0.44	2.05	1.15	1.07	0.91	0.43	0.47	0.44	0.40	0.62	0.74	0.68	1.02
髓样白血病	588	0.80	1.54	0.23	0.71	0.36	0.35	0.81	0.61	1.62	1.42	1.64	2.21	2.30
白血病，未特指	594	0.80	2.05	1.38	1.07	0.73	0.87	1.08	1.32	0.74	1.48	1.74	1.63	1.79
其他或未指明部位	698	0.95	0.00	0.23	0.00	0.18	0.17	0.27	0.22	0.40	0.25	1.06	2.03	1.94
所有部位合计	73 855	100.00	9.74	6.78	6.75	5.35	7.89	12.35	22.01	35.94	66.27	123.20	206.58	290.84
所有部位除外 C44	73 200	99.11	9.74	6.78	6.66	5.35	7.81	12.22	21.74	35.61	65.77	122.31	205.56	289.25

年龄组／岁							粗率／(1/10万)	中标率／(1/10万)	世标率／(1/10万)	累积率／%		35—64 岁 截缩率/(1/10万)	ICD-10
55—59	60—64	65—69	70—74	75—79	80—84	≥85				0—64 岁	0—74 岁		
0.31	0.19	0.68	0.79	0.90	0.94	2.58	0.19	0.10	0.10	0.00	0.01	0.11	C00
1.18	2.12	1.77	2.38	1.81	0.94	1.93	0.64	0.36	0.37	0.03	0.05	0.71	C01—C02
1.61	2.18	3.46	2.94	4.37	4.45	3.87	0.99	0.55	0.55	0.03	0.06	0.83	C03—C06
0.87	1.09	1.18	1.59	0.90	1.17	0.97	0.53	0.36	0.35	0.02	0.04	0.60	C07—C08
0.31	0.32	0.25	0.34	0.15	0.70	0.32	0.12	0.07	0.07	0.01	0.01	0.14	C09
0.37	0.64	0.84	0.57	0.75	0.70	0.97	0.22	0.12	0.12	0.01	0.01	0.22	C10
4.59	5.78	6.08	6.57	4.83	4.45	3.22	2.61	1.73	1.63	0.12	0.18	3.43	C11
0.43	0.45	1.10	0.23	1.96	1.17	0.00	0.26	0.14	0.14	0.01	0.01	0.24	C12—C13
0.00	0.64	0.51	0.34	0.45	0.94	0.64	0.13	0.07	0.07	0.00	0.01	0.10	C14
56.18	115.45	163.23	212.77	255.61	276.24	200.25	44.95	22.35	22.56	1.01	2.89	27.16	C15
60.15	97.21	152.58	187.40	240.08	246.72	151.24	43.15	22.36	22.18	1.07	2.77	29.66	C16
2.11	2.51	3.13	4.08	4.37	6.79	3.87	1.11	0.59	0.58	0.03	0.07	0.99	C17
17.07	24.61	34.05	42.80	49.01	49.91	49.66	11.24	6.16	6.06	0.34	0.73	9.63	C18
21.54	30.78	39.29	52.88	61.68	73.10	52.24	13.61	7.27	7.17	0.40	0.87	11.59	C19—C20
0.12	0.32	0.42	1.36	0.90	1.64	1.61	0.21	0.11	0.10	0.00	0.01	0.11	C21
60.40	74.21	83.56	92.40	101.49	137.77	102.22	33.22	18.96	18.58	1.26	2.14	37.34	C22
6.15	8.61	12.67	15.97	25.19	33.04	25.80	4.38	2.20	2.17	0.10	0.25	2.92	C23—C24
11.73	19.85	29.32	41.90	52.93	70.99	69.65	10.01	5.01	5.00	0.23	0.58	6.42	C25
0.68	0.90	1.01	1.47	1.06	1.41	0.32	0.39	0.24	0.24	0.02	0.03	0.41	C30—C31
1.99	3.15	4.82	3.74	7.09	3.05	4.19	1.17	0.61	0.62	0.03	0.08	0.93	C32
80.95	132.22	192.29	257.72	302.51	333.41	256.36	57.87	29.67	29.62	1.45	3.70	40.31	C33—C34
1.49	1.93	1.94	1.25	1.51	1.17	1.93	0.68	0.43	0.44	0.03	0.05	0.77	C37—C38
2.98	3.60	6.51	6.68	11.01	12.42	5.48	2.18	1.33	1.30	0.07	0.14	1.65	C40—C41
1.18	1.09	2.11	2.83	1.96	4.69	3.87	0.72	0.40	0.39	0.02	0.05	0.63	C43
2.55	3.28	6.17	10.53	14.02	20.15	40.31	2.78	1.37	1.36	0.05	0.14	1.47	C44
0.00	0.32	0.25	0.11	0.45	0.70	0.00	0.10	0.06	0.06	0.00	0.01	0.12	C45
0.00	0.00	0.17	0.00	0.00	0.00	0.00	0.02	0.01	0.01	0.00	0.00	0.03	C46
0.99	1.22	1.44	1.70	1.36	2.34	1.93	0.63	0.42	0.41	0.03	0.04	0.69	C47, C49
34.51	33.99	28.47	21.63	20.21	20.85	18.06	17.70	11.87	11.09	0.92	1.17	28.59	C50
0.12	0.06	0.34	0.00	0.75	0.94	2.26	0.14	0.08	0.07	0.00	0.01	0.12	C51
0.12	0.06	0.51	0.57	0.30	0.00	0.00	0.10	0.06	0.06	0.00	0.01	0.07	C52
17.82	15.29	14.62	14.15	12.97	15.70	11.29	9.31	6.22	5.77	0.47	0.61	14.46	C53
8.01	6.23	5.32	4.19	4.52	2.58	2.58	2.82	1.76	1.71	0.14	0.19	4.33	C54
1.68	2.51	2.37	2.15	2.87	3.98	3.55	1.20	0.75	0.71	0.05	0.07	1.58	C55
5.15	5.40	5.58	5.77	5.28	4.45	3.22	2.90	1.94	1.82	0.14	0.20	3.99	C56
0.37	0.64	0.68	0.68	0.30	0.23	0.97	0.24	0.15	0.14	0.01	0.02	0.31	C57
0.00	0.00	0.00	0.00	0.00	0.00	0.00	0.03	0.03	0.03	0.00	0.00	0.02	C58
1.12	1.22	1.94	1.70	1.06	2.34	0.97	0.48	0.26	0.27	0.02	0.03	0.44	C60
1.99	6.49	12.42	24.68	40.42	50.84	40.95	4.82	2.20	2.14	0.05	0.23	1.29	C61
0.31	0.58	0.17	0.11	0.15	0.47	0.64	0.22	0.18	0.17	0.01	0.01	0.26	C62
0.06	0.51	0.17	0.23	0.45	0.23	0.32	0.08	0.05	0.05	0.00	0.01	0.08	C63
6.21	6.10	8.36	8.38	9.50	8.20	6.77	2.89	1.72	1.73	0.11	0.20	3.12	C64
0.37	1.03	1.01	0.68	1.66	1.87	1.29	0.31	0.16	0.16	0.01	0.02	0.26	C65
0.31	0.64	0.93	1.25	2.41	1.87	0.32	0.28	0.14	0.13	0.01	0.02	0.15	C66
6.95	14.65	15.46	25.14	31.52	42.41	38.70	6.06	3.08	3.06	0.15	0.36	4.18	C67
0.12	0.06	0.34	0.34	0.30	0.47	0.00	0.08	0.05	0.04	0.00	0.01	0.06	C68
0.19	0.51	0.25	0.11	1.21	0.94	0.32	0.17	0.10	0.11	0.01	0.01	0.16	C69
10.43	16.70	17.74	18.80	24.58	19.92	17.74	7.19	4.65	4.63	0.30	0.48	7.54	C70—C72, D32—D33, D42—D43
9.87	8.80	5.24	4.98	3.02	4.22	2.26	5.27	4.11	3.69	0.31	0.36	8.14	C73
0.37	0.32	0.59	1.13	0.75	0.94	1.29	0.25	0.15	0.15	0.01	0.02	0.24	C74
0.31	0.77	1.10	0.68	1.21	0.94	0.00	0.29	0.19	0.18	0.01	0.02	0.29	C75
0.37	0.45	0.51	0.45	1.06	0.47	0.97	0.23	0.15	0.15	0.01	0.01	0.21	C81
7.95	11.82	14.36	18.91	17.95	19.21	12.90	5.01	2.95	2.88	0.18	0.34	4.69	C82—C85, C96
0.19	0.13	0.34	0.34	0.45	0.00	0.00	0.07	0.04	0.04	0.00	0.01	0.05	C88
2.42	3.73	6.00	6.91	6.33	5.86	2.26	1.48	0.80	0.82	0.04	0.11	1.14	C90
1.49	1.99	3.63	3.17	5.58	5.39	1.29	1.36	1.02	1.08	0.06	0.09	1.05	C91
3.48	5.20	6.51	6.91	7.54	8.43	3.22	2.49	1.72	1.65	0.11	0.17	2.51	C92—C94, D45—D47
3.72	4.43	5.32	7.59	7.99	8.67	6.13	2.52	1.81	1.84	0.11	0.18	2.28	C95
4.41	5.08	9.55	10.30	12.06	19.45	17.09	2.96	1.60	1.59	0.08	0.18	2.18	O&U
468.36	690.09	920.66	1 145.24	1 373.06	1 542.87	1 184.75	313.04	173.02	170.19	9.72	20.04	273.04	ALL
465.82	686.82	914.49	1 134.71	1 359.03	1 522.72	1 144.44	310.27	171.65	168.83	9.66	19.91	271.57	ALLbC44

附表 3-2　江苏省农村肿瘤登记地区 2015 年男性恶性肿瘤发病主要指标

部位	病例数	构成比/%	0	1—4	5—9	10—14	15—19	20—24	25—29	30—34	35—39	40—44	45—49	50—54
唇	27	0.06	0.00	0.00	0.00	0.00	0.00	0.00	0.00	0.00	0.00	0.00	0.18	0.10
舌	77	0.18	0.00	0.00	0.00	0.00	0.00	0.00	0.00	0.13	0.12	0.11	0.53	0.61
口	136	0.32	0.00	0.22	0.00	0.17	0.00	0.13	0.00	0.27	0.12	0.53	0.61	0.81
唾液腺	68	0.16	0.00	0.00	0.00	0.00	0.00	0.49	0.26	0.32	0.00	0.25	0.74	0.35	0.61
扁桃腺	22	0.05	0.00	0.00	0.00	0.00	0.00	0.00	0.00	0.13	0.00	0.11	0.09	0.30
其他口咽	38	0.09	0.00	0.00	0.00	0.00	0.00	0.00	0.00	0.00	0.12	0.11	0.35	0.20
鼻咽	444	1.04	0.00	0.00	0.17	0.34	0.49	0.13	0.43	1.06	2.58	2.64	4.47	5.96
下咽	53	0.12	0.00	0.00	0.00	0.00	0.00	0.00	0.00	0.00	0.00	0.11	0.26	0.71
咽，部位不明	26	0.06	0.00	0.00	0.00	0.00	0.00	0.00	0.11	0.00	0.00	0.00	0.00	0.20
食管	6 971	16.38	0.00	0.00	0.00	0.00	0.00	0.13	0.22	0.40	1.59	2.53	10.94	29.47
胃	7 072	16.62	0.00	0.00	0.00	0.17	0.00	0.00	0.00	1.40	1.46	3.31	9.49	17.86	35.73
小肠	137	0.32	0.00	0.00	0.00	0.00	0.00	0.00	0.11	0.00	0.25	0.32	0.70	0.81
结肠	1 491	3.50	0.00	0.00	0.00	0.17	0.16	0.77	1.08	1.60	2.58	4.01	9.28	10.09
直肠	1 899	4.46	0.00	0.00	0.00	0.00	0.00	0.13	0.43	1.20	2.21	5.27	8.93	14.33
肛门	29	0.07	0.00	0.00	0.00	0.00	0.00	0.00	0.00	0.00	0.00	0.11	0.00	0.20
肝脏	5 567	13.08	0.00	0.65	0.00	0.00	0.16	0.65	1.29	5.86	12.76	35.54	60.15	69.35
胆囊及其他	481	1.13	0.00	0.00	0.00	0.00	0.00	0.00	0.11	0.13	0.25	0.53	1.49	2.62
胰腺	1 300	3.05	0.00	0.00	0.00	0.00	0.16	0.00	0.00	0.40	0.86	2.64	4.03	7.87
鼻、鼻窦及其他	69	0.16	0.00	0.00	0.17	0.00	0.00	0.13	0.00	0.13	0.00	0.21	0.70	0.50
喉	256	0.60	0.00	0.00	0.00	0.00	0.00	0.00	0.00	0.00	0.00	0.42	0.88	1.51
气管、支气管、肺	9 131	21.45	0.00	0.00	0.00	0.00	0.00	0.52	0.75	1.73	4.42	9.39	20.22	50.37
其他胸腔器官	97	0.23	0.00	0.00	0.17	0.17	0.16	0.13	0.11	0.40	0.00	0.21	0.26	1.41
骨	304	0.71	0.00	0.00	0.50	0.84	0.49	0.77	0.32	0.53	0.12	0.84	1.14	2.32
皮肤黑色素瘤	81	0.19	0.00	0.00	0.17	0.00	0.00	0.00	0.00	0.00	0.00	0.32	0.53	0.91
皮肤其他	313	0.74	0.00	0.00	0.17	0.00	0.00	0.00	0.22	0.53	0.49	0.84	0.88	1.51
间皮瘤	15	0.04	0.00	0.00	0.00	0.00	0.00	0.00	0.00	0.00	0.32	0.00	0.30
卡波氏肉瘤	2	0.00	0.00	0.00	0.00	0.00	0.00	0.00	0.00	0.00	0.00	0.11	0.00	0.10
周围神经、其他结缔组织、软组织	82	0.19	0.00	0.00	0.17	0.00	0.16	0.00	0.11	0.13	0.49	1.05	0.61	0.30
乳腺	46	0.11	0.00	0.00	0.00	0.17	0.00	0.00	0.00	0.00	0.12	0.32	0.09	0.71
外阴	—	—	—	—	—	—	—	—	—	—	—	—	—	—
阴道	—	—	—	—	—	—	—	—	—	—	—	—	—	—
子宫颈	—	—	—	—	—	—	—	—	—	—	—	—	—	—
子宫体	—	—	—	—	—	—	—	—	—	—	—	—	—	—
子宫，部位不明	—	—	—	—	—	—	—	—	—	—	—	—	—	—
卵巢	—	—	—	—	—	—	—	—	—	—	—	—	—	—
其他女性生殖器	—	—	—	—	—	—	—	—	—	—	—	—	—	—
胎盘	—	—	—	—	—	—	—	—	—	—	—	—	—	—
阴茎	113	0.27	0.00	0.00	0.00	0.00	0.00	0.13	0.00	0.13	0.12	0.11	0.61	0.71
前列腺	1 136	2.67	0.00	0.00	0.00	0.00	0.00	0.00	0.22	0.00	0.00	0.00	0.44	1.92
睾丸	52	0.12	0.00	0.00	0.00	0.00	0.16	0.39	0.86	0.40	0.25	0.53	0.44	0.30
其他男性生殖器	20	0.05	0.00	0.00	0.00	0.00	0.00	0.00	0.11	0.00	0.00	0.11	0.00	0.00
肾	426	1.00	0.00	0.43	0.17	0.17	0.16	0.26	0.32	0.40	0.98	1.79	2.63	5.15
肾盂	50	0.12	0.00	0.00	0.00	0.00	0.00	0.00	0.00	0.00	0.12	0.00	0.26	0.10
输尿管	42	0.10	0.00	0.00	0.00	0.00	0.00	0.00	0.00	0.00	0.00	0.11	0.09	0.10
膀胱	1 104	2.59	0.00	0.00	0.00	0.17	0.00	0.00	0.54	0.80	1.23	1.58	2.45	6.46
其他泌尿器官	12	0.03	0.00	0.00	0.00	0.00	0.00	0.00	0.00	0.00	0.00	0.00	0.00	0.00
眼	22	0.05	0.00	0.22	0.17	0.00	0.00	0.00	0.00	0.00	0.00	0.00	0.35	0.20
脑、神经系统	850	2.00	2.90	1.73	1.49	1.17	0.97	1.16	2.37	2.40	3.44	4.43	5.87	7.77
甲状腺	295	0.69	0.00	0.00	0.00	0.00	0.49	1.16	2.04	2.79	3.44	3.38	3.59	4.44
肾上腺	32	0.08	0.97	0.00	0.00	0.00	0.00	0.00	0.11	0.00	0.37	0.00	0.26	0.00
其他内分泌腺	41	0.10	0.00	0.00	0.17	0.00	0.00	0.13	0.11	0.00	0.49	0.00	0.00	0.20
霍奇金淋巴瘤	34	0.08	0.00	0.00	0.00	0.00	0.16	0.13	0.11	0.13	0.00	0.21	0.35	0.40
非霍奇金淋巴瘤	676	1.59	0.00	0.00	0.83	0.17	0.65	0.90	1.08	0.80	1.59	1.79	4.64	6.66
免疫增生性疾病	12	0.03	0.00	0.00	0.00	0.00	0.00	0.00	0.00	0.00	0.00	0.00	0.00	0.00
多发性骨髓瘤	204	0.48	0.00	0.22	0.00	0.17	0.16	0.00	0.11	0.00	0.12	0.21	0.61	1.41
淋巴样白血病	165	0.39	2.90	1.29	1.16	1.01	0.49	0.77	0.54	0.27	1.10	0.84	0.53	1.21
髓样白血病	330	0.78	0.97	0.43	1.16	0.50	0.32	0.65	1.08	1.46	1.59	1.79	2.54	2.52
白血病，未特指	349	0.82	2.90	1.08	1.16	0.84	1.13	1.16	1.51	0.53	1.84	2.11	1.66	1.51
其他或未指明部位	360	0.85	0.00	0.22	0.00	0.27	0.00	0.27	0.22	0.67	0.74	1.93	1.62
所有部位合计	42 559	100.00	10.62	6.47	7.97	6.21	6.97	10.84	18.30	26.48	49.69	98.51	174.75	282.63
所有部位除外 C44	42 246	99.26	10.62	6.47	7.80	6.21	6.97	10.84	18.08	25.95	49.19	97.67	173.88	281.12

年龄组 / 岁							粗率 / (1/10万)	中标率 / (1/10万)	世标率 / (1/10万)	累积率 /%		35—64岁 截缩率 /(1/10万)	ICD-10
55—59	60—64	65—69	70—74	75—79	80—84	≥ 85				0—64岁	0—74岁		
0.49	0.25	0.84	0.91	0.63	1.06	4.37	0.23	0.12	0.12	0.01	0.01	0.15	C00
1.34	1.65	2.36	3.20	1.90	1.59	0.87	0.64	0.37	0.37	0.02	0.05	0.63	C01—C02
2.31	2.79	4.55	3.89	3.79	5.83	1.75	1.13	0.67	0.67	0.04	0.08	1.03	C03—C06
0.97	1.52	1.01	2.29	0.63	1.59	0.00	0.57	0.40	0.39	0.03	0.04	0.68	C07—C08
0.49	0.51	0.51	0.46	0.32	1.06	0.00	0.18	0.11	0.11	0.01	0.01	0.21	C09
0.61	0.89	1.35	0.69	0.95	0.53	2.62	0.32	0.18	0.18	0.01	0.02	0.34	C10
7.77	9.01	9.61	7.77	6.95	7.42	6.12	3.70	2.43	2.33	0.18	0.26	5.00	C11
0.85	0.76	2.02	0.46	3.48	2.12	0.00	0.44	0.24	0.24	0.01	0.03	0.39	C12—C13
0.00	1.14	0.67	0.69	0.63	1.59	1.75	0.22	0.12	0.12	0.01	0.01	0.18	C14
83.93	167.18	218.30	274.05	327.18	360.19	256.17	58.11	30.46	30.86	1.48	3.94	40.07	C15
89.63	143.59	223.53	270.62	343.62	353.84	207.21	58.95	31.59	31.53	1.51	3.98	41.79	C16
2.31	2.41	3.54	4.57	4.74	9.00	3.50	1.14	0.63	0.62	0.03	0.08	0.98	C17
20.16	28.29	43.16	48.46	50.58	59.86	57.70	12.43	7.12	7.03	0.39	0.85	10.95	C18
25.75	39.32	51.42	63.31	74.60	85.81	62.07	15.83	8.79	8.72	0.49	1.06	13.88	C19—C20
0.24	0.51	0.51	1.37	1.26	2.12	2.62	0.24	0.12	0.13	0.01	0.01	0.15	C21
87.45	105.92	115.64	125.02	131.82	171.09	139.01	46.40	27.80	27.13	1.90	3.10	57.13	C22
5.59	9.51	12.81	15.77	23.71	29.66	27.98	4.01	2.11	2.11	0.10	0.24	2.81	C23—C24
12.27	26.00	30.68	50.28	59.43	82.63	76.94	10.84	5.75	5.73	0.27	0.68	7.66	C25
0.97	1.14	1.85	2.97	1.58	2.12	0.87	0.58	0.35	0.35	0.02	0.04	0.53	C30—C31
3.64	6.09	9.27	6.63	13.59	5.83	9.62	2.13	1.14	1.17	0.06	0.14	1.75	C32
108.46	176.83	280.85	372.79	429.28	466.13	375.94	76.11	40.47	40.56	1.86	5.13	51.52	C33—C34
1.94	2.66	2.19	1.60	2.21	2.12	1.75	0.81	0.51	0.51	0.04	0.06	0.91	C37—C38
4.13	4.82	7.75	6.86	13.28	17.48	10.49	2.53	1.56	1.53	0.08	0.16	1.94	C40—C41
0.85	1.01	2.19	2.74	2.53	5.83	2.62	0.68	0.38	0.38	0.02	0.04	0.55	C43
2.67	2.92	6.74	12.11	14.23	21.72	39.34	2.61	1.41	1.39	0.05	0.15	1.39	C44
0.00	0.38	0.34	0.00	0.95	0.53	0.00	0.13	0.07	0.07	0.00	0.01	0.16	C45
0.00	0.00	0.00	0.00	0.00	0.00	0.00	0.02	0.01	0.01	0.00	0.00	0.04	C46
1.09	1.52	1.69	2.06	1.58	2.65	3.50	0.68	0.45	0.44	0.03	0.05	0.80	C47, C49
0.36	1.14	0.34	1.14	1.58	3.71	1.75	0.38	0.23	0.22	0.01	0.02	0.41	C50
—	—	—	—	—	—	—	—	—	—	—	—	—	C51
—	—	—	—	—	—	—	—	—	—	—	—	—	C52
—	—	—	—	—	—	—	—	—	—	—	—	—	C53
—	—	—	—	—	—	—	—	—	—	—	—	—	C54
—	—	—	—	—	—	—	—	—	—	—	—	—	C55
—	—	—	—	—	—	—	—	—	—	—	—	—	C56
—	—	—	—	—	—	—	—	—	—	—	—	—	C57
—	—	—	—	—	—	—	—	—	—	—	—	—	C58
2.19	2.41	3.88	3.43	2.21	5.30	2.62	0.94	0.53	0.53	0.03	0.07	0.87	C60
3.89	12.81	24.78	49.83	84.72	114.94	111.03	9.47	4.62	4.52	0.10	0.47	2.55	C61
0.61	1.14	0.34	0.23	0.32	1.06	1.75	0.43	0.36	0.33	0.03	0.03	0.51	C62
0.12	1.01	0.34	0.46	0.95	0.53	0.87	0.17	0.09	0.10	0.01	0.01	0.17	C63
7.77	8.75	9.61	10.74	12.01	9.53	12.24	3.55	2.13	2.13	0.14	0.25	4.01	C64
0.61	1.78	1.01	0.91	2.85	1.59	3.50	0.42	0.22	0.23	0.01	0.02	0.40	C65
0.49	0.76	0.84	1.60	3.79	2.12	0.87	0.35	0.18	0.18	0.01	0.02	0.21	C66
11.42	23.21	25.12	40.68	51.21	62.50	79.56	9.20	4.92	4.92	0.24	0.57	6.53	C67
0.24	0.13	0.67	0.69	0.00	1.06	0.00	0.10	0.05	0.05	0.00	0.01	0.05	C68
0.24	0.76	0.17	0.00	0.95	1.06	0.00	0.18	0.11	0.13	0.01	0.01	0.23	C69
9.72	16.62	18.71	20.11	24.34	22.25	21.86	7.09	4.75	4.70	0.30	0.49	7.31	C70—C72, D32—D33, D42—D43
3.64	3.55	3.20	2.06	0.63	3.18	3.50	2.46	2.03	1.78	0.14	0.17	3.66	C73
0.36	0.25	0.67	1.83	0.95	1.59	0.87	0.27	0.18	0.17	0.01	0.02	0.20	C74
0.24	1.27	1.52	0.91	1.90	0.53	0.00	0.34	0.23	0.22	0.01	0.03	0.32	C75
0.49	0.51	0.84	0.46	0.95	0.00	1.75	0.28	0.19	0.19	0.01	0.02	0.30	C81
8.62	13.19	16.35	21.71	21.50	22.25	14.86	5.63	3.43	3.38	0.20	0.39	5.44	C82—C85, C96
0.24	0.25	0.51	0.46	0.95	0.00	0.00	0.10	0.05	0.05	0.00	0.01	0.06	C88
2.55	4.69	7.75	6.40	7.27	7.95	5.25	1.70	0.95	0.98	0.05	0.12	1.35	C90
1.21	2.03	3.71	2.51	5.37	5.83	4.37	1.38	1.09	1.17	0.06	0.09	1.09	C91
3.40	5.33	8.60	7.09	8.85	10.06	5.25	2.75	1.94	1.88	0.11	0.19	2.68	C92—C94, D45—D47
4.49	5.96	6.07	9.37	9.48	11.12	12.24	2.91	2.08	2.12	0.13	0.20	2.68	C95
4.25	5.33	10.62	12.34	13.91	20.13	24.48	3.00	1.66	1.66	0.08	0.19	2.08	O&U
533.06	851.53	1181.03	1476.52	1772.14	2009.67	1603.44	354.76	197.40	196.42	10.37	23.66	286.75	ALL
530.39	848.61	1174.29	1464.40	1757.92	1987.95	1564.10	352.15	196.00	195.03	10.32	23.51	285.36	ALLbC44

附表 3-3　江苏省农村肿瘤登记地区 2015 年女性恶性肿瘤发病主要指标

部位	病例数	构成比/%	0	1—4	5—9	10—14	15—19	20—24	25—29	30—34	35—39	40—44	45—49	50—54
唇	19	0.06	0.00	0.00	0.00	0.00	0.00	0.00	0.00	0.00	0.12	0.00	0.09	0.00
舌	74	0.24	0.00	0.00	0.00	0.00	0.19	0.00	0.00	0.00	0.00	0.21	0.89	0.73
口	97	0.31	0.00	0.00	0.00	0.00	0.00	0.00	0.11	0.27	0.00	0.32	0.36	1.04
唾液腺	57	0.18	0.00	0.00	0.19	0.00	0.00	0.14	0.23	0.27	0.12	0.21	0.53	1.04
扁桃腺	7	0.02	0.00	0.00	0.00	0.00	0.00	0.00	0.00	0.00	0.00	0.00	0.09	0.10
其他口咽	14	0.04	0.00	0.00	0.00	0.00	0.00	0.00	0.00	0.00	0.00	0.00	0.00	0.21
鼻咽	171	0.55	0.00	0.00	0.00	0.20	0.00	0.14	0.34	1.09	1.00	1.37	2.67	2.18
下咽	8	0.03	0.00	0.00	0.00	0.00	0.00	0.00	0.00	0.00	0.12	0.00	0.09	0.10
咽，部位不明	5	0.02	0.00	0.00	0.00	0.00	0.00	0.00	0.00	0.00	0.00	0.00	0.00	0.00
食管	3 634	11.61	0.00	0.00	0.00	0.00	0.20	0.00	0.14	0.27	0.37	0.85	3.82	8.19
胃	3 108	9.93	0.00	0.00	0.00	0.00	0.00	0.71	1.70	2.32	3.87	6.34	11.38	17.32
小肠	124	0.40	0.00	0.00	0.00	0.00	0.00	0.00	0.00	0.00	0.25	0.32	0.71	1.04
结肠	1 161	3.71	0.00	0.00	0.00	0.00	0.00	0.28	0.34	1.36	1.75	3.91	6.67	8.81
直肠	1 313	4.20	0.00	0.00	0.00	0.00	0.00	0.14	0.34	0.82	2.12	2.22	8.27	10.78
肛门	20	0.06	0.00	0.00	0.00	0.00	0.00	0.00	0.00	0.14	0.00	0.11	0.18	0.00
肝脏	2 271	7.26	0.00	0.49	0.38	0.00	0.37	0.57	0.23	1.63	3.25	6.24	13.25	19.60
胆囊及其他	553	1.77	0.00	0.00	0.00	0.00	0.00	0.23	0.00	0.50	0.95	2.40	2.70	
胰腺	1 062	3.39	0.00	0.00	0.19	0.20	0.19	0.00	0.00	0.41	0.50	1.48	2.40	6.84
鼻、鼻窦及其他	24	0.08	0.00	0.00	0.00	0.00	0.00	0.14	0.11	0.00	0.12	0.11	0.18	0.52
喉	19	0.06	0.00	0.00	0.00	0.00	0.00	0.00	0.00	0.00	0.12	0.00	0.09	0.00
气管、支气管、肺	4 522	14.45	0.00	0.00	0.00	0.00	0.19	0.00	1.47	2.04	4.74	8.56	19.12	28.31
其他胸腔器官	63	0.20	0.00	0.00	0.49	0.00	0.00	0.00	0.34	0.14	0.37	0.53	0.18	0.83
骨	210	0.67	0.00	0.00	0.25	0.57	0.00	0.37	0.28	0.34	0.54	0.37	0.95	0.98	2.38
皮肤黑色素瘤	89	0.28	0.00	0.00	0.00	0.00	0.00	0.00	0.11	0.00	0.62	0.42	0.18	0.83
皮肤其他	342	1.09	0.00	0.00	0.00	0.19	0.28	0.34	0.14	0.50	0.95	1.16	1.66	
间皮瘤	9	0.03	0.00	0.00	0.00	0.00	0.00	0.00	0.00	0.00	0.00	0.00	0.09	0.21
卡波氏肉瘤	3	0.01	0.00	0.00	0.00	0.00	0.00	0.00	0.00	0.00	0.00	0.11	0.00	0.00
周围神经、其他结缔组织、软组织	66	0.21	0.00	0.49	0.00	0.00	0.19	0.14	0.45	0.14	0.25	0.42	0.71	0.52
乳腺	4 131	13.20	0.00	0.00	0.00	0.00	0.19	0.85	4.53	10.62	26.21	49.77	67.39	73.42
外阴	34	0.11	0.00	0.00	0.00	0.00	0.00	0.00	0.14	0.00	0.00	0.63	0.00	0.41
阴道	23	0.07	0.00	0.00	0.00	0.00	0.00	0.00	0.14	0.00	0.00	0.00	0.27	0.31
子宫颈	2 197	7.02	0.00	0.00	0.00	0.00	0.00	0.57	2.72	5.86	13.86	24.09	38.85	35.15
子宫体	665	2.12	0.00	0.00	0.00	0.00	0.00	0.57	0.11	0.82	2.62	4.65	8.89	11.82
子宫，部位不明	283	0.90	0.00	0.00	0.00	0.00	0.00	0.34	0.82	1.12	2.75	4.18	3.32	
卵巢	684	2.19	0.00	0.00	0.00	0.20	1.12	0.57	1.47	2.45	2.75	4.97	9.96	11.72
其他女性生殖器	57	0.18	0.00	0.00	0.00	0.00	0.00	0.11	0.00	0.25	0.42	0.44	0.93	
胎盘	7	0.02	0.00	0.00	0.00	0.00	0.00	0.19	0.28	0.23	0.00	0.00	0.11	0.09	0.00
阴茎	—	—	—	—	—	—	—	—	—	—	—	—	—	—
前列腺	—	—	—	—	—	—	—	—	—	—	—	—	—	—
睾丸	—	—	—	—	—	—	—	—	—	—	—	—	—	—
其他男性生殖器	—	—	—	—	—	—	—	—	—	—	—	—	—	—
肾	257	0.82	1.09	0.98	0.00	0.00	0.19	0.00	0.23	0.54	0.75	1.16	1.42	3.32
肾盂	22	0.07	0.00	0.00	0.00	0.00	0.00	0.00	0.00	0.00	0.00	0.00	0.36	0.00
输尿管	23	0.07	0.00	0.00	0.00	0.00	0.00	0.00	0.00	0.00	0.00	0.00	0.00	0.00
膀胱	325	1.04	0.00	0.00	0.00	0.00	0.37	0.14	0.11	0.00	0.25	0.32	1.60	1.87
其他泌尿器官	7	0.02	0.00	0.00	0.00	0.00	0.00	0.00	0.11	0.00	0.00	0.00	0.18	0.21
眼	17	0.05	1.09	0.00	0.00	0.00	0.00	0.00	0.00	0.00	0.00	0.00	0.09	0.00
脑、神经系统	846	2.70	2.19	1.23	1.91	0.79	1.49	1.56	1.70	1.23	2.25	4.86	6.05	10.06
甲状腺	948	3.03	0.00	0.00	0.25	0.00	0.20	1.68	3.54	4.98	6.40	7.49	10.88	12.00	18.04
肾上腺	26	0.08	0.00	0.00	0.00	0.00	0.00	0.00	0.00	0.00	0.25	0.21	0.18	0.31
其他内分泌腺	28	0.09	0.00	0.00	0.00	0.00	0.14	0.00	0.14	0.12	0.21	0.27	0.41	
霍奇金淋巴瘤	20	0.06	0.00	0.00	0.00	0.20	0.19	0.00	0.11	0.00	0.00	0.00	0.00	0.21
非霍奇金淋巴瘤	505	1.61	0.00	0.00	0.00	0.20	0.19	0.42	0.68	1.09	1.50	1.06	2.85	3.73
免疫增生性疾病	4	0.01	0.00	0.00	0.00	0.00	0.00	0.00	0.00	0.00	0.00	0.11	0.00	0.00
多发性骨髓瘤	144	0.46	0.00	0.00	0.00	0.20	0.00	0.00	0.00	0.00	0.00	0.32	0.53	0.73
淋巴样白血病	157	0.50	1.09	0.98	0.95	0.79	0.37	0.14	0.34	0.54	0.12	0.63	1.24	0.83
髓样白血病	258	0.82	2.19	0.00	0.19	0.20	0.37	0.99	0.11	1.77	1.25	1.48	1.87	2.07
白血病，未特指	245	0.78	1.09	1.72	0.95	0.59	0.56	0.99	1.13	0.95	1.12	1.37	1.60	2.07
其他或未指明部位	338	1.08	0.00	0.00	0.00	0.00	0.37	0.28	0.23	0.54	0.12	1.37	2.13	2.28
所有部位合计	31 296	100.00	8.75	7.14	5.35	4.35	8.96	14.01	25.92	45.62	83.14	147.95	238.90	299.27
所有部位除外 C44	30 954	98.91	8.75	7.14	5.35	4.35	8.77	13.73	25.58	45.48	82.64	147.00	237.74	297.61

年龄组 / 岁							粗率 /(1/10万)	中标率 /(1/10万)	世标率 /(1/10万)	累积率 /%		35—64 岁截缩率 /(1/10万)	ICD-10
55—59	60—64	65—69	70—74	75—79	80—84	≥ 85				0—64 岁	0—74 岁		
0.13	0.13	0.51	0.67	1.15	0.84	1.53	0.16	0.08	0.08	0.00	0.01	0.07	C00
1.02	2.60	1.19	1.57	1.73	0.42	2.55	0.64	0.35	0.36	0.03	0.04	0.80	C01—C02
0.89	1.56	2.37	2.02	4.90	3.36	5.11	0.84	0.43	0.42	0.02	0.04	0.61	C03—C06
0.76	0.65	1.36	0.90	1.15	0.84	1.53	0.49	0.32	0.31	0.02	0.03	0.52	C07—C08
0.13	0.13	0.00	0.22	0.00	0.42	0.51	0.06	0.03	0.03	0.00	0.00	0.07	C09
0.13	0.39	0.34	0.45	0.58	0.84	0.00	0.12	0.06	0.06	0.00	0.01	0.10	C10
1.27	2.47	2.54	5.39	2.88	2.10	1.53	1.47	1.01	0.91	0.06	0.10	1.81	C11
0.00	0.13	0.17	0.00	0.58	0.42	0.00	0.07	0.04	0.04	0.00	0.00	0.07	C12—C13
0.00	0.13	0.34	0.00	0.29	0.42	0.00	0.08	0.04	0.02	0.00	0.00	0.02	C14
27.17	62.36	107.89	152.60	190.32	209.65	167.58	31.34	14.42	14.42	0.52	1.82	13.85	C15
29.33	49.60	81.30	105.70	145.63	161.75	118.53	26.80	13.37	13.06	0.61	1.55	17.16	C16
1.90	2.60	2.71	3.59	4.04	5.04	4.09	1.07	0.55	0.55	0.03	0.07	1.00	C17
13.84	20.83	24.90	37.25	47.58	42.01	44.96	10.01	5.21	5.10	0.29	0.60	8.28	C18
17.14	22.00	27.10	42.64	49.89	63.02	46.49	11.32	5.79	5.66	0.32	0.67	9.23	C19—C20
0.00	0.13	0.34	1.35	0.58	1.26	1.02	0.17	0.09	0.08	0.00	0.01	0.07	C21
32.12	41.66	51.32	60.37	73.82	111.34	80.72	19.58	10.11	10.02	0.60	1.16	17.08	C22
6.73	7.68	12.53	16.16	27.11	35.71	24.52	4.77	2.28	2.23	0.11	0.25	3.04	C23—C24
11.17	13.54	27.95	33.66	47.00	61.76	65.40	9.16	4.30	4.29	0.18	0.49	5.14	C25
0.38	0.65	0.17	0.00	0.58	0.84	0.00	0.21	0.13	0.13	0.01	0.01	0.30	C30—C31
0.25	0.13	0.34	0.90	1.15	0.84	1.02	0.16	0.08	0.08	0.00	0.01	0.09	C32
52.19	86.45	103.32	144.74	186.86	228.14	186.48	39.00	19.28	19.10	1.02	2.26	28.73	C33—C34
1.02	1.17	1.69	0.90	0.87	0.42	2.04	0.54	0.35	0.37	0.02	0.04	0.63	C37—C38
1.78	2.34	5.25	6.51	8.94	8.40	2.55	1.81	1.10	1.07	0.06	0.12	1.36	C40—C41
1.52	1.17	2.03	2.92	1.44	3.78	4.60	0.77	0.42	0.41	0.02	0.05	0.72	C43
2.41	3.65	5.59	8.98	13.84	18.91	40.87	2.95	1.34	1.34	0.06	0.13	1.55	C44
0.00	0.26	0.17	0.22	0.00	0.84	0.00	0.08	0.04	0.04	0.00	0.00	0.08	C45
0.00	0.00	0.34	0.00	0.00	0.00	0.00	0.03	0.02	0.02	0.00	0.00	0.02	C46
0.89	0.91	1.19	1.35	1.15	2.10	1.02	0.57	0.39	0.39	0.03	0.04	0.58	C47, C49
70.22	67.70	56.74	41.74	37.20	34.45	27.59	35.62	23.66	22.09	1.85	2.35	57.39	C50
0.25	0.13	0.68	0.00	1.41	1.68	3.58	0.29	0.15	0.14	0.01	0.01	0.24	C51
0.25	0.13	1.02	1.12	0.58	0.00	0.00	0.20	0.12	0.11	0.01	0.02	0.15	C52
36.44	30.99	29.30	28.05	24.80	28.15	17.88	18.95	12.51	11.60	0.94	1.23	29.24	C53
16.38	12.63	10.67	8.30	8.65	4.62	4.09	5.73	3.54	3.44	0.29	0.39	8.78	C54
3.43	5.08	4.74	4.26	5.48	7.14	5.62	2.44	1.50	1.41	0.11	0.15	3.19	C55
10.54	10.94	11.18	11.44	10.09	7.98	5.11	5.90	3.90	3.66	0.28	0.40	8.08	C56
0.76	1.30	1.36	1.35	0.58	0.42	1.53	0.49	0.29	0.29	0.02	0.03	0.63	C57
0.00	0.00	0.00	0.00	0.00	0.00	0.00	0.06	0.07	0.07	0.00	0.00	0.04	C58
—	—	—	—	—	—	—	—	—	—	—	—	—	C60
—	—	—	—	—	—	—	—	—	—	—	—	—	C61
—	—	—	—	—	—	—	—	—	—	—	—	—	C62
—	—	—	—	—	—	—	—	—	—	—	—	—	C63
4.57	3.38	7.11	6.06	7.21	7.14	3.58	2.22	1.32	1.33	0.08	0.15	2.21	C64
0.13	0.26	1.02	0.45	0.58	2.10	0.00	0.19	0.10	0.09	0.00	0.01	0.12	C65
0.13	0.52	1.02	0.90	1.15	1.68	0.00	0.20	0.09	0.09	0.00	0.01	0.08	C66
2.29	5.86	5.76	9.87	13.55	26.47	14.82	2.80	1.34	1.32	0.06	0.14	1.77	C67
0.00	0.00	0.00	0.00	0.58	0.00	0.00	0.06	0.04	0.04	0.00	0.00	0.07	C68
0.13	0.26	0.34	0.22	1.44	0.84	0.51	0.15	0.08	0.09	0.00	0.01	0.08	C69
11.17	16.79	16.77	17.50	24.80	18.07	15.33	7.30	4.56	4.58	0.31	0.48	7.78	C70—C72, D32—D33, D42—D43
16.38	14.19	7.28	7.85	5.19	5.04	1.53	8.18	6.24	5.67	0.48	0.56	12.73	C73
0.38	0.39	0.51	0.45	0.58	0.42	1.53	0.22	0.13	0.12	0.01	0.01	0.27	C74
0.38	0.26	0.68	0.45	0.58	1.26	0.00	0.24	0.16	0.14	0.01	0.02	0.27	C75
0.25	0.39	0.17	0.45	1.15	0.84	0.51	0.17	0.12	0.11	0.01	0.01	0.12	C81
7.24	10.42	12.36	16.16	14.71	16.81	11.75	4.35	2.46	2.39	0.15	0.29	3.93	C82—C85, C96
0.13	0.00	0.17	0.22	0.00	0.00	0.00	0.03	0.02	0.02	0.00	0.00	0.04	C88
2.29	2.73	4.23	7.41	5.48	4.20	0.51	1.24	0.66	0.66	0.03	0.09	0.93	C90
1.78	1.95	3.56	3.81	5.77	5.04	2.55	1.35	0.94	0.98	0.05	0.09	1.00	C91
3.56	5.08	4.40	6.73	6.34	7.14	2.04	2.22	1.50	1.42	0.10	0.15	2.34	C92—C94, D45—D47
2.92	2.86	4.57	5.83	6.63	6.72	2.55	2.11	1.54	1.57	0.09	0.15	1.87	C95
4.57	4.82	8.47	8.30	10.38	18.91	12.77	2.91	1.56	1.54	0.09	0.17	2.28	O&U
400.72	524.41	659.04	819.99	1009.00	1172.62	940.08	269.89	150.22	145.55	9.03	16.43	258.61	ALL
398.31	520.76	653.45	811.01	995.16	1153.71	899.21	266.94	148.88	144.21	8.97	16.30	257.05	ALLbC44

附表 4-1　江苏省肿瘤登记地区 2015 年男女合计恶性肿瘤死亡主要指标

部位	病例数	构成比/%	0	1—4	5—9	10—14	15—19	20—24	25—29	30—34	35—39	40—44	45—49	50—54
唇	21	0.03	0.00	0.00	0.00	0.00	0.00	0.00	0.00	0.00	0.00	0.00	0.03	0.03
舌	115	0.14	0.00	0.00	0.00	0.00	0.05	0.00	0.00	0.04	0.04	0.03	0.11	0.13
口	217	0.26	0.00	0.07	0.00	0.00	0.00	0.00	0.00	0.04	0.00	0.06	0.19	0.35
唾液腺	64	0.08	0.00	0.00	0.00	0.00	0.00	0.00	0.11	0.04	0.06	0.03	0.03	0.06
扁桃腺	25	0.03	0.00	0.00	0.00	0.00	0.00	0.00	0.00	0.00	0.00	0.00	0.00	0.03
其他口咽	40	0.05	0.00	0.00	0.00	0.00	0.00	0.00	0.00	0.00	0.04	0.03	0.03	0.06
鼻咽	587	0.70	0.00	0.00	0.00	0.06	0.05	0.04	0.03	0.23	0.18	0.60	1.04	1.78
下咽	59	0.07	0.00	0.00	0.00	0.00	0.00	0.00	0.00	0.00	0.00	0.03	0.11	0.13
咽，部位不明	53	0.06	0.00	0.00	0.00	0.00	0.00	0.00	0.03	0.00	0.00	0.03	0.03	0.13
食管	11 918	14.25	0.00	0.00	0.00	0.00	0.00	0.00	0.07	0.08	0.25	0.73	3.26	10.17
胃	13 234	15.82	0.00	0.07	0.00	0.00	0.00	0.20	0.80	1.41	1.84	4.42	8.17	15.90
小肠	346	0.41	0.00	0.00	0.00	0.00	0.00	0.00	0.00	0.07	0.19	0.27	0.51
结肠	2 323	2.78	0.00	0.00	0.00	0.00	0.16	0.16	0.23	0.61	0.72	1.40	1.87	3.72
直肠	3 045	3.64	0.00	0.00	0.00	0.00	0.05	0.16	0.30	0.38	0.80	1.68	3.32	5.12
肛门	68	0.08	0.00	0.00	0.00	0.00	0.00	0.00	0.00	0.04	0.00	0.00	0.08	0.16
肝脏	10 816	12.93	0.00	0.34	0.11	0.06	0.16	0.29	0.57	2.56	6.00	14.59	26.44	36.31
胆囊及其他	1 447	1.73	0.00	0.00	0.00	0.00	0.00	0.00	0.10	0.15	0.33	0.44	1.15	1.78
胰腺	3 935	4.71	0.00	0.00	0.00	0.00	0.00	0.04	0.03	0.19	0.54	1.56	3.29	5.63
鼻、鼻窦及其他	80	0.10	0.00	0.00	0.00	0.00	0.00	0.03	0.00	0.04	0.03	0.25	0.16
喉	275	0.33	0.00	0.00	0.00	0.00	0.00	0.00	0.00	0.00	0.00	0.06	0.16	0.32
气管、支气管、肺	19 322	23.10	0.00	0.00	0.00	0.00	0.11	0.12	0.60	0.99	2.50	5.37	12.48	25.02
其他胸腔器官	177	0.21	0.00	0.07	0.06	0.12	0.11	0.04	0.10	0.11	0.07	0.10	0.22	0.67
骨	780	0.93	0.00	0.00	0.06	0.29	0.38	0.37	0.20	0.38	0.33	0.35	0.96	1.18
皮肤黑色素瘤	150	0.18	0.00	0.00	0.00	0.00	0.05	0.00	0.00	0.08	0.00	0.19	0.19	0.13
皮肤其他	357	0.43	0.00	0.00	0.00	0.00	0.00	0.00	0.00	0.00	0.07	0.22	0.11	0.22
间皮瘤	32	0.04	0.00	0.00	0.00	0.00	0.00	0.00	0.00	0.00	0.13	0.05	0.10
卡波氏肉瘤	9	0.01	0.00	0.00	0.00	0.00	0.00	0.04	0.00	0.04	0.00	0.00	0.00	0.06
周围神经、其他结缔组织、软组织	113	0.14	0.00	0.14	0.11	0.00	0.22	0.00	0.00	0.11	0.11	0.25	0.16	0.35
乳腺	1 815	2.17	0.00	0.00	0.00	0.00	0.00	0.04	0.27	0.92	1.88	2.83	5.46	6.26
外阴	38	0.05	0.00	0.00	0.00	0.00	0.00	0.00	0.00	0.00	0.00	0.00	0.03	0.06
阴道	20	0.02	0.00	0.00	0.00	0.00	0.00	0.04	0.00	0.00	0.00	0.00	0.00	0.03
子宫颈	1 018	1.22	0.00	0.00	0.00	0.00	0.04	0.40	0.34	0.98	1.91	3.35	3.66
子宫体	221	0.26	0.00	0.00	0.00	0.00	0.00	0.00	0.00	0.18	0.29	0.44	0.89
子宫，部位不明	242	0.29	0.00	0.00	0.00	0.00	0.00	0.07	0.11	0.18	0.38	0.55	0.57
卵巢	657	0.79	0.00	0.00	0.00	0.00	0.16	0.04	0.20	0.23	0.36	0.73	1.56	2.48
其他女性生殖器	38	0.05	0.00	0.00	0.00	0.00	0.00	0.07	0.00	0.00	0.00	0.03	0.14	0.03
胎盘	4	0.00	0.00	0.00	0.00	0.00	0.00	0.00	0.04	0.00	0.00	0.03	0.03
阴茎	60	0.07	0.00	0.00	0.00	0.00	0.00	0.00	0.08	0.04	0.03	0.14	0.10
前列腺	1 075	1.29	0.00	0.00	0.00	0.00	0.00	0.00	0.07	0.04	0.00	0.00	0.11	0.10
睾丸	22	0.03	0.00	0.00	0.00	0.00	0.00	0.00	0.08	0.04	0.04	0.03	0.00
其他男性生殖器	15	0.02	0.00	0.00	0.00	0.00	0.00	0.00	0.00	0.00	0.00	0.00	0.00
肾	493	0.59	0.30	0.20	0.06	0.06	0.16	0.04	0.00	0.11	0.19	0.47	1.02
肾盂	69	0.08	0.00	0.00	0.00	0.00	0.00	0.00	0.00	0.06	0.03	0.06
输尿管	53	0.06	0.00	0.00	0.00	0.00	0.00	0.00	0.00	0.00	0.03	0.03	0.00
膀胱	1 046	1.25	0.00	0.00	0.00	0.00	0.04	0.03	0.04	0.07	0.10	0.19	0.45
其他泌尿器官	15	0.02	0.00	0.00	0.00	0.00	0.00	0.00	0.00	0.00	0.00	0.00	0.00
眼	24	0.03	0.00	0.07	0.06	0.00	0.00	0.00	0.00	0.04	0.00	0.00	0.00
脑、神经系统	1 939	2.32	1.52	1.84	1.28	0.70	1.14	0.33	0.90	0.65	1.88	2.48	3.32	5.12
甲状腺	181	0.22	0.00	0.00	0.00	0.00	0.00	0.03	0.00	0.14	0.03	0.16	0.35
肾上腺	40	0.05	0.00	0.00	0.00	0.00	0.00	0.03	0.04	0.04	0.00	0.08	0.00
其他内分泌腺	43	0.05	0.00	0.07	0.17	0.00	0.00	0.00	0.00	0.04	0.00	0.00	0.13
霍奇金淋巴瘤	82	0.10	0.00	0.00	0.06	0.00	0.05	0.00	0.00	0.00	0.10	0.03	0.16
非霍奇金淋巴瘤	1 267	1.52	0.00	0.00	0.28	0.18	0.27	0.49	0.37	0.57	0.65	0.89	1.67	2.32
免疫增生性疾病	21	0.03	0.00	0.00	0.00	0.00	0.00	0.00	0.00	0.00	0.00	0.03	0.03	0.03
多发性骨髓瘤	408	0.49	0.30	0.14	0.00	0.06	0.00	0.00	0.03	0.08	0.07	0.16	0.27	0.67
淋巴样白血病	457	0.55	0.91	0.41	0.72	0.41	0.49	0.41	0.43	0.50	0.54	0.32	0.69	0.89
髓样白血病	563	0.67	0.30	0.00	0.28	0.29	0.38	0.49	0.33	0.27	0.58	0.48	0.80	1.24
白血病，未特指	910	1.09	2.44	0.82	0.50	0.53	1.09	0.69	1.00	0.72	0.98	0.92	1.26	1.43
其他或未指明部位	1 185	1.42	0.00	0.00	0.06	0.23	0.05	0.12	0.30	0.27	0.43	0.60	1.26	2.23
所有部位合计	83 629	100.00	5.79	4.29	3.79	3.04	5.16	4.21	7.92	12.67	23.22	45.22	86.15	140.60
所有部位除外 C44	83 272	99.57	5.79	4.29	3.79	2.98	5.16	4.21	7.92	12.67	23.14	45.00	86.04	140.38

年龄组 / 岁							粗率 / (1/10万)	中标率 / (1/10万)	世标率 / (1/10万)	累积率 /%		35—64岁	ICD-10
55—59	60—64	65—69	70—74	75—79	80—84	≥85				0—64岁	0—74岁	截缩率 /(1/10万)	
0.00	0.04	0.15	0.14	0.00	0.71	1.60	0.05	0.02	0.02	0.00	0.00	0.02	C00
0.45	0.66	1.13	0.99	1.60	1.43	2.19	0.30	0.16	0.16	0.01	0.02	0.20	C01—C02
0.64	1.01	1.39	2.20	4.34	3.86	4.19	0.56	0.28	0.28	0.01	0.03	0.32	C03—C06
0.19	0.23	0.57	0.85	0.85	0.86	1.20	0.17	0.09	0.09	0.00	0.01	0.09	C07—C08
0.00	0.19	0.15	0.28	0.75	0.57	0.00	0.06	0.03	0.03	0.00	0.00	0.03	C09
0.19	0.08	0.31	0.50	0.38	0.86	1.00	0.10	0.05	0.05	0.00	0.01	0.06	C10
2.49	3.67	4.84	5.54	6.04	5.86	4.19	1.51	0.85	0.84	0.05	0.10	1.44	C11
0.26	0.35	0.46	0.28	1.32	0.86	0.20	0.15	0.08	0.08	0.00	0.01	0.13	C12—C13
0.11	0.50	0.41	0.21	0.75	0.86	1.00	0.14	0.07	0.07	0.00	0.01	0.11	C14
26.33	55.86	97.56	153.20	213.05	261.18	231.81	30.75	14.72	14.65	0.48	1.74	13.07	C15
32.16	58.18	102.14	152.85	237.67	286.06	231.81	34.14	16.85	16.53	0.62	1.89	17.02	C16
0.75	1.12	2.93	3.62	6.32	7.58	6.98	0.89	0.44	0.43	0.01	0.05	0.43	C17
5.39	9.93	15.65	23.78	34.05	51.32	56.85	5.99	2.99	2.95	0.12	0.32	3.35	C18
8.25	12.64	17.25	25.56	48.29	74.05	78.40	7.86	3.84	3.78	0.16	0.38	4.64	C19—C20
0.15	0.19	0.57	0.43	1.13	1.72	1.80	0.18	0.08	0.08	0.00	0.01	0.09	C21
50.02	59.07	71.66	83.77	103.08	128.09	112.91	27.90	15.62	15.35	0.98	1.76	29.03	C22
3.99	6.80	10.30	13.06	23.30	32.45	35.71	3.73	1.81	1.80	0.07	0.19	2.05	C23—C24
12.54	18.75	29.19	43.73	60.64	79.77	72.81	10.15	5.03	4.99	0.21	0.58	5.99	C25
0.38	0.35	0.41	0.64	1.13	1.29	1.20	0.21	0.11	0.11	0.01	0.01	0.18	C30—C31
1.02	1.39	2.16	3.27	5.47	3.72	4.39	0.71	0.35	0.35	0.01	0.04	0.41	C32
57.89	97.53	157.28	230.65	319.06	365.40	297.24	49.85	24.86	24.65	1.01	2.95	28.03	C33—C34
0.60	1.16	1.34	1.14	1.89	1.43	2.39	0.46	0.28	0.28	0.02	0.03	0.41	C37—C38
2.75	3.32	5.30	7.24	11.98	14.15	11.97	2.01	1.12	1.09	0.05	0.12	1.29	C40—C41
0.53	0.93	1.29	1.35	1.32	2.43	2.79	0.39	0.21	0.21	0.01	0.02	0.28	C43
0.30	0.73	1.39	2.34	3.49	9.44	29.13	0.92	0.37	0.40	0.01	0.03	0.25	C44
0.11	0.12	0.05	0.43	0.66	0.14	0.40	0.08	0.05	0.04	0.00	0.00	0.02	C45
0.00	0.04	0.05	0.07	0.09	0.14	0.00	0.02	0.02	0.01	0.00	0.00	0.02	C46
0.30	0.54	0.51	0.78	1.23	1.14	1.99	0.29	0.19	0.19	0.01	0.02	0.27	C47, C49
9.53	10.05	9.37	9.58	14.05	17.30	28.93	4.68	2.70	2.63	0.19	0.28	5.50	C50
0.08	0.23	0.21	0.43	0.57	0.86	1.00	0.10	0.05	0.05	0.00	0.01	0.06	C51
0.08	0.12	0.21	0.28	0.38	0.14	0.00	0.05	0.03	0.03	0.00	0.00	0.03	C52
4.41	3.98	5.15	6.89	8.96	13.44	13.17	2.63	1.53	1.46	0.10	0.16	2.88	C53
1.39	1.16	1.08	1.56	2.26	1.72	3.39	0.57	0.31	0.31	0.02	0.03	0.65	C54
0.98	0.97	1.18	1.92	3.30	4.00	3.59	0.62	0.35	0.33	0.02	0.03	0.56	C55
2.94	3.94	5.15	5.82	5.09	5.29	3.99	1.69	0.99	0.97	0.06	0.12	1.80	C56
0.19	0.12	0.26	0.35	0.47	0.57	0.40	0.10	0.06	0.05	0.00	0.01	0.08	C57
0.00	0.00	0.00	0.00	0.00	0.00	0.20	0.01	0.01	0.01	0.00	0.00	0.01	C58
0.19	0.19	0.41	0.64	0.57	1.43	1.00	0.15	0.09	0.08	0.00	0.01	0.10	C60
0.60	1.39	5.51	11.29	22.45	33.59	54.66	2.77	1.16	1.16	0.01	0.10	0.29	C61
0.08	0.12	0.15	0.07	0.28	0.14	0.40	0.06	0.04	0.03	0.00	0.00	0.05	C62
0.00	0.12	0.05	0.07	0.38	0.71	0.20	0.04	0.02	0.02	0.00	0.00	0.01	C63
1.24	2.51	3.71	5.18	7.45	8.01	8.38	1.27	0.68	0.69	0.03	0.08	0.80	C64
0.15	0.39	0.36	0.71	1.32	1.14	2.19	0.18	0.08	0.09	0.00	0.01	0.10	C65
0.08	0.31	0.26	0.50	0.94	1.72	1.40	0.14	0.06	0.06	0.00	0.01	0.06	C66
1.39	2.94	5.15	9.51	17.83	34.88	47.28	2.70	1.15	1.16	0.03	0.10	0.70	C67
0.00	0.00	0.15	0.28	0.38	0.29	0.40	0.04	0.02	0.02	0.00	0.00	0.00	C68
0.00	0.08	0.15	0.14	0.38	0.71	1.00	0.06	0.03	0.04	0.00	0.00	0.02	C69
6.78	9.51	12.15	17.32	22.73	21.73	17.56	5.00	3.11	3.15	0.18	0.33	4.41	C70—C72, D32—D33, D42—D43
0.68	0.66	1.18	1.56	2.45	4.29	4.19	0.47	0.24	0.23	0.01	0.02	0.29	C73
0.30	0.12	0.31	0.28	0.38	0.43	1.00	0.10	0.06	0.06	0.00	0.01	0.08	C74
0.30	0.15	0.31	0.28	0.38	0.29	0.00	0.11	0.08	0.08	0.01	0.01	0.10	C75
0.30	0.50	0.51	0.71	1.79	0.86	1.00	0.21	0.11	0.11	0.01	0.01	0.15	C81
3.99	6.22	9.37	14.13	15.28	19.01	18.55	3.27	1.83	1.79	0.09	0.21	2.31	C82—C85, C96
0.00	0.08	0.05	0.57	0.28	0.29	0.40	0.05	0.03	0.03	0.00	0.00	0.03	C88
1.02	2.63	3.40	5.04	6.51	5.86	4.19	1.05	0.56	0.56	0.03	0.07	0.68	C90
1.28	2.01	2.78	2.91	4.81	7.43	4.19	1.18	0.82	0.83	0.05	0.07	0.87	C91
1.36	3.25	4.12	4.97	7.07	6.72	4.99	1.45	0.91	0.89	0.05	0.09	1.15	C92—C94, D45—D47
3.05	3.98	5.46	9.02	9.24	11.44	8.78	2.35	1.58	1.59	0.09	0.16	1.75	C95
3.50	5.30	8.39	10.93	16.50	23.73	24.94	3.06	1.59	1.56	0.07	0.17	1.94	O&U
253.67	398.38	613.00	881.86	1 264.37	1 565.37	1 457.47	215.75	110.83	109.57	4.94	12.42	136.73	ALL
253.37	397.65	611.61	879.52	1 260.88	1 555.94	1 428.35	214.83	110.46	109.17	4.93	12.39	136.49	ALLbC44

附表 4-2 江苏省肿瘤登记地区 2015 年男性恶性肿瘤死亡主要指标

部位	病例数	构成比/%	0	1—4	5—9	10—14	15—19	20—24	25—29	30—34	35—39	40—44	45—49	50—54
唇	11	0.02	0.00	0.00	0.00	0.00	0.00	0.00	0.00	0.00	0.00	0.00	0.00	0.06
舌	59	0.11	0.00	0.00	0.00	0.00	0.00	0.00	0.00	0.08	0.07	0.06	0.22	0.13
口	133	0.25	0.00	0.13	0.00	0.00	0.00	0.00	0.00	0.00	0.00	0.06	0.33	0.50
唾液腺	43	0.08	0.00	0.00	0.00	0.00	0.00	0.00	0.00	0.08	0.07	0.06	0.05	0.13
扁桃腺	21	0.04	0.00	0.00	0.00	0.00	0.00	0.00	0.00	0.00	0.00	0.00	0.00	0.06
其他口咽	33	0.06	0.00	0.00	0.00	0.00	0.00	0.00	0.00	0.07	0.06	0.05	0.13	
鼻咽	434	0.82	0.00	0.00	0.00	0.00	0.10	0.08	0.07	0.31	0.29	0.90	1.65	2.71
下咽	50	0.09	0.00	0.00	0.00	0.00	0.00	0.00	0.00	0.00	0.00	0.06	0.11	0.19
咽，部位不明	39	0.07	0.00	0.00	0.00	0.00	0.00	0.00	0.07	0.00	0.00	0.00	0.00	0.19
食管	8 003	15.08	0.00	0.00	0.00	0.00	0.00	0.00	0.13	0.15	0.29	1.09	5.22	16.32
胃	9 158	17.26	0.00	0.13	0.00	0.00	0.00	0.16	0.73	1.00	1.16	4.48	9.84	21.05
小肠	199	0.38	0.00	0.00	0.00	0.00	0.00	0.00	0.00	0.14	0.19	0.44	0.76	
结肠	1 286	2.42	0.00	0.00	0.00	0.00	0.31	0.24	0.40	0.38	0.80	1.22	1.92	4.66
直肠	1 781	3.36	0.00	0.00	0.00	0.00	0.16	0.20	0.46	1.09	2.24	3.52	5.99	
肛门	45	0.08	0.00	0.00	0.00	0.00	0.00	0.00	0.00	0.00	0.00	0.11	0.19	
肝脏	7 798	14.70	0.00	0.38	0.10	0.11	0.10	0.32	1.06	4.15	9.85	25.31	44.52	58.66
胆囊及其他	637	1.20	0.00	0.00	0.00	0.00	0.00	0.00	0.07	0.15	0.22	0.32	1.32	1.70
胰腺	2 191	4.13	0.00	0.00	0.00	0.00	0.00	0.08	0.07	0.31	0.72	1.92	4.18	6.11
鼻、鼻窦及其他	51	0.10	0.00	0.00	0.00	0.00	0.00	0.00	0.00	0.07	0.00	0.33	0.19	
喉	246	0.46	0.00	0.00	0.00	0.00	0.00	0.00	0.00	0.00	0.00	0.06	0.33	0.57
气管、支气管、肺	13 473	25.39	0.00	0.00	0.00	0.00	0.10	0.24	0.46	0.92	2.90	6.28	13.85	33.77
其他胸腔器官	119	0.22	0.00	0.00	0.00	0.10	0.22	0.21	0.08	0.13	0.23	0.07	0.13	0.22	0.88
骨	454	0.86	0.00	0.00	0.00	0.00	0.11	0.72	0.55	0.27	0.46	0.29	0.45	0.82	1.58
皮肤黑色素瘤	76	0.14	0.00	0.00	0.00	0.00	0.00	0.00	0.00	0.00	0.00	0.06	0.27	0.06
皮肤其他	192	0.36	0.00	0.00	0.00	0.00	0.00	0.00	0.00	0.00	0.07	0.32	0.11	0.19
间皮瘤	16	0.03	0.00	0.00	0.00	0.00	0.00	0.00	0.00	0.00	0.00	0.19	0.00	0.13
卡波氏肉瘤	7	0.01	0.00	0.00	0.00	0.00	0.00	0.08	0.00	0.08	0.00	0.00	0.00	0.06
周围神经、其他结缔组织、软组织	67	0.13	0.00	0.26	0.21	0.00	0.31	0.00	0.00	0.08	0.07	0.26	0.27	0.32
乳腺	28	0.05	0.00	0.00	0.00	0.00	0.00	0.00	0.00	0.00	0.07	0.06	0.11	0.13
外阴	—	—	—	—	—	—	—	—	—	—	—	—	—	—
阴道	—	—	—	—	—	—	—	—	—	—	—	—	—	—
子宫颈	—	—	—	—	—	—	—	—	—	—	—	—	—	—
子宫体	—	—	—	—	—	—	—	—	—	—	—	—	—	—
子宫，部位不明	—	—	—	—	—	—	—	—	—	—	—	—	—	—
卵巢	—	—	—	—	—	—	—	—	—	—	—	—	—	—
其他女性生殖器	—	—	—	—	—	—	—	—	—	—	—	—	—	—
胎盘	—	—	—	—	—	—	—	—	—	—	—	—	—	—
阴茎	60	0.11	0.00	0.00	0.00	0.00	0.00	0.00	0.00	0.15	0.07	0.06	0.27	0.19
前列腺	1 075	2.03	0.00	0.00	0.00	0.00	0.00	0.00	0.13	0.08	0.00	0.00	0.22	0.19
睾丸	22	0.04	0.00	0.00	0.00	0.00	0.00	0.00	0.15	0.07	0.00	0.05	0.19	
其他男性生殖器	15	0.03	0.00	0.00	0.00	0.00	0.00	0.00	0.00	0.00	0.00	0.00	0.00	0.00
肾	298	0.56	0.00	0.26	0.10	0.11	0.21	0.08	0.07	0.18	0.14	0.19	0.55	1.07
肾盂	52	0.10	0.00	0.00	0.00	0.00	0.00	0.00	0.00	0.00	0.13	0.05	0.06	
输尿管	32	0.06	0.00	0.00	0.00	0.00	0.00	0.00	0.00	0.00	0.00	0.00	0.00	
膀胱	809	1.52	0.00	0.00	0.00	0.00	0.00	0.08	0.07	0.00	0.14	0.13	0.33	0.76
其他泌尿器官	11	0.02	0.00	0.00	0.00	0.00	0.00	0.00	0.00	0.00	0.00	0.00	0.00	
眼	9	0.02	0.00	0.00	0.10	0.00	0.00	0.00	0.00	0.07	0.00	0.00	0.00	
脑、神经系统	1 065	2.01	1.73	2.31	1.47	0.44	0.92	0.32	0.86	0.84	2.53	2.69	3.52	5.86
甲状腺	69	0.13	0.00	0.00	0.00	0.00	0.00	0.00	0.00	0.00	0.14	0.00	0.11	0.32
肾上腺	28	0.05	0.00	0.13	0.00	0.00	0.00	0.00	0.00	0.07	0.00	0.16	0.00	
其他内分泌腺	24	0.05	0.00	0.13	0.31	0.00	0.00	0.00	0.00	0.07	0.00	0.05	0.06	
霍奇金淋巴瘤	53	0.10	0.00	0.00	0.10	0.00	0.10	0.00	0.00	0.00	0.13	0.05	0.25	
非霍奇金淋巴瘤	794	1.50	0.00	0.00	0.42	0.33	0.41	0.55	0.40	0.54	0.87	1.15	2.47	3.15
免疫增生性疾病	14	0.03	0.00	0.00	0.00	0.00	0.00	0.00	0.00	0.00	0.00	0.00	0.05	0.06
多发性骨髓瘤	247	0.47	0.00	0.13	0.00	0.11	0.00	0.00	0.07	0.08	0.07	0.13	0.33	0.82
淋巴样白血病	241	0.45	0.58	0.38	0.63	0.65	0.72	0.16	0.46	0.77	0.65	0.38	0.66	0.88
髓样白血病	331	0.62	0.00	0.00	0.31	0.00	0.41	0.47	0.33	0.23	0.94	0.58	1.04	1.45
白血病，未特指	514	0.97	3.46	0.77	0.42	0.54	1.54	0.87	1.26	0.54	0.94	1.03	1.26	1.45
其他或未指明部位	650	1.22	0.00	0.00	0.10	0.11	0.00	0.16	0.33	0.23	0.36	0.45	1.48	1.95
所有部位合计	53 063	100.00	6.34	5.00	4.40	2.72	6.16	4.65	7.63	12.52	25.49	52.92	102.57	176.12
所有部位除外 C44	52 871	99.64	6.34	5.00	4.40	2.72	6.16	4.65	7.63	12.52	25.42	52.60	102.46	175.93

		年龄组 / 岁					粗率/(1/10万)	中标率/(1/10万)	世标率/(1/10万)	累积率 /%		35—64岁截缩率/(1/10万)	ICD-10
55—59	60—64	65—69	70—74	75—79	80—84	≥85				0—64岁	0—74岁		
0.00	0.00	0.31	0.14	0.00	0.66	2.18	0.06	0.03	0.03	0.00	0.00	0.01	C00
0.44	0.84	1.33	1.15	1.40	1.31	0.55	0.30	0.17	0.17	0.01	0.02	0.26	C01—C02
0.66	1.61	1.95	2.73	4.99	4.92	4.91	0.68	0.36	0.36	0.02	0.04	0.45	C03—C06
0.22	0.38	0.92	1.15	1.20	1.64	0.55	0.22	0.13	0.12	0.00	0.02	0.14	C07—C08
0.00	0.38	0.31	0.43	1.60	0.33	0.00	0.11	0.06	0.05	0.00	0.01	0.06	C09
0.30	0.08	0.51	0.72	0.80	1.64	2.18	0.17	0.09	0.09	0.00	0.01	0.11	C10
3.84	5.51	7.39	8.62	9.18	6.56	7.63	2.22	1.28	1.28	0.08	0.16	2.19	C11
0.44	0.61	0.72	0.57	2.39	1.97	0.55	0.26	0.14	0.13	0.01	0.01	0.20	C12—C13
0.15	0.92	0.51	0.43	1.00	1.64	0.55	0.20	0.11	0.11	0.01	0.01	0.19	C14
41.57	86.21	141.85	206.00	290.33	352.67	321.13	40.94	20.99	20.99	0.75	2.49	20.40	C15
47.77	87.28	154.99	224.82	346.00	423.20	352.21	46.85	24.30	24.01	0.87	2.77	23.82	C16
0.96	1.61	3.49	4.88	6.78	7.55	8.18	1.02	0.54	0.54	0.02	0.06	0.60	C17
6.13	11.10	19.50	26.58	42.70	61.68	68.15	6.58	3.50	3.45	0.14	0.37	3.74	C18
10.11	17.15	23.30	32.18	58.86	90.55	97.05	9.11	4.78	4.73	0.20	0.48	5.81	C19—C20
0.22	0.38	0.51	0.57	2.00	2.62	2.73	0.23	0.12	0.11	0.00	0.01	0.13	C21
77.37	87.28	102.03	117.08	134.89	162.06	152.12	39.89	23.51	23.05	1.55	2.64	46.13	C22
3.84	6.66	10.67	11.49	21.95	26.90	32.71	3.26	1.71	1.70	0.07	0.18	1.99	C23—C24
15.50	23.58	33.05	51.86	70.04	88.25	82.33	11.21	5.92	5.89	0.26	0.69	7.35	C25
0.52	0.38	0.62	1.15	1.60	1.31	1.64	0.26	0.15	0.14	0.01	0.02	0.22	C30—C31
1.85	2.68	4.21	6.18	9.58	6.89	9.27	1.26	0.66	0.66	0.03	0.08	0.75	C32
81.66	139.95	232.48	338.60	482.88	558.36	461.26	68.92	35.99	35.73	1.40	4.26	38.50	C33—C34
0.81	1.61	2.05	1.29	2.59	2.62	2.73	0.61	0.39	0.39	0.02	0.04	0.54	C37—C38
3.47	4.36	6.57	7.90	15.16	15.42	17.45	2.32	1.35	1.32	0.07	0.14	1.57	C40—C41
0.44	1.15	1.44	1.58	1.60	2.30	4.36	0.39	0.20	0.21	0.01	0.03	0.28	C43
0.37	1.15	1.74	3.16	4.39	12.79	33.26	0.98	0.46	0.49	0.01	0.04	0.32	C44
0.00	0.00	0.10	0.43	1.00	0.33	0.55	0.08	0.05	0.04	0.00	0.00	0.06	C45
0.00	0.08	0.00	0.14	0.20	0.33	0.00	0.04	0.03	0.02	0.00	0.00	0.02	C46
0.52	0.69	0.31	1.01	2.00	1.31	2.18	0.34	0.23	0.24	0.01	0.02	0.32	C47, C49
0.15	0.08	0.51	0.14	1.40	0.98	1.64	0.14	0.08	0.08	0.00	0.01	0.10	C50
—	—	—	—	—	—	—	—	—	—	—	—	—	C51
—	—	—	—	—	—	—	—	—	—	—	—	—	C52
—	—	—	—	—	—	—	—	—	—	—	—	—	C53
—	—	—	—	—	—	—	—	—	—	—	—	—	C54
—	—	—	—	—	—	—	—	—	—	—	—	—	C55
—	—	—	—	—	—	—	—	—	—	—	—	—	C56
—	—	—	—	—	—	—	—	—	—	—	—	—	C57
—	—	—	—	—	—	—	—	—	—	—	—	—	C58
0.37	0.38	0.82	1.29	1.20	3.28	2.73	0.31	0.18	0.17	0.01	0.02	0.21	C60
1.18	2.76	10.98	22.84	47.49	77.09	149.39	5.50	2.54	2.59	0.02	0.19	0.58	C61
0.15	0.23	0.31	0.14	0.60	0.33	1.09	0.11	0.07	0.07	0.00	0.01	0.10	C62
0.00	0.23	0.10	0.14	0.80	1.64	0.55	0.10	0.04	0.03	0.00	0.00	0.03	C63
1.77	3.67	4.31	6.90	8.78	8.53	13.63	1.52	0.85	0.87	0.04	0.10	1.05	C64
0.30	0.61	0.51	1.29	2.00	1.31	4.36	0.27	0.14	0.14	0.01	0.01	0.16	C65
0.15	0.46	0.31	0.72	1.40	1.64	2.18	0.16	0.08	0.08	0.00	0.01	0.08	C66
2.07	4.82	8.31	15.23	31.13	62.66	87.24	4.14	1.96	1.98	0.04	0.16	1.13	C67
0.00	0.00	0.31	0.57	0.40	0.33	0.55	0.06	0.03	0.03	0.00	0.00	0.00	C68
0.00	0.08	0.21	0.00	0.20	0.66	0.55	0.05	0.03	0.03	0.00	0.00	0.02	C69
7.31	10.95	13.14	19.54	25.94	25.26	22.90	5.45	3.46	3.51	0.20	0.36	4.99	C70—C72, D32—D33, D42—D43
0.66	0.46	1.33	1.44	1.40	2.30	4.36	0.35	0.19	0.19	0.01	0.02	0.25	C73
0.52	0.08	0.51	0.57	0.60	0.33	1.09	0.14	0.08	0.09	0.00	0.01	0.12	C74
0.30	0.23	0.21	0.57	0.40	0.66	0.00	0.12	0.09	0.10	0.01	0.01	0.10	C75
0.44	0.92	0.51	0.57	2.39	0.98	1.09	0.27	0.16	0.16	0.01	0.02	0.25	C81
5.09	8.65	11.60	19.54	16.96	24.93	25.08	4.06	2.38	2.35	0.12	0.28	3.15	C82—C85, C96
0.00	0.00	0.00	0.60	0.60	0.33	0.00	0.07	0.04	0.04	0.00	0.00	0.04	C88
1.40	3.06	4.93	5.32	8.38	7.22	7.09	1.26	0.69	0.69	0.03	0.08	0.81	C90
1.33	1.76	2.98	3.59	4.59	10.50	4.36	1.23	0.91	0.88	0.05	0.08	0.87	C91
1.48	3.14	5.23	5.75	9.98	8.53	9.27	1.69	1.06	1.03	0.05	0.11	1.33	C92—C94, D45—D47
3.47	4.59	6.67	9.62	11.57	15.09	12.54	2.63	1.79	1.82	0.10	0.18	1.90	C95
3.84	6.51	10.57	11.92	19.55	30.84	28.90	3.33	1.79	1.77	0.08	0.19	2.09	O&U
331.13	537.44	837.24	1181.29	1714.84	2123.23	2049.48	271.44	145.86	144.77	6.35	16.44	175.51	ALL
330.76	536.29	835.50	1178.13	1710.45	2110.43	2016.23	270.46	145.40	144.28	6.33	16.40	175.18	ALLbC44

附表 4-3 江苏省肿瘤登记地区 2015 年女性恶性肿瘤死亡主要指标

部位	病例数	构成比/%	0	1—4	5—9	10—14	15—19	20—24	25—29	30—34	35—39	40—44	45—49	50—54
唇	10	0.03	0.00	0.00	0.00	0.00	0.00	0.00	0.00	0.00	0.00	0.00	0.05	0.00
舌	56	0.18	0.00	0.00	0.00	0.00	0.00	0.12	0.00	0.00	0.00	0.00	0.00	0.13
口	84	0.27	0.00	0.00	0.00	0.00	0.00	0.00	0.00	0.08	0.00	0.06	0.05	0.19
唾液腺	21	0.07	0.00	0.00	0.00	0.00	0.00	0.00	0.00	0.15	0.00	0.06	0.00	0.00
扁桃腺	4	0.01	0.00	0.00	0.00	0.00	0.00	0.00	0.00	0.00	0.00	0.00	0.00	0.00
其他口咽	7	0.02	0.00	0.00	0.00	0.00	0.00	0.00	0.00	0.00	0.00	0.00	0.00	0.00
鼻咽	153	0.50	0.00	0.00	0.00	0.13	0.00	0.00	0.00	0.15	0.07	0.32	0.44	0.83
下咽	9	0.03	0.00	0.00	0.00	0.00	0.00	0.00	0.00	0.00	0.00	0.00	0.11	0.06
咽，部位不明	14	0.05	0.00	0.00	0.00	0.00	0.00	0.00	0.00	0.00	0.00	0.00	0.00	0.06
食管	3 915	12.81	0.00	0.00	0.00	0.00	0.00	0.00	0.00	0.00	0.22	0.38	1.31	3.92
胃	4 076	13.34	0.00	0.00	0.00	0.00	0.00	0.25	0.88	1.82	2.53	4.35	6.51	10.65
小肠	147	0.48	0.00	0.00	0.00	0.00	0.00	0.00	0.00	0.00	0.00	0.19	0.11	0.26
结肠	1 037	3.39	0.00	0.00	0.00	0.00	0.00	0.08	0.00	0.83	0.65	1.58	1.81	2.76
直肠	1 264	4.14	0.00	0.00	0.00	0.00	0.12	0.17	0.40	0.30	0.51	1.14	3.12	4.24
肛门	23	0.08	0.00	0.00	0.00	0.00	0.00	0.00	0.00	0.00	0.07	0.00	0.05	0.13
肝脏	3 018	9.87	0.00	0.29	0.12	0.00	0.23	0.25	0.07	0.99	2.17	4.04	8.43	13.54
胆囊及其他	810	2.65	0.00	0.00	0.00	0.00	0.00	0.00	0.13	0.15	0.43	0.57	0.99	1.86
胰腺	1 744	5.71	0.00	0.00	0.00	0.00	0.00	0.00	0.00	0.08	0.36	1.20	2.41	5.13
鼻、鼻窦及其他	29	0.09	0.00	0.00	0.00	0.00	0.00	0.00	0.07	0.00	0.00	0.06	0.16	0.13
喉	29	0.09	0.00	0.00	0.00	0.00	0.00	0.00	0.00	0.00	0.00	0.06	0.00	0.06
气管、支气管、肺	5 849	19.14	0.00	0.00	0.00	0.00	0.12	0.00	0.74	1.06	2.09	4.48	11.11	16.11
其他胸腔器官	58	0.19	0.00	0.15	0.00	0.00	0.00	0.00	0.07	0.00	0.07	0.06	0.22	0.45
骨	326	1.07	0.00	0.00	0.12	0.50	0.00	0.17	0.13	0.30	0.36	0.25	1.09	0.77
皮肤黑色素瘤	74	0.24	0.00	0.00	0.00	0.00	0.12	0.00	0.20	0.15	0.00	0.32	0.11	0.19
皮肤其他	165	0.54	0.00	0.00	0.00	0.13	0.00	0.00	0.00	0.00	0.07	0.13	0.11	0.26
间皮瘤	16	0.05	0.00	0.00	0.00	0.00	0.00	0.00	0.00	0.00	0.00	0.06	0.11	0.06
卡波氏肉瘤	2	0.01	0.00	0.00	0.00	0.00	0.00	0.00	0.00	0.00	0.00	0.00	0.00	0.00
周围神经、其他结缔组织、软组织	46	0.15	0.00	0.00	0.00	0.00	0.12	0.00	0.00	0.15	0.14	0.25	0.05	0.39
乳腺	1 787	5.85	0.00	0.00	0.00	0.00	0.00	0.08	0.54	1.82	3.68	5.55	10.78	12.52
外阴	38	0.12	0.00	0.00	0.00	0.00	0.00	0.00	0.00	0.00	0.00	0.00	0.05	0.13
阴道	20	0.07	0.00	0.00	0.00	0.00	0.00	0.00	0.00	0.08	0.00	0.00	0.00	0.06
子宫颈	1 018	3.33	0.00	0.00	0.00	0.00	0.00	0.08	0.81	0.68	1.95	3.78	6.68	7.38
子宫体	221	0.72	0.00	0.00	0.00	0.00	0.00	0.00	0.00	0.00	0.36	0.57	0.88	1.80
子宫，部位不明	242	0.79	0.00	0.00	0.00	0.00	0.00	0.00	0.13	0.23	0.36	0.76	1.09	1.16
卵巢	657	2.15	0.00	0.00	0.00	0.00	0.35	0.08	0.40	0.45	0.72	1.45	3.12	5.01
其他女性生殖器	38	0.12	0.00	0.00	0.00	0.00	0.00	0.00	0.13	0.00	0.00	0.06	0.27	0.06
胎盘	4	0.01	0.00	0.00	0.00	0.00	0.00	0.00	0.00	0.08	0.00	0.00	0.05	0.06
阴茎	—	—	—	—	—	—	—	—	—	—	—	—	—	—
前列腺	—	—	—	—	—	—	—	—	—	—	—	—	—	—
睾丸	—	—	—	—	—	—	—	—	—	—	—	—	—	—
其他男性生殖器	—	—	—	—	—	—	—	—	—	—	—	—	—	—
肾	195	0.64	0.65	0.15	0.00	0.00	0.12	0.00	0.13	0.08	0.07	0.19	0.38	0.96
肾盂	17	0.06	0.00	0.00	0.00	0.00	0.00	0.00	0.00	0.00	0.00	0.00	0.00	0.06
输尿管	21	0.07	0.00	0.00	0.00	0.00	0.00	0.00	0.00	0.00	0.00	0.06	0.05	0.00
膀胱	237	0.78	0.00	0.00	0.00	0.00	0.00	0.00	0.00	0.08	0.00	0.06	0.05	0.13
其他泌尿器官	4	0.01	0.00	0.00	0.00	0.00	0.00	0.00	0.00	0.00	0.00	0.00	0.00	0.00
眼	15	0.05	0.00	0.15	0.00	0.00	0.00	0.00	0.00	0.00	0.00	0.00	0.00	0.00
脑、神经系统	874	2.86	1.29	1.31	1.07	1.01	1.39	0.34	0.94	0.45	1.23	2.27	3.12	4.36
甲状腺	112	0.37	0.00	0.00	0.00	0.00	0.00	0.00	0.07	0.08	0.14	0.06	0.22	0.39
肾上腺	12	0.04	0.00	0.00	0.00	0.00	0.00	0.00	0.07	0.08	0.00	0.00	0.00	0.00
其他内分泌腺	19	0.06	0.00	0.00	0.00	0.00	0.00	0.00	0.13	0.00	0.00	0.13	0.00	0.19
霍奇金淋巴瘤	29	0.09	0.00	0.00	0.00	0.00	0.00	0.00	0.00	0.00	0.00	0.06	0.00	0.06
非霍奇金淋巴瘤	473	1.55	0.00	0.00	0.12	0.00	0.12	0.42	0.34	0.61	0.43	0.63	0.88	1.48
免疫增生性疾病	7	0.02	0.00	0.00	0.00	0.00	0.00	0.00	0.00	0.00	0.00	0.06	0.00	0.00
多发性骨髓瘤	161	0.53	0.65	0.15	0.00	0.00	0.00	0.00	0.00	0.08	0.07	0.19	0.22	0.51
淋巴样白血病	216	0.71	1.29	0.44	0.83	0.13	0.23	0.68	0.40	0.23	0.43	0.25	0.71	0.90
髓样白血病	232	0.76	0.00	0.00	0.24	0.63	0.35	0.51	0.34	0.30	0.22	0.38	0.55	1.03
白血病，未特指	396	1.30	1.29	0.87	0.59	0.50	0.58	0.51	0.74	0.91	1.01	0.82	1.26	1.41
其他或未指明部位	535	1.75	0.00	0.00	0.00	0.38	0.12	0.08	0.27	0.30	0.51	0.76	1.04	2.50
所有部位合计	30 566	100.00	5.17	3.48	3.09	3.41	4.04	3.73	8.23	12.82	20.95	37.65	69.80	104.43
所有部位除外 C44	30 401	99.46	5.17	3.48	3.09	3.28	4.04	3.73	8.23	12.82	20.87	37.52	69.69	104.17

55—59	60—64	65—69	70—74	75—79	80—84	≥85	粗率/ (1/10万)	中标率/ (1/10万)	世标率/ (1/10万)	0—64岁	0—74岁	35—64岁 截缩率 /(1/10万)	ICD-10
0.00	0.08	0.00	0.14	0.00	0.76	1.26	0.05	0.02	0.02	0.00	0.00	0.02	C00
0.46	0.47	0.93	0.84	1.79	1.52	3.15	0.29	0.14	0.14	0.01	0.01	0.14	C01—C02
0.62	0.39	0.83	1.68	3.76	3.04	3.78	0.44	0.20	0.19	0.01	0.02	0.18	C03—C06
0.15	0.08	0.21	0.56	0.54	0.25	1.57	0.11	0.06	0.05	0.00	0.01	0.04	C07—C08
0.00	0.00	0.00	0.14	0.00	0.76	0.00	0.02	0.01	0.01	0.00	0.00	0.00	C09
0.08	0.08	0.10	0.28	0.00	0.25	0.31	0.04	0.02	0.02	0.00	0.00	0.02	C10
1.08	1.80	2.27	2.53	3.22	5.32	2.20	0.80	0.43	0.42	0.02	0.05	0.66	C11
0.08	0.08	0.21	0.00	0.36	0.00	0.00	0.05	0.03	0.03	0.00	0.00	0.05	C12—C13
0.08	0.08	0.31	0.00	0.54	0.25	1.26	0.07	0.03	0.03	0.00	0.00	0.03	C14
10.46	24.91	52.99	101.61	143.79	190.53	180.26	20.38	8.78	8.64	0.21	0.98	5.56	C15
15.92	28.50	48.96	82.53	140.57	180.14	162.33	21.22	9.89	9.55	0.36	1.01	10.04	C16
0.54	0.62	2.38	2.39	5.90	7.60	6.29	0.77	0.33	0.32	0.01	0.03	0.25	C17
4.61	8.74	11.78	21.05	26.29	43.32	50.34	5.40	2.53	2.48	0.11	0.27	2.95	C18
6.30	8.04	11.16	19.09	38.81	61.31	67.64	6.58	2.96	2.90	0.12	0.27	3.46	C19—C20
0.08	0.00	0.62	0.28	0.36	1.01	1.26	0.12	0.06	0.06	0.00	0.01	0.06	C21
21.53	30.29	41.11	51.23	74.58	101.85	90.29	15.71	7.82	7.74	0.41	0.87	11.70	C22
4.15	6.95	9.92	14.60	24.50	36.74	37.44	4.22	1.90	1.88	0.08	0.20	2.12	C23—C24
9.46	13.82	25.31	35.79	52.22	73.22	67.32	9.08	4.16	4.13	0.16	0.47	4.60	C25
0.23	0.31	0.21	0.14	0.72	1.27	0.94	0.15	0.08	0.07	0.00	0.01	0.13	C30—C31
0.15	0.08	0.10	0.42	1.79	1.27	1.57	0.15	0.06	0.06	0.00	0.00	0.05	C32
33.14	54.26	81.60	125.19	172.23	216.37	202.60	30.44	14.42	14.27	0.62	1.65	17.30	C33—C34
0.38	0.70	0.62	0.98	1.25	0.51	2.20	0.30	0.16	0.17	0.01	0.02	0.28	C37—C38
2.00	2.26	4.03	6.60	9.12	13.17	8.81	1.70	0.91	0.87	0.04	0.09	1.00	C40—C41
0.62	0.70	1.14	1.12	1.07	2.53	1.89	0.39	0.22	0.21	0.01	0.02	0.28	C43
0.23	0.31	1.03	1.54	2.68	6.84	26.74	0.86	0.29	0.32	0.01	0.02	0.17	C44
0.23	0.23	0.00	0.42	0.36	0.00	0.31	0.08	0.05	0.05	0.00	0.01	0.10	C45
0.00	0.00	0.10	0.00	0.00	0.00	0.00	0.01	0.01	0.01	0.00	0.00	0.01	C46
0.08	0.39	0.72	0.56	0.54	1.01	1.89	0.24	0.14	0.14	0.01	0.01	0.21	C47，C49
19.30	20.22	18.28	18.81	25.40	29.90	44.67	9.30	5.27	5.12	0.37	0.56	10.99	C50
0.15	0.47	0.41	0.84	1.07	1.52	1.57	0.20	0.09	0.09	0.00	0.01	0.11	C51
0.15	0.23	0.41	0.56	0.72	0.25	0.00	0.10	0.06	0.06	0.00	0.01	0.06	C52
9.00	8.04	10.33	13.61	16.99	23.82	20.76	5.30	3.02	2.88	0.19	0.31	5.79	C53
2.84	2.34	2.17	3.09	4.29	3.04	5.35	1.15	0.62	0.62	0.04	0.07	1.31	C54
2.00	1.95	2.38	3.79	6.26	7.09	5.66	1.26	0.68	0.65	0.04	0.07	1.12	C55
6.00	7.96	10.33	11.51	9.66	9.37	6.29	3.42	1.97	1.94	0.13	0.24	3.63	C56
0.38	0.23	0.52	0.70	0.89	1.01	0.63	0.20	0.11	0.11	0.01	0.01	0.16	C57
0.00	0.00	0.00	0.00	0.00	0.00	0.31	0.02	0.02	0.01	0.00	0.00	0.02	C58
—	—	—	—	—	—	—	—	—	—	—	—	—	C60
—	—	—	—	—	—	—	—	—	—	—	—	—	C61
—	—	—	—	—	—	—	—	—	—	—	—	—	C62
—	—	—	—	—	—	—	—	—	—	—	—	—	C63
0.69	1.33	3.10	3.51	6.26	7.60	5.35	1.01	0.51	0.51	0.02	0.05	0.54	C64
0.00	0.16	0.21	0.14	0.72	1.01	0.94	0.09	0.04	0.04	0.00	0.00	0.03	C65
0.00	0.16	0.21	0.28	0.54	1.77	0.94	0.11	0.05	0.04	0.00	0.00	0.04	C66
0.69	1.02	1.96	3.93	5.90	13.43	24.22	1.23	0.46	0.47	0.01	0.04	0.26	C67
0.00	0.00	0.00	0.00	0.36	0.25	0.31	0.02	0.01	0.01	0.00	0.00	0.00	C68
0.00	0.08	0.10	0.28	0.00	0.28	0.54	0.04	0.03	0.03	0.00	0.00	0.01	C69
6.23	8.04	11.16	15.16	19.85	19.00	14.47	4.55	2.77	2.80	0.16	0.29	3.83	C70—C72, D32—D33, D42—D43
0.69	0.86	1.03	1.68	3.40	5.83	4.09	0.58	0.28	0.27	0.01	0.03	0.34	C73
0.08	0.16	0.10	0.00	0.18	0.51	0.94	0.06	0.03	0.03	0.00	0.00	0.03	C74
0.31	0.08	0.41	0.00	0.36	0.00	0.00	0.10	0.07	0.06	0.00	0.01	0.11	C75
0.15	0.08	0.52	0.84	1.25	0.76	0.94	0.15	0.07	0.07	0.00	0.01	0.05	C81
2.84	3.75	7.13	8.84	13.77	14.44	14.79	2.46	1.29	1.25	0.06	0.14	1.46	C82—C85, C96
0.00	0.00	0.10	0.42	0.00	0.25	0.31	0.04	0.02	0.02	0.00	0.00	0.01	C88
0.62	2.19	1.86	4.77	4.83	4.81	2.52	0.84	0.43	0.44	0.02	0.05	0.54	C90
1.23	2.26	2.58	2.25	5.01	5.07	4.09	1.12	0.74	0.78	0.04	0.07	0.87	C91
1.23	3.36	3.00	4.21	4.47	5.32	2.52	1.21	0.77	0.76	0.05	0.08	0.98	C92—C94, D45—D47
2.61	3.36	4.23	8.42	7.15	8.61	6.61	2.06	1.37	1.36	0.08	0.14	1.60	C95
3.15	4.06	6.20	9.96	13.77	18.24	22.65	2.78	1.40	1.37	0.08	0.15	1.78	O&U
173.00	256.56	387.34	589.33	860.61	1134.55	1115.88	159.09	77.87	76.54	3.51	8.39	97.12	ALL
172.77	256.25	386.31	587.78	857.93	1127.71	1089.14	158.23	77.58	76.21	3.50	8.37	96.95	ALLbC44

附表 5-1　江苏省城市肿瘤登记地区 2015 年男女合计恶性肿瘤死亡主要指标

部位	病例数	构成比/ %	年龄组/岁											
			0	1—4	5—9	10—14	15—19	20—24	25—29	30—34	35—39	40—44	45—49	50—54
唇	5	0.02	0.00	0.00	0.00	0.00	0.00	0.00	0.00	0.00	0.00	0.00	0.07	0.00
舌	42	0.13	0.00	0.00	0.00	0.00	0.00	0.00	0.00	0.00	0.09	0.08	0.22	0.08
口	87	0.27	0.00	0.00	0.00	0.00	0.00	0.00	0.00	0.09	0.00	0.08	0.36	0.50
唾液腺	30	0.09	0.00	0.00	0.00	0.00	0.00	0.00	0.00	0.09	0.09	0.08	0.00	0.00
扁桃腺	10	0.03	0.00	0.00	0.00	0.00	0.00	0.00	0.00	0.00	0.00	0.00	0.00	0.00
其他口咽	13	0.04	0.00	0.00	0.00	0.00	0.00	0.00	0.00	0.00	0.00	0.08	0.07	0.17
鼻咽	257	0.79	0.00	0.00	0.00	0.00	0.00	0.00	0.35	0.17	0.72	1.31	2.27
下咽	26	0.08	0.00	0.00	0.00	0.00	0.00	0.00	0.00	0.00	0.00	0.08	0.00	0.08
咽，部位不明	27	0.08	0.00	0.00	0.00	0.00	0.00	0.00	0.00	0.00	0.00	0.08	0.07	0.17
食管	3 628	11.09	0.00	0.00	0.00	0.00	0.00	0.00	0.17	0.00	0.09	0.64	1.89	8.66
胃	5 646	17.26	0.00	0.00	0.00	0.00	0.00	0.21	1.36	1.50	2.44	5.51	8.70	17.98
小肠	162	0.50	0.00	0.00	0.00	0.00	0.00	0.00	0.00	0.00	0.00	0.00	0.29	0.92
结肠	1 203	3.68	0.00	0.00	0.00	0.00	0.15	0.31	0.17	0.79	1.04	1.36	2.03	4.29
直肠	1 274	3.89	0.00	0.00	0.00	0.00	0.00	0.21	0.51	0.44	0.61	2.16	3.34	5.71
肛门	36	0.11	0.00	0.00	0.00	0.00	0.00	0.00	0.00	0.00	0.00	0.00	0.15	0.25
肝脏	3 745	11.45	0.00	0.00	0.15	0.16	0.15	0.21	0.85	2.11	5.66	10.54	21.32	28.57
胆囊及其他	614	1.88	0.00	0.00	0.00	0.00	0.00	0.00	0.18	0.26	0.56	1.09	1.68
胰腺	1 677	5.13	0.00	0.00	0.00	0.00	0.00	0.10	0.08	0.18	0.52	2.00	3.55	5.38
鼻、鼻窦及其他	22	0.07	0.00	0.00	0.00	0.00	0.00	0.00	0.00	0.00	0.00	0.08	0.07	0.00
喉	128	0.39	0.00	0.00	0.00	0.00	0.00	0.00	0.00	0.00	0.00	0.08	0.22	0.50
气管、支气管、肺	7 638	23.35	0.00	0.00	0.00	0.00	0.00	0.34	0.44	2.35	5.51	12.25	23.19
其他胸腔器官	81	0.25	0.00	0.00	0.00	0.15	0.00	0.10	0.08	0.18	0.09	0.24	0.07	0.84
骨	308	0.94	0.00	0.00	0.00	0.00	0.58	0.31	0.17	0.35	0.44	0.40	1.02	1.18
皮肤黑色素瘤	67	0.20	0.00	0.00	0.00	0.00	0.15	0.00	0.00	0.00	0.00	0.00	0.29	0.08
皮肤其他	112	0.34	0.00	0.00	0.00	0.00	0.16	0.00	0.00	0.00	0.09	0.16	0.00	0.00
间皮瘤	14	0.04	0.00	0.00	0.00	0.00	0.00	0.00	0.00	0.00	0.00	0.00	0.15	0.08
卡波氏肉瘤	4	0.01	0.00	0.00	0.00	0.00	0.00	0.00	0.00	0.00	0.00	0.00	0.00	0.00
周围神经、其他结缔组织、软组织	43	0.13	0.00	0.17	0.15	0.00	0.58	0.00	0.00	0.09	0.00	0.08	0.15	0.34
乳腺	769	2.35	0.00	0.00	0.00	0.00	0.00	0.10	0.34	1.15	2.26	2.79	5.73	6.05
外阴	23	0.07	0.00	0.00	0.00	0.00	0.00	0.00	0.00	0.00	0.00	0.00	0.00	0.00
阴道	14	0.04	0.00	0.00	0.00	0.00	0.00	0.00	0.00	0.09	0.00	0.00	0.00	0.08
子宫颈	357	1.09	0.00	0.00	0.00	0.00	0.00	0.42	0.62	1.04	2.72	3.41	3.61
子宫体	94	0.29	0.00	0.00	0.00	0.00	0.00	0.00	0.00	0.00	0.16	0.51	0.84
子宫，部位不明	58	0.18	0.00	0.00	0.00	0.00	0.00	0.00	0.00	0.09	0.17	0.32	0.15	0.34
卵巢	296	0.90	0.00	0.00	0.00	0.00	0.00	0.44	0.00	0.18	0.26	0.72	2.32	2.86
其他女性生殖器	17	0.05	0.00	0.00	0.00	0.00	0.00	0.00	0.08	0.00	0.00	0.00	0.15	0.00
胎盘	2	0.01	0.00	0.00	0.00	0.00	0.00	0.00	0.00	0.00	0.00	0.00	0.07	0.08
阴茎	18	0.06	0.00	0.00	0.00	0.00	0.00	0.00	0.00	0.09	0.00	0.00	0.15	0.08
前列腺	515	1.57	0.00	0.00	0.00	0.00	0.00	0.00	0.00	0.08	0.00	0.00	0.22	0.17
睾丸	8	0.02	0.00	0.00	0.00	0.00	0.00	0.00	0.00	0.09	0.00	0.00	0.00	0.17
其他男性生殖器	8	0.02	0.00	0.00	0.00	0.00	0.00	0.00	0.00	0.00	0.00	0.00	0.00	0.00
肾	222	0.68	0.00	0.33	0.00	0.00	0.15	0.00	0.00	0.00	0.00	0.16	0.36	0.92
肾盂	38	0.12	0.00	0.00	0.00	0.00	0.00	0.00	0.00	0.00	0.00	0.16	0.07	0.08
输尿管	26	0.08	0.00	0.00	0.00	0.00	0.00	0.00	0.00	0.00	0.00	0.00	0.07	0.00
膀胱	391	1.20	0.00	0.00	0.00	0.00	0.00	0.00	0.00	0.00	0.09	0.00	0.36	0.25
其他泌尿器官	4	0.01	0.00	0.00	0.00	0.00	0.00	0.00	0.00	0.00	0.00	0.00	0.00	0.00
眼	7	0.02	0.00	0.17	0.00	0.00	0.00	0.00	0.00	0.00	0.00	0.00	0.00	0.00
脑、神经系统	690	2.11	1.50	2.34	1.79	0.66	0.44	0.21	0.68	0.53	1.83	2.32	3.41	4.62
甲状腺	74	0.23	0.00	0.00	0.00	0.00	0.00	0.00	0.00	0.09	0.17	0.00	0.15	0.50
肾上腺	21	0.06	0.00	0.00	0.00	0.00	0.00	0.00	0.00	0.09	0.00	0.00	0.07	0.00
其他内分泌腺	14	0.04	0.00	0.17	0.15	0.00	0.00	0.00	0.00	0.09	0.09	0.00	0.07	0.25
霍奇金淋巴瘤	29	0.09	0.00	0.00	0.15	0.00	0.00	0.00	0.00	0.00	0.00	0.16	0.00	0.08
非霍奇金淋巴瘤	479	1.46	0.00	0.00	0.15	0.00	0.00	0.52	0.34	0.70	0.87	0.56	1.31	2.10
免疫增生性疾病	7	0.02	0.00	0.00	0.00	0.00	0.00	0.00	0.00	0.00	0.00	0.00	0.07	0.08
多发性骨髓瘤	181	0.55	0.00	0.00	0.00	0.16	0.00	0.00	0.00	0.00	0.09	0.08	0.36	0.50
淋巴样白血病	188	0.57	1.50	0.33	0.60	0.49	0.44	0.31	0.68	0.62	0.70	0.24	0.87	1.01
髓样白血病	242	0.74	0.00	0.00	0.00	0.45	0.33	0.73	0.52	0.25	0.26	0.61	0.32	0.73	1.51
白血病，未特指	367	1.12	2.25	0.67	0.60	0.82	1.46	0.83	0.85	0.79	0.70	0.64	1.31	1.43
其他或未指明部位	658	2.01	0.00	0.00	0.16	0.00	0.00	0.21	0.35	0.50	0.61	0.64	1.02	3.78
所有部位合计	32 716	100.00	5.26	4.17	4.49	2.96	5.39	4.14	7.81	12.77	23.50	42.64	81.57	134.46
所有部位除外 C44	32 604	99.66	5.26	4.17	4.49	2.79	5.39	4.14	7.81	12.77	23.41	42.48	81.57	134.37

年龄组/岁							粗率/	中标率/	世标率/	累积率/%		35—64岁	ICD-10
55—59	60—64	65—69	70—74	75—79	80—84	≥85	(1/10万)	(1/10万)	(1/10万)	0—64岁	0—74岁	截缩率/(1/10万)	
0.00	0.00	0.00	0.19	0.00	0.00	1.57	0.03	0.01	0.02	0.00	0.00	0.01	C00
0.10	0.29	1.45	1.14	2.01	0.73	2.62	0.28	0.15	0.15	0.00	0.02	0.14	C01—C02
0.57	0.97	1.19	2.28	4.78	2.93	5.23	0.57	0.30	0.29	0.01	0.03	0.37	C03—C06
0.29	0.39	0.66	0.95	1.01	1.10	1.57	0.20	0.11	0.10	0.00	0.01	0.12	C07—C08
0.00	0.10	0.26	0.38	1.01	0.37	0.00	0.07	0.03	0.03	0.00	0.00	0.01	C09
0.10	0.00	0.13	0.38	0.25	0.37	1.57	0.09	0.04	0.05	0.00	0.00	0.07	C10
2.78	3.69	5.40	6.66	6.29	8.43	3.14	1.69	0.96	0.94	0.06	0.12	1.63	C11
0.38	0.49	0.79	0.38	1.26	0.73	0.00	0.17	0.09	0.09	0.01	0.01	0.14	C12—C13
0.10	0.58	0.40	0.40	0.19	2.01	1.05	0.18	0.09	0.09	0.00	0.01	0.14	C14
20.11	44.74	78.41	115.13	171.21	204.61	198.25	23.92	11.60	11.58	0.38	1.35	10.27	C15
33.90	61.62	111.49	175.08	256.31	317.55	282.99	37.22	18.68	18.35	0.67	2.10	18.45	C16
0.86	1.55	4.22	3.04	8.81	6.97	9.42	1.07	0.53	0.53	0.02	0.06	0.55	C17
7.28	13.88	22.80	32.35	45.07	68.94	78.99	7.93	3.99	3.95	0.16	0.43	4.28	C18
9.86	14.26	16.61	27.40	54.38	74.80	90.49	8.40	4.17	4.12	0.19	0.41	5.22	C19—C20
0.10	0.29	0.53	0.76	1.51	2.93	2.62	0.24	0.11	0.11	0.00	0.01	0.12	C21
42.62	50.75	64.44	80.50	108.77	123.94	117.70	24.69	13.79	13.51	0.82	1.54	23.92	C22
3.74	6.99	11.86	14.08	24.93	37.77	47.08	4.05	1.95	1.95	0.07	0.20	2.02	C23—C24
14.27	19.89	32.68	46.81	70.50	90.57	80.56	11.06	5.55	5.50	0.23	0.63	6.45	C25
0.19	0.29	0.26	0.57	0.50	1.47	2.09	0.15	0.07	0.07	0.00	0.01	0.09	C30—C31
1.34	1.84	2.50	3.81	6.29	3.30	6.28	0.84	0.43	0.43	0.02	0.05	0.55	C32
56.31	95.78	170.80	223.22	335.37	391.62	336.87	50.35	25.26	25.09	0.98	2.95	27.26	C33—C34
0.67	1.26	1.58	1.33	2.77	1.83	2.62	0.53	0.32	0.32	0.02	0.03	0.46	C37—C38
2.68	3.59	5.54	6.66	11.08	15.03	15.69	2.03	1.12	1.10	0.05	0.11	1.36	C40—C41
0.48	1.46	1.45	1.71	0.76	3.67	3.66	0.44	0.23	0.24	0.01	0.03	0.33	C43
0.48	1.16	1.45	2.09	2.77	8.07	18.31	0.74	0.33	0.34	0.01	0.03	0.27	C44
0.19	0.19	0.00	0.38	0.76	0.00	1.05	0.09	0.05	0.05	0.00	0.00	0.09	C45
0.00	0.10	0.00	0.19	0.25	0.37	0.00	0.03	0.01	0.01	0.00	0.00	0.01	C46
0.48	0.49	0.53	0.57	1.76	1.10	1.05	0.28	0.20	0.21	0.01	0.02	0.22	C47，C49
10.34	10.48	10.94	8.18	17.88	18.33	39.75	5.07	2.93	2.85	0.20	0.29	5.75	C50
0.10	0.39	0.53	0.95	1.01	1.10	1.05	0.15	0.07	0.08	0.00	0.01	0.06	C51
0.19	0.19	0.26	0.57	0.50	0.37	0.00	0.09	0.05	0.05	0.00	0.01	0.06	C52
4.21	3.20	3.95	5.14	7.05	10.27	9.94	2.35	1.46	1.37	0.10	0.14	2.93	C53
1.53	1.07	1.05	2.66	2.52	1.47	6.28	0.62	0.33	0.33	0.02	0.04	0.60	C54
0.48	0.39	0.79	1.14	2.01	2.20	5.23	0.38	0.21	0.20	0.01	0.02	0.29	C55
2.87	4.75	5.67	7.42	5.54	7.70	4.71	1.95	1.14	1.13	0.07	0.14	2.08	C56
0.19	0.10	0.66	0.57	0.25	0.73	0.00	0.11	0.07	0.06	0.00	0.01	0.07	C57
0.00	0.00	0.00	0.00	0.00	0.00	0.00	0.01	0.01	0.01	0.00	0.00	0.03	C58
0.19	0.19	0.40	0.57	0.00	1.10	0.52	0.12	0.07	0.07	0.00	0.01	0.09	C60
0.57	1.26	6.46	13.70	27.70	41.80	75.85	3.40	1.43	1.43	0.01	0.11	0.31	C61
0.10	0.00	0.26	0.00	0.00	0.37	0.52	0.05	0.03	0.03	0.00	0.00	0.04	C62
0.00	0.10	0.13	0.00	0.76	0.73	0.52	0.05	0.02	0.02	0.00	0.00	0.01	C63
1.25	2.52	4.61	7.42	9.57	8.80	12.55	1.46	0.76	0.77	0.03	0.09	0.74	C64
0.00	0.39	0.66	0.95	1.51	1.83	4.71	0.25	0.12	0.12	0.00	0.01	0.11	C65
0.10	0.19	0.40	0.57	1.51	2.57	1.57	0.17	0.08	0.08	0.00	0.01	0.05	C66
1.92	3.11	5.01	8.94	16.62	33.74	45.51	2.58	1.12	1.13	0.03	0.10	0.76	C67
0.00	0.00	0.13	0.00	0.25	0.37	0.52	0.03	0.01	0.01	0.00	0.00	0.02	C68
0.00	0.00	0.13	0.00	0.25	0.00	1.05	0.05	0.03	0.03	0.00	0.00	0.02	C69
5.84	7.86	10.28	15.03	23.92	22.73	16.22	4.55	2.85	2.92	0.16	0.29	3.98	C70—C72，D32—D33，D42—D43
0.67	0.10	1.45	2.28	1.76	4.77	6.28	0.49	0.25	0.24	0.01	0.03	0.24	C73
0.57	0.19	0.26	0.38	0.50	0.73	1.57	0.14	0.07	0.07	0.00	0.01	0.11	C74
0.10	0.10	0.40	0.00	0.25	0.00	0.00	0.09	0.07	0.08	0.00	0.01	0.10	C75
0.29	0.39	0.26	0.76	2.01	0.73	1.05	0.19	0.11	0.11	0.01	0.01	0.13	C81
3.74	6.21	9.36	14.27	14.85	17.60	23.54	3.16	1.75	1.71	0.08	0.20	2.15	C82—C85，C96
0.00	0.00	0.00	0.38	0.25	0.37	0.52	0.05	0.02	0.02	0.00	0.00	0.03	C88
0.86	1.84	4.35	6.47	8.31	8.80	7.85	1.19	0.62	0.61	0.02	0.07	0.53	C90
0.67	1.65	3.16	3.81	5.04	7.70	6.28	1.24	0.88	0.87	0.04	0.08	0.81	C91
1.15	2.91	5.27	5.71	7.81	7.70	7.85	1.60	1.01	0.99	0.05	0.10	1.09	C92—C94，D45—D47
2.30	3.98	6.98	10.09	9.82	13.57	8.37	2.42	1.65	1.66	0.08	0.17	1.55	C95
5.27	7.76	12.26	17.13	25.18	34.10	32.43	4.34	2.26	2.23	0.10	0.25	2.73	O&U
245.37	387.96	633.50	883.38	1 317.05	1 623.70	1 634.66	215.68	111.67	110.50	4.79	12.37	132.00	ALL
244.89	386.80	632.05	881.29	1 314.28	1 615.63	1 616.35	214.94	111.34	110.16	4.78	12.34	131.72	ALLbC44

部位	病例数	构成比/%	年龄组/岁 0	1—4	5—9	10—14	15—19	20—24	25—29	30—34	35—39	40—44	45—49	50—54
唇	3	0.01	0.00	0.00	0.00	0.00	0.00	0.00	0.00	0.00	0.00	0.00	0.00	0.00
舌	19	0.09	0.00	0.00	0.00	0.00	0.00	0.00	0.00	0.00	0.18	0.16	0.44	0.17
口	55	0.26	0.00	0.00	0.00	0.00	0.00	0.00	0.00	0.00	0.00	0.16	0.59	0.84
唾液腺	19	0.09	0.00	0.00	0.00	0.00	0.00	0.00	0.00	0.00	0.18	0.00	0.00	0.00
扁桃腺	9	0.04	0.00	0.00	0.00	0.00	0.00	0.00	0.00	0.00	0.00	0.00	0.00	0.00
其他口咽	11	0.05	0.00	0.00	0.00	0.00	0.00	0.00	0.00	0.00	0.00	0.16	0.15	0.34
鼻咽	193	0.93	0.00	0.00	0.00	0.00	0.00	0.00	0.00	0.54	0.35	1.14	2.07	3.86
下咽	23	0.11	0.00	0.00	0.00	0.00	0.00	0.00	0.00	0.00	0.00	0.16	0.00	0.17
咽，部位不明	20	0.10	0.00	0.00	0.00	0.00	0.00	0.00	0.00	0.00	0.00	0.16	0.15	0.34
食管	2 489	11.98	0.00	0.00	0.00	0.00	0.00	0.00	0.35	0.00	0.18	0.98	3.10	13.42
胃	3 941	18.97	0.00	0.00	0.00	0.00	0.00	0.20	1.04	1.09	1.59	5.55	10.49	24.99
小肠	95	0.46	0.00	0.00	0.00	0.00	0.00	0.00	0.00	0.00	0.00	0.00	0.30	1.34
结肠	667	3.21	0.00	0.00	0.00	0.00	0.28	0.40	0.17	0.36	1.24	1.31	2.07	5.37
直肠	743	3.58	0.00	0.00	0.00	0.00	0.00	0.20	0.35	0.73	0.71	2.94	3.25	6.37
肛门	24	0.12	0.00	0.00	0.00	0.00	0.00	0.00	0.00	0.00	0.00	0.00	0.15	0.34
肝脏	2 670	12.85	0.00	0.00	0.00	0.31	0.00	0.40	1.73	3.45	10.08	17.46	37.22	46.62
胆囊及其他	255	1.23	0.00	0.00	0.00	0.00	0.00	0.00	0.00	0.36	0.18	0.33	1.18	1.34
胰腺	947	4.56	0.00	0.00	0.00	0.00	0.00	0.20	0.17	0.36	0.88	2.12	4.73	7.04
鼻、鼻窦及其他	12	0.06	0.00	0.00	0.00	0.00	0.00	0.00	0.00	0.00	0.00	0.00	0.15	0.00
喉	116	0.56	0.00	0.00	0.00	0.00	0.00	0.00	0.00	0.00	0.00	0.16	0.44	1.01
气管、支气管、肺	5 379	25.89	0.00	0.00	0.00	0.00	0.00	0.00	0.17	0.54	2.48	6.86	14.47	30.86
其他胸腔器官	57	0.27	0.00	0.00	0.28	0.00	0.28	0.20	0.17	0.36	0.18	0.33	0.00	1.17
骨	179	0.86	0.00	0.00	0.00	0.00	1.12	0.61	0.35	0.73	0.53	0.33	1.03	1.84
皮肤黑色素瘤	32	0.15	0.00	0.00	0.00	0.00	0.00	0.00	0.00	0.00	0.00	0.00	0.30	0.00
皮肤其他	65	0.31	0.00	0.00	0.00	0.00	0.00	0.00	0.00	0.00	0.00	0.16	0.00	0.00
间皮瘤	4	0.02	0.00	0.00	0.00	0.00	0.00	0.00	0.00	0.00	0.00	0.00	0.00	0.17
卡波氏肉瘤	4	0.02	0.00	0.00	0.00	0.00	0.00	0.00	0.00	0.00	0.00	0.00	0.00	0.00
周围神经、其他结缔组织、软组织	28	0.13	0.00	0.32	0.28	0.00	0.84	0.00	0.00	0.00	0.00	0.16	0.30	0.00
乳腺	11	0.05	0.00	0.00	0.00	0.00	0.00	0.00	0.00	0.00	0.00	0.00	0.15	0.00
外阴	—	—	—	—	—	—	—	—	—	—	—	—	—	—
阴道	—	—	—	—	—	—	—	—	—	—	—	—	—	—
子宫颈	—	—	—	—	—	—	—	—	—	—	—	—	—	—
子宫体	—	—	—	—	—	—	—	—	—	—	—	—	—	—
子宫，部位不明	—	—	—	—	—	—	—	—	—	—	—	—	—	—
卵巢	—	—	—	—	—	—	—	—	—	—	—	—	—	—
其他女性生殖器	—	—	—	—	—	—	—	—	—	—	—	—	—	—
胎盘	—	—	—	—	—	—	—	—	—	—	—	—	—	—
阴茎	18	0.09	0.00	0.00	0.00	0.00	0.00	0.00	0.00	0.18	0.00	0.00	0.30	0.17
前列腺	515	2.48	0.00	0.00	0.00	0.00	0.00	0.00	0.17	0.00	0.00	0.00	0.44	0.34
睾丸	8	0.04	0.00	0.00	0.00	0.00	0.00	0.00	0.00	0.18	0.00	0.00	0.00	0.34
其他男性生殖器	8	0.04	0.00	0.00	0.00	0.00	0.00	0.00	0.00	0.00	0.00	0.00	0.00	0.00
肾	127	0.61	0.00	0.32	0.00	0.00	0.00	0.00	0.17	0.18	0.00	0.16	0.30	0.84
肾盂	28	0.13	0.00	0.00	0.00	0.00	0.00	0.00	0.00	0.00	0.00	0.33	0.15	0.00
输尿管	15	0.07	0.00	0.00	0.00	0.00	0.00	0.00	0.00	0.00	0.00	0.00	0.00	0.00
膀胱	298	1.43	0.00	0.00	0.00	0.00	0.00	0.00	0.00	0.00	0.00	0.00	0.59	0.50
其他泌尿器官	3	0.01	0.00	0.00	0.00	0.00	0.00	0.00	0.00	0.00	0.00	0.00	0.00	0.00
眼	4	0.02	0.00	0.00	0.00	0.00	0.00	0.00	0.00	0.00	0.00	0.00	0.00	0.00
脑、神经系统	366	1.76	2.86	3.15	1.99	0.00	0.28	0.20	0.35	0.54	1.94	2.61	3.25	6.04
甲状腺	28	0.13	0.00	0.00	0.00	0.00	0.00	0.00	0.00	0.00	0.18	0.00	0.00	0.50
肾上腺	15	0.07	0.00	0.00	0.00	0.00	0.00	0.00	0.00	0.00	0.00	0.00	0.15	0.00
其他内分泌腺	9	0.04	0.00	0.32	0.28	0.00	0.00	0.00	0.00	0.00	0.18	0.00	0.15	0.17
霍奇金淋巴瘤	19	0.09	0.00	0.00	0.28	0.00	0.00	0.00	0.00	0.00	0.00	0.16	0.00	0.17
非霍奇金淋巴瘤	306	1.47	0.00	0.00	0.28	0.00	0.00	0.40	0.35	0.54	1.24	0.82	1.77	2.85
免疫增生性疾病	7	0.03	0.00	0.00	0.00	0.00	0.00	0.00	0.00	0.00	0.00	0.00	0.15	0.17
多发性骨髓瘤	111	0.53	0.00	0.00	0.00	0.31	0.00	0.00	0.00	0.00	0.18	0.00	0.30	0.50
淋巴样白血病	105	0.51	0.00	0.63	0.57	0.93	0.28	0.20	0.52	0.91	0.71	0.33	0.89	1.01
髓样白血病	146	0.70	0.00	0.00	0.57	0.00	0.56	0.20	0.17	0.18	1.06	0.33	0.89	1.84
白血病，未特指	198	0.95	2.86	1.26	0.28	0.93	2.24	1.21	0.86	0.54	0.18	0.82	1.03	1.68
其他或未指明部位	371	1.79	0.00	0.00	0.00	0.28	0.00	0.00	0.00	0.18	0.54	0.35	0.33	1.18	3.52
所有部位合计	20 775	100.00	5.73	5.99	5.12	2.79	5.88	4.66	7.25	12.34	25.11	46.52	94.22	168.20
所有部位除外 C44	20 710	99.69	5.73	5.99	5.12	2.79	5.88	4.66	7.25	12.34	25.11	46.35	94.22	168.20

			年龄组 / 岁				粗率/ (1/10万)	中标率/ (1/10万)	世标率/ (1/10万)	累积率 /%		35—64岁 截缩率/(1/10万)	ICD-10
55—59	60—64	65—69	70—74	75—79	80—84	≥85				0—64岁	0—74岁		
0.00	0.00	0.00	0.39	0.00	0.00	2.90	0.04	0.02	0.02	0.00	0.00	0.00	C00
0.00	0.00	1.31	1.55	1.62	0.00	1.45	0.25	0.16	0.15	0.00	0.02	0.18	C01—C02
0.38	1.35	2.10	1.93	7.58	4.31	5.79	0.73	0.40	0.38	0.02	0.04	0.50	C03—C06
0.38	0.58	1.05	1.16	1.62	2.59	0.00	0.25	0.14	0.13	0.01	0.02	0.16	C07—C08
0.00	0.19	0.52	0.77	2.16	0.00	0.00	0.12	0.06	0.06	0.00	0.01	0.02	C09
0.19	0.00	0.26	0.39	0.54	0.86	2.90	0.15	0.08	0.08	0.00	0.01	0.14	C10
3.95	5.21	8.66	10.83	9.74	11.20	5.79	2.56	1.50	1.46	0.09	0.18	2.49	C11
0.56	0.97	1.31	0.77	2.16	1.72	0.00	0.30	0.16	0.16	0.01	0.02	0.26	C12—C13
0.00	1.16	0.52	0.39	2.71	1.72	0.00	0.26	0.15	0.14	0.01	0.01	0.26	C14
32.76	70.29	114.68	165.90	244.57	289.58	270.88	32.96	17.17	17.08	0.61	2.01	16.29	C15
48.77	95.78	173.73	261.81	376.05	483.49	456.30	52.19	27.41	27.16	0.95	3.13	26.09	C16
1.51	2.32	4.72	4.25	10.82	7.76	8.69	1.26	0.67	0.67	0.03	0.07	0.80	C17
6.78	16.61	27.29	38.67	59.52	86.18	92.71	8.83	4.70	4.66	0.17	0.50	4.78	C18
11.67	18.73	21.78	37.51	69.80	92.22	114.44	9.84	5.23	5.17	0.22	0.52	6.29	C19—C20
0.19	0.58	0.26	1.16	3.25	3.45	4.35	0.32	0.16	0.16	0.01	0.01	0.18	C21
67.97	75.51	86.86	115.24	143.39	165.47	153.55	35.36	20.81	20.30	1.30	2.31	38.57	C22
3.20	5.99	12.33	10.83	19.48	37.06	46.35	3.38	1.75	1.76	0.06	0.18	1.73	C23—C24
19.96	23.56	39.89	56.07	83.33	97.39	85.47	12.54	6.74	6.67	0.30	0.77	8.25	C25
0.19	0.39	0.26	1.16	0.54	1.72	1.45	0.16	0.08	0.08	0.00	0.01	0.10	C30—C31
2.26	3.67	4.99	7.35	11.36	6.03	13.04	1.54	0.82	0.83	0.04	0.10	1.04	C32
79.83	138.07	254.03	333.74	529.17	611.90	549.01	71.23	37.38	37.13	1.37	4.31	37.70	C33—C34
0.75	1.93	2.36	1.93	3.25	2.59	5.79	0.75	0.49	0.49	0.03	0.05	0.63	C37—C38
3.39	4.06	6.04	6.96	15.69	15.51	23.18	2.37	1.43	1.39	0.07	0.13	1.62	C40—C41
0.38	1.35	1.31	1.93	1.62	3.45	5.79	0.42	0.22	0.23	0.01	0.03	0.28	C43
0.75	1.54	2.36	2.32	2.71	12.07	26.07	0.86	0.40	0.44	0.01	0.04	0.33	C44
0.00	0.00	0.00	0.39	0.54	0.00	1.45	0.05	0.03	0.03	0.00	0.00	0.03	C45
0.00	0.19	0.00	0.39	0.54	0.86	0.00	0.05	0.03	0.03	0.00	0.00	0.02	C46
0.75	0.97	0.26	0.77	3.25	1.72	0.00	0.37	0.27	0.30	0.02	0.02	0.31	C47, C49
0.38	0.00	0.79	0.00	1.62	0.86	1.45	0.15	0.08	0.08	0.00	0.01	0.08	C50
—	—	—	—	—	—	—	—	—	—	—	—	—	C51
—	—	—	—	—	—	—	—	—	—	—	—	—	C52
—	—	—	—	—	—	—	—	—	—	—	—	—	C53
—	—	—	—	—	—	—	—	—	—	—	—	—	C54
—	—	—	—	—	—	—	—	—	—	—	—	—	C55
—	—	—	—	—	—	—	—	—	—	—	—	—	C56
—	—	—	—	—	—	—	—	—	—	—	—	—	C57
—	—	—	—	—	—	—	—	—	—	—	—	—	C58
0.38	0.39	0.79	1.16	0.00	2.59	1.45	0.24	0.14	0.13	0.01	0.02	0.18	C60
1.13	2.51	12.86	27.84	59.52	98.25	210.04	6.82	3.19	3.28	0.02	0.23	0.61	C61
0.19	0.00	0.52	0.00	0.00	0.86	1.45	0.11	0.07	0.06	0.00	0.01	0.08	C62
0.00	0.19	0.26	0.00	1.62	1.72	1.45	0.11	0.05	0.05	0.00	0.00	0.02	C63
1.69	3.67	5.77	8.89	9.74	9.48	20.28	1.68	0.90	0.94	0.04	0.11	0.92	C64
0.00	0.58	0.79	1.93	2.16	2.59	10.14	0.37	0.19	0.20	0.01	0.02	0.17	C65
0.19	0.19	0.52	0.77	2.16	2.59	2.90	0.20	0.10	0.10	0.00	0.01	0.05	C66
2.64	5.02	8.40	13.54	31.38	62.05	78.22	3.95	1.90	1.90	0.04	0.15	1.18	C67
0.00	0.00	0.26	0.00	0.00	0.86	1.45	0.04	0.02	0.02	0.00	0.00	0.00	C68
0.00	0.00	0.26	0.00	0.54	0.00	1.45	0.05	0.03	0.03	0.00	0.00	0.03	C69
6.59	8.50	11.02	16.24	25.97	24.13	23.18	4.85	3.05	3.20	0.18	0.31	4.43	C70—C72, D32—D33, D42—D43
0.38	0.19	1.84	2.32	1.08	1.72	5.79	0.37	0.20	0.21	0.01	0.03	0.19	C73
0.94	0.19	0.52	0.77	0.54	0.86	2.90	0.20	0.10	0.11	0.01	0.01	0.17	C74
0.19	0.00	0.52	0.00	0.54	0.00	0.00	0.12	0.10	0.12	0.01	0.01	0.11	C75
0.56	0.77	0.52	0.39	2.71	0.86	0.00	0.25	0.15	0.15	0.01	0.01	0.23	C81
5.27	9.27	12.60	22.04	14.61	24.13	30.42	4.05	2.32	2.31	0.11	0.29	3.08	C82—C85, C96
0.00	0.00	0.00	0.77	0.54	0.86	1.45	0.09	0.05	0.05	0.00	0.01	0.06	C88
0.94	2.51	6.30	7.35	11.36	11.20	13.04	1.47	0.80	0.79	0.02	0.09	0.62	C90
0.94	1.54	3.67	5.03	4.87	14.65	5.79	1.39	1.01	0.97	0.05	0.09	0.85	C91
1.69	2.32	6.82	6.57	12.99	12.93	15.93	1.93	1.18	1.15	0.05	0.12	1.26	C92—C94, D45—D47
1.88	4.63	8.14	10.44	12.99	17.24	10.14	2.62	1.82	1.89	0.09	0.18	1.50	C95
5.46	8.88	16.80	19.72	34.09	46.54	34.77	4.91	2.68	2.63	0.11	0.29	2.78	O&U
318.01	522.36	868.89	1212.35	1838.04	2277.82	2351.05	275.10	148.52	147.51	6.09	16.50	167.66	ALL
317.26	520.82	866.53	1210.03	1835.34	2265.75	2324.98	274.24	148.12	147.08	6.08	16.46	167.33	ALLbC44

附表 5-3　江苏省城市肿瘤登记地区 2015 年女性恶性肿瘤死亡主要指标

部位	病例数	构成比/%	0	1—4	5—9	10—14	15—19	20—24	25—29	30—34	35—39	40—44	45—49	50—54
唇	2	0.02	0.00	0.00	0.00	0.00	0.00	0.00	0.00	0.00	0.00	0.00	0.14	0.00
舌	23	0.19	0.00	0.00	0.00	0.00	0.00	0.00	0.00	0.00	0.00	0.00	0.00	0.00
口	32	0.27	0.00	0.00	0.00	0.00	0.00	0.00	0.00	0.17	0.00	0.00	0.14	0.17
唾液腺	11	0.09	0.00	0.00	0.00	0.00	0.00	0.00	0.00	0.17	0.00	0.16	0.00	0.00
扁桃腺	1	0.01	0.00	0.00	0.00	0.00	0.00	0.00	0.00	0.00	0.00	0.00	0.00	0.00
其他口咽	2	0.02	0.00	0.00	0.00	0.00	0.00	0.00	0.00	0.00	0.00	0.00	0.00	0.00
鼻咽	64	0.54	0.00	0.00	0.00	0.00	0.00	0.00	0.17	0.00	0.00	0.31	0.57	0.67
下咽	3	0.03	0.00	0.00	0.00	0.00	0.00	0.00	0.00	0.00	0.00	0.00	0.00	0.00
咽，部位不明	7	0.06	0.00	0.00	0.00	0.00	0.00	0.00	0.00	0.00	0.00	0.00	0.00	0.00
食管	1 139	9.54	0.00	0.00	0.00	0.00	0.00	0.00	0.00	0.00	0.00	0.31	0.71	3.87
胃	1 705	14.28	0.00	0.00	0.00	0.00	0.00	0.21	1.67	1.88	3.26	5.47	6.98	10.95
小肠	67	0.56	0.00	0.00	0.00	0.00	0.00	0.00	0.00	0.00	0.00	0.16	0.28	0.51
结肠	536	4.49	0.00	0.00	0.00	0.00	0.00	0.21	0.17	1.20	0.86	1.41	1.99	3.20
直肠	531	4.45	0.00	0.00	0.00	0.00	0.00	0.21	0.67	0.17	0.51	1.41	3.42	5.05
肛门	12	0.10	0.00	0.00	0.00	0.00	0.00	0.00	0.00	0.00	0.00	0.00	0.14	0.17
肝脏	1 075	9.00	0.00	0.00	0.32	0.00	0.30	0.00	0.00	0.86	1.37	3.91	5.98	10.44
胆囊及其他	359	3.01	0.00	0.00	0.00	0.00	0.00	0.00	0.00	0.00	0.34	0.78	1.00	2.02
胰腺	730	6.11	0.00	0.00	0.00	0.00	0.00	0.00	0.00	0.00	0.17	1.88	2.42	3.71
鼻、鼻窦及其他	10	0.08	0.00	0.00	0.00	0.00	0.00	0.00	0.00	0.00	0.00	0.16	0.00	0.00
喉	12	0.10	0.00	0.00	0.00	0.00	0.00	0.00	0.00	0.00	0.00	0.00	0.00	0.00
气管、支气管、肺	2 259	18.92	0.00	0.00	0.00	0.00	0.00	0.00	0.50	0.34	2.23	4.22	10.11	15.50
其他胸腔器官	24	0.20	0.00	0.00	0.00	0.00	0.00	0.00	0.00	0.00	0.00	0.16	0.14	0.51
骨	129	1.08	0.00	0.00	0.00	0.00	0.00	0.00	0.00	0.00	0.34	0.47	1.00	0.51
皮肤黑色素瘤	35	0.29	0.00	0.00	0.00	0.00	0.30	0.00	0.00	0.00	0.00	0.16	0.28	0.17
皮肤其他	47	0.39	0.00	0.00	0.00	0.35	0.00	0.00	0.00	0.00	0.17	0.16	0.00	0.17
间皮瘤	10	0.08	0.00	0.00	0.00	0.00	0.00	0.00	0.00	0.00	0.00	0.00	0.28	0.00
卡波氏肉瘤	0	0.00	0.00	0.00	0.00	0.00	0.00	0.00	0.00	0.00	0.00	0.00	0.00	0.00
周围神经、其他结缔组织、软组织	15	0.13	0.00	0.00	0.00	0.00	0.30	0.00	0.00	0.00	0.17	0.00	0.00	0.67
乳腺	758	6.35	0.00	0.00	0.00	0.00	0.00	0.21	0.67	2.22	4.46	5.47	11.11	12.13
外阴	23	0.19	0.00	0.00	0.00	0.00	0.00	0.00	0.00	0.00	0.00	0.00	0.00	0.00
阴道	14	0.12	0.00	0.00	0.00	0.00	0.00	0.00	0.00	0.00	0.17	0.00	0.00	0.17
子宫颈	357	2.99	0.00	0.00	0.00	0.00	0.00	0.00	0.83	1.20	2.06	5.32	6.70	7.24
子宫体	94	0.79	0.00	0.00	0.00	0.00	0.00	0.00	0.00	0.00	0.00	0.31	1.00	1.68
子宫，部位不明	58	0.49	0.00	0.00	0.00	0.00	0.00	0.00	0.00	0.17	0.34	0.63	0.28	0.67
卵巢	296	2.48	0.00	0.00	0.00	0.00	0.91	0.00	0.00	0.34	0.51	1.41	4.56	5.73
其他女性生殖器	17	0.14	0.00	0.00	0.00	0.00	0.00	0.00	0.00	0.17	0.00	0.00	0.28	0.00
胎盘	2	0.02	0.00	0.00	0.00	0.00	0.00	0.00	0.00	0.00	0.00	0.00	0.14	0.17
阴茎	—	—	—	—	—	—	—	—	—	—	—	—	—	—
前列腺	—	—	—	—	—	—	—	—	—	—	—	—	—	—
睾丸	—	—	—	—	—	—	—	—	—	—	—	—	—	—
其他男性生殖器	—	—	—	—	—	—	—	—	—	—	—	—	—	—
肾	95	0.80	0.00	0.35	0.00	0.00	0.30	0.00	0.00	0.00	0.00	0.16	0.43	1.01
肾盂	10	0.08	0.00	0.00	0.00	0.00	0.00	0.00	0.00	0.00	0.00	0.00	0.00	0.17
输尿管	11	0.09	0.00	0.00	0.00	0.00	0.00	0.00	0.00	0.00	0.00	0.00	0.14	0.00
膀胱	93	0.78	0.00	0.00	0.00	0.00	0.00	0.00	0.00	0.17	0.00	0.00	0.14	0.00
其他泌尿器官	1	0.01	0.00	0.00	0.00	0.00	0.00	0.00	0.00	0.00	0.00	0.00	0.00	0.00
眼	3	0.03	0.00	0.35	0.00	0.00	0.00	0.00	0.00	0.00	0.00	0.00	0.00	0.00
脑、神经系统	324	2.71	0.00	1.42	1.58	1.40	0.61	0.21	1.00	0.51	1.71	2.03	3.56	3.20
甲状腺	46	0.39	0.00	0.00	0.00	0.00	0.00	0.00	0.17	0.17	0.00	0.00	0.28	0.51
肾上腺	6	0.05	0.00	0.00	0.00	0.00	0.00	0.00	0.00	0.17	0.00	0.00	0.00	0.00
其他内分泌腺	5	0.04	0.00	0.00	0.00	0.00	0.00	0.00	0.00	0.17	0.00	0.00	0.00	0.34
霍奇金淋巴瘤	10	0.08	0.00	0.00	0.00	0.00	0.00	0.00	0.00	0.00	0.00	0.16	0.00	0.00
非霍奇金淋巴瘤	173	1.45	0.00	0.00	0.00	0.00	0.00	0.63	0.33	0.86	0.51	0.31	0.85	1.35
免疫增生性疾病	0	0.00	0.00	0.00	0.00	0.00	0.00	0.00	0.00	0.00	0.00	0.00	0.00	0.00
多发性骨髓瘤	70	0.59	0.00	0.00	0.00	0.00	0.00	0.00	0.00	0.00	0.00	0.16	0.43	0.51
淋巴样白血病	83	0.70	3.16	0.00	0.63	0.00	0.61	0.42	0.83	0.34	0.69	0.16	0.85	1.01
髓样白血病	96	0.80	0.00	0.00	0.32	0.70	0.91	0.85	0.33	0.34	0.17	0.31	0.57	1.18
白血病，未特指	169	1.42	1.58	0.00	0.95	0.70	0.61	0.42	0.83	1.03	1.20	0.47	1.57	1.18
其他或未指明部位	287	2.40	0.00	0.00	0.00	0.00	0.00	0.00	0.83	0.34	0.00	0.94	0.85	4.04
所有部位合计	11 941	100.00	4.74	2.12	3.78	3.14	4.85	3.59	8.34	13.17	21.94	38.93	69.37	100.56
所有部位除外 C44	11 894	99.61	4.74	2.12	3.78	2.79	4.85	3.59	8.34	13.17	21.77	38.77	69.37	100.39

年龄组 / 岁							粗率 / (1/10万)	中标率 / (1/10万)	世标率 / (1/10万)	累积率 /%		35—64 岁 截缩率 /(1/10万)	ICD-10
55—59	60—64	65—69	70—74	75—79	80—84	≥ 85				0—64 岁	0—74 岁		
0.00	0.00	0.00	0.00	0.00	0.00	0.82	0.03	0.01	0.01	0.00	0.00	0.03	C00
0.19	0.59	1.59	0.75	2.35	1.28	3.27	0.30	0.14	0.14	0.00	0.02	0.10	C01—C02
0.78	0.59	0.26	2.62	2.35	1.91	4.91	0.42	0.20	0.20	0.01	0.02	0.23	C03—C06
0.19	0.20	0.26	0.75	0.47	0.00	2.46	0.14	0.08	0.08	0.00	0.01	0.08	C07—C08
0.00	0.00	0.00	0.00	0.00	0.64	0.00	0.01	0.00	0.00	0.00	0.00	0.00	C09
0.00	0.00	0.00	0.37	0.00	0.00	0.82	0.03	0.01	0.01	0.00	0.00	0.00	C10
1.56	2.15	2.12	2.62	3.30	6.38	1.64	0.84	0.44	0.43	0.03	0.05	0.76	C11
0.19	0.00	0.26	0.00	0.47	0.00	0.00	0.04	0.02	0.02	0.00	0.00	0.03	C12—C13
0.19	0.00	0.26	0.00	1.41	0.00	1.64	0.09	0.04	0.04	0.00	0.00	0.03	C14
7.02	18.92	41.83	65.94	107.37	141.69	157.20	14.95	6.49	6.43	0.15	0.69	4.17	C15
18.52	27.11	48.71	91.05	152.10	194.67	185.04	22.38	10.68	10.28	0.38	1.08	10.69	C16
0.19	0.78	3.71	1.87	7.06	6.38	9.82	0.88	0.39	0.39	0.01	0.04	0.29	C17
7.80	11.12	18.27	26.23	32.49	56.17	71.23	7.04	3.34	3.31	0.14	0.36	3.78	C18
7.99	9.75	11.38	17.61	40.97	61.91	76.96	6.97	3.20	3.16	0.15	0.29	4.14	C19—C20
0.00	0.00	0.00	0.79	0.37	0.00	2.55	0.16	0.07	0.07	0.00	0.01	0.05	C21
16.37	25.75	41.83	46.84	78.64	93.18	97.43	14.11	6.99	6.92	0.33	0.77	9.30	C22
4.29	8.00	11.38	17.24	29.67	38.29	47.49	4.71	2.13	2.13	0.08	0.23	2.32	C23—C24
8.38	16.19	25.41	37.84	59.33	85.53	77.78	9.58	4.40	4.37	0.16	0.48	4.63	C25
0.19	0.20	0.26	0.00	0.47	1.28	2.46	0.13	0.05	0.06	0.00	0.00	0.08	C30—C31
0.39	0.00	0.00	0.37	1.88	1.28	2.46	0.16	0.06	0.06	0.00	0.00	0.05	C32
31.97	53.06	86.83	116.15	166.70	228.49	216.97	29.66	14.14	14.05	0.59	1.60	16.68	C33—C34
0.58	0.59	0.79	0.75	2.35	1.28	0.82	0.32	0.17	0.16	0.01	0.02	0.29	C37—C38
1.95	3.12	5.03	6.37	7.06	14.68	11.46	1.69	0.83	0.82	0.04	0.09	1.09	C40—C41
0.58	1.56	1.59	1.50	0.00	3.83	2.46	0.46	0.25	0.26	0.02	0.03	0.39	C43
0.19	0.78	0.53	1.87	2.83	5.11	13.92	0.62	0.27	0.28	0.01	0.02	0.22	C44
0.39	0.39	0.00	0.37	0.94	0.00	0.82	0.13	0.07	0.07	0.01	0.01	0.16	C45
0.00	0.00	0.00	0.00	0.00	0.00	0.00	0.00	0.00	0.00	0.00	0.00	0.00	C46
0.19	0.00	0.79	0.37	0.47	0.64	1.64	0.20	0.13	0.13	0.01	0.01	0.13	C47, C49
20.66	21.07	21.18	16.11	32.02	31.27	61.41	9.95	5.65	5.48	0.39	0.58	11.41	C50
0.19	0.78	1.06	1.87	1.88	1.91	1.64	0.30	0.14	0.14	0.00	0.02	0.13	C51
0.39	0.39	0.53	1.12	0.94	0.64	0.00	0.18	0.11	0.10	0.01	0.01	0.13	C52
8.58	6.44	7.94	10.12	13.19	17.87	15.56	4.69	2.86	2.68	0.19	0.28	5.83	C53
3.12	2.15	2.12	5.25	4.71	2.55	9.82	1.23	0.64	0.65	0.04	0.08	1.20	C54
0.97	0.78	1.59	2.25	3.77	3.83	8.19	0.76	0.40	0.38	0.02	0.04	0.58	C55
5.85	9.56	11.38	14.61	10.36	13.40	7.37	3.89	2.25	2.23	0.14	0.27	4.17	C56
0.39	0.20	1.32	1.12	0.47	1.28	0.00	0.22	0.13	0.13	0.01	0.02	0.13	C57
0.00	0.00	0.00	0.00	0.00	0.00	0.00	0.03	0.02	0.02	0.00	0.00	0.05	C58
—	—	—	—	—	—	—	—	—	—	—	—	—	C60
—	—	—	—	—	—	—	—	—	—	—	—	—	C61
—	—	—	—	—	—	—	—	—	—	—	—	—	C62
—	—	—	—	—	—	—	—	—	—	—	—	—	C63
0.78	1.37	3.44	5.99	9.42	8.30	8.19	1.25	0.63	0.63	0.02	0.07	0.55	C64
0.00	0.20	0.53	0.00	0.94	1.28	1.64	0.13	0.06	0.06	0.00	0.00	0.05	C65
0.00	0.20	0.26	0.37	0.94	2.55	0.82	0.14	0.06	0.06	0.00	0.00	0.05	C66
1.17	1.17	1.59	4.50	3.77	12.76	27.02	1.22	0.46	0.49	0.01	0.04	0.33	C67
0.00	0.00	0.00	0.00	0.47	0.00	0.00	0.01	0.01	0.00	0.00	0.00	0.00	C68
0.00	0.00	0.00	0.00	0.00	0.64	0.82	0.04	0.02	0.04	0.00	0.00	0.00	C69
5.07	7.22	9.53	13.86	22.13	21.70	12.28	4.25	2.67	2.65	0.15	0.26	3.52	C70—C72, D32—D33, D42—D43
0.97	0.00	1.06	2.25	2.35	7.02	6.55	0.60	0.29	0.27	0.01	0.03	0.30	C73
0.19	0.20	0.00	0.00	0.47	0.64	0.82	0.08	0.04	0.04	0.00	0.00	0.05	C74
0.00	0.00	0.26	0.00	0.00	0.00	0.00	0.07	0.05	0.04	0.00	0.00	0.08	C75
0.00	0.00	0.00	1.12	1.41	0.64	1.64	0.13	0.06	0.06	0.00	0.01	0.03	C81
2.14	3.12	6.09	6.74	15.07	12.76	19.65	2.27	1.19	1.14	0.05	0.11	1.22	C82—C85, C96
0.00	0.00	0.00	0.00	0.00	0.00	0.00	0.00	0.00	0.00	0.00	0.00	0.00	C88
0.78	1.17	2.38	5.62	5.65	7.02	4.91	0.92	0.45	0.44	0.02	0.06	0.45	C90
0.39	1.76	2.65	2.62	5.18	2.55	6.55	1.09	0.76	0.78	0.04	0.07	0.77	C91
0.58	3.51	3.71	4.87	3.30	5.74	3.27	1.26	0.87	0.86	0.05	0.09	0.92	C92—C94, D45—D47
2.73	3.32	5.82	9.74	7.06	10.85	7.37	2.22	1.49	1.44	0.08	0.15	1.60	C95
5.07	6.63	7.68	14.61	17.42	24.89	31.11	3.77	1.88	1.86	0.10	0.21	2.67	O&U
170.17	252.21	396.04	564.64	863.63	1 139.27	1 229.76	156.77	77.80	76.55	3.46	8.27	95.93	ALL
169.98	251.43	395.51	562.77	860.81	1 134.17	1 215.84	156.15	77.53	76.28	3.45	8.25	95.71	ALLbC44

附表 6-1 江苏省农村肿瘤登记地区 2015 年男女合计恶性肿瘤死亡主要指标

部位	病例数	构成比/%	0	1—4	5—9	10—14	15—19	20—24	25—29	30—34	35—39	40—44	45—49	50—54
唇	16	0.03	0.00	0.00	0.00	0.00	0.00	0.00	0.00	0.00	0.00	0.00	0.00	0.05
舌	73	0.14	0.00	0.00	0.00	0.00	0.00	0.09	0.00	0.00	0.07	0.00	0.04	0.15
口	130	0.26	0.00	0.11	0.00	0.00	0.00	0.00	0.00	0.00	0.00	0.05	0.09	0.26
唾液腺	34	0.07	0.00	0.00	0.00	0.00	0.00	0.00	0.00	0.13	0.00	0.05	0.04	0.10
扁桃腺	15	0.03	0.00	0.00	0.00	0.00	0.00	0.00	0.00	0.00	0.00	0.00	0.00	0.05
其他口咽	27	0.05	0.00	0.00	0.00	0.00	0.00	0.00	0.00	0.00	0.06	0.00	0.00	0.00
鼻咽	330	0.65	0.00	0.00	0.00	0.09	0.09	0.07	0.06	0.13	0.19	0.53	0.88	1.48
下咽	33	0.06	0.00	0.00	0.00	0.00	0.00	0.00	0.00	0.00	0.00	0.00	0.18	0.15
咽，部位不明	26	0.05	0.00	0.00	0.00	0.00	0.00	0.00	0.06	0.00	0.00	0.00	0.00	0.10
食管	8 290	16.28	0.00	0.00	0.00	0.00	0.00	0.00	0.00	0.13	0.37	0.79	4.10	11.10
胃	7 588	14.90	0.00	0.11	0.00	0.00	0.00	0.20	0.44	1.35	1.42	3.70	7.85	14.63
小肠	184	0.36	0.00	0.00	0.00	0.00	0.00	0.00	0.00	0.00	0.06	0.26	0.26	0.26
结肠	1 120	2.20	0.00	0.00	0.00	0.00	0.17	0.07	0.28	0.47	0.49	1.43	1.76	3.38
直肠	1 771	3.48	0.00	0.00	0.00	0.00	0.09	0.13	0.17	0.34	0.93	1.37	3.31	4.76
肛门	32	0.06	0.00	0.00	0.00	0.00	0.00	0.00	0.00	0.06	0.00	0.00	0.04	0.10
肝脏	7 071	13.89	0.00	0.57	0.09	0.00	0.17	0.34	0.39	2.89	6.25	17.26	29.56	41.02
胆囊及其他	833	1.64	0.00	0.00	0.00	0.00	0.00	0.17	0.13	0.37	0.37	1.19	1.84
胰腺	2 258	4.44	0.00	0.00	0.00	0.00	0.00	0.00	0.00	0.20	0.56	1.27	3.13	5.78
鼻、鼻窦及其他	58	0.11	0.00	0.00	0.00	0.00	0.00	0.00	0.06	0.00	0.06	0.00	0.35	0.26
喉	147	0.29	0.00	0.00	0.00	0.00	0.00	0.00	0.00	0.00	0.00	0.05	0.13	0.20
气管、支气管、肺	11 684	22.95	0.00	0.00	0.00	0.00	0.17	0.20	0.77	1.41	2.60	5.28	12.62	26.14
其他胸腔器官	96	0.19	0.00	0.11	0.00	0.18	0.09	0.00	0.11	0.07	0.06	0.00	0.31	0.56
骨	472	0.93	0.00	0.00	0.09	0.45	0.26	0.40	0.22	0.40	0.25	0.32	0.93	1.18
皮肤黑色素瘤	83	0.16	0.00	0.00	0.00	0.00	0.00	0.00	0.17	0.13	0.00	0.26	0.13	0.15
皮肤其他	245	0.48	0.00	0.00	0.00	0.00	0.00	0.00	0.00	0.00	0.00	0.26	0.18	0.31
间皮瘤	18	0.04	0.00	0.00	0.00	0.00	0.00	0.00	0.00	0.00	0.21	0.00	0.00	0.10
卡波氏肉瘤	5	0.01	0.00	0.00	0.00	0.00	0.00	0.07	0.00	0.07	0.00	0.00	0.00	0.10
周围神经、其他结缔组织、软组织	70	0.14	0.00	0.11	0.09	0.00	0.00	0.00	0.00	0.13	0.19	0.37	0.18	0.36
乳腺	1 046	2.05	0.00	0.00	0.00	0.00	0.00	0.00	0.22	0.74	1.61	2.85	5.29	6.39
外阴	15	0.03	0.00	0.00	0.00	0.00	0.00	0.00	0.00	0.00	0.00	0.00	0.04	0.10
阴道	6	0.01	0.00	0.00	0.00	0.00	0.00	0.00	0.00	0.00	0.00	0.00	0.00	0.00
子宫颈	661	1.30	0.00	0.00	0.00	0.00	0.00	0.07	0.39	0.13	0.93	1.37	3.31	3.68
子宫体	127	0.25	0.00	0.00	0.00	0.00	0.00	0.00	0.00	0.00	0.31	0.37	0.40	0.92
子宫，部位不明	184	0.36	0.00	0.00	0.00	0.00	0.00	0.00	0.11	0.13	0.19	0.42	0.79	0.72
卵巢	361	0.71	0.00	0.00	0.00	0.00	0.00	0.07	0.33	0.27	0.43	0.74	1.10	2.25
其他女性生殖器	21	0.04	0.00	0.00	0.00	0.00	0.00	0.00	0.06	0.00	0.00	0.05	0.13	0.05
胎盘	2	0.00	0.00	0.00	0.00	0.00	0.00	0.00	0.00	0.07	0.00	0.00	0.00	0.00
阴茎	42	0.08	0.00	0.00	0.00	0.00	0.00	0.00	0.00	0.07	0.06	0.05	0.13	0.10
前列腺	560	1.10	0.00	0.00	0.00	0.00	0.00	0.00	0.06	0.07	0.00	0.00	0.04	0.05
睾丸	14	0.03	0.00	0.00	0.00	0.00	0.00	0.00	0.07	0.06	0.00	0.04	0.05
其他男性生殖器	7	0.01	0.00	0.00	0.00	0.00	0.00	0.00	0.00	0.00	0.00	0.00	0.00	0.00
肾	271	0.53	0.51	0.11	0.09	0.09	0.17	0.07	0.11	0.07	0.19	0.21	0.53	1.07
肾盂	31	0.06	0.00	0.00	0.00	0.00	0.00	0.00	0.00	0.00	0.00	0.00	0.00	0.05
输尿管	27	0.05	0.00	0.00	0.00	0.00	0.00	0.00	0.00	0.00	0.00	0.05	0.00	0.00
膀胱	655	1.29	0.00	0.00	0.00	0.00	0.00	0.07	0.06	0.00	0.12	0.16	0.09	0.56
其他泌尿器官	11	0.02	0.00	0.00	0.00	0.00	0.00	0.00	0.00	0.00	0.00	0.00	0.00	0.00
眼	17	0.03	0.00	0.00	0.00	0.09	0.00	0.00	0.00	0.00	0.00	0.00	0.00	0.00
脑、神经系统	1 249	2.45	1.54	1.49	0.98	0.73	1.56	0.40	1.05	0.74	1.92	2.59	3.26	5.42
甲状腺	107	0.21	0.00	0.00	0.00	0.00	0.00	0.00	0.00	0.12	0.05	0.18	0.26
肾上腺	19	0.04	0.00	0.00	0.11	0.00	0.00	0.00	0.06	0.00	0.06	0.00	0.00	0.00
其他内分泌腺	29	0.06	0.00	0.00	0.00	0.18	0.00	0.00	0.11	0.00	0.00	0.11	0.00	0.05
霍奇金淋巴瘤	53	0.10	0.00	0.00	0.00	0.00	0.09	0.00	0.00	0.00	0.00	0.05	0.04	0.20
非霍奇金淋巴瘤	788	1.55	0.00	0.00	0.36	0.27	0.43	0.47	0.39	0.47	0.49	1.11	1.90	2.46
免疫增生性疾病	14	0.03	0.00	0.00	0.00	0.00	0.00	0.00	0.00	0.00	0.00	0.05	0.00	0.00
多发性骨髓瘤	227	0.45	0.51	0.23	0.00	0.00	0.00	0.00	0.06	0.13	0.06	0.21	0.22	0.77
淋巴样白血病	269	0.53	0.51	0.46	0.80	0.36	0.52	0.47	0.28	0.40	0.43	0.37	0.57	0.82
髓样白血病	321	0.63	0.51	0.00	0.18	0.27	0.17	0.47	0.39	0.27	0.56	0.58	0.84	1.07
白血病，未特指	543	1.07	2.56	0.92	0.44	0.36	0.87	0.61	1.10	0.67	1.18	1.11	1.24	1.43
其他或未指明部位	527	1.04	0.00	0.00	0.00	0.00	0.27	0.09	0.07	0.33	0.20	0.31	0.58	1.41	1.28
所有部位合计	50 913	100.00	6.15	4.37	3.37	3.09	5.03	4.25	8.00	12.59	23.02	46.93	88.93	144.34
所有部位除外 C44	50 668	99.52	6.15	4.37	3.37	3.09	5.03	4.25	8.00	12.59	22.96	46.66	88.75	144.04

55—59	60—64	65—69	70—74	75—79	80—84	≥85	粗率/(1/10万)	中标率/(1/10万)	世标率/(1/10万)	0—64岁	0—74岁	35—64岁截缩率/(1/10万)	ICD-10
				年龄组 / 岁						累积率 /%			
0.00	0.06	0.25	0.11	0.00	1.17	1.61	0.07	0.03	0.03	0.00	0.00	0.02	C00
0.68	0.90	0.93	0.91	1.36	1.87	1.93	0.31	0.16	0.16	0.01	0.02	0.24	C01—C02
0.68	1.03	1.52	2.15	4.07	4.45	3.55	0.55	0.27	0.27	0.01	0.03	0.29	C03—C06
0.12	0.13	0.51	0.79	0.75	0.70	0.97	0.14	0.08	0.08	0.00	0.01	0.07	C07—C08
0.00	0.26	0.08	0.23	0.60	0.70	0.00	0.06	0.03	0.03	0.00	0.00	0.04	C09
0.25	0.13	0.42	0.57	0.45	1.17	0.64	0.11	0.06	0.06	0.00	0.01	0.06	C10
2.30	3.66	4.48	4.87	5.88	4.22	4.84	1.40	0.78	0.78	0.05	0.09	1.32	C11
0.19	0.26	0.25	0.23	1.36	0.94	0.32	0.14	0.07	0.07	0.00	0.01	0.12	C12 C13
0.12	0.45	0.42	0.23	0.00	0.94	0.97	0.11	0.06	0.06	0.00	0.01	0.09	C14
30.36	63.22	109.83	175.85	238.12	297.33	252.49	35.14	16.67	16.56	0.55	1.98	14.88	C15
31.04	55.90	96.15	139.62	226.51	265.93	200.25	32.16	15.71	15.40	0.58	1.76	16.09	C16
0.68	0.84	2.11	3.96	4.83	7.97	5.48	0.78	0.37	0.37	0.01	0.04	0.35	C17
4.16	7.32	11.07	18.68	27.45	40.07	43.21	4.75	2.37	2.32	0.10	0.25	2.74	C18
7.20	11.56	17.66	24.46	44.64	73.57	70.94	7.51	3.64	3.56	0.15	0.36	4.27	C19—C20
0.19	0.13	0.59	0.23	0.90	0.94	1.29	0.14	0.07	0.07	0.00	0.01	0.08	C21
54.81	64.57	76.29	85.72	99.68	130.74	109.96	29.97	16.79	16.53	1.09	1.90	32.29	C22
4.16	6.68	9.29	12.46	22.32	29.05	28.70	3.53	1.72	1.70	0.07	0.18	2.07	C23—C24
11.42	17.99	26.95	41.90	54.74	72.87	68.04	9.57	4.70	4.67	0.20	0.55	5.69	C25
0.50	0.39	0.51	0.68	1.51	1.17	0.64	0.25	0.14	0.13	0.01	0.01	0.24	C30—C31
0.81	1.09	1.94	2.94	4.98	3.98	3.22	0.62	0.30	0.30	0.01	0.04	0.31	C32
58.91	98.69	148.61	235.07	309.30	348.64	272.81	49.52	24.61	24.38	1.03	2.95	28.52	C33—C34
0.56	1.09	1.18	1.02	1.36	1.17	2.26	0.41	0.25	0.25	0.02	0.03	0.38	C37—C38
2.79	3.15	5.15	7.59	12.52	13.59	9.67	2.00	1.12	1.08	0.05	0.12	1.24	C40—C41
0.56	0.58	1.18	1.13	1.66	1.64	2.26	0.35	0.20	0.19	0.01	0.02	0.25	C43
0.19	0.45	1.35	2.49	3.92	10.31	35.79	1.04	0.39	0.43	0.01	0.03	0.23	C44
0.06	0.06	0.08	0.45	0.60	0.23	0.00	0.08	0.04	0.04	0.00	0.00	0.07	C45
0.00	0.00	0.08	0.00	0.00	0.00	0.00	0.02	0.02	0.02	0.00	0.00	0.02	C46
0.19	0.58	0.51	0.91	0.90	1.17	2.58	0.30	0.18	0.18	0.01	0.02	0.30	C47, C49
9.00	9.77	8.36	10.42	11.76	16.64	22.25	4.43	2.56	2.49	0.18	0.27	5.34	C50
0.06	0.13	0.00	0.11	0.30	0.70	0.97	0.06	0.03	0.03	0.00	0.00	0.05	C51
0.00	0.06	0.17	0.11	0.30	0.00	0.00	0.03	0.01	0.01	0.00	0.00	0.01	C52
4.53	4.50	5.91	7.93	10.10	15.46	15.16	2.80	1.57	1.52	0.09	0.16	2.84	C53
1.30	1.22	1.10	0.91	2.11	1.87	1.61	0.54	0.31	0.30	0.02	0.03	0.68	C54
1.30	1.35	1.44	2.38	4.07	5.15	2.58	0.78	0.44	0.41	0.03	0.04	0.73	C55
2.98	3.41	4.82	4.87	4.83	3.75	3.55	1.53	0.90	0.88	0.06	0.11	1.63	C56
0.19	0.13	0.00	0.23	0.60	0.47	0.64	0.09	0.05	0.05	0.00	0.00	0.08	C57
0.00	0.00	0.00	0.00	0.00	0.00	0.32	0.01	0.01	0.01	0.00	0.00	0.00	C58
0.19	0.19	0.42	0.68	0.90	1.64	1.29	0.18	0.10	0.09	0.00	0.01	0.11	C60
0.62	1.48	4.90	9.85	19.30	28.35	41.60	2.37	0.99	0.98	0.01	0.09	0.29	C61
0.06	0.19	0.08	0.11	0.45	0.00	0.32	0.06	0.04	0.03	0.00	0.00	0.06	C62
0.00	0.13	0.00	0.11	0.15	0.70	0.00	0.03	0.01	0.01	0.00	0.00	0.02	C63
1.24	2.51	3.13	3.85	6.18	7.50	5.80	1.15	0.63	0.63	0.03	0.07	0.84	C64
0.25	0.39	0.17	0.57	1.21	0.70	0.64	0.13	0.06	0.06	0.00	0.01	0.09	C65
0.06	0.39	0.17	0.45	0.60	1.17	1.29	0.11	0.05	0.05	0.00	0.01	0.07	C66
1.06	2.83	5.24	9.85	18.55	35.61	48.37	2.78	1.17	1.18	0.02	0.10	0.66	C67
0.00	0.00	0.17	0.45	0.45	0.23	0.32	0.05	0.02	0.02	0.00	0.00	0.00	C68
0.00	0.13	0.17	0.23	0.45	0.94	0.97	0.07	0.04	0.04	0.00	0.00	0.02	C69
7.39	10.60	13.35	18.68	22.02	21.09	18.38	5.29	3.27	3.29	0.19	0.35	4.70	C70—C72, D32—D33, D42—D43
0.68	1.03	1.01	1.13	2.87	3.98	2.90	0.45	0.23	0.22	0.01	0.02	0.33	C73
0.12	0.06	0.34	0.23	0.30	0.23	0.64	0.08	0.05	0.05	0.00	0.01	0.05	C74
0.43	0.19	0.25	0.45	0.45	0.47	0.00	0.12	0.08	0.08	0.01	0.01	0.11	C75
0.31	0.58	0.68	0.68	1.66	0.94	0.97	0.22	0.12	0.12	0.01	0.01	0.17	C81
4.16	6.23	9.38	14.04	15.53	19.92	15.48	3.34	1.87	1.84	0.09	0.21	2.41	C82—C85, C96
0.00	0.13	0.08	0.68	0.30	0.23	0.32	0.06	0.03	0.03	0.00	0.00	0.03	C88
1.12	3.15	2.79	4.19	5.43	3.98	1.93	0.96	0.52	0.54	0.03	0.06	0.77	C90
1.68	2.25	2.53	2.38	4.67	7.26	2.90	1.14	0.78	0.80	0.05	0.07	0.90	C91
1.49	3.47	3.38	4.53	6.64	5.39	3.22	1.36	0.85	0.83	0.05	0.09	1.20	C92—C94, D45—D47
3.54	3.98	4.48	8.38	8.90	10.07	9.03	2.30	1.53	1.55	0.09	0.15	1.88	C95
2.36	3.66	5.91	7.25	11.31	17.10	20.32	2.23	1.17	1.14	0.05	0.12	1.43	O&U
259.04	405.28	599.86	880.96	1 232.81	1 528.11	1 348.24	215.80	110.33	109.02	5.04	12.45	139.75	ALL
258.86	404.83	598.51	878.46	1 228.89	1 517.80	1 312.45	214.76	109.94	108.59	5.04	12.42	139.52	ALLbC44

附表 6-2 江苏省农村肿瘤登记地区 2015 年男性恶性肿瘤死亡主要指标

部位	病例数	构成比/%	0	1—4	5—9	10—14	15—19	20—24	25—29	30—34	35—39	40—44	45—49	50—54
唇	8	0.02	0.00	0.00	0.00	0.00	0.00	0.00	0.00	0.00	0.00	0.00	0.00	0.10
舌	40	0.12	0.00	0.00	0.00	0.00	0.00	0.00	0.00	0.13	0.00	0.00	0.09	0.10
口	78	0.24	0.00	0.22	0.00	0.00	0.00	0.00	0.00	0.00	0.00	0.00	0.18	0.30
唾液腺	24	0.07	0.00	0.00	0.00	0.00	0.00	0.00	0.00	0.13	0.00	0.11	0.09	0.20
扁桃腺	12	0.04	0.00	0.00	0.00	0.00	0.00	0.00	0.00	0.00	0.00	0.00	0.00	0.10
其他口咽	22	0.07	0.00	0.00	0.00	0.00	0.00	0.00	0.00	0.00	0.12	0.00	0.00	0.00
鼻咽	241	0.75	0.00	0.00	0.00	0.00	0.16	0.13	0.11	0.13	0.25	0.74	1.40	2.02
下咽	27	0.08	0.00	0.00	0.00	0.00	0.00	0.00	0.00	0.00	0.00	0.00	0.18	0.20
咽，部位不明	19	0.06	0.00	0.00	0.00	0.00	0.00	0.00	0.11	0.00	0.00	0.00	0.00	0.00
食管	5 514	17.08	0.00	0.00	0.00	0.00	0.00	0.00	0.00	0.27	0.37	1.16	6.48	18.07
胃	5 217	16.16	0.00	0.22	0.00	0.00	0.00	0.13	0.54	0.93	0.86	3.80	9.46	18.67
小肠	104	0.32	0.00	0.00	0.00	0.00	0.00	0.00	0.00	0.12	0.32	0.53	0.40
结肠	619	1.92	0.00	0.00	0.00	0.00	0.00	0.32	0.13	0.54	0.40	0.49	1.16	1.84	4.24
直肠	1 038	3.21	0.00	0.00	0.00	0.00	0.00	0.13	0.11	0.27	1.35	1.79	3.68	5.75
肛门	21	0.07	0.00	0.00	0.00	0.00	0.00	0.00	0.00	0.00	0.00	0.00	0.09	0.10
肝脏	5 128	15.88	0.00	0.65	0.17	0.00	0.16	0.26	0.65	4.66	9.69	30.38	48.85	65.91
胆囊及其他	382	1.18	0.00	0.00	0.00	0.00	0.00	0.00	0.11	0.00	0.25	0.32	1.40	1.92
胰腺	1 244	3.85	0.00	0.00	0.00	0.00	0.00	0.00	0.00	0.27	0.61	1.79	3.85	5.55
鼻、鼻窦及其他	39	0.12	0.00	0.00	0.00	0.00	0.00	0.00	0.00	0.00	0.12	0.00	0.44	0.30
喉	130	0.40	0.00	0.00	0.00	0.00	0.00	0.00	0.00	0.00	0.00	0.00	0.26	0.30
气管、支气管、肺	8 094	25.07	0.00	0.00	0.00	0.00	0.16	0.39	0.65	1.20	3.19	5.91	13.48	35.53
其他胸腔器官	62	0.19	0.00	0.00	0.00	0.00	0.34	0.16	0.00	0.13	0.00	0.00	0.35	0.71
骨	275	0.85	0.00	0.00	0.00	0.00	0.17	0.49	0.52	0.22	0.27	0.12	0.53	0.70	1.41
皮肤黑色素瘤	44	0.14	0.00	0.00	0.00	0.00	0.00	0.00	0.00	0.00	0.00	0.11	0.26	0.10
皮肤其他	127	0.39	0.00	0.00	0.00	0.00	0.00	0.00	0.00	0.00	0.12	0.42	0.18	0.30
间皮瘤	12	0.04	0.00	0.00	0.00	0.00	0.00	0.00	0.00	0.00	0.00	0.32	0.00	0.10
卡波氏肉瘤	3	0.01	0.00	0.00	0.00	0.00	0.00	0.13	0.00	0.13	0.00	0.00	0.00	0.10
周围神经、其他结缔组织、软组织	39	0.12	0.00	0.22	0.17	0.00	0.00	0.00	0.00	0.13	0.12	0.32	0.26	0.50
乳腺	17	0.05	0.00	0.00	0.00	0.00	0.00	0.00	0.00	0.00	0.12	0.11	0.09	0.20
外阴	—	—	—	—	—	—	—	—	—	—	—	—	—	—
阴道	—	—	—	—	—	—	—	—	—	—	—	—	—	—
子宫颈	—	—	—	—	—	—	—	—	—	—	—	—	—	—
子宫体	—	—	—	—	—	—	—	—	—	—	—	—	—	—
子宫，部位不明	—	—	—	—	—	—	—	—	—	—	—	—	—	—
卵巢	—	—	—	—	—	—	—	—	—	—	—	—	—	—
其他女性生殖器	—	—	—	—	—	—	—	—	—	—	—	—	—	—
胎盘	—	—	—	—	—	—	—	—	—	—	—	—	—	—
阴茎	42	0.13	0.00	0.00	0.00	0.00	0.00	0.00	0.00	0.13	0.12	0.11	0.26	0.20
前列腺	560	1.73	0.00	0.00	0.00	0.00	0.00	0.00	0.11	0.13	0.00	0.00	0.09	0.10
睾丸	14	0.04	0.00	0.00	0.00	0.00	0.00	0.00	0.00	0.13	0.12	0.00	0.09	0.10
其他男性生殖器	7	0.02	0.00	0.00	0.00	0.00	0.00	0.00	0.00	0.00	0.00	0.00	0.00	0.00
肾	171	0.53	0.00	0.22	0.17	0.17	0.32	0.13	0.00	0.00	0.25	0.21	0.70	1.21
肾盂	24	0.07	0.00	0.00	0.00	0.00	0.00	0.00	0.00	0.00	0.00	0.00	0.00	0.10
输尿管	17	0.05	0.00	0.00	0.00	0.00	0.00	0.00	0.00	0.00	0.00	0.00	0.00	0.00
膀胱	511	1.58	0.00	0.00	0.00	0.00	0.00	0.00	0.13	0.11	0.00	0.25	0.21	0.18	0.91
其他泌尿器官	8	0.02	0.00	0.00	0.00	0.00	0.00	0.00	0.00	0.00	0.00	0.00	0.00	0.00
眼	5	0.02	0.00	0.00	0.17	0.00	0.00	0.00	0.00	0.00	0.00	0.00	0.00	0.00
脑、神经系统	699	2.16	0.97	1.73	1.16	0.67	1.30	0.39	1.18	1.06	2.94	2.74	3.68	5.75
甲状腺	41	0.13	0.00	0.00	0.00	0.00	0.00	0.00	0.00	0.00	0.12	0.00	0.18	0.20
肾上腺	13	0.04	0.00	0.22	0.00	0.00	0.00	0.00	0.00	0.00	0.12	0.00	0.18	0.00
其他内分泌腺	15	0.05	0.00	0.00	0.33	0.00	0.00	0.00	0.00	0.00	0.00	0.00	0.00	0.00
霍奇金淋巴瘤	34	0.11	0.00	0.00	0.00	0.00	0.16	0.00	0.00	0.00	0.00	0.11	0.09	0.30
非霍奇金淋巴瘤	488	1.51	0.00	0.00	0.50	0.50	0.65	0.65	0.43	0.53	0.61	1.37	2.89	3.33
免疫增生性疾病	7	0.02	0.00	0.00	0.00	0.00	0.00	0.00	0.00	0.00	0.00	0.00	0.00	0.00
多发性骨髓瘤	136	0.42	0.00	0.22	0.00	0.00	0.00	0.00	0.11	0.13	0.00	0.21	0.35	1.01
淋巴样白血病	136	0.42	0.97	0.22	0.66	0.50	0.97	0.13	0.43	0.67	0.61	0.42	0.53	0.81
髓样白血病	185	0.57	0.00	0.00	0.17	0.00	0.00	0.65	0.43	0.27	0.86	0.74	1.14	1.21
白血病，未特指	316	0.98	3.86	0.43	0.50	0.34	1.13	0.65	1.51	0.53	1.47	1.16	1.40	1.31
其他或未指明部位	279	0.86	0.00	0.00	0.00	0.00	0.00	0.13	0.43	0.00	0.37	0.53	1.66	1.01
所有部位合计	32 288	100.00	6.76	4.31	3.98	2.68	6.32	4.64	7.86	12.64	25.76	57.06	107.51	180.89
所有部位除外 C44	32 161	99.61	6.76	4.31	3.98	2.68	6.32	4.64	7.86	12.64	25.64	56.64	107.34	180.58

\			年龄组 / 岁				粗率 / (1/10万)	中标率 / (1/10万)	世标率 / (1/10万)	累积率 /%		35—64 岁 截缩率 /(1/10万)	ICD-10
55—59	60—64	65—69	70—74	75—79	80—84	≥ 85				0—64 岁	0—74 岁		
0.00	0.00	0.51	0.00	0.00	1.06	1.75	0.07	0.03	0.03	0.00	0.00	0.02	C00
0.73	1.40	1.35	0.91	1.26	2.12	0.00	0.33	0.19	0.19	0.01	0.02	0.31	C01—C02
0.85	1.78	1.85	3.20	3.48	5.30	4.37	0.65	0.34	0.35	0.02	0.04	0.42	C03—C06
0.12	0.25	0.84	1.14	0.95	1.06	0.87	0.20	0.12	0.11	0.00	0.01	0.12	C07—C08
0.00	0.51	0.17	0.23	1.26	0.53	0.00	0.10	0.05	0.05	0.00	0.01	0.08	C09
0.36	0.13	0.67	0.91	0.95	2.12	1.75	0.18	0.10	0.09	0.00	0.01	0.09	C10
3.77	5.71	6.57	7.31	8.85	3.71	8.74	2.01	1.15	1.16	0.07	0.14	2.01	C11
0.36	0.38	0.34	0.46	2.53	2.12	0.87	0.23	0.12	0.11	0.01	0.01	0.16	C12—C13
0.24	0.76	0.51	0.46	0.00	1.59	0.87	0.16	0.09	0.09	0.01	0.01	0.15	C14
47.25	96.66	159.30	229.71	317.06	391.45	351.46	45.96	23.41	23.41	0.85	2.80	23.03	C15
47.12	81.69	142.95	202.96	328.44	386.15	289.39	43.49	22.39	22.07	0.82	2.55	22.36	C16
0.61	1.14	2.70	5.26	4.43	7.42	7.87	0.87	0.46	0.45	0.02	0.06	0.48	C17
5.71	7.48	14.50	19.43	32.88	46.61	53.33	5.16	2.75	2.71	0.11	0.28	3.06	C18
9.11	16.11	24.27	29.03	52.48	89.52	86.55	8.65	4.51	4.45	0.19	0.46	5.50	C19—C20
0.24	0.25	0.67	0.23	1.26	2.12	1.75	0.18	0.09	0.09	0.00	0.01	0.10	C21
83.44	95.01	111.76	118.17	129.92	159.97	151.25	42.75	25.21	24.79	1.70	2.85	50.87	C22
4.25	7.10	9.61	11.89	23.39	20.66	24.48	3.18	1.67	1.66	0.08	0.18	2.15	C23—C24
12.63	23.59	28.66	49.37	62.27	82.63	80.43	10.37	5.42	5.40	0.24	0.63	6.78	C25
0.73	0.38	0.84	1.14	2.21	1.06	1.75	0.33	0.18	0.18	0.01	0.02	0.30	C30—C31
1.58	2.03	3.71	5.49	8.54	7.42	6.99	1.08	0.56	0.55	0.02	0.07	0.57	C32
82.83	141.18	218.64	341.47	455.84	525.46	408.29	67.47	35.14	34.88	1.42	4.22	39.01	C33—C34
0.85	1.40	1.85	0.91	2.21	2.65	0.87	0.52	0.33	0.32	0.02	0.03	0.47	C37—C38
3.52	4.57	6.91	8.46	14.86	15.36	13.99	2.29	1.30	1.28	0.06	0.14	1.53	C40—C41
0.49	1.01	1.52	1.37	1.58	1.59	1.75	0.37	0.19	0.20	0.01	0.02	0.28	C43
0.12	0.89	1.35	3.66	5.37	13.24	37.59	1.06	0.49	0.52	0.01	0.04	0.32	C44
0.00	0.00	0.17	0.46	1.26	0.53	0.00	0.10	0.06	0.05	0.00	0.01	0.08	C45
0.00	0.00	0.00	0.00	0.00	0.00	0.00	0.03	0.03	0.02	0.00	0.00	0.02	C46
0.36	0.51	0.34	1.14	1.26	1.06	3.50	0.33	0.21	0.22	0.01	0.02	0.33	C47, C49
0.00	0.13	0.34	0.23	1.26	1.06	1.75	0.14	0.08	0.08	0.00	0.01	0.11	C50
—	—	—	—	—	—	—	—	—	—	—	—	—	C51
—	—	—	—	—	—	—	—	—	—	—	—	—	C52
—	—	—	—	—	—	—	—	—	—	—	—	—	C53
—	—	—	—	—	—	—	—	—	—	—	—	—	C54
—	—	—	—	—	—	—	—	—	—	—	—	—	C55
—	—	—	—	—	—	—	—	—	—	—	—	—	C56
—	—	—	—	—	—	—	—	—	—	—	—	—	C57
—	—	—	—	—	—	—	—	—	—	—	—	—	C58
0.36	0.38	0.84	1.37	1.90	3.71	3.50	0.35	0.20	0.19	0.01	0.02	0.22	C60
1.21	2.92	9.78	19.88	40.46	64.09	112.78	4.67	2.16	2.17	0.02	0.17	0.57	C61
0.12	0.38	0.17	0.23	0.95	0.00	0.87	0.12	0.08	0.07	0.00	0.01	0.12	C62
0.00	0.25	0.00	0.23	0.32	1.59	0.00	0.06	0.03	0.03	0.00	0.00	0.03	C63
1.82	3.68	3.37	5.71	8.22	7.95	9.62	1.43	0.81	0.83	0.04	0.09	1.13	C64
0.49	0.63	0.34	0.91	1.90	0.53	0.87	0.20	0.10	0.10	0.01	0.01	0.16	C65
0.12	0.63	0.17	0.69	0.95	1.06	1.75	0.14	0.07	0.07	0.00	0.01	0.10	C66
1.70	4.69	8.26	16.23	30.98	63.03	92.67	4.26	2.00	2.02	0.04	0.16	1.09	C67
0.00	0.00	0.34	0.91	0.63	0.00	0.00	0.07	0.04	0.03	0.00	0.01	0.00	C68
0.00	0.13	0.17	0.00	0.00	1.06	0.00	0.04	0.03	0.03	0.00	0.00	0.02	C69
7.77	12.56	14.50	21.48	25.92	25.96	22.73	5.83	3.71	3.70	0.21	0.39	5.36	C70—C72, D32—D33, D42—D43
0.85	0.63	1.01	0.91	1.58	2.65	3.50	0.34	0.18	0.18	0.01	0.02	0.28	C73
0.24	0.00	0.51	0.46	0.63	0.00	0.00	0.11	0.07	0.08	0.00	0.01	0.09	C74
0.36	0.38	0.00	0.91	0.32	1.06	0.00	0.13	0.08	0.09	0.01	0.01	0.10	C75
0.36	1.01	0.51	0.69	2.21	1.06	1.75	0.28	0.16	0.16	0.01	0.02	0.26	C81
4.98	8.25	10.96	18.06	18.33	25.43	21.86	4.07	2.41	2.37	0.12	0.27	3.19	C82—C85, C96
0.00	0.25	0.00	0.69	0.63	0.00	0.00	0.06	0.03	0.03	0.00	0.00	0.03	C88
1.70	3.42	4.05	4.11	6.64	4.77	3.50	1.13	0.63	0.64	0.04	0.08	0.93	C90
1.58	1.90	2.53	2.74	4.43	7.95	3.50	1.13	0.85	0.83	0.05	0.07	0.88	C91
1.34	3.68	4.21	5.26	8.22	5.83	5.25	1.54	0.99	0.97	0.05	0.10	1.37	C92—C94, D45—D47
4.49	4.57	5.73	9.14	10.75	13.77	13.99	2.63	1.78	1.79	0.10	0.18	2.16	C95
2.79	4.95	6.57	7.31	11.06	21.19	25.35	2.33	1.25	1.25	0.06	0.13	1.66	O&U
339.59	547.35	816.91	1 162.93	1 642.85	2 028.21	1 867.48	269.14	144.31	143.16	6.51	16.40	180.46	ALL
339.47	546.46	815.56	1 159.27	1 637.48	2 014.97	1 829.88	268.08	143.82	142.64	6.50	16.37	180.14	ALLbC44

附表 6-3　江苏省农村肿瘤登记地区 2015 年女性恶性肿瘤死亡主要指标

部位	病例数	构成比/%	年龄组/岁											
			0	1—4	5—9	10—14	15—19	20—24	25—29	30—34	35—39	40—44	45—49	50—54
唇	8	0.04	0.00	0.00	0.00	0.00	0.00	0.00	0.00	0.00	0.00	0.00	0.00	0.00
舌	33	0.18	0.00	0.00	0.00	0.00	0.19	0.00	0.00	0.00	0.00	0.00	0.00	0.21
口	52	0.28	0.00	0.00	0.00	0.00	0.00	0.00	0.00	0.00	0.00	0.11	0.00	0.21
唾液腺	10	0.05	0.00	0.00	0.00	0.00	0.00	0.00	0.00	0.14	0.00	0.00	0.00	0.00
扁桃腺	3	0.02	0.00	0.00	0.00	0.00	0.00	0.00	0.00	0.00	0.00	0.00	0.00	0.00
其他口咽	5	0.03	0.00	0.00	0.00	0.00	0.00	0.00	0.00	0.00	0.00	0.00	0.00	0.00
鼻咽	89	0.48	0.00	0.00	0.00	0.20	0.00	0.00	0.00	0.14	0.12	0.32	0.36	0.93
下咽	6	0.03	0.00	0.00	0.00	0.00	0.00	0.00	0.00	0.00	0.00	0.00	0.18	0.10
咽，部位不明	7	0.04	0.00	0.00	0.00	0.00	0.00	0.00	0.00	0.00	0.00	0.00	0.00	0.10
食管	2 776	14.90	0.00	0.00	0.00	0.00	0.00	0.00	0.00	0.00	0.37	0.42	1.69	3.94
胃	2 371	12.73	0.00	0.00	0.00	0.00	0.00	0.28	0.34	1.77	2.00	3.59	6.22	10.47
小肠	80	0.43	0.00	0.00	0.00	0.00	0.00	0.00	0.00	0.00	0.00	0.21	0.00	0.10
结肠	501	2.69	0.00	0.00	0.00	0.00	0.00	0.00	0.00	0.54	0.50	1.69	1.69	2.49
直肠	733	3.94	0.00	0.00	0.00	0.00	0.19	0.14	0.23	0.41	0.50	0.95	2.93	3.73
肛门	11	0.06	0.00	0.00	0.00	0.00	0.00	0.00	0.00	0.00	0.12	0.00	0.00	0.10
肝脏	1 943	10.43	0.00	0.49	0.00	0.00	0.19	0.42	0.11	1.09	2.75	4.12	9.96	15.45
胆囊及其他	451	2.42	0.00	0.00	0.00	0.00	0.00	0.00	0.23	0.27	0.50	0.42	0.98	1.76
胰腺	1 014	5.44	0.00	0.00	0.00	0.00	0.00	0.00	0.00	0.14	0.50	0.74	2.40	6.01
鼻、鼻窦及其他	19	0.10	0.00	0.00	0.00	0.00	0.00	0.00	0.11	0.00	0.00	0.00	0.27	0.21
喉	17	0.09	0.00	0.00	0.00	0.00	0.00	0.00	0.00	0.00	0.00	0.11	0.00	0.10
气管、支气管、肺	3 590	19.28	0.00	0.00	0.00	0.00	0.19	0.00	0.91	1.63	2.00	4.65	11.74	16.49
其他胸腔器官	34	0.18	0.00	0.25	0.00	0.00	0.00	0.00	0.11	0.00	0.12	0.00	0.27	0.41
骨	197	1.06	0.00	0.00	0.19	0.79	0.00	0.28	0.23	0.54	0.37	0.11	1.16	0.93
皮肤黑色素瘤	39	0.21	0.00	0.00	0.00	0.00	0.00	0.00	0.34	0.27	0.00	0.42	0.00	0.21
皮肤其他	118	0.63	0.00	0.00	0.00	0.00	0.00	0.00	0.00	0.00	0.00	0.11	0.18	0.31
间皮瘤	6	0.03	0.00	0.00	0.00	0.00	0.00	0.00	0.00	0.00	0.11	0.00	0.00	0.10
卡波氏肉瘤	2	0.01	0.00	0.00	0.00	0.00	0.00	0.00	0.00	0.00	0.00	0.00	0.00	0.10
周围神经、其他结缔组织、软组织	31	0.17	0.00	0.00	0.00	0.00	0.00	0.00	0.00	0.14	0.25	0.42	0.09	0.21
乳腺	1 029	5.52	0.00	0.00	0.00	0.00	0.00	0.00	0.45	1.50	3.12	5.60	10.58	12.75
外阴	15	0.08	0.00	0.00	0.00	0.00	0.00	0.00	0.00	0.00	0.00	0.00	0.09	0.21
阴道	6	0.03	0.00	0.00	0.00	0.00	0.00	0.00	0.00	0.00	0.00	0.00	0.00	0.00
子宫颈	661	3.55	0.00	0.00	0.00	0.00	0.00	0.14	0.79	0.27	1.87	2.75	6.67	7.47
子宫体	127	0.68	0.00	0.00	0.00	0.00	0.00	0.00	0.00	0.00	0.62	0.74	0.80	1.87
子宫，部位不明	184	0.99	0.00	0.00	0.00	0.00	0.00	0.00	0.23	0.27	0.37	0.85	1.60	1.45
卵巢	361	1.94	0.00	0.00	0.00	0.00	0.00	0.14	0.68	0.54	0.87	1.48	2.22	4.56
其他女性生殖器	21	0.11	0.00	0.00	0.00	0.00	0.00	0.00	0.11	0.00	0.00	0.11	0.27	0.10
胎盘	2	0.01	0.00	0.00	0.00	0.00	0.00	0.00	0.00	0.14	0.00	0.00	0.00	0.00
阴茎	—	—	—	—	—	—	—	—	—	—	—	—	—	—
前列腺	—	—	—	—	—	—	—	—	—	—	—	—	—	—
睾丸	—	—	—	—	—	—	—	—	—	—	—	—	—	—
其他男性生殖器	—	—	—	—	—	—	—	—	—	—	—	—	—	—
肾	100	0.54	1.09	0.00	0.00	0.00	0.00	0.00	0.23	0.14	0.12	0.21	0.36	0.93
肾盂	7	0.04	0.00	0.00	0.00	0.00	0.00	0.00	0.00	0.00	0.00	0.00	0.00	0.00
输尿管	10	0.05	0.00	0.00	0.00	0.00	0.00	0.00	0.00	0.00	0.00	0.11	0.00	0.00
膀胱	144	0.77	0.00	0.00	0.00	0.00	0.00	0.00	0.00	0.00	0.00	0.11	0.00	0.21
其他泌尿器官	3	0.02	0.00	0.00	0.00	0.00	0.00	0.00	0.00	0.00	0.00	0.00	0.00	0.00
眼	12	0.06	0.00	0.00	0.00	0.00	0.00	0.00	0.00	0.00	0.00	0.00	0.00	0.00
脑、神经系统	550	2.95	2.19	1.23	0.76	0.79	1.87	0.42	0.91	0.41	0.87	2.43	2.85	5.08
甲状腺	66	0.35	0.00	0.00	0.00	0.00	0.00	0.00	0.11	0.00	0.12	0.11	0.18	0.31
肾上腺	6	0.03	0.00	0.00	0.00	0.00	0.00	0.00	0.11	0.00	0.00	0.00	0.00	0.00
其他内分泌腺	14	0.08	0.00	0.00	0.00	0.00	0.00	0.00	0.23	0.00	0.00	0.21	0.00	0.10
霍奇金淋巴瘤	19	0.10	0.00	0.00	0.00	0.00	0.00	0.00	0.00	0.00	0.00	0.00	0.00	0.10
非霍奇金淋巴瘤	300	1.61	0.00	0.00	0.19	0.00	0.19	0.28	0.34	0.41	0.37	0.85	0.89	1.56
免疫增生性疾病	7	0.04	0.00	0.00	0.00	0.00	0.00	0.00	0.00	0.00	0.00	0.11	0.00	0.00
多发性骨髓瘤	91	0.49	1.09	0.25	0.00	0.00	0.00	0.00	0.00	0.14	0.12	0.21	0.09	0.52
淋巴样白血病	133	0.71	0.00	0.74	0.95	0.20	0.00	0.85	0.11	0.14	0.25	0.32	0.62	0.83
髓样白血病	136	0.73	0.00	0.00	0.19	0.59	0.00	0.28	0.34	0.27	0.25	0.42	0.53	0.93
白血病，未特指	227	1.22	1.09	1.48	0.38	0.40	0.56	0.57	0.68	0.82	0.87	1.06	1.07	1.56
其他或未指明部位	248	1.33	0.00	0.00	0.00	0.59	0.19	0.00	0.23	0.41	0.25	0.63	1.16	1.56
所有部位合计	18 625	100.00	5.47	4.43	2.67	3.56	3.55	3.82	8.15	12.53	20.22	36.78	70.06	106.81
所有部位除外 C44	18 507	99.37	5.47	4.43	2.67	3.56	3.55	3.82	8.15	12.53	20.22	36.67	69.88	106.50

年龄组 / 岁							粗率 /(1/10万)	中标率 /(1/10万)	世标率 /(1/10万)	累积率 /%		35—64岁 截缩率 /(1/10万)	ICD-10
55—59	60—64	65—69	70—74	75—79	80—84	≥ 85				0—64岁	0—74岁		
0.00	0.13	0.00	0.22	0.00	1.26	1.53	0.07	0.02	0.02	0.00	0.00	0.02	C00
0.63	0.39	0.51	0.90	1.44	1.68	3.07	0.28	0.13	0.14	0.01	0.01	0.17	C01—C02
0.51	0.26	1.19	1.12	4.61	3.78	3.07	0.45	0.19	0.19	0.01	0.02	0.15	C03—C06
0.13	0.00	0.17	0.45	0.58	0.42	1.02	0.09	0.05	0.04	0.00	0.00	0.02	C07—C08
0.00	0.00	0.00	0.22	0.00	0.84	0.00	0.03	0.01	0.01	0.00	0.00	0.00	C09
0.13	0.13	0.17	0.22	0.00	0.42	0.00	0.04	0.02	0.02	0.00	0.00	0.03	C10
0.76	1.56	2.37	2.47	3.17	4.62	2.55	0.77	0.41	0.40	0.02	0.05	0.60	C11
0.00	0.13	0.17	0.00	0.29	0.00	0.00	0.05	0.03	0.03	0.00	0.00	0.07	C12—C13
0.00	0.13	0.34	0.00	0.00	1.02	0.00	0.06	0.03	0.03	0.00	0.00	0.03	C14
12.70	28.90	60.13	122.98	166.10	222.68	194.66	23.94	10.22	10.02	0.24	1.16	6.48	C15
14.22	29.42	49.12	77.42	133.51	170.58	148.16	20.45	9.38	9.09	0.34	0.97	9.61	C16
0.76	0.52	1.52	2.69	5.19	8.40	4.09	0.69	0.30	0.28	0.01	0.03	0.22	C17
2.54	7.16	7.62	17.95	22.49	34.87	37.30	4.32	2.00	1.95	0.08	0.21	2.40	C18
5.21	6.90	11.01	19.97	37.49	60.92	61.82	6.32	2.80	2.72	0.11	0.26	3.01	C19—C20
0.13	0.00	0.51	0.22	0.58	0.00	1.02	0.09	0.05	0.05	0.00	0.01	0.06	C21
24.89	33.33	40.65	53.86	72.09	107.56	85.83	16.76	8.36	8.27	0.46	0.94	13.26	C22
4.06	6.25	8.98	13.02	21.34	35.71	31.17	3.89	1.76	1.73	0.07	0.18	1.98	C23—C24
10.16	12.24	25.24	34.56	47.87	65.12	60.80	8.74	4.01	3.98	0.16	0.46	4.56	C25
0.25	0.39	0.17	0.22	0.87	1.26	0.00	0.16	0.09	0.09	0.01	0.01	0.17	C30—C31
0.00	0.13	0.17	0.45	1.73	1.26	1.02	0.15	0.06	0.06	0.00	0.00	0.05	C32
33.90	55.07	78.25	130.61	175.62	208.39	193.64	30.96	14.60	14.40	0.63	1.68	17.70	C33—C34
0.25	0.78	0.51	1.12	0.00	3.07	0.29	0.18	0.18	0.01	0.02	0.28	C37—C38
2.03	1.69	3.39	6.73	10.38	12.18	7.15	1.70	0.96	0.89	0.04	0.09	0.95	C40—C41
0.63	0.13	0.85	0.90	1.73	1.68	1.53	0.34	0.21	0.19	0.01	0.02	0.21	C43
0.25	0.00	1.36	1.35	2.60	7.98	34.74	1.02	0.31	0.35	0.00	0.02	0.14	C44
0.13	0.13	0.00	0.45	0.00	0.00	0.00	0.05	0.03	0.03	0.00	0.00	0.07	C45
0.00	0.00	0.17	0.00	0.00	0.00	0.00	0.02	0.01	0.01	0.00	0.00	0.02	C46
0.00	0.65	0.68	0.67	0.58	1.26	2.04	0.27	0.16	0.15	0.01	0.02	0.26	C47, C49
18.41	19.66	16.43	20.42	21.34	28.99	34.23	8.87	5.01	4.88	0.36	0.54	10.71	C50
0.13	0.26	0.00	0.22	0.58	1.26	1.53	0.13	0.06	0.06	0.00	0.00	0.10	C51
0.00	0.13	0.34	0.22	0.58	0.00	0.00	0.05	0.03	0.03	0.00	0.00	0.02	C52
9.27	9.11	11.86	15.71	19.32	27.73	24.01	5.70	3.11	3.00	0.19	0.33	5.76	C53
2.67	2.47	2.20	1.80	4.04	3.36	2.55	1.10	0.62	0.60	0.05	0.07	1.38	C54
2.67	2.73	2.88	4.71	7.79	9.24	4.09	1.59	0.86	0.82	0.05	0.09	1.48	C55
6.09	6.90	9.65	9.65	9.23	6.72	5.62	3.11	1.80	1.76	0.12	0.21	3.30	C56
0.38	0.26	0.00	0.45	1.15	0.84	1.02	0.18	0.10	0.09	0.01	0.01	0.17	C57
0.00	0.00	0.00	0.00	0.00	0.00	0.51	0.02	0.02	0.01	0.00	0.00	0.00	C58
—	—	—	—	—	—	—	—	—	—	—	—	—	C60
—	—	—	—	—	—	—	—	—	—	—	—	—	C61
—	—	—	—	—	—	—	—	—	—	—	—	—	C62
—	—	—	—	—	—	—	—	—	—	—	—	—	C63
0.63	1.30	2.88	2.02	4.33	7.14	3.58	0.86	0.45	0.44	0.02	0.05	0.53	C64
0.00	0.13	0.00	0.22	0.58	0.84	0.51	0.06	0.02	0.02	0.00	0.00	0.02	C65
0.00	0.13	0.17	0.22	0.29	1.26	1.02	0.09	0.04	0.04	0.00	0.00	0.04	C66
0.38	0.91	2.20	3.59	7.21	13.86	22.48	1.24	0.45	0.46	0.01	0.04	0.22	C67
0.00	0.00	0.00	0.00	0.29	0.42	0.51	0.03	0.01	0.01	0.00	0.00	0.00	C68
0.00	0.13	0.17	0.45	0.87	0.84	1.53	0.10	0.04	0.04	0.00	0.00	0.02	C69
6.98	8.59	12.20	15.93	18.46	17.23	15.84	4.74	2.84	2.90	0.17	0.31	4.02	C70—C72, D32—D33, D42—D43
0.51	1.43	1.02	1.35	4.04	5.04	2.55	0.57	0.27	0.26	0.01	0.03	0.38	C73
0.00	0.13	0.17	0.00	0.00	0.42	1.02	0.05	0.03	0.03	0.00	0.00	0.02	C74
0.51	0.00	0.51	0.00	0.58	0.00	0.00	0.12	0.08	0.08	0.01	0.01	0.12	C75
0.25	0.13	0.85	0.67	1.15	0.84	0.51	0.16	0.08	0.08	0.00	0.01	0.07	C81
3.30	4.17	7.79	10.10	12.98	15.55	11.75	2.59	1.35	1.32	0.06	0.15	1.62	C82—C85, C96
0.00	0.00	0.17	0.67	0.00	0.42	0.51	0.06	0.03	0.03	0.00	0.00	0.02	C88
0.51	2.86	1.52	4.26	4.33	3.36	1.02	0.78	0.42	0.44	0.02	0.05	0.60	C90
1.78	2.60	2.54	2.02	4.90	6.72	2.55	1.15	0.72	0.77	0.05	0.07	0.93	C91
1.65	3.25	2.54	3.81	5.19	5.04	2.04	1.17	0.72	0.69	0.04	0.08	1.02	C92—C94, D45—D47
2.54	3.38	3.22	7.63	7.21	6.13	11.74	1.96	1.21	1.32	0.08	0.13	1.60	C95
1.90	2.34	5.25	7.18	11.53	13.86	17.37	2.14	1.10	1.06	0.05	0.11	1.19	O&U
174.84	259.47	381.77	604.11	858.76	1 131.44	1 044.82	160.62	77.89	76.51	3.54	8.46	97.86	ALL
174.59	259.47	380.42	602.76	856.17	1 123.46	1 010.08	159.60	77.59	76.16	3.53	8.45	97.72	ALLbC44

附表 7-1 无锡市区 2015 年恶性肿瘤发病和死亡主要指标

部位	男性					累积率 /%		35—64岁截缩率/(1/10万)	女性					累积率 /%		35—64岁截缩率/(1/10万)	ICD-10
	病例数	构成比/%	粗率/(1/10万)	中标率/(1/10万)	世标率/(1/10万)	0—64岁	0—74岁		病例数	构成比/%	粗率/(1/10万)	中标率/(1/10万)	世标率/(1/10万)	0—64岁	0—74岁		
发病																	
口腔和咽喉（除外鼻咽）	72	1.40	5.91	3.37	3.30	0.22	0.22	5.71	39	1.06	3.12	1.62	1.66	0.08	0.21	1.93	C00—C10, C12—C14
鼻咽	66	1.28	5.42	3.68	3.47	0.28	0.28	7.52	23	0.62	1.84	1.29	1.18	0.10	0.12	2.79	C11
食管	371	7.21	30.46	14.17	14.48	0.74	0.74	20.38	136	3.68	10.88	4.59	4.62	0.18	0.56	4.85	C15
胃	1046	20.33	85.89	41.10	41.01	2.00	2.00	55.71	413	11.17	33.03	15.98	15.52	0.82	1.75	23.45	C16
结直肠、肛门	673	13.08	55.26	27.05	26.89	1.46	1.46	40.50	518	14.02	41.42	19.71	19.23	1.05	2.21	29.16	C18—C21
肝脏	449	8.73	36.87	18.85	18.85	1.26	1.26	36.82	164	4.44	13.11	6.20	5.99	0.30	0.68	8.47	C22
胆囊及其他	54	1.05	4.43	2.07	2.05	0.08	0.08	2.12	87	2.35	6.96	2.89	2.73	0.09	0.22	2.77	C23—C24
胰腺	171	3.32	14.04	6.81	6.70	0.36	0.36	9.91	149	4.03	11.91	5.28	5.16	0.19	0.65	5.25	C25
喉	37	0.72	3.04	1.57	1.58	0.09	0.09	2.79	1	0.03	0.08	0.04	0.04	0.00	0.01	0.00	C32
气管、支气管、肺	1035	20.11	84.98	39.55	39.76	1.90	1.90	53.67	437	11.82	34.94	17.23	17.19	1.10	2.08	31.96	C33—C34
其他胸腔器官	24	0.47	1.97	1.20	1.10	0.07	0.07	1.87	12	0.32	0.96	0.48	0.49	0.04	0.06	1.07	C37—C38
骨	13	0.25	1.07	0.51	0.51	0.03	0.03	0.75	17	0.46	1.36	0.86	0.85	0.05	0.07	1.13	C40—C41
皮肤黑色素瘤	12	0.23	0.99	0.48	0.45	0.02	0.02	0.28	8	0.22	0.64	0.31	0.32	0.03	0.05	0.72	C43
乳房	6	0.12	0.49	0.27	0.26	0.02	0.02	0.49	520	14.07	41.58	26.54	24.63	1.98	2.64	60.86	C50
子宫颈	—	—	—	—	—	—	—	—	236	6.39	18.87	13.05	11.94	1.07	1.21	33.15	C53
子宫体及子宫部位不明	—	—	—	—	—	—	—	—	150	4.06	11.99	7.10	6.83	0.56	0.78	17.51	C54—C55
卵巢	—	—	—	—	—	—	—	—	63	1.70	5.04	3.12	3.07	0.25	0.33	7.02	C56
前列腺	300	5.83	24.63	10.76	10.48	0.22	0.22	5.78	—	—	—	—	—	—	—	—	C61
睾丸	7	0.14	0.57	0.56	0.53	0.04	0.04	0.89	—	—	—	—	—	—	—	—	C62
肾及泌尿系统不明	126	2.45	10.35	5.67	5.64	0.36	0.36	10.86	78	2.11	6.24	3.41	3.34	0.22	0.39	6.04	C64—C66, C68
膀胱	188	3.65	15.44	7.29	7.27	0.38	0.38	10.28	40	1.08	3.20	1.42	1.39	0.08	0.12	2.35	C67
脑、神经系统	93	1.81	7.64	4.94	5.05	0.29	0.29	6.11	124	3.35	9.92	5.69	5.39	0.33	0.60	9.23	C70—C72, D32—D33, D42—D43
甲状腺	39	0.76	3.20	2.83	2.56	0.18	0.18	2.71	115	3.11	9.20	7.44	6.37	0.54	0.59	14.26	C73
淋巴瘤	108	2.10	8.87	4.37	4.32	0.23	0.23	6.43	87	2.35	6.96	3.76	3.53	0.21	0.37	5.38	C81—C85, C88, C90, C96
白血病	71	1.38	5.83	4.29	4.86	0.22	0.22	2.54	58	1.57	4.64	3.24	3.29	0.19	0.30	3.23	C91—C95, D45—D47
其他或未指明部位	185	3.60	15.19	8.34	8.42	0.50	0.50	12.55	221	5.98	17.67	9.77	9.75	0.55	0.99	13.47	O&U
所有部位合计	5146	100.00	422.54	209.73	209.54	10.94	10.94	296.66	3696	100.00	295.55	161.02	154.51	10.01	16.99	286.06	ALL
所有部位除外 C44	5113	99.36	419.83	208.32	208.07	10.88	10.88	295.27	3652	98.81	292.03	159.49	152.98	9.93	16.82	283.65	ALLbC44
死亡																	
口腔和咽喉（除外鼻咽）	28	0.76	2.30	1.14	1.13	0.05	0.05	1.51	17	0.79	1.36	0.54	0.57	0.03	0.07	0.81	C00—C10, C12—C14
鼻咽	40	1.09	3.28	1.76	1.71	0.10	0.10	3.31	11	0.51	0.88	0.41	0.39	0.01	0.05	0.34	C11
食管	328	8.94	26.93	12.04	12.35	0.50	0.50	13.52	107	4.99	8.56	3.15	3.16	0.05	0.33	1.39	C15
胃	781	21.29	64.13	29.03	28.84	1.00	1.00	27.46	320	14.91	25.59	11.31	10.73	0.43	1.03	11.73	C16
结直肠、肛门	312	8.50	25.62	11.67	11.53	0.44	0.44	12.15	261	12.16	20.87	8.67	8.66	0.38	0.85	10.25	C18—C21
肝脏	418	11.39	34.32	17.72	17.45	1.16	1.16	33.77	160	7.46	12.79	5.43	5.24	0.18	0.53	5.11	C22
胆囊及其他	53	1.44	4.35	1.88	1.90	0.05	0.05	1.71	84	3.91	6.72	2.66	2.63	0.09	0.26	2.52	C23—C24
胰腺	178	4.85	14.62	6.93	6.85	0.35	0.35	9.74	157	7.32	12.55	5.08	5.05	0.18	0.53	5.15	C25
喉	26	0.71	2.13	0.98	0.99	0.06	0.06	1.57	2	0.09	0.16	0.04	0.04	0.00	0.00	0.00	C32
气管、支气管、肺	922	25.13	75.71	33.79	33.73	1.28	1.28	34.94	377	17.57	30.15	13.00	12.96	0.54	1.50	15.24	C33—C34
其他胸腔器官	14	0.38	1.15	0.74	0.65	0.04	0.04	0.86	3	0.14	0.24	0.12	0.12	0.00	0.02	0.00	C37—C38
骨	19	0.52	1.56	0.93	0.83	0.04	0.04	0.94	17	0.79	1.36	0.52	0.54	0.02	0.05	0.59	C40—C41
皮肤黑色素瘤	9	0.25	0.74	0.30	0.33	0.02	0.02	0.41	6	0.28	0.48	0.22	0.23	0.01	0.04	0.28	C43
乳房	2	0.05	0.16	0.07	0.07	0.00	0.00	0.00	149	6.94	11.91	5.87	5.80	0.41	0.59	12.03	C50
子宫颈	—	—	—	—	—	—	—	—	60	2.80	4.80	2.81	2.74	0.25	0.30	7.46	C53
子宫体及子宫部位不明	—	—	—	—	—	—	—	—	34	1.58	2.72	1.20	1.24	0.08	0.14	2.16	C54—C55
卵巢	—	—	—	—	—	—	—	—	56	2.61	4.48	2.62	2.65	0.17	0.30	4.45	C56
前列腺	118	3.22	9.69	3.85	3.93	0.04	0.04	0.95	—	—	—	—	—	—	—	—	C61
睾丸	3	0.08	0.25	0.12	0.11	0.01	0.01	0.16	—	—	—	—	—	—	—	—	C62
肾及泌尿系统不明	43	1.17	3.53	1.59	1.61	0.06	0.06	1.41	30	1.40	2.40	0.90	0.86	0.01	0.07	0.45	C64—C66, C68
膀胱	60	1.64	4.93	2.01	2.09	0.05	0.05	1.28	21	0.98	1.68	0.60	0.60	0.02	0.05	0.41	C67
脑、神经系统	59	1.61	4.84	2.94	3.09	0.18	0.18	4.31	52	2.42	4.16	2.18	2.21	0.14	0.21	3.90	C70—C72, D32—D33, D42—D43
甲状腺	3	0.08	0.25	0.12	0.12	0.00	0.00	0.00	8	0.37	0.64	0.19	0.20	0.00	0.01	0.00	C73
淋巴瘤	76	2.07	6.24	2.94	2.93	0.12	0.12	3.44	51	2.38	4.08	1.75	1.70	0.06	0.18	1.89	C81—C85, C88, C90, C96
白血病	80	2.18	6.57	4.10	4.18	0.19	0.19	3.68	56	2.61	4.48	2.77	2.54	0.14	0.23	2.89	C91—C95, D45—D47
其他或未指明部位	97	2.64	7.96	3.80	3.79	0.18	0.18	4.65	107	4.99	8.56	4.26	4.29	0.19	0.38	4.47	O&U
所有部位合计	3669	100.00	301.26	140.43	140.20	5.91	5.91	161.79	2146	100.00	171.60	76.31	75.14	3.41	7.73	93.55	ALL
所有部位除外 C44	3664	99.86	300.85	140.28	140.04	5.91	5.91	161.65	2138	99.63	170.96	75.86	74.72	3.39	7.70	93.36	ALLbC44

附表 7-2　江阴市 2015 年恶性肿瘤发病和死亡主要指标

部位	男性 病例数	构成比/%	粗率/(1/10万)	中标率/(1/10万)	世标率/(1/10万)	累积率/% 0—64岁	累积率/% 0—74岁	35—64岁截缩率/(1/10万)	女性 病例数	构成比/%	粗率/(1/10万)	中标率/(1/10万)	世标率/(1/10万)	累积率/% 0—64岁	累积率/% 0—74岁	35—64岁截缩率/(1/10万)	ICD-10
发病																	
口腔和咽喉（除外鼻咽）	28	1.09	4.55	2.64	2.67	0.13	0.13	3.02	21	1.27	3.38	1.63	1.62	0.10	0.16	3.06	C00—C10, C12—C14
鼻咽	29	1.13	4.72	3.04	2.92	0.24	0.24	6.40	10	0.60	1.61	1.26	1.04	0.07	0.14	1.25	C11
食管	197	7.65	32.03	15.87	16.50	0.81	0.81	22.41	77	4.65	12.41	5.26	5.13	0.12	0.58	3.19	C15
胃	588	22.84	95.61	48.34	48.89	2.30	2.30	61.85	223	13.47	35.94	17.38	16.99	0.90	1.89	24.59	C16
结直肠、肛门	310	12.04	50.41	26.83	26.96	1.55	1.55	43.37	188	11.36	30.30	15.78	15.45	0.99	1.83	28.12	C18—C21
肝脏	219	8.51	35.61	20.33	19.75	1.33	1.33	40.50	96	5.80	15.47	7.51	7.18	0.29	0.80	7.96	C22
胆囊及其他	28	1.09	4.55	2.30	2.29	0.07	0.07	2.12	46	2.78	7.41	3.57	3.39	0.13	0.38	4.15	C23—C24
胰腺	96	3.73	15.61	7.76	7.98	0.36	0.36	9.93	81	4.89	13.06	5.71	5.71	0.21	0.66	5.90	C25
喉	17	0.66	2.76	1.38	1.36	0.04	0.04	1.20	1	0.06	0.16	0.09	0.10	0.01	0.01	0.33	C32
气管、支气管、肺	532	20.67	86.50	44.03	44.12	1.87	1.87	51.81	190	11.48	30.62	14.76	14.62	0.69	1.82	20.12	C33—C34
其他胸腔器官	7	0.27	1.14	0.81	0.71	0.06	0.06	1.20	3	0.18	0.48	0.27	0.27	0.01	0.04	0.36	C37—C38
骨	9	0.35	1.46	0.68	0.78	0.02	0.02	0.59	7	0.42	1.13	0.75	0.69	0.05	0.09	1.70	C40—C41
皮肤黑色素瘤	4	0.16	0.65	0.33	0.34	0.01	0.01	0.30	3	0.18	0.48	0.35	0.29	0.01	0.04	0.41	C43
乳房	3	0.12	0.49	0.27	0.24	0.01	0.01	0.31	261	15.77	42.07	27.44	25.46	2.16	2.71	66.41	C50
子宫颈	—	—	—	—	—	—	—	—	106	6.40	17.09	10.99	10.22	0.84	1.08	27.64	C53
子宫体及子宫部位不明	—	—	—	—	—	—	—	—	40	2.42	6.45	3.69	3.66	0.32	0.39	9.83	C54—C55
卵巢	—	—	—	—	—	—	—	—	27	1.63	4.35	2.75	2.52	0.20	0.26	6.07	C56
前列腺	92	3.57	14.96	7.10	7.22	0.13	0.13	3.38	—	—	—	—	—	—	—	—	C61
睾丸	2	0.08	0.33	0.19	0.19	0.02	0.02	0.62	—	—	—	—	—	—	—	—	C62
肾及泌尿系统不明	56	2.18	9.11	5.26	5.10	0.34	0.34	9.33	21	1.27	3.38	1.98	2.16	0.10	0.24	2.55	C64—C66, C68
膀胱	79	3.07	12.85	7.35	7.14	0.41	0.41	10.90	13	0.79	2.10	0.93	0.88	0.01	0.10	0.41	C67
脑、神经系统	40	1.55	6.50	4.30	4.45	0.22	0.22	4.59	29	1.75	4.67	2.88	2.80	0.14	0.24	3.13	C70—C72, D32—D33, D42—D43
甲状腺	26	1.01	4.23	3.59	3.10	0.27	0.27	6.86	80	4.83	12.89	10.03	8.87	0.75	0.83	19.80	C73
淋巴瘤	65	2.53	10.57	5.88	5.97	0.43	0.43	10.77	35	2.11	5.64	2.88	2.90	0.15	0.38	3.93	C81—C85, C88, C90, C96
白血病	65	2.53	10.57	7.38	7.86	0.45	0.45	9.31	39	2.36	6.29	4.20	3.97	0.25	0.44	5.85	C91—C95, D45—D47
其他或未指明部位	82	3.19	13.33	6.99	6.96	0.30	0.30	7.82	58	3.50	9.35	4.25	4.71	0.26	0.47	6.88	O&u
所有部位合计	2574	100.00	418.53	222.66	223.51	11.36	11.36	308.61	1655	100.00	266.76	146.35	140.60	8.76	15.58	253.63	ALL
所有部位除外 C44	2556	99.30	415.60	221.22	222.07	11.31	11.31	307.10	1647	99.52	265.47	145.84	140.03	8.73	15.51	253.06	ALLbC44
死亡																	
口腔和咽喉（除外鼻咽）	13	0.69	2.11	1.17	1.11	0.07	0.07	2.13	2	0.20	0.32	0.10	0.10	0.00	0.00	0.00	C00—C10, C12—C14
鼻咽	20	1.06	3.25	1.77	1.76	0.07	0.07	2.25	5	0.49	0.81	0.37	0.37	0.00	0.06	0.00	C11
食管	192	10.21	31.22	15.48	15.90	0.64	0.64	17.91	67	6.56	10.80	4.30	4.26	0.07	0.45	2.09	C15
胃	389	20.68	63.25	30.85	30.29	0.98	0.98	26.92	162	15.85	26.11	12.10	11.50	0.39	1.29	10.94	C16
结直肠、肛门	117	6.22	19.02	9.54	9.65	0.40	0.40	10.62	91	8.90	14.67	6.57	6.42	0.25	0.66	7.07	C18—C21
肝脏	254	13.50	41.30	23.41	22.89	1.46	1.46	44.19	95	9.30	15.31	7.23	6.90	0.28	0.78	7.14	C22
胆囊及其他	19	1.01	3.09	1.55	1.43	0.06	0.06	1.81	38	3.72	6.12	2.81	2.66	0.08	0.30	2.52	C23—C24
胰腺	91	4.84	14.80	7.30	7.30	0.23	0.23	6.33	77	7.53	12.41	5.60	5.44	0.23	0.62	6.50	C25
喉	10	0.53	1.63	0.81	0.81	0.03	0.03	0.92	0	0.00	0.00	0.00	0.00	0.00	0.00	0.00	C32
气管、支气管、肺	474	25.20	77.07	38.30	38.26	1.47	1.47	40.31	192	18.79	30.95	14.53	14.21	0.61	1.64	17.71	C33—C34
其他胸腔器官	2	0.11	0.33	0.20	0.19	0.02	0.02	0.62	0	0.00	0.00	0.00	0.00	0.00	0.00	0.00	C37—C38
骨	16	0.85	2.60	1.59	1.63	0.06	0.06	1.20	13	1.27	2.10	0.99	0.92	0.03	0.12	0.90	C40—C41
皮肤黑色素瘤	2	0.11	0.33	0.15	0.14	0.00	0.00	0.00	2	0.20	0.32	0.30	0.27	0.02	0.02	0.36	C43
乳房	0	0.00	0.00	0.00	0.00	0.00	0.00	0.00	59	5.77	9.51	4.77	4.74	0.34	0.46	10.33	C50
子宫颈	—	—	—	—	—	—	—	—	32	3.13	5.16	2.90	2.76	0.19	0.33	6.23	C53
子宫体及子宫部位不明	—	—	—	—	—	—	—	—	9	0.88	1.45	0.91	0.86	0.08	0.10	2.34	C54—C55
卵巢	—	—	—	—	—	—	—	—	23	2.25	3.71	2.07	1.99	0.13	0.23	4.17	C56
前列腺	40	2.13	6.50	3.05	3.15	0.03	0.03	0.86	—	—	—	—	—	—	—	—	C61
睾丸	1	0.05	0.16	0.12	0.11	0.01	0.01	0.34	—	—	—	—	—	—	—	—	C62
肾及泌尿系统不明	18	0.96	2.93	1.71	1.73	0.10	0.10	2.05	2	0.20	0.32	0.12	0.13	0.00	0.02	0.00	C64—C66, C68
膀胱	41	2.18	6.67	3.08	3.15	0.07	0.07	1.72	12	1.17	1.93	0.69	0.72	0.02	0.05	0.57	C67
脑、神经系统	44	2.34	7.15	4.43	5.03	0.28	0.28	6.36	35	3.42	5.64	2.90	3.16	0.15	0.35	3.36	C70—C72, D32—D33, D42—D43
甲状腺	2	0.11	0.33	0.16	0.14	0.01	0.01	0.30	3	0.29	0.48	0.22	0.19	0.00	0.02	0.00	C73
淋巴瘤	47	2.50	7.64	4.36	4.36	0.26	0.26	7.20	25	2.45	4.03	2.42	2.54	0.15	0.23	2.79	C81—C85, C88, C90, C96
白血病	44	2.34	7.15	4.92	5.36	0.29	0.29	5.37	38	3.72	6.12	3.81	4.00	0.21	0.37	3.86	C91—C95, D45—D47
其他或未指明部位	45	2.39	7.32	4.43	4.64	0.20	0.20	4.99	40	3.91	6.45	2.90	2.83	0.12	0.28	3.78	O&u
所有部位合计	1881	100.00	305.85	158.37	159.07	6.75	6.75	184.41	1022	100.00	164.73	78.65	76.98	3.35	8.39	92.66	ALL
所有部位除外 C44	1877	99.79	305.20	158.11	158.74	6.74	6.74	184.13	1020	99.80	164.41	78.52	76.85	3.35	8.38	92.66	ALLbC44

附表 7-3 常州市区 2015 年恶性肿瘤发病和死亡主要指标

部位	男性								女性								ICD-10
	病例数	构成比/%	粗率/(1/10万)	中标率/(1/10万)	世标率/(1/10万)	累积率/% 0—64岁	累积率/% 0—74岁	35—64岁截缩率/(1/10万)	病例数	构成比/%	粗率/(1/10万)	中标率/(1/10万)	世标率/(1/10万)	累积率/% 0—64岁	累积率/% 0—74岁	35—64岁截缩率/(1/10万)	
发病																	
口腔和咽喉（除外鼻咽）	73	1.44	6.28	3.62	3.58	0.21	0.21	6.20	39	0.98	3.25	1.67	1.64	0.07	0.19	1.78	C00—C10, C12—C14
鼻咽	59	1.16	5.08	3.41	3.23	0.24	0.24	6.07	20	0.50	1.66	0.89	0.86	0.04	0.09	1.30	C11
食管	465	9.16	40.01	21.79	22.68	1.13	1.13	30.60	169	4.26	14.06	6.61	6.80	0.19	0.80	5.30	C15
胃	1 126	22.17	96.88	53.92	54.13	2.41	2.41	66.08	423	10.67	35.20	18.60	18.26	0.79	2.25	21.95	C16
结直肠、肛门	548	10.79	47.15	26.82	26.64	1.39	1.39	39.22	394	9.94	32.79	17.74	17.11	0.93	1.92	26.15	C18—C21
肝脏	458	9.02	39.41	23.26	23.03	1.40	1.40	41.35	167	4.21	13.90	7.03	7.06	0.34	0.80	9.33	C22
胆囊及其他	32	0.63	2.75	1.45	1.44	0.07	0.07	1.71	60	1.51	4.99	2.43	2.37	0.10	0.26	2.80	C23—C24
胰腺	147	2.89	12.65	7.06	7.15	0.30	0.30	8.39	121	3.05	10.07	4.95	4.95	0.23	0.54	6.57	C25
喉	42	0.83	3.61	2.02	2.08	0.13	0.13	3.68	2	0.05	0.17	0.10	0.09	0.00	0.00	0.17	C32
气管、支气管、肺	901	17.74	77.52	43.39	43.44	1.88	1.88	52.34	478	12.06	39.78	21.43	21.57	1.25	2.60	36.17	C33—C34
其他胸腔器官	17	0.33	1.46	0.95	0.95	0.07	0.07	2.06	13	0.33	1.08	0.62	0.60	0.06	0.06	1.69	C37—C38
骨	15	0.30	1.29	0.85	0.80	0.03	0.03	0.52	14	0.35	1.17	0.64	0.61	0.03	0.07	1.01	C40—C41
皮肤黑色素瘤	17	0.33	1.46	0.89	0.86	0.03	0.03	1.03	9	0.23	0.75	0.37	0.34	0.01	0.03	0.31	C43
乳房	5	0.10	0.43	0.26	0.27	0.02	0.02	0.52	718	18.12	59.75	37.90	36.21	2.88	4.01	88.03	C50
子宫颈	—	—	—	—	—	—	—	—	204	5.15	16.98	11.71	10.75	0.93	1.11	29.80	C53
子宫体及子宫部位不明	—	—	—	—	—	—	—	—	88	2.22	7.32	4.73	4.41	0.36	0.48	11.03	C54—C55
卵巢	—	—	—	—	—	—	—	—	84	2.12	6.99	4.75	4.51	0.32	0.49	8.15	C56
前列腺	242	4.76	20.82	11.33	10.86	0.23	0.23	6.01	—	—	—	—	—	—	—	—	C61
睾丸	6	0.12	0.52	0.47	0.40	0.03	0.03	0.56	—	—	—	—	—	—	—	—	C62
肾及泌尿系统不明	114	2.24	9.81	5.95	5.77	0.38	0.38	11.39	57	1.44	4.74	2.79	2.83	0.14	0.32	3.92	C64—C66, C68
膀胱	121	2.38	10.41	5.81	5.87	0.25	0.25	7.27	26	0.66	2.16	1.00	0.98	0.04	0.11	1.13	C67
脑、神经系统	78	1.54	6.71	4.66	4.90	0.29	0.29	6.74	129	3.26	10.74	6.68	6.82	0.45	0.76	12.15	C70—C72, D32—D33, D42—D43
甲状腺	135	2.66	11.62	10.11	8.31	0.71	0.71	16.79	397	10.02	33.04	27.78	23.33	1.99	2.10	53.17	C73
淋巴瘤	171	3.37	14.71	8.94	8.79	0.48	0.48	13.70	99	2.50	8.24	5.17	4.87	0.29	0.59	7.30	C81—C85, C88, C90, C96
白血病	121	2.38	10.41	7.61	8.03	0.45	0.45	8.97	94	2.37	7.82	5.95	5.89	0.34	0.62	6.98	C91—C95, D45—D47
其他或未指明部位	186	3.66	16.00	9.27	9.12	0.47	0.47	13.29	158	3.99	13.15	7.58	7.41	0.38	0.78	10.04	O&u
所有部位合计	5 079	100.00	436.99	253.84	252.31	12.58	12.58	344.51	3 963	100.00	329.80	199.14	190.27	12.16	20.99	346.09	ALL
所有部位除外 C44	5 046	99.35	434.15	252.19	250.74	12.52	12.52	342.83	3 933	99.24	327.30	197.70	188.92	12.11	20.84	344.74	ALLbC44
死亡																	
口腔和咽喉（除外鼻咽）	32	0.96	2.75	1.54	1.52	0.06	0.06	1.82	16	0.84	1.33	0.66	0.67	0.03	0.08	0.99	C00—C10, C12—C14
鼻咽	30	0.90	2.58	1.52	1.46	0.09	0.09	2.46	11	0.58	0.92	0.41	0.40	0.02	0.03	0.67	C11
食管	328	9.81	28.22	15.24	15.61	0.57	0.57	15.57	143	7.51	11.90	5.25	5.36	0.09	0.59	2.40	C15
胃	766	22.90	65.90	35.83	36.01	1.17	1.17	31.79	329	17.27	27.38	13.54	13.20	0.40	1.51	11.79	C16
结直肠、肛门	227	6.79	19.53	10.88	10.90	0.36	0.36	10.08	172	9.03	14.31	6.81	6.73	0.29	0.64	8.08	C18—C21
肝脏	394	11.78	33.90	19.75	19.47	1.10	1.10	31.26	169	8.87	14.06	7.01	7.04	0.32	0.78	9.17	C22
胆囊及其他	25	0.75	2.15	1.08	1.12	0.05	0.05	1.25	39	2.05	3.25	1.51	1.53	0.06	0.14	1.79	C23—C24
胰腺	169	5.05	14.54	8.09	8.09	0.30	0.30	8.35	116	6.09	9.65	4.61	4.65	0.18	0.53	5.05	C25
喉	17	0.51	1.46	0.78	0.83	0.02	0.02	0.64	3	0.16	0.25	0.10	0.09	0.00	0.00	0.00	C32
气管、支气管、肺	855	25.56	73.56	40.20	40.17	1.43	1.43	39.48	337	17.69	28.04	13.55	13.72	0.61	1.47	16.91	C33—C34
其他胸腔器官	10	0.30	0.86	0.52	0.51	0.03	0.03	0.67	5	0.26	0.42	0.23	0.21	0.02	0.02	0.51	C37—C38
骨	27	0.81	2.32	1.49	1.46	0.06	0.06	1.33	22	1.15	1.83	0.89	0.88	0.03	0.11	0.80	C40—C41
皮肤黑色素瘤	5	0.15	0.43	0.22	0.26	0.01	0.01	0.31	5	0.26	0.42	0.17	0.20	0.02	0.02	0.48	C43
乳房	2	0.06	0.17	0.08	0.10	0.00	0.00	0.00	141	7.40	11.73	6.86	6.69	0.44	0.74	12.98	C50
子宫颈	—	—	—	—	—	—	—	—	46	2.41	3.83	2.47	2.25	0.14	0.22	4.13	C53
子宫体及子宫部位不明	—	—	—	—	—	—	—	—	24	1.26	2.00	1.09	1.09	0.06	0.13	1.69	C54—C55
卵巢	—	—	—	—	—	—	—	—	57	2.99	4.74	2.78	2.71	0.18	0.34	5.48	C56
前列腺	82	2.45	7.06	3.55	3.68	0.00	0.00	0.18	—	—	—	—	—	—	—	—	C61
睾丸	1	0.03	0.09	0.05	0.05	0.00	0.00	0.00	—	—	—	—	—	—	—	—	C62
肾及泌尿系统不明	23	0.69	1.98	1.12	1.12	0.03	0.03	0.82	6	0.31	0.50	0.38	0.53	0.02	0.03	0.00	C64—C66, C68
膀胱	45	1.35	3.87	1.96	1.99	0.05	0.05	1.24	16	0.84	1.33	0.50	0.51	0.00	0.00	0.00	C67
脑、神经系统	69	2.06	5.94	3.76	4.19	0.22	0.22	4.92	62	3.25	5.16	3.39	3.38	0.18	0.34	4.03	C70—C72, D32—D33, D42—D43
甲状腺	3	0.09	0.26	0.20	0.17	0.01	0.01	0.38	4	0.21	0.33	0.13	0.13	0.00	0.02	0.00	C73
淋巴瘤	95	2.84	8.17	4.64	4.59	0.23	0.23	6.36	64	3.36	5.33	2.85	2.74	0.13	0.32	3.09	C81—C85, C88, C90, C96
白血病	81	2.42	6.97	4.55	4.50	0.17	0.17	3.32	60	3.15	4.99	2.97	2.89	0.16	0.36	4.50	C91—C95, D45—D47
其他或未指明部位	59	1.76	5.08	2.80	3.07	0.14	0.14	3.67	58	3.04	4.83	2.38	2.36	0.06	0.28	1.79	O&u
所有部位合计	3 345	100.00	287.80	159.86	160.88	6.11	6.11	165.89	1 905	100.00	158.53	80.65	79.97	3.44	8.71	96.34	ALL
所有部位除外 C44	3 338	99.79	287.19	159.55	160.55	6.10	6.10	165.75	1 902	99.84	158.28	80.54	79.86	3.44	8.70	96.34	ALLbC44

附表 7-4　溧阳市 2015 年恶性肿瘤发病和死亡主要指标

部位	男性 病例数	构成比/%	粗率/(1/10万)	中标率/(1/10万)	世标率/(1/10万)	累积率/% 0—64岁	累积率/% 0—74岁	35—64岁截缩率/(1/10万)	女性 病例数	构成比/%	粗率/(1/10万)	中标率/(1/10万)	世标率/(1/10万)	累积率/% 0—64岁	累积率/% 0—74岁	35—64岁截缩率/(1/10万)	ICD-10
发病																	
口腔和咽喉（除外鼻咽）	10	0.74	2.49	1.10	1.15	0.07	0.07	1.91	4	0.44	1.01	0.54	0.60	0.08	0.08	1.94	C00—C10, C12—C14
鼻咽	19	1.40	4.73	2.59	2.60	0.23	0.23	6.90	3	0.33	0.76	0.59	0.54	0.04	0.04	0.88	C11
食管	162	11.92	40.35	17.96	18.34	0.88	0.88	23.57	33	3.64	8.36	3.58	3.55	0.06	0.49	1.89	C15
胃	290	21.34	72.23	34.04	33.81	1.51	1.51	42.60	101	11.14	25.60	12.52	11.58	0.60	1.18	16.79	C16
结直肠、肛门	169	12.44	42.09	21.90	21.45	1.28	1.28	36.09	96	10.58	24.33	12.01	11.70	0.64	1.45	18.03	C18—C21
肝脏	117	8.61	29.14	15.21	14.57	0.86	0.86	26.13	57	6.28	14.45	6.32	6.09	0.26	0.65	8.02	C22
胆囊及其他	14	1.03	3.49	1.61	1.58	0.04	0.04	1.23	29	3.20	7.35	3.12	3.08	0.14	0.38	4.02	C23—C24
胰腺	52	3.83	12.95	6.32	6.29	0.34	0.34	9.95	34	3.75	8.62	3.77	3.79	0.14	0.51	4.12	C25
喉	1	0.07	0.25	0.10	0.12	0.02	0.02	0.39	0	0.00	0.00	0.00	0.00	0.00	0.00	0.00	C32
气管、支气管、肺	285	20.97	70.99	32.51	32.65	1.40	1.40	39.34	114	12.57	28.90	12.45	12.60	0.64	1.49	18.24	C33—C34
其他胸腔器官	3	0.22	0.75	0.37	0.36	0.03	0.03	0.86	3	0.33	0.76	0.34	0.32	0.00	0.05	0.00	C37—C38
骨	10	0.74	2.49	1.56	1.49	0.07	0.07	1.00	7	0.77	1.77	1.30	1.44	0.06	0.13	0.90	C40—C41
皮肤黑色素瘤	6	0.44	1.49	0.77	0.79	0.05	0.05	1.37	4	0.44	1.01	0.43	0.44	0.02	0.07	0.43	C43
乳房	1	0.07	0.25	0.12	0.09	0.00	0.00	0.00	173	19.07	43.85	26.84	24.91	2.14	2.67	66.82	C50
子宫颈	—	—	—	—	—	—	—	—	42	4.63	10.65	7.06	6.33	0.54	0.65	17.52	C53
子宫体及子宫部位不明	—	—	—	—	—	—	—	—	18	1.98	4.56	2.89	2.71	0.21	0.30	6.90	C54—C55
卵巢	—	—	—	—	—	—	—	—	19	2.09	4.82	3.08	2.82	0.22	0.30	7.66	C56
前列腺	46	3.38	11.46	5.08	4.86	0.09	0.09	2.45	—	—	—	—	—	—	—	—	C61
睾丸	2	0.15	0.50	0.67	0.44	0.04	0.04	0.47	—	—	—	—	—	—	—	—	C62
肾及泌尿系统不明	13	0.96	3.24	1.57	1.61	0.11	0.11	2.89	6	0.66	1.52	0.63	0.51	0.01	0.01	0.36	C64—C66, C68
膀胱	20	1.47	4.98	2.59	2.38	0.12	0.12	2.44	8	0.88	2.03	1.03	0.92	0.06	0.08	1.89	C67
脑、神经系统	19	1.40	4.73	2.77	2.70	0.17	0.17	4.09	25	2.76	6.34	3.58	3.61	0.21	0.32	4.83	C70—C72, D32—D33, D42—D43
甲状腺	12	0.88	2.99	2.98	2.47	0.21	0.21	5.11	40	4.41	10.14	7.44	6.87	0.60	0.67	15.29	C73
淋巴瘤	36	2.65	8.97	5.15	5.14	0.30	0.30	7.19	24	2.65	6.08	3.13	3.06	0.16	0.48	4.90	C81—C85, C88, C90, C96
白血病	21	1.55	5.23	2.78	3.18	0.17	0.17	3.59	26	2.87	6.59	3.44	3.40	0.26	0.37	7.63	C91—C95, D45—D47
其他或未指明部位	51	3.75	12.70	5.91	5.97	0.32	0.32	8.93	41	4.52	10.39	4.39	4.30	0.23	0.41	6.79	O&u
所有部位合计	1 359	100.00	338.50	165.65	164.07	8.29	8.29	228.50	907	100.00	229.91	120.46	115.19	7.32	12.77	215.84	ALL
所有部位除外 C44	1 348	99.19	335.76	164.46	162.86	8.22	8.22	226.54	896	98.79	227.12	119.59	114.25	7.28	12.70	214.87	ALLbC44
死亡																	
口腔和咽喉（除外鼻咽）	4	0.42	1.00	0.50	0.52	0.02	0.02	0.50	2	0.41	0.51	0.20	0.19	0.00	0.02	0.00	C00—C10, C12—C14
鼻咽	10	1.04	2.49	1.24	1.28	0.09	0.09	2.64	5	1.02	1.27	0.82	0.63	0.03	0.05	0.36	C11
食管	115	11.97	28.64	12.68	12.69	0.52	0.52	13.92	28	5.74	7.10	2.65	2.53	0.05	0.26	1.29	C15
胃	198	20.60	49.32	21.80	21.94	0.89	0.89	23.48	80	16.39	20.28	8.35	7.97	0.24	0.77	6.75	C16
结直肠、肛门	70	7.28	17.44	7.78	7.58	0.32	0.32	9.46	36	7.38	9.13	4.09	4.19	0.20	0.38	4.76	C18—C21
肝脏	102	10.61	25.41	12.51	12.37	0.64	0.64	19.31	50	10.25	12.67	5.92	5.58	0.21	0.63	6.74	C22
胆囊及其他	9	0.94	2.24	1.10	1.08	0.05	0.05	1.37	24	4.92	6.08	2.20	2.37	0.10	0.27	2.69	C23—C24
胰腺	52	5.41	12.95	6.44	6.36	0.36	0.36	10.64	30	6.15	7.60	3.17	3.33	0.15	0.46	4.04	C25
喉	6	0.62	1.49	0.75	0.77	0.04	0.04	1.00	0	0.00	0.00	0.00	0.00	0.00	0.00	0.00	C32
气管、支气管、肺	245	25.49	61.02	27.88	27.28	1.04	1.04	28.99	91	18.65	23.07	10.22	9.91	0.46	1.15	13.79	C33—C34
其他胸腔器官	4	0.42	1.00	1.20	1.09	0.06	0.06	0.36	2	0.41	0.51	0.24	0.24	0.00	0.05	0.00	C37—C38
骨	5	0.52	1.25	0.62	0.59	0.05	0.05	1.36	4	0.82	1.01	0.48	0.45	0.02	0.05	0.90	C40—C41
皮肤黑色素瘤	2	0.21	0.50	0.28	0.27	0.01	0.01	0.47	2	0.41	0.51	0.20	0.18	0.01	0.01	0.36	C43
乳房	0	0.00	0.00	0.00	0.00	0.00	0.00	0.00	17	3.48	4.31	2.34	2.25	0.20	0.22	6.42	C50
子宫颈	—	—	—	—	—	—	—	—	14	2.87	3.55	2.03	1.93	0.14	0.21	4.79	C53
子宫体及子宫部位不明	—	—	—	—	—	—	—	—	3	0.61	0.76	0.39	0.39	0.03	0.06	0.88	C54—C55
卵巢	—	—	—	—	—	—	—	—	9	1.84	2.28	1.43	1.34	0.08	0.16	2.45	C56
前列腺	21	2.19	5.23	2.12	2.02	0.02	0.02	0.39	—	—	—	—	—	—	—	—	C61
睾丸	0	0.00	0.00	0.00	0.00	0.00	0.00	0.00	—	—	—	—	—	—	—	—	C62
肾及泌尿系统不明	8	0.83	1.99	0.88	0.90	0.07	0.07	1.79	4	0.82	1.01	0.56	0.55	0.03	0.05	1.11	C64—C66, C68
膀胱	8	0.83	1.99	0.78	0.86	0.02	0.02	0.39	2	0.41	0.51	0.22	0.21	0.00	0.02	0.00	C67
脑、神经系统	26	2.71	6.48	3.88	3.54	0.19	0.19	5.00	15	3.07	3.80	2.11	2.41	0.12	0.23	2.81	C70—C72, D32—D33, D42—D43
甲状腺	0	0.00	0.00	0.00	0.00	0.00	0.00	0.00	1	0.20	0.25	0.11	0.12	0.00	0.02	0.00	C73
淋巴瘤	29	3.02	7.22	3.64	3.55	0.23	0.23	6.51	20	4.10	5.07	2.27	2.36	0.12	0.28	2.62	C81—C85, C88, C90, C96
白血病	23	2.39	5.73	3.36	2.97	0.10	0.10	1.56	24	4.92	6.08	3.45	3.20	0.20	0.34	3.94	C91—C95, D45—D47
其他或未指明部位	24	2.50	5.98	2.71	2.78	0.15	0.15	4.52	25	5.12	6.34	2.39	2.31	0.11	0.16	3.14	O&u
所有部位合计	961	100.00	239.37	112.15	110.45	4.86	4.86	133.69	488	100.00	123.70	55.84	54.65	2.50	5.85	69.82	ALL
所有部位除外 C44	958	99.69	238.62	111.93	110.16	4.86	4.86	133.69	485	99.39	122.94	55.65	54.43	2.49	5.84	69.46	ALLbC44

附表 7-5 常州市金坛区 2015 年恶性肿瘤发病和死亡主要指标

部位	男性 病例数	构成比/%	粗率/(1/10万)	中标率/(1/10万)	世标率/(1/10万)	累积率/% 0—64岁	累积率/% 0—74岁	35—64岁截缩率/(1/10万)	女性 病例数	构成比/%	粗率/(1/10万)	中标率/(1/10万)	世标率/(1/10万)	累积率/% 0—64岁	累积率/% 0—74岁	35—64岁截缩率/(1/10万)	ICD-10
发病																	
口腔和咽喉（除外鼻咽）	12	0.98	4.40	2.65	2.40	0.20	0.20	4.44	11	1.24	3.97	2.56	2.22	0.17	0.22	4.54	C00—C10, C12—C14
鼻咽	10	0.82	3.67	2.14	2.18	0.12	0.12	3.42	8	0.90	2.89	1.76	1.78	0.17	0.17	5.26	C11
食管	200	16.37	73.39	39.31	41.09	1.80	1.80	48.42	85	9.56	30.71	15.94	16.21	0.53	2.09	14.30	C15
胃	317	25.94	116.33	64.03	63.50	2.75	2.75	73.21	140	15.75	50.58	28.80	28.13	1.01	3.38	27.21	C16
结直肠、肛门	106	8.67	38.90	23.53	23.08	1.24	1.24	30.76	76	8.55	27.46	15.36	14.89	0.56	1.93	17.01	C18—C21
肝脏	108	8.84	39.63	22.60	23.01	1.26	1.26	35.74	47	5.29	16.98	9.70	9.70	0.27	1.47	7.72	C22
胆囊及其他	8	0.65	2.94	1.51	1.54	0.04	0.04	1.08	16	1.80	5.78	2.86	2.90	0.13	0.33	4.01	C23—C24
胰腺	26	2.13	9.54	5.05	4.95	0.18	0.18	5.26	21	2.36	7.59	3.99	4.25	0.18	0.56	4.98	C25
喉	11	0.90	4.04	2.08	1.86	0.10	0.10	2.88	2	0.22	0.72	0.47	0.49	0.00	0.10	0.00	C32
气管、支气管、肺	188	15.38	68.99	36.93	37.54	1.61	1.61	44.96	100	11.25	36.13	20.22	20.61	0.93	2.43	25.99	C33—C34
其他胸腔器官	7	0.57	2.57	2.02	2.11	0.20	0.20	4.33	0	0.00	0.00	0.00	0.00	0.00	0.00	0.00	C37—C38
骨	9	0.74	3.30	2.13	2.04	0.08	0.08	1.08	5	0.56	1.81	1.48	1.03	0.07	0.07	1.37	C40—C41
皮肤黑色素瘤	3	0.25	1.10	0.45	0.35	0.00	0.00	0.00	4	0.45	1.45	0.75	0.79	0.05	0.10	1.38	C43
乳房	0	0.00	0.00	0.00	0.00	0.00	0.00	0.00	106	11.92	38.30	25.31	24.31	1.86	2.77	58.26	C50
子宫颈	—	—	—	—	—	—	—	—	71	7.99	25.65	17.16	15.31	1.16	1.65	38.07	C53
子宫体及子宫部位不明	—	—	—	—	—	—	—	—	16	1.80	5.78	3.41	3.39	0.22	0.41	6.92	C54—C55
卵巢	—	—	—	—	—	—	—	—	11	1.24	3.97	2.41	2.35	0.14	0.29	4.71	C56
前列腺	48	3.93	17.61	9.03	9.11	0.29	0.29	7.56	—	—	—	—	—	—	—	—	C61
睾丸	2	0.16	0.73	0.33	0.34	0.03	0.03	0.71	—	—	—	—	—	—	—	—	C62
肾及泌尿系统不明	13	1.06	4.77	2.75	2.76	0.22	0.22	6.60	5	0.56	1.81	1.45	1.22	0.10	0.16	2.03	C64—C66, C68
膀胱	27	2.21	9.91	5.25	5.46	0.16	0.16	4.33	10	1.12	3.61	2.14	2.17	0.13	0.36	3.59	C67
脑、神经系统	12	0.98	4.40	2.30	2.13	0.10	0.10	2.87	22	2.47	7.95	5.59	5.62	0.44	0.54	10.35	C70—C72,D32—D33,D42—D43
甲状腺	14	1.15	5.14	4.29	3.62	0.28	0.28	6.31	40	4.50	14.45	11.80	10.02	0.87	0.98	23.80	C73
淋巴瘤	15	1.23	5.50	3.78	3.66	0.22	0.22	5.66	14	1.57	5.06	3.40	3.35	0.22	0.48	6.94	C81—C85, C88, C90, C96
白血病	23	1.88	8.44	6.67	5.96	0.39	0.39	8.00	18	2.02	6.50	5.50	5.45	0.39	0.43	6.41	C91—C95, D45—D47
其他或未指明部位	63	5.16	23.12	14.09	13.86	0.55	0.55	15.05	61	6.86	22.04	13.89	13.76	0.78	1.52	20.92	O&u
所有部位合计	1222	100.00	448.42	252.91	252.52	11.81	11.81	312.69	889	100.00	321.19	195.96	189.95	10.41	22.44	295.77	ALL
所有部位除外 C44	1213	99.26	445.12	250.75	250.46	11.68	11.68	310.18	876	98.54	316.49	193.17	187.42	10.28	22.23	291.54	ALLbC44
死亡																	
口腔和咽喉（除外鼻咽）	5	0.54	1.83	0.91	0.92	0.00	0.00	0.00	4	0.82	1.45	0.63	0.66	0.02	0.08	0.60	C00—C10, C12—C14
鼻咽	8	0.87	2.94	1.74	1.84	0.12	0.12	3.41	3	0.62	1.08	0.64	0.68	0.05	0.09	1.38	C11
食管	172	18.70	63.12	34.37	35.58	1.32	1.32	35.22	39	8.04	14.09	7.28	7.08	0.14	0.83	4.02	C15
胃	251	27.28	92.11	48.97	48.84	1.80	1.80	47.31	94	19.38	33.96	17.51	17.45	0.65	2.03	17.78	C16
结直肠、肛门	57	6.20	20.92	11.41	10.93	0.48	0.48	12.68	47	9.69	16.98	8.53	8.49	0.35	0.89	10.01	C18—C21
肝脏	106	11.52	38.90	22.36	22.01	0.96	0.96	27.56	49	10.10	17.70	9.48	9.52	0.44	1.22	12.05	C22
胆囊及其他	7	0.76	2.57	1.30	1.27	0.02	0.02	0.77	15	3.09	5.42	2.59	2.68	0.07	0.28	1.98	C23—C24
胰腺	34	3.70	12.48	6.51	6.63	0.36	0.36	9.74	20	4.12	7.23	3.91	4.04	0.14	0.49	4.02	C25
喉	7	0.76	2.57	1.44	1.50	0.04	0.04	1.31	0	0.00	0.00	0.00	0.00	0.00	0.00	0.00	C32
气管、支气管、肺	161	17.50	59.08	31.48	31.48	0.96	0.96	26.42	82	16.91	29.63	15.54	15.57	0.56	1.69	15.39	C33—C34
其他胸腔器官	4	0.43	1.47	0.77	0.85	0.10	0.10	2.73	0	0.00	0.00	0.00	0.00	0.00	0.00	0.00	C37—C38
骨	5	0.54	1.83	0.95	0.95	0.05	0.05	1.25	2	0.41	0.72	0.32	0.25	0.00	0.00	0.00	C40—C41
皮肤黑色素瘤	0	0.00	0.00	0.00	0.00	0.00	0.00	0.00	0	0.00	0.00	0.00	0.00	0.00	0.00	0.00	C43
乳房	1	0.11	0.37	0.19	0.15	0.00	0.00	0.00	19	3.92	6.86	3.56	3.54	0.26	0.26	7.78	C50
子宫颈	—	—	—	—	—	—	—	—	18	3.71	6.50	4.34	4.18	0.29	0.49	8.39	C53
子宫体及子宫部位不明	—	—	—	—	—	—	—	—	7	1.44	2.53	1.39	1.31	0.05	0.15	1.38	C54—C55
卵巢	—	—	—	—	—	—	—	—	12	2.47	4.34	2.61	2.61	0.13	0.30	3.65	C56
前列腺	14	1.52	5.14	2.60	2.65	0.03	0.03	0.71	—	—	—	—	—	—	—	—	C61
睾丸	1	0.11	0.37	0.19	0.22	0.03	0.03	0.71	—	—	—	—	—	—	—	—	C62
肾及泌尿系统不明	6	0.65	2.20	1.27	1.36	0.10	0.10	2.82	0	0.00	0.00	0.00	0.00	0.00	0.00	0.00	C64—C66, C68
膀胱	12	1.30	4.40	2.24	2.36	0.00	0.00	0.00	2	0.41	0.72	0.41	0.41	0.02	0.08	0.60	C67
脑、神经系统	14	1.52	5.14	2.87	2.90	0.20	0.20	6.08	15	3.09	5.42	2.88	2.86	0.16	0.31	4.38	C70—C72,D32—D33,D42—D43
甲状腺	2	0.22	0.73	0.34	0.26	0.00	0.00	0.00	4	0.82	1.45	1.00	0.94	0.06	0.06	0.60	C73
淋巴瘤	14	1.52	5.14	3.14	3.08	0.11	0.11	3.47	19	3.92	6.86	4.50	4.39	0.17	0.62	4.48	C81—C85, C88, C90, C96
白血病	14	1.52	5.14	2.97	2.93	0.17	0.17	5.47	11	2.27	3.97	2.19	2.16	0.14	0.24	4.13	C91—C95, D45—D47
其他或未指明部位	25	2.72	9.17	5.17	5.25	0.20	0.20	3.52	23	4.74	8.31	4.80	4.73	0.26	0.55	8.40	O&u
所有部位合计	920	100.00	337.60	183.18	183.96	6.95	6.95	191.18	485	100.00	175.23	94.11	93.56	3.95	10.64	111.02	ALL
所有部位除外 C44	916	99.57	336.13	182.45	183.24	6.93	6.93	190.50	481	99.18	173.78	93.41	92.86	3.93	10.58	110.37	ALLbC44

附表 7-6　苏州市区 2015 年恶性肿瘤发病和死亡主要指标

部位	男性								女性								ICD-10
	病例数	构成比/%	粗率/(1/10万)	中标率/(1/10万)	世标率/(1/10万)	累积率/% 0—64岁	累积率/% 0—74岁	35—64岁截缩率/(1/10万)	病例数	构成比/%	粗率/(1/10万)	中标率/(1/10万)	世标率/(1/10万)	累积率/% 0—64岁	累积率/% 0—74岁	35—64岁截缩率/(1/10万)	
发病																	
口腔和咽喉（除外鼻咽）	68	1.06	4.07	2.29	2.23	0.14	0.14	3.66	40	0.78	2.32	1.27	1.18	0.06	0.11	1.56	C00—C10, C12—C14
鼻咽	69	1.07	4.13	2.42	2.43	0.18	0.18	5.28	25	0.49	1.45	0.92	0.88	0.06	0.10	1.68	C11
食管	368	5.72	22.01	10.35	10.40	0.49	0.49	13.36	117	2.29	6.80	2.88	2.82	0.11	0.27	2.99	C15
胃	1 153	17.93	68.95	33.48	33.42	1.55	1.55	41.96	461	9.02	26.78	12.70	12.34	0.64	1.37	17.46	C16
结直肠、肛门	756	11.76	45.21	23.10	22.75	1.21	1.21	33.02	571	11.17	33.17	16.75	16.35	0.90	1.87	25.48	C18—C21
肝脏	516	8.03	30.86	16.25	15.91	0.95	0.95	27.96	242	4.74	14.06	6.45	6.26	0.28	0.67	8.09	C22
胆囊及其他	101	1.57	6.04	2.94	2.98	0.11	0.11	3.20	156	3.05	9.06	4.00	4.02	0.21	0.43	5.89	C23—C24
胰腺	258	4.01	15.43	7.28	7.37	0.35	0.35	9.68	218	4.27	12.66	5.47	5.40	0.22	0.60	6.21	C25
喉	42	0.65	2.51	1.26	1.31	0.08	0.08	2.08	4	0.08	0.23	0.09	0.10	0.00	0.01	0.10	C32
气管、支气管、肺	1 458	22.68	87.19	42.49	42.23	1.95	1.95	53.40	714	13.97	41.47	20.23	20.07	1.20	2.37	34.02	C33—C34
其他胸腔器官	24	0.37	1.44	0.84	0.81	0.06	0.06	1.60	13	0.25	0.76	0.47	0.47	0.04	0.05	0.74	C37—C38
骨	31	0.48	1.85	1.14	1.09	0.07	0.07	1.64	26	0.51	1.51	0.99	0.89	0.05	0.10	1.05	C40—C41
皮肤黑色素瘤	12	0.19	0.72	0.35	0.37	0.01	0.01	0.34	23	0.45	1.34	0.56	0.57	0.02	0.06	0.79	C43
乳房	16	0.25	0.96	0.50	0.52	0.03	0.03	1.05	839	16.42	48.73	31.13	29.33	2.42	3.16	74.87	C50
子宫颈	—	—	—	—	—	—	—	—	229	4.48	13.30	9.53	8.69	0.75	0.89	23.87	C53
子宫体及子宫部位不明	—	—	—	—	—	—	—	—	116	2.27	6.74	3.96	3.86	0.34	0.42	10.28	C54—C55
卵巢	—	—	—	—	—	—	—	—	132	2.58	7.67	4.77	4.60	0.33	0.51	8.67	C56
前列腺	379	5.90	22.67	9.99	9.83	0.15	0.15	3.92	—	—	—	—	—	—	—	—	C61
睾丸	8	0.12	0.48	0.43	0.35	0.03	0.03	0.63	—	—	—	—	—	—	—	—	C62
肾及泌尿系统不明	140	2.18	8.37	4.73	4.80	0.32	0.32	8.95	95	1.86	5.52	2.87	2.78	0.20	0.31	5.55	C64—C66, C68
膀胱	183	2.85	10.94	5.45	5.35	0.25	0.25	6.51	39	0.76	2.27	1.07	1.01	0.05	0.11	1.23	C67
脑、神经系统	131	2.04	7.83	5.03	5.09	0.35	0.35	8.75	143	2.80	8.31	4.91	5.02	0.33	0.52	8.67	C70—C72, D32—D33, D42—D43
甲状腺	101	1.57	6.04	5.09	4.27	0.33	0.33	8.48	369	7.22	21.43	17.47	15.56	1.29	1.44	33.21	C73
淋巴瘤	163	2.54	9.75	5.08	5.14	0.28	0.28	7.28	139	2.72	8.07	4.83	4.69	0.28	0.50	6.74	C81—C85, C88, C90, C96
白血病	134	2.08	8.01	5.38	5.72	0.31	0.31	5.96	101	1.98	5.87	4.02	4.13	0.23	0.39	5.17	C91—C95, D45—D47
其他或未指明部位	318	4.95	19.02	10.19	9.98	0.50	0.50	13.14	298	5.83	17.31	9.17	8.89	0.55	0.96	15.25	O&u
所有部位合计	6 429	100.00	384.47	196.05	194.37	9.69	9.69	261.86	5 110	100.00	296.82	166.51	159.92	10.56	17.25	299.58	ALL
所有部位除外 C44	6 390	99.39	382.14	194.81	193.19	9.64	9.64	260.47	5 064	99.10	294.14	165.29	158.76	10.51	17.12	298.36	ALLbC44
死亡																	
口腔和咽喉（除外鼻咽）	30	0.65	1.79	0.87	0.89	0.04	0.04	1.19	15	0.58	0.87	0.34	0.34	0.01	0.02	0.34	C00—C10, C12—C14
鼻咽	54	1.18	3.23	1.72	1.70	0.11	0.11	3.22	19	0.73	1.10	0.56	0.56	0.04	0.06	1.00	C11
食管	295	6.42	17.64	8.01	7.95	0.30	0.30	8.06	112	4.29	6.51	2.43	2.41	0.04	0.23	1.06	C15
胃	925	20.14	55.32	26.04	25.70	0.92	0.92	25.28	374	14.34	21.72	9.70	9.28	0.38	0.92	10.87	C16
结直肠、肛门	437	9.51	26.13	12.70	12.52	0.53	0.53	14.81	324	12.42	18.82	8.62	8.36	0.38	0.91	11.09	C18—C21
肝脏	471	10.25	28.17	14.70	14.34	0.80	0.80	23.58	236	9.05	13.71	6.18	6.06	0.26	0.62	7.67	C22
胆囊及其他	78	1.70	4.66	2.16	2.19	0.06	0.06	1.63	117	4.49	6.80	2.71	2.76	0.13	0.27	3.44	C23—C24
胰腺	240	5.23	14.35	6.80	6.76	0.30	0.30	8.47	195	7.48	11.33	4.59	4.58	0.15	0.49	4.35	C25
喉	25	0.54	1.50	0.70	0.73	0.02	0.02	0.66	2	0.08	0.12	0.04	0.03	0.00	0.00	0.00	C32
气管、支气管、肺	1 242	27.04	74.28	34.89	34.46	1.26	1.26	34.46	480	18.40	27.88	12.15	11.93	0.51	1.32	14.61	C33—C34
其他胸腔器官	9	0.20	0.54	0.38	0.42	0.02	0.02	0.32	8	0.31	0.46	0.22	0.21	0.01	0.03	0.32	C37—C38
骨	36	0.78	2.15	1.15	1.14	0.06	0.06	1.42	19	0.73	1.10	0.61	0.57	0.03	0.07	1.11	C40—C41
皮肤黑色素瘤	7	0.15	0.42	0.20	0.20	0.02	0.02	0.44	8	0.31	0.46	0.19	0.18	0.00	0.02	0.12	C43
乳房	3	0.07	0.18	0.08	0.07	0.00	0.00	0.11	144	5.52	8.36	4.82	4.49	0.32	0.46	9.00	C50
子宫颈	—	—	—	—	—	—	—	—	35	1.34	2.03	1.46	1.34	0.11	0.14	3.36	C53
子宫体及子宫部位不明	—	—	—	—	—	—	—	—	26	1.00	1.51	0.74	0.75	0.05	0.10	1.35	C54—C55
卵巢	—	—	—	—	—	—	—	—	73	2.80	4.24	2.22	2.20	0.14	0.29	4.09	C56
前列腺	135	2.94	8.07	3.39	3.47	0.02	0.02	0.50	—	—	—	—	—	—	—	—	C61
睾丸	2	0.04	0.12	0.05	0.06	0.00	0.00	0.11	—	—	—	—	—	—	—	—	C62
肾及泌尿系统不明	35	0.76	2.09	0.90	0.90	0.03	0.03	0.79	31	1.19	1.80	0.83	0.80	0.03	0.09	0.99	C64—C66, C68
膀胱	69	1.50	4.13	1.80	1.75	0.04	0.04	1.18	22	0.84	1.28	0.48	0.50	0.02	0.05	0.66	C67
脑、神经系统	76	1.65	4.55	2.77	2.91	0.17	0.17	4.07	66	2.53	3.83	2.34	2.25	0.12	0.21	2.99	C70—C72, D32—D33, D42—D43
甲状腺	6	0.13	0.36	0.17	0.19	0.01	0.01	0.22	12	0.46	0.70	0.33	0.27	0.01	0.01	0.35	C73
淋巴瘤	120	2.61	7.18	3.78	3.76	0.17	0.17	4.45	61	2.34	3.54	1.73	1.66	0.07	0.18	1.85	C81—C85, C88, C90, C96
白血病	94	2.05	5.62	3.47	3.48	0.17	0.17	3.69	82	3.14	4.76	3.09	3.19	0.14	0.34	2.39	C91—C95, D45—D47
其他或未指明部位	204	4.44	12.20	6.19	6.19	0.25	0.25	6.42	147	5.64	8.54	4.01	3.87	0.20	0.40	5.68	O&u
所有部位合计	4 593	100.00	274.68	132.92	131.77	5.31	5.31	145.09	2 608	100.00	151.49	70.42	68.60	3.18	7.22	88.68	ALL
所有部位除外 C44	4 573	99.56	273.48	132.41	131.21	5.29	5.29	144.53	2 595	99.50	150.73	70.13	68.32	3.17	7.19	88.37	ALLbC44

附表 7-7　常熟市 2015 年恶性肿瘤发病和死亡主要指标

部位	男性 病例数	男性 构成比/%	男性 粗率/(1/10万)	男性 中标率/(1/10万)	男性 世标率/(1/10万)	男性 累积率/% 0—64岁	男性 累积率/% 0—74岁	男性 35—64岁截缩率/(1/10万)	女性 病例数	女性 构成比/%	女性 粗率/(1/10万)	女性 中标率/(1/10万)	女性 世标率/(1/10万)	女性 累积率/% 0—64岁	女性 累积率/% 0—74岁	女性 35—64岁截缩率/(1/10万)	ICD-10
发病																	
口腔和咽喉（除外鼻咽）	19	0.92	3.66	1.54	1.61	0.03	0.03	0.95	11	0.69	2.00	0.66	0.58	0.00	0.06	0.00	C00—C10, C12—C14
鼻咽	32	1.55	6.17	3.36	3.15	0.24	0.24	6.84	13	0.82	2.36	1.20	1.17	0.08	0.15	2.66	C11
食管	126	6.08	24.30	9.83	9.90	0.37	0.37	10.00	28	1.76	5.09	1.86	1.78	0.04	0.23	1.24	C15
胃	406	19.60	78.29	33.32	33.35	1.60	1.60	44.60	173	10.88	31.46	12.92	12.51	0.64	1.44	16.92	C16
结直肠、肛门	269	12.99	51.87	22.80	22.79	1.13	1.13	31.75	198	12.45	36.00	15.42	14.81	0.73	1.77	20.46	C18—C21
肝脏	154	7.44	29.70	13.94	13.17	0.75	0.75	21.93	105	6.60	19.09	7.20	6.79	0.23	0.71	5.64	C22
胆囊及其他	24	1.16	4.63	1.86	1.90	0.07	0.07	1.88	43	2.70	7.82	2.73	2.51	0.09	0.22	2.55	C23—C24
胰腺	95	4.59	18.32	7.73	7.62	0.30	0.30	8.10	74	4.65	13.46	4.79	4.79	0.19	0.53	5.39	C25
喉	17	0.82	3.28	1.33	1.31	0.06	0.06	1.50	0	0.00	0.00	0.00	0.00	0.00	0.00	0.00	C32
气管、支气管、肺	416	20.09	80.22	33.43	33.28	1.21	1.21	33.01	146	9.18	26.55	10.54	10.65	0.58	1.17	14.71	C33—C34
其他胸腔器官	5	0.24	0.96	0.43	0.44	0.05	0.05	1.26	4	0.25	0.73	0.36	0.37	0.00	0.05	1.19	C37—C38
骨	11	0.53	2.12	1.17	1.18	0.05	0.05	0.65	16	1.01	2.91	1.08	1.04	0.04	0.10	1.15	C40—C41
皮肤黑色素瘤	4	0.19	0.77	0.35	0.35	0.01	0.01	0.33	5	0.31	0.91	0.27	0.30	0.02	0.02	0.60	C43
乳房	4	0.19	0.77	0.28	0.33	0.02	0.02	0.57	251	15.79	45.64	26.81	25.42	2.13	2.75	66.17	C50
子宫颈	—	—	—	—	—	—	—	—	121	7.61	22.00	15.55	13.76	1.23	1.36	38.95	C53
子宫体及子宫部位不明	—	—	—	—	—	—	—	—	53	3.33	9.64	5.46	5.25	0.45	0.62	14.01	C54—C55
卵巢	—	—	—	—	—	—	—	—	54	3.40	9.82	5.30	5.05	0.37	0.61	11.87	C56
前列腺	97	4.68	18.70	7.40	7.02	0.15	0.15	3.93	—	—	—	—	—	—	—	—	C61
睾丸	7	0.34	1.35	0.93	0.87	0.07	0.07	1.87	—	—	—	—	—	—	—	—	C62
肾及泌尿系统不明	57	2.75	10.99	5.57	5.43	0.36	0.36	10.19	24	1.51	4.36	2.12	2.14	0.12	0.28	3.83	C64—C66, C68
膀胱	76	3.67	14.65	6.83	6.68	0.36	0.36	10.10	21	1.32	3.82	1.48	1.40	0.07	0.12	2.34	C67
脑、神经系统	59	2.85	11.38	6.66	6.41	0.42	0.42	11.25	37	2.33	6.73	3.71	3.55	0.24	0.37	6.83	C70—C72, D32—D33, D42—D43
甲状腺	16	0.77	3.09	3.23	2.52	0.19	0.19	3.25	62	3.90	11.27	9.13	8.00	0.67	0.71	17.38	C73
淋巴瘤	58	2.80	11.18	5.88	5.48	0.36	0.36	9.31	37	2.33	6.73	3.24	3.25	0.16	0.47	4.11	C81—C85, C88, C90, C96
白血病	41	1.98	7.91	4.97	5.97	0.38	0.38	7.76	40	2.52	7.27	4.42	3.95	0.24	0.44	5.87	C91—C95, D45—D47
其他或未指明部位	78	3.77	15.04	6.66	6.89	0.30	0.30	7.38	74	4.65	13.46	5.70	5.39	0.27	0.62	6.55	O&u
所有部位合计	2071	100.00	399.35	179.49	177.62	8.48	8.48	228.40	1590	100.00	289.13	141.91	134.46	8.65	14.78	250.42	ALL
所有部位除外 C44	2042	98.60	393.75	177.21	175.22	8.39	8.39	225.84	1559	98.05	283.49	139.67	132.35	8.55	14.53	248.01	ALLbC44
死亡																	
口腔和咽喉（除外鼻咽）	16	1.06	3.09	1.20	1.32	0.10	0.10	2.64	6	0.66	1.09	0.38	0.40	0.01	0.06	0.32	C00—C10, C12—C14
鼻咽	24	1.59	4.63	2.28	2.17	0.14	0.14	4.13	5	0.55	0.91	0.41	0.38	0.02	0.04	0.77	C11
食管	110	7.29	21.21	8.45	8.35	0.24	0.24	6.88	31	3.43	5.64	1.77	1.77	0.04	0.19	1.15	C15
胃	299	19.83	57.66	23.69	23.08	0.87	0.87	23.35	137	15.17	24.91	9.53	9.03	0.32	0.93	9.51	C16
结直肠、肛门	106	7.03	20.44	8.75	8.69	0.36	0.36	10.05	79	8.75	14.37	5.16	4.98	0.17	0.55	5.27	C18—C21
肝脏	164	10.88	31.62	14.46	13.80	0.70	0.70	20.75	111	12.29	20.18	7.37	7.22	0.28	0.84	7.91	C22
胆囊及其他	19	1.26	3.66	1.55	1.58	0.07	0.07	2.01	36	3.99	6.55	2.36	2.09	0.06	0.20	1.30	C23—C24
胰腺	98	6.50	18.90	7.78	7.77	0.30	0.30	8.50	70	7.75	12.73	4.68	4.67	0.20	0.53	5.61	C25
喉	8	0.53	1.54	0.66	0.66	0.02	0.02	0.68	1	0.11	0.18	0.07	0.09	0.01	0.01	0.28	C32
气管、支气管、肺	419	27.79	80.79	32.99	32.03	1.14	1.14	31.63	161	17.83	29.28	11.23	10.85	0.46	1.19	13.17	C33—C34
其他胸腔器官	4	0.27	0.77	0.35	0.31	0.01	0.01	0.40	2	0.22	0.36	0.21	0.20	0.00	0.02	0.66	C37—C38
骨	13	0.86	2.51	1.15	1.08	0.04	0.04	1.48	13	1.44	2.36	0.97	0.93	0.05	0.10	1.58	C40—C41
皮肤黑色素瘤	2	0.13	0.39	0.15	0.14	0.00	0.00	0.00	2	0.22	0.36	0.15	0.16	0.00	0.03	0.00	C43
乳房	1	0.07	0.19	0.08	0.08	0.00	0.00	0.00	54	5.98	9.82	4.76	4.57	0.33	0.47	9.75	C50
子宫颈	—	—	—	—	—	—	—	—	20	2.21	3.64	2.15	1.99	0.15	0.19	4.46	C53
子宫体及子宫部位不明	—	—	—	—	—	—	—	—	12	1.33	2.18	1.01	1.06	0.10	0.12	2.76	C54—C55
卵巢	—	—	—	—	—	—	—	—	19	2.10	3.45	1.85	1.74	0.10	0.26	2.62	C56
前列腺	42	2.79	8.10	2.98	2.76	0.03	0.03	0.86	—	—	—	—	—	—	—	—	C61
睾丸	0	0.00	0.00	0.00	0.00	0.00	0.00	0.00	—	—	—	—	—	—	—	—	C62
肾及泌尿系统不明	13	0.86	2.51	1.16	1.17	0.07	0.07	2.00	4	0.44	0.73	0.36	0.32	0.01	0.05	0.38	C64—C66, C68
膀胱	33	2.19	6.36	2.40	2.51	0.03	0.03	0.97	7	0.78	1.27	0.38	0.34	0.00	0.04	0.00	C67
脑、神经系统	28	1.86	5.40	3.10	3.15	0.18	0.18	4.69	32	3.54	5.82	3.07	3.18	0.17	0.31	3.03	C70—C72, D32—D33, D42—D43
甲状腺	0	0.00	0.00	0.00	0.00	0.00	0.00	0.00	3	0.33	0.55	0.19	0.19	0.00	0.03	0.00	C73
淋巴瘤	30	1.99	5.78	2.91	2.75	0.18	0.18	5.02	26	2.88	4.73	2.42	2.19	0.09	0.32	2.50	C81—C85, C88, C90, C96
白血病	37	2.45	7.13	4.02	3.97	0.26	0.26	6.15	24	2.66	4.36	2.73	2.44	0.12	0.23	1.88	C91—C95, D45—D47
其他或未指明部位	42	2.79	8.10	4.20	3.81	0.15	0.15	3.76	48	5.32	8.73	3.57	3.39	0.13	0.30	2.63	O&u
所有部位合计	1508	100.00	290.78	124.32	121.17	4.89	4.89	135.96	903	100.00	164.20	66.86	64.20	2.85	7.01	77.53	ALL
所有部位除外 C44	1502	99.60	289.63	123.78	120.69	4.88	4.88	135.49	898	99.45	163.29	66.61	63.90	2.84	7.00	77.08	ALLbC44

部位	男性								女性								ICD-10
	病例数	构成比%	粗率(1/10万)	中标率(1/10万)	世标率(1/10万)	累积率/% 0—64岁	累积率/% 0—74岁	35—64岁截缩率(1/10万)	病例数	构成比%	粗率(1/10万)	中标率(1/10万)	世标率(1/10万)	累积率/% 0—64岁	累积率/% 0—74岁	35—64岁截缩率(1/10万)	
发病																	
口腔和咽喉（除外鼻咽）	59	1.56	6.84	3.86	3.81	0.22	0.22	6.25	30	1.00	3.12	1.74	1.65	0.11	0.20	3.16	C00—C10, C12—C14
鼻咽	30	0.79	3.48	2.40	2.23	0.14	0.14	3.54	15	0.50	1.56	1.00	1.00	0.11	0.12	3.05	C11
食管	310	8.17	35.94	17.45	17.93	0.83	0.83	22.75	116	3.88	12.05	5.04	5.15	0.16	0.59	4.27	C15
胃	505	13.31	58.55	29.23	29.51	1.25	1.25	35.33	244	8.16	25.35	12.83	12.38	0.58	1.41	15.29	C16
结直肠、肛门	417	10.99	48.35	24.67	24.54	1.16	1.16	32.85	260	8.69	27.01	12.91	12.88	0.63	1.55	18.30	C18—C21
肝脏	486	12.81	56.34	33.06	32.30	2.36	2.36	70.89	195	6.52	20.26	10.07	10.06	0.47	1.30	13.63	C22
胆囊及其他	44	1.16	5.10	2.53	2.45	0.13	0.13	3.84	60	2.01	6.23	2.58	2.63	0.10	0.27	2.99	C23—C24
胰腺	127	3.35	14.72	7.32	7.35	0.28	0.28	7.50	104	3.48	10.80	5.11	4.94	0.21	0.62	6.04	C25
喉	32	0.84	3.71	1.80	1.78	0.10	0.10	2.62	1	0.03	0.10	0.05	0.05	0.01	0.01	0.17	C32
气管、支气管、肺	887	23.39	102.84	51.26	51.00	2.18	2.18	61.61	478	15.98	49.65	24.50	24.29	1.21	2.99	34.21	C33—C34
其他胸腔器官	8	0.21	0.93	0.50	0.72	0.05	0.05	0.84	10	0.33	1.04	0.52	0.51	0.03	0.05	0.87	C37—C38
骨	20	0.53	2.32	1.59	1.55	0.10	0.10	2.31	23	0.77	2.39	1.19	1.16	0.06	0.14	1.68	C40—C41
皮肤黑色素瘤	9	0.24	1.04	0.52	0.52	0.02	0.02	0.69	8	0.27	0.83	0.47	0.49	0.04	0.06	1.10	C43
乳房	4	0.11	0.46	0.25	0.25	0.02	0.02	0.68	471	15.74	48.93	31.72	30.06	2.30	3.30	69.34	C50
子宫颈	—	—	—	—	—	—	—	—	168	5.61	17.45	12.00	11.02	0.92	1.14	28.83	C53
子宫体及子宫部位不明	—	—	—	—	—	—	—	—	98	3.28	10.18	6.10	6.03	0.47	0.71	14.53	C54—C55
卵巢	—	—	—	—	—	—	—	—	79	2.64	8.21	5.11	4.92	0.31	0.58	9.27	C56
前列腺	200	5.27	23.19	10.20	10.16	0.11	0.11	2.73	—	—	—	—	—	—	—	—	C61
睾丸	3	0.08	0.35	0.31	0.26	0.02	0.02	0.23	—	—	—	—	—	—	—	—	C62
肾及泌尿系统不明	66	1.74	7.65	4.22	4.01	0.23	0.23	7.17	39	1.30	4.05	2.20	2.07	0.11	0.20	3.45	C64—C66, C68
膀胱	139	3.66	16.12	7.67	7.76	0.28	0.28	7.68	43	1.44	4.47	1.91	1.84	0.04	0.19	1.22	C67
脑、神经系统	80	2.11	9.27	5.26	5.23	0.39	0.39	11.37	106	3.54	11.01	6.71	6.55	0.45	0.73	12.44	C70—C72, D32—D33, D42—D43
甲状腺	53	1.40	6.14	5.23	4.57	0.37	0.37	8.91	156	5.21	16.21	13.62	11.65	0.96	1.08	26.06	C73
淋巴瘤	77	2.03	8.93	5.15	5.11	0.22	0.22	5.29	67	2.24	6.96	3.62	3.59	0.18	0.47	4.83	C81—C85, C88, C90, C96
白血病	74	1.95	8.58	5.46	5.23	0.30	0.30	6.13	56	1.87	5.82	3.49	3.51	0.20	0.33	4.04	C91—C95, D45—D47
其他或未指明部位	163	4.30	18.90	10.34	10.05	0.46	0.46	12.06	165	5.51	17.14	8.31	8.41	0.47	0.99	13.31	O&u
所有部位合计	3793	100.00	439.74	230.51	228.30	11.23	11.23	313.27	2992	100.00	310.81	172.81	166.85	10.11	19.04	292.08	ALL
所有部位除外 C44	3759	99.10	435.80	228.44	226.20	11.16	11.16	311.39	2944	98.40	305.80	170.95	164.84	10.01	18.85	289.42	ALLbC44
死亡																	
口腔和咽喉（除外鼻咽）	21	0.71	2.43	1.31	1.19	0.06	0.06	1.87	12	0.67	1.25	0.58	0.50	0.02	0.04	0.17	C00—C10, C12—C14
鼻咽	25	0.85	2.90	1.79	1.65	0.09	0.09	2.06	7	0.39	0.73	0.37	0.41	0.05	0.05	1.25	C11
食管	298	10.08	34.55	16.33	16.70	0.59	0.59	16.30	128	7.17	13.30	4.93	5.02	0.11	0.44	2.93	C15
胃	410	13.87	47.53	22.64	22.89	0.81	0.81	22.89	203	11.37	21.09	9.14	8.76	0.35	0.78	9.18	C16
结直肠、肛门	212	7.17	24.58	11.64	11.81	0.51	0.51	14.39	138	7.73	14.34	5.69	5.62	0.21	0.47	5.64	C18—C21
肝脏	507	17.15	58.78	34.05	32.94	2.21	2.21	67.71	185	10.36	19.22	9.37	9.54	0.53	1.12	15.29	C22
胆囊及其他	29	0.98	3.36	1.65	1.59	0.06	0.06	1.86	48	2.69	4.99	2.08	2.13	0.04	0.27	1.25	C23—C24
胰腺	126	4.26	14.61	6.99	6.89	0.27	0.27	7.10	121	6.78	12.57	5.43	5.25	0.19	0.58	5.32	C25
喉	19	0.64	2.20	1.14	1.11	0.07	0.07	1.94	0	0.00	0.00	0.00	0.00	0.00	0.00	0.00	C32
气管、支气管、肺	779	26.35	90.31	42.27	42.17	1.31	1.31	36.16	391	21.90	40.62	18.03	17.99	0.65	2.07	18.00	C33—C34
其他胸腔器官	13	0.44	1.51	0.81	0.82	0.04	0.04	1.14	7	0.39	0.73	0.38	0.37	0.03	0.03	0.89	C37—C38
骨	29	0.98	3.36	1.72	1.85	0.09	0.09	2.63	28	1.57	2.91	1.43	1.38	0.05	0.20	1.45	C40—C41
皮肤黑色素瘤	3	0.10	0.35	0.16	0.16	0.01	0.01	0.21	6	0.34	0.62	0.33	0.37	0.03	0.06	0.80	C43
乳房	1	0.03	0.12	0.05	0.04	0.00	0.00	0.00	110	6.16	11.43	5.76	5.72	0.36	0.58	10.93	C50
子宫颈	—	—	—	—	—	—	—	—	68	3.81	7.06	3.57	3.30	0.18	0.30	5.70	C53
子宫体及子宫部位不明	—	—	—	—	—	—	—	—	23	1.29	2.39	1.01	0.98	0.03	0.11	1.00	C54—C55
卵巢	—	—	—	—	—	—	—	—	45	2.52	4.67	2.65	2.60	0.12	0.36	3.90	C56
前列腺	82	2.77	9.51	3.72	3.83	0.02	0.02	0.61	—	—	—	—	—	—	—	—	C61
睾丸	0	0.00	0.00	0.00	0.00	0.00	0.00	0.00	—	—	—	—	—	—	—	—	C62
肾及泌尿系统不明	28	0.95	3.25	1.61	1.64	0.06	0.06	1.30	14	0.78	1.45	0.58	0.57	0.02	0.05	0.68	C64—C66, C68
膀胱	54	1.83	6.26	2.51	2.55	0.03	0.03	0.90	14	0.78	1.45	0.45	0.48	0.00	0.04	0.00	C67
脑、神经系统	59	2.00	6.84	4.16	4.80	0.23	0.23	4.91	43	2.41	4.47	3.04	3.01	0.15	0.31	2.72	C70—C72, D32—D33, D42—D43
甲状腺	5	0.17	0.58	0.24	0.25	0.01	0.01	0.21	9	0.50	0.93	0.54	0.48	0.02	0.06	0.74	C73
淋巴瘤	56	1.89	6.49	3.17	3.25	0.12	0.12	3.52	39	2.18	4.05	1.88	1.80	0.06	0.20	1.70	C81—C85, C88, C90, C96
白血病	77	2.60	8.93	5.32	5.26	0.20	0.20	3.43	52	2.91	5.40	3.25	3.22	0.18	0.31	3.33	C91—C95, D45—D47
其他或未指明部位	123	4.16	14.26	6.96	7.00	0.24	0.24	6.18	94	5.27	9.76	4.17	4.34	0.24	0.50	6.60	O&u
所有部位合计	2956	100.00	342.71	170.24	170.38	7.05	7.05	197.33	1785	100.00	185.43	84.67	83.85	3.61	8.90	99.47	ALL
所有部位除外 C44	2936	99.32	340.39	169.31	169.29	7.03	7.03	196.71	1771	99.22	183.97	84.26	83.37	3.59	8.87	99.05	ALLbC44

附表 7-9 海安县 2015 年恶性肿瘤发病和死亡主要指标

部位	男性 病例数	构成比/%	粗率/(1/10万)	中标率/(1/10万)	世标率/(1/10万)	累积率/% 0—64岁	累积率/% 0—74岁	35—64岁截缩率/(1/10万)	女性 病例数	构成比/%	粗率/(1/10万)	中标率/(1/10万)	世标率/(1/10万)	累积率/% 0—64岁	累积率/% 0—74岁	35—64岁截缩率/(1/10万)	ICD-10
发病																	
口腔和咽喉（除外鼻咽）	21	0.98	4.51	2.62	2.51	0.16	0.16	4.08	16	0.96	3.37	1.37	1.35	0.07	0.15	2.31	C00—C10, C12—C14
鼻咽	14	0.65	3.01	1.33	1.35	0.09	0.09	2.82	3	0.18	0.63	0.80	0.64	0.04	0.04	0.00	C11
食管	481	22.46	103.37	40.02	40.67	1.62	1.62	43.20	260	15.63	54.76	19.20	18.74	0.50	2.39	13.75	C15
胃	303	14.15	65.11	25.99	25.28	0.99	0.99	26.79	145	8.71	30.54	11.85	11.27	0.49	1.37	12.73	C16
结直肠、肛门	186	8.68	39.97	17.20	16.88	0.79	0.79	20.18	135	8.11	28.44	11.90	11.40	0.62	1.24	19.05	C18—C21
肝脏	236	11.02	50.72	23.81	23.48	1.66	1.66	52.22	102	6.13	21.48	8.87	8.76	0.49	1.06	13.94	C22
胆囊及其他	43	2.01	9.24	3.54	3.49	0.15	0.15	4.29	42	2.52	8.85	3.13	3.14	0.17	0.37	4.78	C23—C24
胰腺	73	3.41	15.69	6.39	6.41	0.27	0.27	7.82	56	3.37	11.80	4.21	4.32	0.24	0.42	6.97	C25
喉	17	0.79	3.65	1.49	1.53	0.07	0.07	2.06	0	0.00	0.00	0.00	0.00	0.00	0.00	0.00	C32
气管、支气管、肺	392	18.30	84.24	34.78	34.01	1.37	1.37	37.42	247	14.84	52.03	19.55	19.68	1.05	2.30	29.63	C33—C34
其他胸腔器官	5	0.23	1.07	0.47	0.48	0.04	0.04	1.06	3	0.18	0.63	0.30	0.33	0.03	0.04	0.74	C37—C38
骨	13	0.61	2.79	1.30	1.24	0.05	0.05	0.74	9	0.54	1.90	0.84	0.78	0.04	0.11	1.01	C40—C41
皮肤黑色素瘤	4	0.19	0.86	0.27	0.21	0.00	0.00	0.00	2	0.12	0.42	0.20	0.21	0.03	0.03	0.68	C43
乳房	5	0.23	1.07	0.48	0.50	0.03	0.03	1.00	210	12.62	44.23	24.34	23.22	1.97	2.46	62.07	C50
子宫颈	—	—	—	—	—	—	—	—	115	6.91	24.22	12.93	12.13	0.92	1.30	29.41	C53
子宫体及子宫部位不明	—	—	—	—	—	—	—	—	50	3.00	10.53	4.87	4.99	0.45	0.53	13.35	C54—C55
卵巢	—	—	—	—	—	—	—	—	32	1.92	6.74	3.18	3.10	0.26	0.34	8.01	C56
前列腺	62	2.89	13.32	4.85	4.81	0.11	0.11	2.31	—	—	—	—	—	—	—	—	C61
睾丸	1	0.05	0.21	0.09	0.09	0.00	0.00	0.00	—	—	—	—	—	—	—	—	C62
肾及泌尿系统不明	22	1.03	4.73	2.32	2.20	0.11	0.11	2.73	13	0.78	2.74	1.40	1.31	0.06	0.18	1.85	C64—C66, C68
膀胱	61	2.85	13.11	5.19	5.33	0.26	0.26	7.21	12	0.72	2.53	0.94	0.95	0.06	0.13	1.66	C67
脑、神经系统	37	1.73	7.95	4.28	4.92	0.23	0.23	4.04	51	3.06	10.74	5.77	5.62	0.35	0.57	9.00	C70—C72, D32—D33, D42—D43
甲状腺	6	0.28	1.29	1.16	0.90	0.08	0.08	1.72	19	1.14	4.00	2.80	2.51	0.21	0.24	6.46	C73
淋巴瘤	54	2.52	11.60	4.71	4.84	0.25	0.25	6.95	40	2.40	8.43	4.06	3.75	0.24	0.45	6.55	C81—C85, C88, C90, C96
白血病	46	2.15	9.89	5.88	5.35	0.34	0.34	9.37	43	2.58	9.06	5.03	5.48	0.32	0.52	6.63	C91—C95, D45—D47
其他或未指明部位	60	2.80	12.89	5.21	5.31	0.28	0.28	7.91	59	3.55	12.43	5.06	4.83	0.21	0.44	5.69	O&u
所有部位合计	2142	100.00	460.31	193.40	191.78	8.94	8.94	245.93	1664	100.00	350.49	152.50	148.49	8.82	16.71	256.26	ALL
所有部位除外 C44	2125	99.21	456.66	192.07	190.43	8.91	8.91	244.90	1638	98.44	345.01	150.79	146.80	8.78	16.57	254.82	ALLbC44
死亡																	
口腔和咽喉（除外鼻咽）	16	1.11	3.44	1.42	1.39	0.08	0.08	2.25	10	1.03	2.11	1.00	0.79	0.03	0.06	0.33	C00—C10, C12—C14
鼻咽	7	0.49	1.50	0.56	0.60	0.05	0.05	1.31	1	0.10	0.21	0.09	0.10	0.00	0.02	0.00	C11
食管	314	21.84	67.48	25.24	25.39	0.68	0.68	18.23	192	19.73	40.44	13.31	13.04	0.33	1.58	8.79	C15
胃	208	14.46	44.70	17.20	16.95	0.59	0.59	16.13	102	10.48	21.48	7.92	7.19	0.26	0.68	6.57	C16
结直肠、肛门	74	5.15	15.90	6.34	6.28	0.21	0.21	5.38	71	7.30	14.95	5.54	5.21	0.26	0.48	7.01	C18—C21
肝脏	202	14.05	43.41	20.48	20.67	1.43	1.43	42.33	94	9.66	19.80	7.92	8.02	0.46	0.96	12.67	C22
胆囊及其他	29	2.02	6.23	2.58	2.53	0.15	0.15	4.33	28	2.88	5.90	1.99	1.98	0.10	0.20	2.84	C23—C24
胰腺	73	5.08	15.69	6.02	6.07	0.29	0.29	6.12	51	5.24	10.74	3.78	3.83	0.18	0.35	5.41	C25
喉	3	0.21	0.64	0.25	0.25	0.00	0.00	0.00	0	0.00	0.00	0.00	0.00	0.00	0.00	0.00	C32
气管、支气管、肺	291	20.24	62.53	24.67	24.19	0.81	0.81	21.85	175	17.99	36.86	13.61	13.37	0.60	1.59	17.34	C33—C34
其他胸腔器官	4	0.28	0.86	0.39	0.44	0.05	0.05	1.40	1	0.10	0.21	0.09	0.01	0.01	0.01	0.33	C37—C38
骨	10	0.70	2.15	0.70	0.73	0.00	0.00	0.00	7	0.72	1.47	0.63	0.61	0.03	0.06	0.91	C40—C41
皮肤黑色素瘤	3	0.21	0.64	0.27	0.29	0.01	0.01	0.33	2	0.21	0.42	0.16	0.16	0.01	0.01	0.34	C43
乳房	0	0.00	0.00	0.00	0.00	0.00	0.00	0.00	60	6.17	12.64	6.03	5.72	0.43	0.66	12.21	C50
子宫颈	—	—	—	—	—	—	—	—	40	4.11	8.43	3.60	3.34	0.23	0.31	7.32	C53
子宫体及子宫部位不明	—	—	—	—	—	—	—	—	15	1.54	3.16	1.25	1.27	0.08	0.15	2.22	C54—C55
卵巢	—	—	—	—	—	—	—	—	18	1.85	3.79	1.57	1.60	0.13	0.19	3.53	C56
前列腺	40	2.78	8.60	3.26	3.12	0.05	0.05	0.67	—	—	—	—	—	—	—	—	C61
睾丸	1	0.07	0.21	0.07	0.06	0.00	0.00	0.00	—	—	—	—	—	—	—	—	C62
肾及泌尿系统不明	13	0.90	2.79	1.24	1.29	0.06	0.06	1.87	7	0.72	1.47	0.63	0.61	0.03	0.06	0.91	C64—C66, C68
膀胱	25	1.74	5.37	1.80	1.88	0.04	0.04	0.99	5	0.51	1.05	0.24	0.29	0.00	0.02	0.00	C67
脑、神经系统	28	1.95	6.02	3.83	4.48	0.21	0.21	3.73	29	2.98	6.11	4.20	4.36	0.26	0.35	3.99	C70—C72, D32—D33, D42—D43
甲状腺	1	0.07	0.21	0.09	0.10	0.01	0.01	0.32	0	0.00	0.00	0.00	0.00	0.00	0.00	0.00	C73
淋巴瘤	41	2.85	8.81	3.37	3.36	0.17	0.17	4.73	19	1.95	4.00	1.72	1.61	0.10	0.18	3.05	C81—C85, C88, C90, C96
白血病	23	1.60	4.94	3.04	2.78	0.14	0.14	3.21	20	2.06	4.21	1.88	2.36	0.15	0.22	3.07	C91—C95, D45—D47
其他或未指明部位	32	2.23	6.88	2.73	2.75	0.12	0.12	4.10	26	2.67	5.48	1.88	1.83	0.08	0.12	1.91	O&u
所有部位合计	1438	100.00	309.02	125.56	125.59	5.09	5.09	139.27	973	100.00	204.94	79.05	77.36	3.76	8.27	100.74	ALL
所有部位除外 C44	1427	99.24	306.66	124.76	124.71	5.06	5.06	138.52	965	99.18	203.26	78.70	76.96	3.76	8.25	100.74	ALLbC44

附表 7-10　如东市 2015 年恶性肿瘤发病和死亡主要指标

部位	男性								女性								ICD-10
	病例数	构成比/%	粗率/(1/10万)	中标率/(1/10万)	世标率/(1/10万)	累积率/% 0—64岁	累积率/% 0—74岁	35—64岁截缩率/(1/10万)	病例数	构成比/%	粗率/(1/10万)	中标率/(1/10万)	世标率/(1/10万)	累积率/% 0—64岁	累积率/% 0—74岁	35—64岁截缩率/(1/10万)	
发病																	
口腔和咽喉（除外鼻咽）	23	1.02	4.49	1.94	1.90	0.12	0.12	3.61	20	1.15	3.79	2.22	2.49	0.17	0.21	3.46	C00—C10, C12—C14
鼻咽	18	0.79	3.51	2.24	2.12	0.15	0.15	3.74	6	0.34	1.14	0.47	0.47	0.04	0.05	1.18	C11
食管	222	9.80	43.35	15.10	15.37	0.58	0.58	14.79	119	6.83	22.56	7.07	7.11	0.23	0.86	6.23	C15
胃	327	14.43	63.85	23.43	23.22	0.99	0.99	27.41	115	6.60	21.80	8.74	8.32	0.45	0.88	14.55	C16
结直肠、肛门	159	7.02	31.04	11.56	11.52	0.62	0.62	17.89	128	7.35	24.27	8.98	8.98	0.52	1.07	15.11	C18—C21
肝脏	324	14.30	63.26	27.01	26.33	1.63	1.63	48.64	136	7.81	25.79	10.55	10.54	0.66	1.18	18.43	C22
胆囊及其他	20	0.88	3.90	1.35	1.42	0.08	0.08	2.05	25	1.44	4.74	1.52	1.59	0.08	0.20	1.99	C23—C24
胰腺	77	3.40	15.03	5.35	5.27	0.25	0.25	7.02	67	3.85	12.70	4.19	4.28	0.22	0.50	6.30	C25
喉	11	0.49	2.15	0.77	0.74	0.01	0.01	0.29	1	0.06	0.19	0.06	0.05	0.00	0.00	0.00	C32
气管、支气管、肺	556	24.54	108.56	39.82	39.57	1.77	1.77	47.88	324	18.60	61.43	23.48	22.87	1.21	2.64	33.98	C33—C34
其他胸腔器官	4	0.18	0.78	0.77	1.00	0.06	0.06	0.57	2	0.11	0.38	0.15	0.14	0.00	0.00	0.00	C37—C38
骨	16	0.71	3.12	1.85	1.81	0.12	0.12	2.30	10	0.57	1.90	0.67	0.65	0.03	0.08	0.90	C40—C41
皮肤黑色素瘤	4	0.18	0.78	0.29	0.29	0.01	0.01	0.28	4	0.23	0.76	0.58	0.48	0.04	0.06	1.32	C43
乳房	1	0.04	0.20	0.05	0.04	0.00	0.00	0.00	215	12.34	40.76	23.11	21.46	1.73	2.24	52.48	C50
子宫颈	—	—	—	—	—	—	—	—	115	6.60	21.80	11.67	10.57	0.76	1.12	24.98	C53
子宫体及子宫部位不明	—	—	—	—	—	—	—	—	65	3.73	12.32	6.65	6.35	0.47	0.71	15.09	C54—C55
卵巢	—	—	—	—	—	—	—	—	40	2.30	7.58	4.68	4.29	0.32	0.44	9.27	C56
前列腺	97	4.28	18.94	5.97	5.81	0.14	0.14	3.71	—	—	—	—	—	—	—	—	C61
睾丸	3	0.13	0.59	0.53	0.43	0.01	0.04	1.37	—	—	—	—	—	—	—	—	C62
肾及泌尿系统不明	33	1.46	6.44	2.60	2.57	0.17	0.17	4.98	23	1.32	4.36	2.55	2.37	0.17	0.23	3.46	C64—C66, C68
膀胱	79	3.49	15.42	5.50	5.50	0.25	0.25	6.70	32	1.84	6.07	1.97	1.95	0.06	0.23	1.73	C67
脑、神经系统	59	2.60	11.52	6.19	6.50	0.39	0.39	8.26	66	3.79	12.51	6.13	5.88	0.39	0.67	11.43	C70—C72, D32—D33, D42—D43
甲状腺	15	0.66	2.93	2.92	2.36	0.18	0.18	4.01	70	4.02	13.27	9.91	9.06	0.74	0.87	18.17	C73
淋巴瘤	74	3.27	14.45	6.06	5.98	0.32	0.32	9.39	56	3.21	10.62	3.99	3.89	0.19	0.49	5.94	C81—C85, C88, C90, C96
白血病	60	2.65	11.71	6.60	6.14	0.38	0.38	8.02	36	2.07	6.83	3.78	3.42	0.23	0.40	6.97	C91—C95, D45—D47
其他或未指明部位	84	3.71	16.40	6.50	6.20	0.34	0.34	10.31	67	3.85	12.70	5.86	5.79	0.35	0.62	9.69	O&u
所有部位合计	2266	100.00	442.43	174.41	172.09	8.59	8.59	233.23	1742	100.00	330.28	148.96	143.01	9.07	15.79	262.67	ALL
所有部位除外 C44	2239	98.81	437.16	172.55	170.41	8.53	8.53	231.46	1724	98.97	326.86	147.78	141.79	9.03	15.67	262.05	ALLbC44
死亡																	
口腔和咽喉（除外鼻咽）	12	0.69	2.34	0.78	0.73	0.02	0.02	0.57	7	0.67	1.33	0.46	0.46	0.03	0.05	0.86	C00—C10, C12—C14
鼻咽	14	0.81	2.73	1.07	1.04	0.02	0.02	0.62	4	0.38	0.76	0.28	0.28	0.01	0.04	0.28	C11
食管	189	10.90	36.90	12.39	12.44	0.44	0.44	11.61	80	7.68	15.17	4.66	4.43	0.14	0.44	3.92	C15
胃	250	14.42	48.81	16.45	15.97	0.55	0.55	15.21	92	8.84	17.44	6.21	5.68	0.25	0.52	6.08	C16
结直肠、肛门	64	3.69	12.50	4.71	4.61	0.24	0.24	6.52	56	5.38	10.62	3.55	3.48	0.15	0.33	3.99	C18—C21
肝脏	314	18.11	61.31	26.32	25.74	1.72	1.72	50.80	130	12.49	24.65	9.34	9.21	0.58	1.00	17.43	C22
胆囊及其他	21	1.21	4.10	1.49	1.45	0.07	0.07	2.10	25	2.40	4.74	1.37	1.37	0.06	0.13	1.12	C23—C24
胰腺	74	4.27	14.45	5.01	4.91	0.19	0.19	5.29	72	6.92	13.65	4.35	4.40	0.17	0.55	4.59	C25
喉	7	0.40	1.37	0.48	0.46	0.02	0.02	0.56	0	0.00	0.00	0.00	0.00	0.00	0.00	0.00	C32
气管、支气管、肺	483	27.85	94.31	33.04	32.67	1.31	1.31	36.02	233	22.38	44.18	15.91	15.23	0.57	1.75	15.21	C33—C34
其他胸腔器官	3	0.17	0.59	0.21	0.22	0.02	0.02	0.58	1	0.10	0.19	0.07	0.07	0.00	0.00	0.00	C37—C38
骨	12	0.69	2.34	1.22	1.23	0.07	0.07	1.48	11	1.06	2.09	0.70	0.67	0.03	0.06	0.92	C40—C41
皮肤黑色素瘤	5	0.29	0.98	0.35	0.37	0.02	0.02	0.57	2	0.19	0.38	0.72	0.49	0.04	0.04	0.00	C43
乳房	0	0.00	0.00	0.00	0.00	0.00	0.00	0.00	53	5.09	10.05	4.77	4.51	0.29	0.57	8.20	C50
子宫颈	—	—	—	—	—	—	—	—	42	4.03	7.96	2.79	2.80	0.15	0.30	4.69	C53
子宫体及子宫部位不明	—	—	—	—	—	—	—	—	26	2.50	4.93	1.66	1.64	0.10	0.17	2.88	C54—C55
卵巢	—	—	—	—	—	—	—	—	23	2.21	4.36	2.08	2.04	0.16	0.21	4.37	C56
前列腺	52	3.00	10.15	3.07	3.10	0.02	0.02	0.58	—	—	—	—	—	—	—	—	C61
睾丸	0	0.00	0.00	0.00	0.00	0.00	0.00	0.00	—	—	—	—	—	—	—	—	C62
肾及泌尿系统不明	11	0.63	2.15	0.79	0.76	0.04	0.04	1.14	13	1.25	2.46	1.22	1.04	0.06	0.11	1.14	C64—C66, C68
膀胱	33	1.90	6.44	1.81	1.75	0.00	0.00	0.28	16	1.54	3.03	0.72	0.76	0.01	0.05	0.28	C67
脑、神经系统	52	3.00	10.15	6.49	6.30	0.38	0.38	7.09	40	3.84	7.58	4.00	4.04	0.27	0.41	6.43	C70—C72, D32—D33, D42—D43
甲状腺	0	0.00	0.00	0.00	0.00	0.00	0.00	0.00	5	0.48	0.95	0.39	0.37	0.02	0.03	0.59	C73
淋巴瘤	44	2.54	8.59	3.70	3.64	0.15	0.15	3.20	33	3.17	6.26	2.25	2.25	0.10	0.27	2.87	C81—C85, C88, C90, C96
白血病	44	2.54	8.59	4.01	4.66	0.19	0.19	2.95	34	3.27	6.45	4.21	3.84	0.27	0.42	6.58	C91—C95, D45—D47
其他或未指明部位	50	2.88	9.76	3.44	3.32	0.12	0.12	2.94	43	4.13	8.15	3.39	3.24	0.15	0.27	3.20	O&u
所有部位合计	1734	100.00	338.56	126.83	125.39	5.60	5.60	149.84	1041	100.00	197.37	75.10	72.31	3.60	7.73	95.61	ALL
所有部位除外 C44	1727	99.60	337.20	126.43	125.03	5.60	5.60	149.84	1034	99.33	196.04	74.92	72.07	3.60	7.73	95.61	ALLbC44

附表 7-11 启东市 2015 年恶性肿瘤发病和死亡主要指标

部位	男性 病例数	构成比/%	粗率/(1/10万)	中标率/(1/10万)	世标率/(1/10万)	累积率/% 0-64岁	累积率/% 0-74岁	35-64岁截缩率/(1/10万)	女性 病例数	构成比/%	粗率/(1/10万)	中标率/(1/10万)	世标率/(1/10万)	累积率/% 0-64岁	累积率/% 0-74岁	35-64岁截缩率/(1/10万)	ICD-10
发病																	
口腔和咽喉（除外鼻咽）	28	1.00	5.09	2.83	2.87	0.17	0.17	4.31	20	0.89	3.49	1.53	1.62	0.11	0.19	3.24	C00—C10, C12—C14
鼻咽	29	1.04	5.28	2.73	2.75	0.19	0.19	6.03	19	0.85	3.32	2.07	1.87	0.13	0.21	4.48	C11
食管	108	3.87	19.65	9.54	9.88	0.51	0.51	13.43	37	1.65	6.46	2.02	2.07	0.03	0.17	0.83	C15
胃	315	11.29	57.32	28.77	28.60	1.21	1.21	34.17	166	7.39	29.00	14.05	13.56	0.64	1.48	16.97	C16
结直肠、肛门	286	10.25	52.04	26.88	26.75	1.29	1.29	36.28	257	11.44	44.90	18.93	19.46	1.00	2.30	28.69	C18—C21
肝脏	561	20.10	102.08	54.03	53.57	3.84	3.84	114.43	242	10.77	42.28	19.57	19.44	1.23	2.15	35.92	C22
胆囊及其他	39	1.40	7.10	3.53	3.65	0.11	0.11	2.78	48	2.14	8.39	3.30	3.36	0.15	0.35	4.42	C23—C24
胰腺	114	4.08	20.74	9.65	9.62	0.35	0.35	9.86	110	4.90	19.22	7.84	7.95	0.23	0.95	6.18	C25
喉	23	0.82	4.19	2.08	2.22	0.09	0.09	2.55	1	0.04	0.17	0.06	0.05	0.00	0.00	0.00	C32
气管、支气管、肺	702	25.15	127.74	63.16	63.86	2.38	2.38	66.11	345	15.35	60.28	26.50	26.11	1.40	2.86	38.43	C33—C34
其他胸腔器官	6	0.21	1.09	0.56	0.54	0.02	0.02	0.56	2	0.09	0.35	0.14	0.37	0.03	0.03	0.33	C37—C38
骨	13	0.47	2.37	1.87	1.91	0.11	0.11	1.97	8	0.36	1.40	0.54	0.55	0.03	0.03	0.88	C40—C41
皮肤黑色素瘤	8	0.29	1.46	0.77	0.73	0.03	0.03	0.89	6	0.27	1.05	0.45	0.49	0.02	0.06	0.65	C43
乳房	1	0.04	0.18	0.09	0.09	0.00	0.00	0.00	305	13.57	53.29	30.67	29.12	2.24	3.30	62.48	C50
子宫颈	—	—	—	—	—	—	—	—	135	6.01	23.59	15.14	13.87	1.14	1.42	33.84	C53
子宫体及子宫部位不明	—	—	—	—	—	—	—	—	82	3.65	14.33	7.58	7.59	0.56	0.94	16.99	C54—C55
卵巢	—	—	—	—	—	—	—	—	42	1.87	7.34	4.05	3.96	0.27	0.45	8.72	C56
前列腺	124	4.44	22.56	10.64	10.74	0.25	0.25	6.50	—	—	—	—	—	—	—	—	C61
睾丸	4	0.14	0.73	0.89	0.89	0.06	0.06	0.36	—	—	—	—	—	—	—	—	C62
肾及泌尿系统不明	29	1.04	5.28	2.74	2.70	0.18	0.18	5.24	23	1.02	4.02	2.49	2.26	0.12	0.26	2.39	C64—C66, C68
膀胱	114	4.08	20.74	10.23	10.19	0.46	0.46	12.12	40	1.78	6.99	2.72	2.76	0.11	0.29	3.05	C67
脑、神经系统	61	2.19	11.10	6.68	6.38	0.45	0.45	11.53	62	2.76	10.83	6.21	5.95	0.38	0.66	10.48	C70—C72, D32—D33, D42—D43
甲状腺	23	0.82	4.19	3.24	2.85	0.22	0.22	4.59	92	4.09	16.07	10.80	10.06	0.91	1.01	24.92	C73
淋巴瘤	88	3.15	16.01	8.76	8.80	0.49	0.49	12.14	76	3.38	13.28	6.77	6.79	0.36	0.87	9.49	C81—C85, C88, C90, C96
白血病	40	1.43	7.28	4.98	4.57	0.24	0.24	5.52	67	2.98	11.71	7.82	8.24	0.51	0.75	10.15	C91—C95, D45—D47
其他或未指明部位	75	2.69	13.65	6.81	6.88	0.22	0.22	5.77	62	2.76	10.83	4.44	4.62	0.18	0.52	4.91	O&u
所有部位合计	2791	100.00	507.86	261.46	261.06	12.86	12.86	357.12	2247	100.00	392.61	195.99	192.12	11.79	21.29	328.46	ALL
所有部位除外 C44	2760	98.89	502.22	258.96	258.36	12.83	12.83	356.14	2214	98.53	386.84	194.08	190.06	11.75	21.09	327.37	ALLbC44
死亡																	
口腔和咽喉（除外鼻咽）	14	0.65	2.55	1.54	1.56	0.08	0.08	1.70	7	0.56	1.22	0.33	0.35	0.01	0.01	0.25	C00—C10, C12—C14
鼻咽	18	0.84	3.28	1.72	1.80	0.13	0.13	3.63	6	0.48	1.05	0.50	0.53	0.03	0.07	0.92	C11
食管	81	3.78	14.74	6.75	7.02	0.23	0.23	6.08	28	2.23	4.89	1.41	1.45	0.00	0.08	0.00	C15
胃	239	11.14	43.49	20.74	20.53	0.63	0.63	17.78	139	11.08	24.29	10.12	10.06	0.45	1.07	13.45	C16
结直肠、肛门	163	7.60	29.66	13.47	13.37	0.45	0.45	12.78	122	9.72	21.32	7.45	7.64	0.24	0.75	6.94	C18—C21
肝脏	493	22.98	89.71	47.01	46.89	3.12	3.12	92.99	193	15.38	33.72	14.95	14.74	0.89	1.56	25.28	C22
胆囊及其他	25	1.17	4.55	2.05	2.15	0.04	0.04	1.19	35	2.79	6.12	2.52	2.45	0.14	0.22	3.49	C23—C24
胰腺	127	5.92	23.11	10.50	10.54	0.35	0.35	9.61	94	7.49	16.42	6.49	6.56	0.22	0.74	5.89	C25
喉	12	0.56	2.18	0.97	0.99	0.01	0.01	0.30	1	0.08	0.17	0.06	0.05	0.00	0.00	0.00	C32
气管、支气管、肺	603	28.11	109.72	52.90	53.26	1.67	1.67	45.66	267	21.27	46.65	19.44	19.53	0.88	2.25	24.87	C33—C34
其他胸腔器官	5	0.23	0.91	0.46	0.47	0.02	0.02	0.53	3	0.24	0.52	0.27	0.29	0.03	0.03	0.92	C37—C38
骨	9	0.42	1.64	0.88	0.92	0.04	0.04	0.98	6	0.48	1.05	0.75	0.66	0.03	0.03	0.25	C40—C41
皮肤黑色素瘤	3	0.14	0.55	0.25	0.25	0.01	0.01	0.31	2	0.24	0.52	0.28	0.29	0.00	0.04	0.00	C43
乳房	3	0.14	0.55	0.21	0.28	0.01	0.01	0.30	75	5.98	13.10	6.26	6.08	0.32	0.68	9.42	C50
子宫颈	—	—	—	—	—	—	—	—	36	2.87	6.29	3.08	3.09	0.16	0.36	4.16	C53
子宫体及子宫部位不明	—	—	—	—	—	—	—	—	12	0.96	2.10	0.99	0.99	0.08	0.10	2.48	C54—C55
卵巢	—	—	—	—	—	—	—	—	25	1.99	4.37	2.40	2.28	0.14	0.28	3.81	C56
前列腺	71	3.31	12.92	5.58	6.05	0.07	0.07	1.78	—	—	—	—	—	—	—	—	C61
睾丸	2	0.09	0.36	0.17	0.19	0.02	0.02	0.62	—	—	—	—	—	—	—	—	C62
肾及泌尿系统不明	14	0.65	2.55	1.25	1.28	0.07	0.07	1.86	13	1.04	2.27	1.08	0.99	0.04	0.08	0.63	C64—C66, C68
膀胱	61	2.84	11.10	4.80	5.09	0.10	0.10	2.66	13	1.04	2.27	0.60	0.66	0.01	0.03	0.25	C67
脑、神经系统	44	2.05	8.01	4.38	4.73	0.26	0.26	6.27	37	2.95	6.46	3.73	3.61	0.16	0.46	3.90	C70—C72, D32—D33, D42—D43
甲状腺	7	0.33	1.27	0.60	0.61	0.02	0.02	0.56	3	0.24	0.52	0.30	0.16	0.01	0.01	0.25	C73
淋巴瘤	70	3.26	12.74	7.20	7.12	0.39	0.39	10.12	54	4.30	9.44	4.44	4.45	0.16	0.63	4.08	C81—C85, C88, C90, C96
白血病	35	1.63	6.37	3.53	3.31	0.12	0.12	3.01	45	3.59	7.86	4.06	4.51	0.26	0.50	6.05	C91—C95, D45—D47
其他或未指明部位	46	2.14	8.37	3.95	3.94	0.14	0.14	4.10	38	3.03	6.64	2.39	2.51	0.11	0.21	2.63	O&u
所有部位合计	2145	100.00	390.31	190.93	192.36	7.98	7.98	224.83	1255	100.00	219.28	93.77	93.93	4.37	10.20	119.95	ALL
所有部位除外 C44	2128	99.21	387.22	189.61	190.89	7.94	7.94	223.82	1230	98.01	214.91	92.55	92.53	4.35	10.09	119.15	ALLbC44

附表 7–12 如皋市 2015 年恶性肿瘤发病和死亡主要指标

部位	男性 病例数	构成比/%	粗率/(1/10万)	中标率/(1/10万)	世标率/(1/10万)	累积率/% 0—64岁	累积率/% 0—74岁	35—64岁截缩率/(1/10万)	女性 病例数	构成比/%	粗率/(1/10万)	中标率/(1/10万)	世标率/(1/10万)	累积率/% 0—64岁	累积率/% 0—74岁	35—64岁截缩率/(1/10万)	ICD-10
发病																	
口腔和咽喉（除外鼻咽）	38	1.18	5.31	2.67	2.59	0.14	0.14	4.18	19	0.79	2.64	1.12	1.10	0.05	0.11	1.64	C00—C10, C12—C14
鼻咽	32	1.00	4.47	3.02	2.72	0.22	0.22	6.02	8	0.33	1.11	0.63	0.60	0.04	0.07	1.41	C11
食管	764	23.82	106.71	47.63	47.81	2.19	2.19	60.17	449	18.64	62.39	23.92	24.06	0.96	2.97	25.85	C15
胃	336	10.47	46.93	21.37	20.85	0.77	0.77	22.06	162	6.72	22.51	9.15	8.93	0.36	1.07	9.79	C16
结直肠、肛门	222	6.92	31.01	14.69	14.65	0.78	0.78	21.66	180	7.47	25.01	11.93	11.34	0.64	1.34	19.29	C18—C21
肝脏	521	16.24	72.77	41.50	39.00	2.93	2.93	89.30	168	6.97	23.34	11.28	10.99	0.77	1.29	22.47	C22
胆囊及其他	49	1.53	6.84	2.90	2.94	0.15	0.15	4.13	43	1.78	5.97	2.32	2.25	0.09	0.26	2.53	C23—C24
胰腺	83	2.59	11.59	5.11	5.10	0.19	0.19	5.42	76	3.15	10.56	3.96	3.91	0.15	0.37	3.89	C25
喉	10	0.31	1.40	0.58	0.67	0.04	0.04	0.97	2	0.08	0.28	0.27	0.20	0.01	0.03	0.45	C32
气管、支气管、肺	640	19.95	89.39	40.12	40.56	1.95	1.95	54.40	314	13.03	43.63	17.74	17.74	0.88	2.16	24.11	C33—C34
其他胸腔器官	5	0.16	0.70	0.29	0.29	0.02	0.02	0.48	12	0.50	1.67	1.02	1.26	0.06	0.10	1.61	C37—C38
骨	12	0.37	1.68	1.13	0.96	0.07	0.07	1.45	13	0.54	1.81	1.11	1.63	0.08	0.12	0.51	C40—C41
皮肤黑色素瘤	5	0.16	0.70	0.32	0.30	0.02	0.02	0.48	8	0.33	1.11	0.48	0.49	0.02	0.07	0.52	C43
乳房	4	0.12	0.56	0.27	0.29	0.02	0.02	0.49	301	12.49	41.82	26.12	24.05	1.98	2.55	62.45	C50
子宫颈	—	—	—	—	—	—	—	—	168	6.97	23.34	12.57	11.86	0.82	1.32	23.65	C53
子宫体及子宫部位不明	—	—	—	—	—	—	—	—	70	2.91	9.73	5.87	5.46	0.44	0.57	12.64	C54—C55
卵巢	—	—	—	—	—	—	—	—	63	2.62	8.75	5.97	5.16	0.36	0.52	8.93	C56
前列腺	95	2.96	13.27	5.37	5.24	0.12	0.12	3.17	—	—	—	—	—	—	—	—	C61
睾丸	6	0.19	0.84	0.76	0.61	0.05	0.05	1.20	—	—	—	—	—	—	—	—	C62
肾及泌尿系统不明	47	1.47	6.56	3.26	3.33	0.25	0.25	7.10	25	1.04	3.47	2.16	2.00	0.15	0.23	3.99	C64—C66, C68
膀胱	70	2.18	9.78	4.23	4.43	0.24	0.24	6.53	27	1.12	3.75	1.49	1.47	0.08	0.17	2.10	C67
脑、神经系统	47	1.47	6.56	3.91	3.72	0.28	0.28	7.93	52	2.16	7.22	4.44	4.87	0.33	0.47	7.82	C70—C72, D32—D33, D42—D43
甲状腺	17	0.53	2.37	1.54	1.42	0.12	0.12	3.96	37	1.54	5.14	4.08	3.71	0.30	0.34	7.08	C73
淋巴瘤	60	1.87	8.38	4.52	4.33	0.28	0.28	7.38	56	2.32	7.78	4.33	3.93	0.23	0.37	5.23	C81—C85, C88, C90, C96
白血病	47	1.47	6.56	4.18	4.30	0.23	0.23	5.06	46	1.91	6.39	4.37	4.04	0.20	0.42	3.10	C91—C95, D45—D47
其他或未指明部位	98	3.05	13.69	6.60	6.39	0.32	0.32	8.28	110	4.57	15.28	7.04	6.91	0.38	0.66	10.33	O&u
所有部位合计	3208	100.00	448.06	215.98	212.49	11.38	11.38	321.79	2409	100.00	334.71	163.85	157.94	9.38	17.58	261.39	ALL
所有部位除外 C44	3186	99.31	444.99	214.38	210.98	11.31	11.31	320.35	2373	98.51	329.71	162.14	156.14	9.30	17.42	258.84	ALLbC44
死亡																	
口腔和咽喉（除外鼻咽）	20	0.81	2.79	1.31	1.35	0.08	0.08	2.19	17	1.09	2.36	0.77	0.78	0.01	0.09	0.27	C00—C10, C12—C14
鼻咽	19	0.77	2.65	1.45	1.32	0.09	0.09	2.17	3	0.19	0.42	0.22	0.23	0.02	0.03	0.52	C11
食管	668	26.98	93.30	39.75	39.69	1.27	1.27	34.81	395	25.35	54.88	19.46	19.25	0.39	2.44	10.44	C15
胃	280	11.31	39.11	16.56	16.55	0.56	0.56	15.43	143	9.18	19.87	7.10	6.98	0.25	0.70	6.71	C16
结直肠、肛门	96	3.88	13.41	6.03	5.92	0.26	0.26	7.83	101	6.48	14.03	5.78	5.57	0.25	0.61	7.21	C18—C21
肝脏	440	17.77	61.46	33.41	32.48	2.50	2.50	74.94	133	8.54	18.48	8.55	8.26	0.52	0.96	14.98	C22
胆囊及其他	39	1.58	5.45	2.34	2.20	0.09	0.09	2.66	39	2.50	5.42	2.04	2.06	0.06	0.27	1.89	C23—C24
胰腺	84	3.39	11.73	5.15	5.14	0.22	0.22	6.19	79	5.07	10.98	3.89	3.91	0.16	0.43	4.40	C25
喉	8	0.32	1.12	0.47	0.50	0.02	0.02	0.48	0	0.00	0.00	0.00	0.00	0.00	0.00	0.00	C32
气管、支气管、肺	510	20.60	71.23	31.50	31.59	1.27	1.27	35.29	229	14.70	31.82	11.78	11.87	0.51	1.33	14.14	C33—C34
其他胸腔器官	2	0.08	0.28	0.11	0.09	0.00	0.00	0.00	4	0.26	0.56	0.36	0.58	0.01	0.04	0.23	C37—C38
骨	17	0.69	2.37	1.06	1.05	0.07	0.07	1.94	9	0.58	1.25	0.86	0.80	0.03	0.06	0.00	C40—C41
皮肤黑色素瘤	2	0.08	0.28	0.09	0.10	0.00	0.00	0.00	5	0.32	0.69	0.30	0.30	0.02	0.03	0.59	C43
乳房	1	0.04	0.14	0.08	0.08	0.01	0.01	0.24	77	4.94	10.70	4.87	4.84	0.34	0.56	9.96	C50
子宫颈	—	—	—	—	—	—	—	—	71	4.56	9.86	4.09	3.76	0.19	0.33	6.13	C53
子宫体及子宫部位不明	—	—	—	—	—	—	—	—	23	1.48	3.20	1.40	1.32	0.08	0.15	2.28	C54—C55
卵巢	—	—	—	—	—	—	—	—	43	2.76	5.97	2.66	2.59	0.13	0.35	3.84	C56
前列腺	38	1.53	5.31	1.91	1.89	0.00	0.00	0.00	—	—	—	—	—	—	—	—	C61
睾丸	4	0.16	0.56	0.63	0.46	0.03	0.03	0.72	—	—	—	—	—	—	—	—	C62
肾及泌尿系统不明	26	1.05	3.63	1.72	1.68	0.09	0.09	2.78	9	0.58	1.25	0.64	0.61	0.04	0.06	0.76	C64—C66, C68
膀胱	42	1.70	5.87	2.19	2.30	0.06	0.06	1.46	12	0.77	1.67	0.49	0.46	0.01	0.02	0.33	C67
脑、神经系统	34	1.37	4.75	2.53	2.57	0.15	0.15	3.27	30	1.93	4.17	2.19	2.41	0.15	0.23	3.71	C70—C72, D32—D33, D42—D43
甲状腺	4	0.16	0.56	0.27	0.27	0.01	0.01	0.24	3	0.19	0.42	0.15	0.14	0.01	0.01	0.25	C73
淋巴瘤	49	1.98	6.84	3.50	3.40	0.20	0.20	4.95	31	1.99	4.31	1.83	1.73	0.09	0.19	2.60	C81—C85, C88, C90, C96
白血病	29	1.17	4.05	2.17	2.20	0.10	0.10	2.13	47	3.02	6.53	3.84	3.52	0.20	0.40	4.93	C91—C95, D45—D47
其他或未指明部位	64	2.58	8.94	3.79	3.80	0.14	0.14	4.10	55	3.53	7.64	3.22	3.13	0.13	0.28	3.44	O&u
所有部位合计	2476	100.00	345.82	158.02	156.62	7.22	7.22	203.80	1558	100.00	216.47	86.50	85.10	3.59	9.57	99.61	ALL
所有部位除外 C44	2464	99.52	344.15	157.43	155.98	7.22	7.22	203.80	1553	99.68	215.78	86.41	84.97	3.59	9.57	99.61	ALLbC44

附表 7-13 海门市 2015 年恶性肿瘤发病和死亡主要指标

部位	男性病例数	构成比/%	粗率/(1/10万)	中标率/(1/10万)	世标率/(1/10万)	累积率/% 0—64岁	累积率/% 0—74岁	35—64岁截缩率/(1/10万)	女性病例数	构成比/%	粗率/(1/10万)	中标率/(1/10万)	世标率/(1/10万)	累积率/% 0—64岁	累积率/% 0—74岁	35—64岁截缩率/(1/10万)	ICD-10
发病																	
口腔和咽喉（除外鼻咽）	22	0.98	4.47	2.56	2.52	0.16	0.16	4.23	12	0.66	2.36	1.64	1.58	0.10	0.17	1.76	C00—C10, C12—C14
鼻咽	24	1.07	4.88	3.09	3.19	0.26	0.26	6.27	10	0.55	1.97	1.23	1.06	0.06	0.11	1.57	C11
食管	108	4.81	21.96	9.48	9.74	0.46	0.46	12.09	58	3.19	11.42	4.45	4.45	0.10	0.54	2.84	C15
胃	256	11.40	52.04	24.03	23.78	1.30	1.30	36.61	143	7.87	28.15	13.55	13.22	0.68	1.51	17.27	C16
结直肠、肛门	231	10.29	46.96	22.51	22.18	1.29	1.29	36.76	186	10.24	36.62	16.17	15.91	0.78	1.93	21.26	C18—C21
肝脏	300	13.36	60.99	33.55	33.09	2.42	2.42	71.50	133	7.32	26.18	12.03	12.26	0.85	1.41	24.25	C22
胆囊及其他	41	1.83	8.33	3.88	3.94	0.25	0.25	7.06	39	2.15	7.68	3.33	3.40	0.20	0.36	5.81	C23—C24
胰腺	88	3.92	17.89	8.03	8.04	0.42	0.42	12.17	84	4.63	16.54	7.34	7.03	0.29	0.81	8.39	C25
喉	11	0.49	2.24	1.13	1.13	0.04	0.04	1.19	0	0.00	0.00	0.00	0.00	0.00	0.00	0.00	C32
气管、支气管、肺	621	27.66	126.24	54.01	53.75	2.20	2.20	60.82	314	17.29	61.82	29.33	28.77	1.60	3.45	46.43	C33—C34
其他胸腔器官	13	0.58	2.64	1.48	1.55	0.13	0.13	3.39	7	0.39	1.38	0.91	1.29	0.06	0.08	0.83	C37—C38
骨	15	0.67	3.05	2.04	1.93	0.13	0.13	2.71	9	0.50	1.77	1.13	1.07	0.06	0.10	1.16	C40—C41
皮肤黑色素瘤	1	0.04	0.20	0.09	0.11	0.01	0.01	0.35	4	0.22	0.79	0.36	0.36	0.02	0.05	0.70	C43
乳房	0	0.00	0.00	0.00	0.00	0.00	0.00	0.00	218	12.00	42.92	25.49	24.14	1.94	2.63	58.40	C50
子宫颈	—	—	—	—	—	—	—	—	133	7.32	26.18	16.26	15.49	1.30	1.63	40.21	C53
子宫体及子宫部位不明	—	—	—	—	—	—	—	—	37	2.04	7.28	4.38	4.25	0.37	0.47	11.19	C54—C55
卵巢	—	—	—	—	—	—	—	—	44	2.42	8.66	5.43	5.07	0.42	0.58	12.09	C56
前列腺	101	4.50	20.53	7.83	7.76	0.12	0.12	3.32	—	—	—	—	—	—	—	—	C61
睾丸	5	0.22	1.02	1.21	1.07	0.08	0.08	1.27	—	—	—	—	—	—	—	—	C62
肾及泌尿系统不明	48	2.14	9.76	5.05	4.88	0.31	0.31	9.04	28	1.54	5.51	2.69	2.66	0.15	0.31	4.77	C64—C66, C68
膀胱	89	3.96	18.09	7.88	7.78	0.38	0.38	10.79	17	0.94	3.35	1.40	1.37	0.03	0.19	0.77	C67
脑、神经系统	53	2.36	10.77	6.31	6.09	0.37	0.37	8.95	66	3.63	12.99	7.04	6.86	0.47	0.77	11.34	C70—C72, D32—D33, D42—D43
甲状腺	35	1.56	7.12	6.34	5.45	0.42	0.42	10.11	87	4.79	17.13	12.71	11.41	0.96	1.12	27.10	C73
淋巴瘤	64	2.85	13.01	6.56	6.66	0.28	0.28	6.69	62	3.41	12.21	6.28	6.18	0.38	0.76	10.28	C81—C85, C88, C90, C96
白血病	48	2.14	9.76	5.86	6.23	0.33	0.33	7.29	35	1.93	6.89	4.36	4.21	0.27	0.55	6.48	C91—C95, D45—D47
其他或未指明部位	71	3.16	14.43	7.07	6.99	0.31	0.31	8.41	90	4.96	17.72	7.61	7.45	0.37	0.76	10.04	O&u
所有部位合计	2 245	100.00	456.39	219.99	217.82	11.64	11.64	321.03	1 816	100.00	357.53	185.15	179.47	11.49	20.26	324.93	ALL
所有部位除外 C44	2 217	98.75	450.70	217.68	215.42	11.60	11.60	319.62	1 768	97.36	348.08	181.74	176.22	11.39	20.00	321.72	ALLbC44
死亡																	
口腔和咽喉（除外鼻咽）	9	0.51	1.83	0.75	0.71	0.01	0.01	0.30	5	0.49	0.98	0.42	0.43	0.03	0.05	0.69	C00—C10, C12—C14
鼻咽	15	0.85	3.05	1.37	1.40	0.11	0.11	2.96	5	0.49	0.98	0.51	0.51	0.04	0.06	1.15	C11
食管	116	6.58	23.58	9.97	10.29	0.41	0.41	11.69	40	3.96	7.88	2.62	2.48	0.03	0.23	0.69	C15
胃	186	10.56	37.81	15.57	15.37	0.61	0.61	16.90	121	11.97	23.82	9.06	8.87	0.28	0.95	8.14	C16
结直肠、肛门	119	6.75	24.19	9.81	9.65	0.25	0.25	7.55	90	8.90	17.72	6.38	6.48	0.27	0.63	8.15	C18—C21
肝脏	277	15.72	56.31	29.91	29.25	2.03	2.03	61.31	104	10.29	20.48	9.57	9.56	0.63	1.06	18.90	C22
胆囊及其他	30	1.70	6.10	2.63	2.72	0.15	0.15	3.89	27	2.67	5.32	1.89	1.90	0.10	0.19	2.68	C23—C24
胰腺	73	4.14	14.84	6.56	6.37	0.24	0.24	6.35	73	7.22	14.37	6.14	5.90	0.21	0.68	5.52	C25
喉	6	0.34	1.22	0.50	0.51	0.04	0.04	1.00	1	0.10	0.20	0.07	0.06	0.00	0.00	0.00	C32
气管、支气管、肺	611	34.68	124.21	51.95	50.82	1.58	1.58	43.51	255	25.22	50.20	20.50	20.47	0.76	2.44	21.58	C33—C34
其他胸腔器官	8	0.45	1.63	0.71	0.73	0.04	0.04	1.00	4	0.40	0.79	0.21	0.26	0.01	0.01	0.38	C37—C38
骨	10	0.57	2.03	1.01	1.06	0.03	0.03	0.30	8	0.79	1.58	1.03	0.92	0.02	0.06	0.00	C40—C41
皮肤黑色素瘤	7	0.40	1.42	0.65	0.64	0.01	0.01	0.47	0	0.00	0.00	0.00	0.00	0.00	0.00	0.00	C43
乳房	3	0.17	0.61	0.34	0.33	0.01	0.01	0.45	58	5.74	11.42	5.45	5.35	0.35	0.54	10.99	C50
子宫颈	—	—	—	—	—	—	—	—	25	2.47	4.92	2.60	2.53	0.21	0.28	6.27	C53
子宫体及子宫部位不明	—	—	—	—	—	—	—	—	15	1.48	2.95	1.59	1.54	0.11	0.17	3.35	C54—C55
卵巢	—	—	—	—	—	—	—	—	29	2.87	5.71	3.08	3.04	0.22	0.38	6.51	C56
前列腺	64	3.63	13.01	4.52	4.84	0.03	0.03	0.71	—	—	—	—	—	—	—	—	C61
睾丸	1	0.06	0.20	0.10	0.10	0.00	0.00	0.00	—	—	—	—	—	—	—	—	C62
肾及泌尿系统不明	14	0.79	2.85	1.26	1.24	0.05	0.05	1.64	11	1.09	2.17	0.76	0.83	0.04	0.08	1.07	C64—C66, C68
膀胱	37	2.10	7.52	2.71	2.78	0.02	0.02	0.72	13	1.29	2.56	0.87	0.90	0.00	0.11	0.00	C67
脑、神经系统	28	1.59	5.69	3.24	3.09	0.14	0.14	3.52	23	2.27	4.53	2.65	2.51	0.15	0.24	3.41	C70—C72, D32—D33, D42—D43
甲状腺	5	0.28	1.02	0.40	0.44	0.03	0.03	0.65	4	0.40	0.79	0.30	0.29	0.01	0.04	0.39	C73
淋巴瘤	56	3.18	11.38	5.23	5.09	0.16	0.16	5.20	28	2.77	5.51	2.36	2.28	0.09	0.19	1.84	C81—C85, C88, C90, C96
白血病	40	2.27	8.13	4.26	4.04	0.24	0.24	6.23	20	1.98	3.94	2.13	2.25	0.15	0.24	3.00	C91—C95, D45—D47
其他或未指明部位	47	2.67	9.55	3.63	3.72	0.06	0.06	2.08	52	5.14	10.24	3.35	3.55	0.11	0.28	3.16	O&u
所有部位合计	1 762	100.00	358.20	157.08	155.18	6.26	6.26	178.42	1 011	100.00	199.04	83.55	82.89	3.83	8.94	107.85	ALL
所有部位除外 C44	1 740	98.75	353.73	155.54	153.51	6.24	6.24	177.96	991	98.02	195.10	82.73	81.86	3.83	8.89	107.85	ALLbC44

附表 7-14 连云港市区 2015 年恶性肿瘤发病和死亡主要指标

部位	男性 病例数	构成比/%	粗率/(1/10万)	中标率/(1/10万)	世标率/(1/10万)	累积率/% 0—64岁	0—74岁	35—64岁截缩率/(1/10万)	女性 病例数	构成比/%	粗率/(1/10万)	中标率/(1/10万)	世标率/(1/10万)	累积率/% 0—64岁	0—74岁	35—64岁截缩率/(1/10万)	ICD-10
发病																	
口腔和咽喉（除外鼻咽）	22	1.66	4.28	2.85	2.95	0.20	0.20	5.74	5	0.50	1.01	0.66	0.65	0.03	0.07	0.97	C00—C10, C12—C14
鼻咽	8	0.61	1.56	1.14	1.13	0.08	0.08	2.68	4	0.40	0.80	0.63	0.56	0.03	0.08	0.94	C11
食管	109	8.25	21.22	13.83	13.70	0.58	0.58	15.60	35	3.49	7.04	3.75	3.91	0.17	0.43	4.32	C15
胃	152	11.50	29.60	19.67	19.62	1.12	1.12	30.98	62	6.18	12.47	7.88	7.59	0.45	0.93	13.33	C16
结直肠、肛门	155	11.72	30.18	20.12	20.12	1.01	1.01	29.36	75	7.47	15.08	9.39	9.23	0.46	1.07	12.78	C18—C21
肝脏	154	11.65	29.99	20.21	20.14	1.49	1.49	42.97	48	4.78	9.65	5.92	5.69	0.21	0.72	6.23	C22
胆囊及其他	18	1.36	3.50	2.37	2.31	0.11	0.11	3.02	17	1.69	3.42	1.91	1.86	0.11	0.18	3.12	C23—C24
胰腺	38	2.87	7.40	4.67	4.81	0.24	0.24	6.61	16	1.59	3.22	1.98	1.98	0.12	0.23	3.50	C25
喉	21	1.59	4.09	2.83	2.71	0.16	0.16	4.65	0	0.00	0.00	0.00	0.00	0.00	0.00	0.00	C32
气管、支气管、肺	307	23.22	59.78	39.10	39.15	1.96	1.96	53.81	162	16.14	32.57	20.09	19.52	0.95	2.43	27.00	C33—C34
其他胸腔器官	4	0.30	0.78	0.47	0.49	0.03	0.03	0.85	1	0.10	0.20	0.14	0.14	0.02	0.02	0.46	C37—C38
骨	9	0.68	1.75	1.39	1.25	0.04	0.04	0.98	5	0.50	1.01	0.60	0.60	0.01	0.09	0.43	C40—C41
皮肤黑色素瘤	3	0.23	0.58	0.45	0.45	0.03	0.03	1.00	1	0.10	0.20	0.12	0.13	0.00	0.02	0.00	C43
乳房	4	0.30	0.78	0.50	0.51	0.00	0.00	0.00	196	19.52	39.41	28.35	26.94	2.32	2.85	70.53	C50
子宫颈	—	—	—	—	—	—	—	—	74	7.37	14.88	11.00	10.32	0.88	1.07	27.97	C53
子宫体及子宫部位不明	—	—	—	—	—	—	—	—	50	4.98	10.05	6.99	6.86	0.62	0.81	17.76	C54—C55
卵巢	—	—	—	—	—	—	—	—	21	2.09	4.22	2.97	3.01	0.26	0.30	7.08	C56
前列腺	50	3.78	9.74	6.31	5.96	0.13	0.13	3.05	—	—	—	—	—	—	—	—	C61
睾丸	0	0.00	0.00	0.00	0.00	0.00	0.00	0.00	—	—	—	—	—	—	—	—	C62
肾及泌尿系统不明	46	3.48	8.96	6.05	6.12	0.46	0.46	13.10	19	1.89	3.82	2.65	2.60	0.16	0.32	3.90	C64—C66, C68
膀胱	57	4.31	11.10	7.27	7.34	0.38	0.38	9.56	8	0.80	1.61	1.00	0.91	0.02	0.10	0.46	C67
脑、神经系统	24	1.82	4.67	3.46	3.32	0.20	0.20	5.08	39	3.88	7.84	5.03	5.14	0.37	0.62	10.23	C70—C72, D32—D33, D42—D43
甲状腺	27	2.04	5.26	4.46	4.17	0.31	0.31	7.89	85	8.47	17.09	14.42	12.46	0.98	1.15	25.79	C73
淋巴瘤	36	2.72	7.01	5.29	4.94	0.24	0.24	6.76	21	2.09	4.22	2.54	2.48	0.16	0.29	4.41	C81—C85, C88, C90, C96
白血病	29	2.19	5.65	4.89	5.17	0.30	0.30	6.08	27	2.69	5.43	4.39	4.59	0.30	0.44	6.90	C91—C95, D45—D47
其他或未指明部位	49	3.71	9.54	6.45	6.47	0.34	0.34	8.80	33	3.29	6.64	4.30	4.31	0.21	0.42	5.50	O&u
所有部位合计	1 322	100.00	257.41	173.79	172.85	9.41	9.41	258.56	1 004	100.00	201.87	136.70	131.49	8.83	14.64	253.59	ALL
所有部位除外 C44	1 314	99.39	255.85	172.81	171.82	9.37	9.37	257.28	998	99.40	200.66	136.20	130.95	8.83	14.60	253.59	ALLbC44
死亡																	
口腔和咽喉（除外鼻咽）	13	1.31	2.53	1.63	1.62	0.08	0.08	2.26	9	1.74	1.81	1.00	1.07	0.04	0.14	0.92	C00—C10, C12—C14
鼻咽	8	0.81	1.56	1.06	1.09	0.04	0.04	1.27	2	0.39	0.40	0.27	0.27	0.01	0.05	0.43	C11
食管	99	9.99	19.28	12.22	12.15	0.46	0.46	12.11	37	7.16	7.44	3.82	3.79	0.05	0.39	1.34	C15
胃	126	12.71	24.53	15.92	16.01	0.74	0.74	20.74	50	9.67	10.05	5.84	5.36	0.20	0.46	5.77	C16
结直肠、肛门	63	6.36	12.27	7.76	7.82	0.29	0.29	8.23	42	8.12	8.44	4.92	4.92	0.27	0.57	7.80	C18—C21
肝脏	146	14.73	28.43	19.43	19.53	1.39	1.39	39.95	45	8.70	9.05	5.49	5.14	0.20	0.54	6.15	C22
胆囊及其他	15	1.51	2.92	1.99	1.91	0.09	0.09	2.69	10	1.90	2.01	0.92	0.90	0.05	0.08	1.29	C23—C24
胰腺	48	4.84	9.35	5.91	6.12	0.36	0.36	9.65	20	3.87	4.02	2.37	2.45	0.16	0.24	4.43	C25
喉	7	0.71	1.36	0.92	0.83	0.03	0.03	0.87	0	0.00	0.00	0.00	0.00	0.00	0.00	0.00	C32
气管、支气管、肺	267	26.94	51.99	33.48	32.93	1.52	1.52	41.04	122	23.60	24.53	13.84	13.63	0.59	1.51	16.79	C33—C34
其他胸腔器官	5	0.50	0.97	0.76	0.78	0.05	0.05	0.85	1	0.19	0.20	0.11	0.13	0.02	0.02	0.41	C37—C38
骨	11	1.11	2.14	1.83	1.57	0.06	0.06	0.43	2	0.39	0.40	0.21	0.20	0.00	0.02	0.00	C40—C41
皮肤黑色素瘤	2	0.20	0.39	0.29	0.29	0.00	0.00	0.00	3	0.58	0.60	0.35	0.34	0.03	0.03	0.89	C43
乳房	1	0.10	0.19	0.13	0.14	0.00	0.00	0.00	47	9.09	9.45	6.60	6.28	0.50	0.68	14.04	C50
子宫颈	—	—	—	—	—	—	—	—	23	4.45	4.62	3.28	3.12	0.24	0.33	7.47	C53
子宫体及子宫部位不明	—	—	—	—	—	—	—	—	8	1.55	1.61	1.08	1.04	0.09	0.12	2.63	C54—C55
卵巢	—	—	—	—	—	—	—	—	13	2.51	2.61	1.56	1.55	0.11	0.14	3.50	C56
前列腺	27	2.72	5.26	2.87	2.98	0.01	0.01	0.00	—	—	—	—	—	—	—	—	C61
睾丸	1	0.10	0.19	0.23	0.14	0.01	0.01	0.00	—	—	—	—	—	—	—	—	C62
肾及泌尿系统不明	13	1.31	2.53	1.67	1.74	0.06	0.06	1.72	9	1.74	1.81	1.06	1.01	0.06	0.10	1.72	C64—C66, C68
膀胱	25	2.52	4.87	2.94	2.83	0.03	0.03	0.86	3	0.58	0.60	0.41	0.41	0.02	0.09	0.46	C67
脑、神经系统	21	2.12	4.09	2.81	2.70	0.14	0.14	4.05	18	3.48	3.62	2.36	2.35	0.17	0.25	3.96	C70—C72, D32—D33, D42—D43
甲状腺	5	0.50	0.97	0.67	0.72	0.02	0.02	0.45	6	1.16	1.21	0.58	0.66	0.03	0.06	0.89	C73
淋巴瘤	36	3.63	7.01	5.29	4.88	0.25	0.25	6.37	10	1.93	2.01	1.40	1.29	0.08	0.15	2.39	C81—C85, C88, C90, C96
白血病	21	2.12	4.09	3.07	2.94	0.18	0.18	4.97	20	3.87	4.02	3.26	3.25	0.20	0.26	3.69	C91—C95, D45—D47
其他或未指明部位	31	3.13	6.04	4.25	4.00	0.18	0.18	4.38	17	3.29	3.42	1.81	1.86	0.08	0.21	1.75	O&u
所有部位合计	991	100.00	192.96	127.12	125.73	5.98	5.98	162.89	517	100.00	103.95	62.54	61.08	3.20	6.47	88.70	ALL
所有部位除外 C44	988	99.70	192.37	126.76	125.37	5.96	5.96	162.45	515	99.61	103.55	62.40	60.94	3.20	6.47	88.70	ALLbC44

附表 7-15　连云港市赣榆区 2015 年恶性肿瘤发病和死亡主要指标

部位	男性								女性								ICD-10
	病例数	构成比/%	粗率/(1/10万)	中标率/(1/10万)	世标率/(1/10万)	累积率/% 0—64岁	0—74岁	35—64岁截缩率/(1/10万)	病例数	构成比/%	粗率/(1/10万)	中标率/(1/10万)	世标率/(1/10万)	累积率/% 0—64岁	0—74岁	35—64岁截缩率/(1/10万)	
发病																	
口腔和咽喉（除外鼻咽）	13	0.87	2.05	1.50	1.48	0.10	0.10	3.12	7	0.73	1.23	0.77	0.77	0.05	0.10	1.20	C00—C10, C12—C14
鼻咽	10	0.67	1.58	1.38	1.26	0.10	0.10	2.91	3	0.31	0.53	0.38	0.34	0.01	0.04	0.57	C11
食管	338	22.62	53.36	36.78	37.25	1.98	1.98	54.56	56	5.88	9.85	5.70	5.76	0.30	0.73	8.29	C15
胃	192	12.85	30.31	21.26	21.38	1.26	1.26	35.40	79	8.29	13.90	8.28	8.15	0.37	1.05	10.69	C16
结直肠、肛门	95	6.36	15.00	10.46	10.36	0.61	0.61	16.94	74	7.76	13.02	7.89	7.78	0.57	0.87	16.18	C18—C21
肝脏	200	13.39	31.57	23.45	23.76	1.59	1.59	45.07	53	5.56	9.32	5.89	5.91	0.44	0.72	12.14	C22
胆囊及其他	19	1.27	3.00	2.31	2.27	0.12	0.12	3.25	6	0.63	1.06	0.69	0.64	0.02	0.08	0.75	C23—C24
胰腺	29	1.94	4.58	3.21	3.14	0.22	0.22	6.35	19	1.99	3.34	2.03	2.08	0.06	0.30	1.12	C25
喉	14	0.94	2.21	1.59	1.71	0.16	0.16	4.34	3	0.31	0.53	0.35	0.32	0.00	0.06	1.00	C32
气管、支气管、肺	378	25.30	59.67	42.00	42.41	2.48	2.48	68.65	241	25.29	42.39	24.25	24.14	1.46	2.80	40.35	C33—C34
其他胸腔器官	3	0.20	0.47	0.34	0.32	0.01	0.01	0.36	3	0.31	0.53	0.47	0.37	0.02	0.05	0.36	C37—C38
骨	7	0.47	1.11	0.98	1.00	0.07	0.07	1.93	13	1.36	2.29	1.49	1.41	0.10	0.18	2.52	C40—C41
皮肤黑色素瘤	0	0.00	0.00	0.00	0.00	0.00	0.00	0.00	1	0.10	0.18	0.14	0.15	0.02	0.02	0.47	C43
乳房	4	0.27	0.63	0.31	0.35	0.03	0.03	0.73	172	18.05	30.25	25.20	22.80	1.90	2.43	61.99	C50
子宫颈	—	—	—	—	—	—	—	—	42	4.41	7.39	5.65	5.35	0.45	0.54	13.86	C53
子宫体及子宫部位不明	—	—	—	—	—	—	—	—	28	2.94	4.92	3.73	3.63	0.29	0.40	8.64	C54—C55
卵巢	—	—	—	—	—	—	—	—	30	3.15	5.28	3.61	3.50	0.27	0.40	7.57	C56
前列腺	18	1.20	2.84	1.80	1.70	0.03	0.03	0.84	—	—	—	—	—	—	—	—	C61
睾丸	0	0.00	0.00	0.00	0.00	0.00	0.00	0.00	—	—	—	—	—	—	—	—	C62
肾及泌尿系统不明	13	0.87	2.05	1.54	1.60	0.07	0.07	1.51	6	0.63	1.06	0.58	0.55	0.02	0.07	0.72	C64—C66, C68
膀胱	28	1.87	4.42	2.87	2.87	0.14	0.14	4.03	10	1.05	1.76	0.90	0.91	0.04	0.09	1.22	C67
脑、神经系统	33	2.21	5.21	4.68	4.35	0.39	0.39	10.77	33	3.46	5.80	4.56	4.52	0.28	0.50	6.57	C70—C72, D32—D33, D42—D43
甲状腺	8	0.54	1.26	1.13	1.02	0.10	0.10	2.92	22	2.31	3.87	3.12	2.98	0.24	0.26	6.32	C73
淋巴瘤	21	1.41	3.32	3.08	2.84	0.18	0.18	4.16	21	2.20	3.69	2.60	2.41	0.15	0.28	3.85	C81—C85, C88, C90, C96
白血病	47	3.15	7.42	6.86	6.88	0.46	0.46	8.91	17	1.78	2.99	2.34	2.41	0.17	0.22	2.65	C91—C95, D45—D47
其他或未指明部位	24	1.61	3.79	3.17	3.13	0.22	0.22	5.68	14	1.47	2.46	1.65	1.52	0.11	0.17	2.83	O&u
所有部位合计	1494	100.00	235.85	170.69	171.07	10.32	10.32	282.40	953	100.00	167.63	112.25	108.39	7.34	12.39	210.89	ALL
所有部位除外 C44	1490	99.73	235.22	170.17	170.70	10.30	10.30	282.40	951	99.79	167.27	112.16	108.30	7.34	12.39	210.89	ALLbC44
死亡																	
口腔和咽喉（除外鼻咽）	9	0.77	1.42	0.90	0.86	0.03	0.03	1.09	5	0.77	0.88	0.58	0.54	0.02	0.07	0.47	C00—C10, C12—C14
鼻咽	3	0.26	0.47	0.33	0.37	0.05	0.05	1.21	1	0.15	0.18	0.14	0.15	0.02	0.02	0.47	C11
食管	262	22.30	41.36	27.80	27.91	1.45	1.45	39.30	51	7.85	8.97	4.96	4.85	0.16	0.67	4.45	C15
胃	159	13.53	25.10	17.54	17.55	0.96	0.96	26.58	78	12.00	13.72	7.74	7.68	0.34	0.99	9.70	C16
结直肠、肛门	56	4.77	8.84	5.90	5.53	0.24	0.24	6.79	44	6.77	7.74	4.03	3.87	0.16	0.39	4.52	C18—C21
肝脏	179	15.23	28.26	20.73	20.94	1.36	1.36	38.23	54	8.31	9.50	5.83	5.92	0.34	0.72	8.93	C22
胆囊及其他	12	1.02	1.89	1.48	1.46	0.07	0.07	2.66	6	0.92	1.06	0.63	0.56	0.01	0.07	0.36	C23—C24
胰腺	34	2.89	5.37	3.78	3.73	0.21	0.21	6.19	16	2.46	2.81	1.56	1.61	0.08	0.20	2.44	C25
喉	4	0.34	0.63	0.42	0.49	0.06	0.06	1.57	1	0.15	0.18	0.12	0.12	0.00	0.03	0.00	C32
气管、支气管、肺	319	27.15	50.36	34.10	34.56	1.84	1.84	50.50	189	29.08	33.24	18.30	17.79	0.91	1.95	23.94	C33—C34
其他胸腔器官	2	0.17	0.32	0.22	0.20	0.00	0.00	0.00	—	—	—	—	—	—	—	—	C37—C38
骨	7	0.60	1.11	0.85	0.82	0.06	0.06	1.66	10	1.54	1.76	1.17	1.14	0.03	0.16	0.47	C40—C41
皮肤黑色素瘤	0	0.00	0.00	0.00	0.00	0.00	0.00	0.00	2	0.31	0.35	0.24	0.23	0.02	0.02	0.47	C43
乳房	1	0.09	0.16	0.14	0.12	0.01	0.01	0.39	60	9.23	10.55	7.35	7.05	0.56	0.81	17.12	C50
子宫颈	—	—	—	—	—	—	—	—	28	4.31	4.92	3.20	3.21	0.29	0.35	8.81	C53
子宫体及子宫部位不明	—	—	—	—	—	—	—	—	29	4.46	5.10	4.01	3.74	0.27	0.45	7.89	C54—C55
卵巢	—	—	—	—	—	—	—	—	13	2.00	2.29	1.49	1.45	0.08	0.17	2.03	C56
前列腺	8	0.68	1.26	0.66	0.69	0.01	0.01	0.37	—	—	—	—	—	—	—	—	C61
睾丸	0	0.00	0.00	0.00	0.00	0.00	0.00	0.00	—	—	—	—	—	—	—	—	C62
肾及泌尿系统不明	11	0.94	1.74	1.19	1.24	0.07	0.07	1.46	5	0.77	0.88	0.69	0.55	0.03	0.05	1.11	C64—C66, C68
膀胱	22	1.87	3.47	2.03	2.07	0.13	0.13	3.37	4	0.62	0.70	0.31	0.29	0.00	0.03	0.00	C67
脑、神经系统	26	2.21	4.10	3.37	3.16	0.22	0.22	6.07	14	2.15	2.46	1.76	1.79	0.10	0.20	2.30	C70—C72, D32—D33, D42—D43
甲状腺	4	0.34	0.63	0.42	0.46	0.05	0.05	1.49	2	0.31	0.35	0.24	0.20	0.01	0.01	0.39	C73
淋巴瘤	22	1.87	3.47	2.77	2.62	0.14	0.14	2.94	11	1.69	1.93	1.19	1.17	0.05	0.14	1.20	C81—C85, C88, C90, C96
白血病	25	2.13	3.95	3.58	3.28	0.24	0.24	5.37	15	2.31	2.64	1.97	2.30	0.12	0.16	1.83	C91—C95, D45—D47
其他或未指明部位	10	0.85	1.58	0.99	1.07	0.09	0.09	2.31	12	1.85	2.11	1.39	1.22	0.06	0.14	1.22	O&u
所有部位合计	1175	100.00	185.49	129.19	129.14	7.33	7.33	199.53	650	100.00	114.33	68.92	67.43	3.67	7.80	100.13	ALL
所有部位除外 C44	1174	99.91	185.33	129.12	129.08	7.33	7.33	199.53	648	99.69	113.98	68.80	67.34	3.67	7.80	100.13	ALLbC44

附表 7-16　东海县 2015 年恶性肿瘤发病和死亡主要指标

部位	男性								女性								ICD-10
	病例数	构成比/%	粗率/(1/10万)	中标率/(1/10万)	世标率/(1/10万)	累积率/% 0—64岁	累积率/% 0—74岁	35—64岁截缩率/(1/10万)	病例数	构成比/%	粗率/(1/10万)	中标率/(1/10万)	世标率/(1/10万)	累积率/% 0—64岁	累积率/% 0—74岁	35—64岁截缩率/(1/10万)	
发病																	
口腔和咽喉（除外鼻咽）	12	0.87	1.88	1.49	1.46	0.07	0.07	1.99	8	0.76	1.36	1.09	0.97	0.08	0.10	2.00	C00—C10, C12—C14
鼻咽	19	1.38	2.97	2.42	2.39	0.17	0.17	5.15	5	0.47	0.85	0.73	0.62	0.06	0.06	1.81	C11
食管	156	11.30	24.38	18.68	18.54	0.68	0.68	18.54	62	5.87	10.53	6.90	6.86	0.25	0.81	6.82	C15
胃	151	10.94	23.60	18.49	18.43	0.89	0.89	24.59	73	6.91	12.40	8.02	7.60	0.37	0.66	10.98	C16
结直肠、肛门	93	6.74	14.53	11.94	11.49	0.64	0.64	19.34	64	6.05	10.87	7.31	7.15	0.37	0.89	10.41	C18—C21
肝脏	197	14.28	30.79	25.04	24.50	1.66	1.66	48.63	86	8.14	14.61	9.91	9.75	0.54	1.05	14.40	C22
胆囊及其他	22	1.59	3.44	2.53	2.32	0.10	0.10	3.13	22	2.08	3.74	2.56	2.56	0.13	0.27	3.85	C23—C24
胰腺	29	2.10	4.53	3.57	3.53	0.24	0.24	6.90	18	1.70	3.06	1.90	1.85	0.06	0.23	1.91	C25
喉	13	0.94	2.03	1.58	1.54	0.12	0.12	3.42	0	0.00	0.00	0.00	0.00	0.00	0.00	0.00	C32
气管、支气管、肺	412	29.86	64.39	49.57	49.37	2.53	2.53	70.04	222	21.00	37.72	26.04	25.08	1.19	2.89	35.71	C33—C34
其他胸腔器官	1	0.07	0.16	0.12	0.09	0.00	0.00	0.00	1	0.09	0.17	0.11	0.11	0.01	0.01	0.36	C37—C38
骨	15	1.09	2.34	1.90	1.78	0.12	0.12	3.50	12	1.14	2.04	1.56	1.41	0.04	0.15	0.38	C40—C41
皮肤黑色素瘤	3	0.22	0.47	0.40	0.43	0.03	0.03	0.86	5	0.47	0.85	0.84	0.74	0.07	0.07	2.39	C43
乳房	2	0.14	0.31	0.28	0.27	0.02	0.02	0.86	163	15.42	27.69	23.56	21.44	1.81	2.17	59.16	C50
子宫颈	—	—	—	—	—	—	—	—	69	6.53	11.72	9.62	8.86	0.74	0.96	22.51	C53
子宫体及子宫部位不明	—	—	—	—	—	—	—	—	44	4.16	7.48	5.84	5.54	0.44	0.61	13.36	C54—C55
卵巢	—	—	—	—	—	—	—	—	24	2.27	4.08	3.40	3.38	0.28	0.37	8.21	C56
前列腺	23	1.67	3.59	2.55	2.32	0.02	0.02	0.39	—	—	—	—	—	—	—	—	C61
睾丸	3	0.22	0.47	0.31	0.36	0.02	0.02	0.76	—	—	—	—	—	—	—	—	C62
肾及泌尿系统不明	15	1.09	2.34	1.83	1.98	0.11	0.11	2.89	5	0.47	0.85	0.74	0.66	0.03	0.09	1.08	C64—C66, C68
膀胱	49	3.55	7.66	5.63	5.59	0.21	0.21	6.01	12	1.14	2.04	1.67	1.73	0.12	0.16	2.81	C67
脑、神经系统	34	2.46	5.31	4.50	4.66	0.32	0.32	7.80	45	4.26	7.65	5.92	6.15	0.43	0.62	10.99	C70—C72, D32—D33, D42—D43
甲状腺	16	1.16	2.50	2.23	2.12	0.20	0.20	6.04	30	2.84	5.10	4.63	4.41	0.36	0.47	9.06	C73
淋巴瘤	31	2.25	4.84	4.06	3.68	0.22	0.22	6.73	16	1.51	2.72	2.13	2.05	0.10	0.26	2.68	C81—C85, C88, C90, C96
白血病	40	2.90	6.25	6.05	6.67	0.35	0.35	5.64	33	3.12	5.61	4.36	4.48	0.23	0.41	3.56	C91—C95, D45—D47
其他或未指明部位	44	3.19	6.88	5.57	5.64	0.32	0.32	8.38	38	3.60	6.46	5.11	4.99	0.33	0.48	7.96	O&u
所有部位合计	1 380	100.00	215.67	170.75	169.16	9.05	9.05	251.56	1 057	100.00	179.59	133.97	128.39	8.05	13.80	232.40	ALL
所有部位除外 C44	1 365	98.91	213.33	168.84	167.35	8.95	8.95	248.77	1 044	98.77	177.38	132.21	126.64	7.96	13.62	230.50	ALLbC44
死亡																	
口腔和咽喉（除外鼻咽）	6	0.52	0.94	0.64	0.73	0.05	0.05	1.29	4	0.60	0.68	0.38	0.32	0.01	0.01	0.36	C00—C10, C12—C14
鼻咽	10	0.86	1.56	1.20	1.21	0.06	0.06	1.87	2	0.30	0.34	0.39	0.28	0.01	0.01	0.58	C11
食管	141	12.19	22.04	16.22	16.76	0.54	0.54	14.66	52	7.84	8.83	5.33	5.26	0.09	0.58	2.53	C15
胃	124	10.72	19.38	14.49	14.28	0.60	0.60	16.82	66	9.95	11.21	7.19	6.88	0.29	0.65	8.23	C16
结直肠、肛门	67	5.79	10.47	7.95	7.83	0.36	0.36	11.07	35	5.28	5.95	3.79	3.70	0.15	0.41	4.14	C18—C21
肝脏	192	16.59	30.01	23.77	23.68	1.53	1.53	43.79	67	10.11	11.38	7.69	7.35	0.40	0.74	10.77	C22
胆囊及其他	19	1.64	2.97	2.09	1.99	0.09	0.09	2.44	16	2.41	2.72	1.71	1.69	0.06	0.16	2.47	C23—C24
胰腺	23	1.99	3.59	2.83	2.72	0.15	0.15	4.28	18	2.71	3.06	1.80	1.74	0.08	0.22	2.39	C25
喉	7	0.61	1.09	0.83	0.79	0.06	0.06	1.66	0	0.00	0.00	0.00	0.00	0.00	0.00	0.00	C32
气管、支气管、肺	396	34.23	61.89	46.00	45.72	1.97	1.97	53.12	186	28.05	31.60	21.37	20.86	0.81	2.59	24.19	C33—C34
其他胸腔器官	1	0.09	0.16	0.10	0.12	0.02	0.02	0.39	1	0.15	0.17	0.05	0.07	0.00	0.00	0.00	C37—C38
骨	13	1.12	2.03	1.60	1.44	0.08	0.08	1.54	11	1.66	1.87	1.43	1.37	0.05	0.18	0.87	C40—C41
皮肤黑色素瘤	2	0.17	0.31	0.27	0.29	0.02	0.02	0.51	2	0.30	0.34	0.32	0.32	0.03	0.03	1.02	C43
乳房	1	0.09	0.16	0.12	0.09	0.00	0.00	0.00	51	7.69	8.67	6.83	6.48	0.57	0.68	16.50	C50
子宫颈	—	—	—	—	—	—	—	—	24	3.62	4.08	2.81	2.79	0.13	0.34	3.85	C53
子宫体及子宫部位不明	—	—	—	—	—	—	—	—	16	2.41	2.72	2.12	1.92	0.13	0.20	3.99	C54—C55
卵巢	—	—	—	—	—	—	—	—	12	1.81	2.04	1.43	1.44	0.08	0.22	2.28	C56
前列腺	8	0.69	1.25	0.86	0.77	0.02	0.02	0.39	—	—	—	—	—	—	—	—	C61
睾丸	2	0.17	0.31	0.24	0.25	0.02	0.02	0.39	—	—	—	—	—	—	—	—	C62
肾及泌尿系统不明	8	0.69	1.25	0.97	0.99	0.04	0.04	1.01	3	0.45	0.51	0.33	0.30	0.01	0.03	0.38	C64—C66, C68
膀胱	24	2.07	3.75	2.62	2.45	0.04	0.04	0.87	6	0.90	1.02	0.61	0.65	0.03	0.10	0.78	C67
脑、神经系统	33	2.85	5.16	4.75	4.78	0.28	0.28	6.58	30	4.52	5.10	3.95	3.88	0.20	0.41	4.25	C70—C72, D32—D33, D42—D43
甲状腺	1	0.09	0.16	0.13	0.11	0.01	0.01	0.36	4	0.60	0.68	0.37	0.42	0.05	0.05	1.16	C73
淋巴瘤	26	2.25	4.06	3.12	3.03	0.13	0.13	3.53	12	1.81	2.04	1.69	1.68	0.09	0.14	1.65	C81—C85, C88, C90, C96
白血病	39	3.37	6.10	5.62	5.73	0.35	0.35	6.41	30	4.52	5.10	4.15	4.24	0.24	0.39	4.27	C91—C95, D45—D47
其他或未指明部位	14	1.21	2.19	1.64	1.72	0.07	0.07	2.37	15	2.26	2.55	1.55	1.58	0.05	0.16	1.25	O&u
所有部位合计	1 157	100.00	180.82	138.07	137.50	6.48	6.48	175.36	663	100.00	112.65	77.30	75.21	3.58	8.28	97.90	ALL
所有部位除外 C44	1 153	99.65	180.20	137.63	136.99	6.47	6.47	174.96	657	99.10	111.63	76.77	74.61	3.58	8.21	97.90	ALLbC44

附表 7-17　灌云县 2015 年恶性肿瘤发病和死亡主要指标

部位	男性 病例数	构成比/%	粗率/(1/10万)	中标率/(1/10万)	世标率/(1/10万)	累积率/% 0—64岁	0—74岁	35—64岁截缩率/(1/10万)	女性 病例数	构成比/%	粗率/(1/10万)	中标率/(1/10万)	世标率/(1/10万)	累积率/% 0—64岁	0—74岁	35—64岁截缩率/(1/10万)	ICD-10
发病																	
口腔和咽喉（除外鼻咽）	17	1.40	3.09	2.34	2.36	0.15	0.15	4.00	3	0.34	0.60	0.65	0.47	0.04	0.04	1.05	C00—C10, C12—C14
鼻咽	17	1.40	3.09	2.92	2.60	0.19	0.19	5.46	6	0.68	1.21	1.09	1.01	0.07	0.11	2.13	C11
食管	167	13.78	30.33	21.75	21.61	1.20	1.20	31.96	77	8.73	15.48	10.49	10.22	0.31	1.21	8.89	C15
胃	159	13.12	28.87	20.60	20.87	1.12	1.12	30.96	60	6.80	12.06	8.44	8.33	0.36	1.04	10.04	C16
结直肠、肛门	71	5.86	12.89	10.16	9.98	0.60	0.60	17.91	64	7.26	12.86	9.52	9.38	0.52	1.39	14.20	C18—C21
肝脏	239	19.72	43.40	34.16	33.32	2.55	2.55	76.90	71	8.05	14.27	10.00	9.80	0.45	1.05	13.21	C22
胆囊及其他	16	1.32	2.91	2.07	2.11	0.12	0.12	2.90	15	1.70	3.01	2.00	1.92	0.08	0.17	2.32	C23—C24
胰腺	24	1.98	4.36	3.26	3.26	0.18	0.18	4.96	22	2.49	4.42	3.25	3.12	0.06	0.44	2.11	C25
喉	11	0.91	2.00	1.39	1.57	0.05	0.05	1.24	1	0.11	0.20	0.15	0.16	0.00	0.03	0.00	C32
气管、支气管、肺	253	20.87	45.94	32.80	32.66	1.68	1.68	46.29	140	15.87	28.14	19.18	19.81	1.06	2.30	29.78	C33—C34
其他胸腔器官	3	0.25	0.54	0.44	0.39	0.04	0.04	0.84	2	0.23	0.40	0.30	0.27	0.03	0.03	0.88	C37—C38
骨	7	0.58	1.27	0.89	0.92	0.06	0.06	1.70	5	0.57	1.00	0.95	0.84	0.04	0.08	1.10	C40—C41
皮肤黑色素瘤	1	0.08	0.18	0.15	0.15	0.01	0.01	0.48	1	0.11	0.20	0.13	0.10	0.00	0.00	0.00	C43
乳房	1	0.08	0.18	0.13	0.10	0.00	0.00	0.00	140	15.87	28.14	24.42	22.26	1.90	2.15	60.54	C50
子宫颈	—	—	—	—	—	—	—	—	51	5.78	10.25	8.67	8.12	0.72	0.81	23.37	C53
子宫体及子宫部位不明	—	—	—	—	—	—	—	—	41	4.65	8.24	6.88	6.15	0.54	0.65	14.77	C54—C55
卵巢	—	—	—	—	—	—	—	—	21	2.38	4.22	3.32	3.25	0.24	0.35	7.04	C56
前列腺	31	2.56	5.63	4.14	3.96	0.08	0.08	2.19	—	—	—	—	—	—	—	—	C61
睾丸	5	0.41	0.91	0.92	0.81	0.06	0.06	0.92	—	—	—	—	—	—	—	—	C62
肾及泌尿系统不明	18	1.49	3.27	2.62	2.54	0.14	0.14	4.70	10	1.13	2.01	1.49	1.40	0.10	0.18	2.89	C64—C66, C68
膀胱	33	2.72	5.99	4.45	4.46	0.24	0.24	6.71	12	1.36	2.41	1.80	1.65	0.06	0.18	2.00	C67
脑、神经系统	31	2.56	5.63	4.93	4.52	0.33	0.33	8.35	34	3.85	6.83	5.69	5.57	0.32	0.46	7.09	C70—C72, D32—D33, D42—D43
甲状腺	6	0.50	1.09	1.03	0.90	0.08	0.08	1.37	48	5.44	9.65	7.88	7.64	0.64	0.76	18.29	C73
淋巴瘤	31	2.56	5.63	4.69	4.62	0.25	0.25	6.55	15	1.70	3.01	2.12	2.12	0.16	0.21	3.62	C81—C85, C88, C90, C96
白血病	33	2.72	5.99	5.08	5.40	0.31	0.31	5.48	19	2.15	3.82	3.04	2.96	0.20	0.26	4.27	C91—C95, D45—D47
其他或未指明部位	38	3.14	6.90	5.14	5.24	0.33	0.33	9.39	24	2.72	4.82	3.65	3.94	0.23	0.39	5.32	O&u
所有部位合计	1212	100.00	220.08	166.05	164.34	9.79	9.79	271.26	882	100.00	177.27	135.04	130.50	8.13	14.30	234.90	ALL
所有部位除外 C44	1205	99.42	218.81	165.14	163.34	9.76	9.76	270.79	874	99.09	175.66	134.02	129.36	8.10	14.16	234.02	ALLbC44
死亡																	
口腔和咽喉（除外鼻咽）	7	0.77	1.27	0.97	0.92	0.03	0.03	0.88	1	0.19	0.20	0.16	0.16	0.02	0.02	0.51	C00—C10, C12—C14
鼻咽	8	0.88	1.45	1.20	1.19	0.07	0.07	1.30	0	0.00	0.00	0.00	0.00	0.00	0.00	0.00	C11
食管	152	16.68	27.60	19.41	19.28	0.89	0.89	23.00	76	14.15	15.28	9.94	9.93	0.24	1.09	6.30	C15
胃	114	12.51	20.70	14.76	14.57	0.70	0.70	18.96	51	9.50	10.25	7.18	6.97	0.22	0.81	5.72	C16
结直肠、肛门	31	3.40	5.63	4.06	4.05	0.22	0.22	5.65	24	4.47	4.82	3.42	3.24	0.15	0.41	4.44	C18—C21
肝脏	230	25.25	41.77	33.13	32.17	2.38	2.38	72.14	54	10.06	10.85	7.39	7.19	0.22	0.69	6.34	C22
胆囊及其他	16	1.76	2.91	2.02	2.08	0.08	0.08	2.12	10	1.86	2.01	1.27	1.28	0.03	0.15	0.88	C23—C24
胰腺	22	2.41	3.99	2.92	2.89	0.20	0.20	5.70	20	3.72	4.02	2.93	2.99	0.06	0.49	1.98	C25
喉	2	0.22	0.36	0.26	0.28	0.02	0.02	0.40	0	0.00	0.00	0.00	0.00	0.00	0.00	0.00	C32
气管、支气管、肺	209	22.94	37.95	27.20	26.82	1.22	1.22	33.86	125	23.28	25.12	16.96	17.42	0.84	1.94	23.67	C33—C34
其他胸腔器官	0	0.00	0.00	0.00	0.00	0.00	0.00	0.00	2	0.37	0.40	0.24	0.27	0.03	0.03	0.88	C37—C38
骨	2	0.22	0.36	0.23	0.25	0.03	0.03	0.82	4	0.74	0.80	0.71	0.61	0.03	0.07	0.54	C40—C41
皮肤黑色素瘤	1	0.11	0.18	0.15	0.15	0.00	0.00	0.00	1	0.19	0.20	0.12	0.13	0.02	0.02	0.43	C43
乳房	1	0.11	0.18	0.11	0.13	0.02	0.02	0.42	47	8.75	9.45	6.83	6.87	0.51	0.69	15.20	C50
子宫颈	—	—	—	—	—	—	—	—	21	3.91	4.22	3.33	3.11	0.21	0.38	6.53	C53
子宫体及子宫部位不明	—	—	—	—	—	—	—	—	18	3.35	3.62	2.62	2.42	0.14	0.24	4.42	C54—C55
卵巢	—	—	—	—	—	—	—	—	10	1.86	2.01	1.44	1.51	0.08	0.14	2.60	C56
前列腺	10	1.10	1.82	1.25	1.36	0.03	0.03	0.95	—	—	—	—	—	—	—	—	C61
睾丸	0	0.00	0.00	0.00	0.00	0.00	0.00	0.00	—	—	—	—	—	—	—	—	C62
肾及泌尿系统不明	7	0.77	1.27	0.97	1.13	0.03	0.03	0.48	6	1.12	1.21	0.84	0.80	0.05	0.09	1.47	C64—C66, C68
膀胱	13	1.43	2.36	1.82	1.72	0.07	0.07	1.83	3	0.56	0.60	0.43	0.41	0.00	0.07	0.00	C67
脑、神经系统	17	1.87	3.09	2.58	2.34	0.16	0.16	3.99	19	3.54	3.82	2.89	2.87	0.11	0.28	2.40	C70—C72, D32—D33, D42—D43
甲状腺	0	0.00	0.00	0.00	0.00	0.00	0.00	0.00	4	0.74	0.80	0.46	0.47	0.02	0.02	0.45	C73
淋巴瘤	22	2.41	3.99	3.35	3.26	0.17	0.17	4.16	12	2.23	2.41	1.58	1.55	0.10	0.18	2.71	C81—C85, C88, C90, C96
白血病	27	2.96	4.90	3.59	4.06	0.21	0.21	4.29	18	3.35	3.62	2.82	2.76	0.17	0.22	3.32	C91—C95, D45—D47
其他或未指明部位	20	2.20	3.63	2.54	2.66	0.12	0.12	3.01	11	2.05	2.21	1.45	1.56	0.06	0.13	1.98	O&u
所有部位合计	911	100.00	165.43	122.51	121.29	6.63	6.63	183.96	537	100.00	107.93	75.02	74.63	3.32	8.14	92.75	ALL
所有部位除外 C44	907	99.56	164.70	122.08	120.82	6.63	6.63	183.96	534	99.44	107.33	74.74	74.20	3.32	8.14	92.75	ALLbC44

附表 7-18　灌南县 2015 年恶性肿瘤发病和死亡主要指标

部位	男性 病例数	构成比/%	粗率/(1/10万)	中标率/(1/10万)	世标率/(1/10万)	累积率/% 0—64岁	累积率/% 0—74岁	35—64岁截缩率/(1/10万)	女性 病例数	构成比/%	粗率/(1/10万)	中标率/(1/10万)	世标率/(1/10万)	累积率/% 0—64岁	累积率/% 0—74岁	35—64岁截缩率/(1/10万)	ICD-10
发病																	
口腔和咽喉（除外鼻咽）	8	0.78	1.84	1.61	1.46	0.08	0.08	2.49	8	1.22	2.07	1.78	1.80	0.13	0.22	3.22	C00—C10, C12—C14
鼻咽	10	0.98	2.30	2.05	2.08	0.16	0.16	4.68	7	1.07	1.81	1.45	1.18	0.02	0.15	0.00	C11
食管	195	19.02	44.85	43.50	44.45	2.33	2.33	62.96	97	14.76	25.07	18.65	19.22	0.91	2.57	23.63	C15
胃	134	13.07	30.82	29.79	30.70	1.64	1.64	45.72	61	9.28	15.77	12.00	11.76	0.65	1.43	17.13	C16
结直肠、肛门	73	7.12	16.79	16.25	16.15	1.05	1.05	29.06	44	6.70	11.37	9.55	9.90	0.81	1.20	22.53	C18—C21
肝脏	156	15.22	35.88	34.67	34.10	2.58	2.58	77.78	55	8.37	14.22	12.18	12.12	0.82	1.35	23.92	C22
胆囊及其他	13	1.27	2.99	2.65	2.54	0.15	0.15	4.12	8	1.22	2.07	1.50	1.54	0.12	0.20	2.99	C23—C24
胰腺	27	2.63	6.21	6.18	6.30	0.38	0.38	10.14	12	1.83	3.10	2.39	2.33	0.16	0.28	4.56	C25
喉	2	0.20	0.46	0.47	0.54	0.04	0.04	1.05	0	0.00	0.00	0.00	0.00	0.00	0.00	0.00	C32
气管、支气管、肺	238	23.22	54.73	52.57	53.93	3.46	3.46	95.04	99	15.07	25.59	20.13	20.76	1.46	2.48	40.16	C33 C34
其他胸腔器官	4	0.39	0.92	0.78	0.77	0.03	0.03	1.15	1	0.15	0.26	0.30	0.21	0.02	0.02	0.67	C37—C38
骨	7	0.68	1.61	1.58	1.68	0.16	0.16	4.02	4	0.61	1.03	0.72	0.72	0.05	0.08	1.34	C40—C41
皮肤黑色素瘤	1	0.10	0.23	0.25	0.22	0.02	0.02	0.71	2	0.30	0.52	0.37	0.46	0.00	0.05	0.00	C43
乳房	1	0.10	0.23	0.21	0.16	0.00	0.00	0.00	91	13.85	23.52	22.27	21.21	1.99	2.21	62.86	C50
子宫颈	—	—	—	—	—	—	—	—	35	5.33	9.05	7.62	7.28	0.52	0.90	14.81	C53
子宫体及子宫部位不明	—	—	—	—	—	—	—	—	17	2.59	4.39	3.77	3.58	0.28	0.41	8.99	C54—C55
卵巢	—	—	—	—	—	—	—	—	18	2.74	4.65	4.51	4.27	0.39	0.47	10.31	C56
前列腺	10	0.98	2.30	2.30	2.34	0.08	0.08	2.36	—	—	—	—	—	—	—	—	C61
睾丸	0	0.00	0.00	0.00	0.00	0.00	0.00	0.00	—	—	—	—	—	—	—	—	C62
肾及泌尿系统不明	10	0.98	2.30	2.13	1.98	0.10	0.10	2.84	9	1.37	2.33	1.57	1.66	0.10	0.10	2.42	C64—C66, C68
膀胱	28	2.73	6.44	6.39	6.73	0.29	0.29	7.73	6	0.91	1.55	1.23	1.13	0.06	0.10	2.20	C67
脑、神经系统	28	2.73	6.44	6.07	5.83	0.34	0.34	8.51	17	2.59	4.39	3.69	3.88	0.25	0.46	6.69	C70—C72, D32—D33, D42—D43
甲状腺	6	0.59	1.38	1.51	1.58	0.08	0.08	2.57	10	1.52	2.58	2.72	2.38	0.25	0.25	4.78	C73
淋巴瘤	25	2.44	5.75	5.46	5.35	0.27	0.27	6.70	22	3.35	5.69	4.58	4.70	0.31	0.61	8.79	C81—C85, C88, C90, C96
白血病	25	2.44	5.75	5.78	6.03	0.44	0.44	10.05	14	2.13	3.62	3.16	2.74	0.17	0.33	4.10	C91—C95, D45—D47
其他或未指明部位	24	2.34	5.52	5.56	5.83	0.34	0.34	9.15	20	3.04	5.17	4.00	4.17	0.30	0.37	8.34	O&u
所有部位合计	1 025	100.00	235.73	227.74	230.76	14.02	14.02	388.81	657	100.00	169.82	140.14	139.00	9.77	16.23	274.43	ALL
所有部位除外 C44	1 021	99.61	234.81	226.74	229.62	13.98	13.98	387.56	653	99.39	168.78	139.30	138.05	9.75	16.18	273.76	ALLbC44
死亡																	
口腔和咽喉（除外鼻咽）	3	0.45	0.69	0.73	0.89	0.02	0.02	0.58	3	0.86	0.78	0.56	0.53	0.02	0.02	0.00	C00—C10, C12—C14
鼻咽	7	1.05	1.61	1.44	1.39	0.07	0.07	2.47	3	0.86	0.78	0.51	0.43	0.00	0.05	0.00	C11
食管	138	20.69	31.74	30.46	31.06	1.46	1.46	39.59	72	20.63	18.61	13.83	14.32	0.63	1.82	16.78	C15
胃	69	10.34	15.87	15.26	15.75	0.70	0.70	19.75	39	11.17	10.08	7.37	7.09	0.37	0.87	10.45	C16
结直肠、肛门	29	4.35	6.67	6.35	6.25	0.43	0.43	12.73	14	4.01	3.62	2.76	2.85	0.09	0.41	2.51	C18—C21
肝脏	137	20.54	31.51	29.31	29.26	2.28	2.28	70.04	33	9.46	8.53	6.83	7.13	0.48	0.79	12.73	C22
胆囊及其他	9	1.35	2.07	1.87	1.88	0.12	0.12	3.53	3	0.86	0.78	0.65	0.65	0.04	0.09	1.08	C23—C24
胰腺	28	4.20	6.44	6.63	7.00	0.54	0.54	14.60	11	3.15	2.84	2.11	2.15	0.09	0.32	2.42	C25
喉	0	0.00	0.00	0.00	0.00	0.00	0.00	0.00	0	0.00	0.00	0.00	0.00	0.00	0.00	0.00	C32
气管、支气管、肺	159	23.84	36.57	35.15	36.34	2.26	2.26	62.63	58	16.62	14.99	11.47	11.59	0.64	1.33	18.41	C33—C34
其他胸腔器官	0	0.00	0.00	0.00	0.00	0.00	0.00	0.00	1	0.29	0.26	0.30	0.21	0.02	0.02	0.67	C37—C38
骨	7	1.05	1.61	1.47	1.71	0.07	0.07	1.80	2	0.57	0.52	0.62	0.45	0.04	0.04	0.70	C40—C41
皮肤黑色素瘤	0	0.00	0.00	0.00	0.00	0.00	0.00	0.00	3	0.86	0.78	0.57	0.64	0.02	0.06	0.60	C43
乳房	0	0.00	0.00	0.00	0.00	0.00	0.00	0.00	22	6.30	5.69	5.31	5.14	0.48	0.59	13.92	C50
子宫颈	—	—	—	—	—	—	—	—	11	3.15	2.84	2.31	2.35	0.20	0.28	5.69	C53
子宫体及子宫部位不明	—	—	—	—	—	—	—	—	7	2.01	1.81	1.59	1.60	0.12	0.19	3.54	C54—C55
卵巢	—	—	—	—	—	—	—	—	6	1.72	1.55	1.14	1.17	0.06	0.18	1.87	C56
前列腺	3	0.45	0.69	0.61	0.53	0.00	0.00	0.00	—	—	—	—	—	—	—	—	C61
睾丸	0	0.00	0.00	0.00	0.00	0.00	0.00	0.00	—	—	—	—	—	—	—	—	C62
肾及泌尿系统不明	5	0.75	1.15	1.24	1.16	0.06	0.06	1.05	3	0.86	0.78	0.47	0.42	0.02	0.02	0.64	C64—C66, C68
膀胱	9	1.35	2.07	2.15	2.36	0.06	0.06		1	0.29	0.26	0.28	0.34	0.04	0.04	1.08	C67
脑、神经系统	20	3.00	4.60	4.39	4.38	0.25	0.25	6.09	16	4.58	4.14	3.33	3.60	0.21	0.45	5.53	C70—C72, D32—D33, D42—D43
甲状腺	1	0.15	0.23	0.17	0.12	0.02	0.02	0.58	1	0.29	0.26	0.16	0.12	0.00	0.00	0.00	C73
淋巴瘤	14	2.10	3.22	2.99	3.01	0.18	0.18	4.94	17	4.87	4.39	3.61	3.41	0.14	0.37	3.97	C81—C85, C88, C90, C96
白血病	20	3.00	4.60	4.59	4.71	0.34	0.34	7.49	14	4.01	3.62	2.78	2.69	0.15	0.36	4.54	C91—C95, D45—D47
其他或未指明部位	9	1.35	2.07	1.94	2.12	0.06	0.06	1.19	9	2.58	2.33	1.56	1.47	0.07	0.07	2.13	O&u
所有部位合计	667	100.00	153.39	146.74	149.96	8.86	8.86	249.08	349	100.00	90.21	70.11	70.35	3.91	8.34	109.28	ALL
所有部位除外 C44	667	100.00	153.39	146.74	149.96	8.86	8.86	249.08	346	99.14	89.43	69.62	69.83	3.91	8.34	109.28	ALLbC44

附表 7-19　淮安市淮安区 2015 年恶性肿瘤发病和死亡主要指标

部位	男性 病例数	构成比/%	粗率/(1/10万)	中标率/(1/10万)	世标率/(1/10万)	累积率/% 0—64岁	累积率/% 0—74岁	35—64岁截缩率/(1/10万)	女性 病例数	构成比/%	粗率/(1/10万)	中标率/(1/10万)	世标率/(1/10万)	累积率/% 0—64岁	累积率/% 0—74岁	35—64岁截缩率/(1/10万)	ICD-10
发病																	
口腔和咽喉（除外鼻咽）	29	1.39	4.69	3.07	2.95	0.20	0.20	6.02	14	0.95	2.45	1.43	1.45	0.04	0.23	1.16	C00—C10, C12—C14
鼻咽	26	1.24	4.20	2.81	2.78	0.19	0.19	5.45	9	0.61	1.57	1.13	1.07	0.04	0.19	1.20	C11
食管	593	28.39	95.88	57.86	58.31	2.57	2.57	69.23	391	26.42	68.31	35.91	35.63	1.24	4.76	33.10	C15
胃	362	17.33	58.53	36.38	36.39	1.79	1.79	49.42	173	11.69	30.23	17.13	16.62	0.62	2.28	17.80	C16
结直肠、肛门	139	6.65	22.47	13.96	13.62	0.82	0.82	23.50	93	6.28	16.25	9.40	9.09	0.53	1.21	14.82	C18—C21
肝脏	207	9.91	33.47	22.78	21.99	1.60	1.60	47.21	76	5.14	13.28	7.88	7.95	0.52	0.99	15.13	C22
胆囊及其他	8	0.38	1.29	0.62	0.61	0.04	0.04	0.98	25	1.69	4.37	2.40	2.37	0.15	0.27	4.33	C23—C24
胰腺	44	2.11	7.11	4.75	4.76	0.23	0.23	5.72	31	2.09	5.42	2.91	2.75	0.11	0.35	3.24	C25
喉	12	0.57	1.94	1.15	1.18	0.09	0.09	2.65	2	0.14	0.35	0.23	0.25	0.02	0.04	0.42	C32
气管、支气管、肺	421	20.15	68.07	42.31	42.63	1.94	1.94	53.04	203	13.72	35.47	20.04	20.06	1.10	2.57	30.86	C33—C34
其他胸腔器官	8	0.38	1.29	0.76	0.83	0.07	0.07	2.05	1	0.07	0.17	0.05	0.04	0.00	0.00	0.00	C37—C38
骨	14	0.67	2.26	1.47	1.41	0.08	0.08	2.18	9	0.61	1.57	0.88	0.79	0.05	0.05	1.63	C40—C41
皮肤黑色素瘤	4	0.19	0.65	0.41	0.41	0.00	0.00	0.00	3	0.20	0.52	0.29	0.28	0.02	0.02	0.75	C43
乳房	1	0.05	0.16	0.12	0.12	0.00	0.00	0.00	165	11.15	28.83	20.47	19.18	1.67	2.13	50.42	C50
子宫颈	—	—	—	—	—	—	—	—	63	4.26	11.01	8.08	7.23	0.62	0.74	19.76	C53
子宫体及子宫部位不明	—	—	—	—	—	—	—	—	30	2.03	5.24	3.70	3.51	0.32	0.36	10.36	C54—C55
卵巢	—	—	—	—	—	—	—	—	27	1.82	4.72	3.38	3.14	0.30	0.32	9.53	C56
前列腺	27	1.29	4.37	2.31	2.18	0.05	0.05	1.37	—	—	—	—	—	—	—	—	C61
睾丸	2	0.10	0.32	0.26	0.26	0.02	0.02	0.31	—	—	—	—	—	—	—	—	C62
肾及泌尿系统不明	16	0.77	2.59	1.74	1.76	0.14	0.14	4.18	13	0.88	2.27	1.50	1.48	0.12	0.17	3.68	C64—C66, C68
膀胱	31	1.48	5.01	3.00	3.11	0.16	0.16	4.18	17	1.15	2.97	1.40	1.37	0.04	0.16	1.04	C67
脑、神经系统	32	1.53	5.17	4.05	4.03	0.27	0.27	6.55	37	2.50	6.46	4.49	4.62	0.36	0.53	8.95	C70—C72, D32—D33, D42—D43
甲状腺	13	0.62	2.10	1.93	1.62	0.10	0.10	1.91	14	0.95	2.45	1.85	1.69	0.13	0.19	3.01	C73
淋巴瘤	9	0.43	1.46	1.01	1.21	0.06	0.06	1.15	10	0.68	1.75	0.99	1.03	0.05	0.14	1.39	C81—C85, C88, C90, C96
白血病	36	1.72	5.82	5.10	5.79	0.32	0.32	4.75	27	1.82	4.72	3.66	3.83	0.26	0.44	4.83	C91—C95, D45—D47
其他或未指明部位	55	2.63	8.89	6.05	5.91	0.35	0.35	9.44	47	3.18	8.21	4.49	4.27	0.32	0.42	8.76	O&u
所有部位合计	2 089	100.00	337.76	213.89	213.87	11.08	11.08	301.28	1 480	100.00	258.58	153.70	149.67	8.61	18.56	246.16	ALL
所有部位除外 C44	2 081	99.62	336.47	213.11	213.11	11.06	11.06	300.62	1 470	99.32	256.83	152.66	148.89	8.58	18.51	245.64	ALLbC44
死亡																	
口腔和咽喉（除外鼻咽）	6	0.40	0.97	0.56	0.49	0.01	0.01	0.42	5	0.55	0.87	0.54	0.53	0.00	0.10	0.00	C00—C10, C12—C14
鼻咽	9	0.60	1.46	0.92	0.86	0.03	0.03	1.24	4	0.44	0.70	0.44	0.44	0.02	0.07	0.68	C11
食管	426	28.63	68.88	40.11	39.36	1.41	1.41	37.22	269	29.46	47.00	23.10	22.87	0.68	2.88	17.99	C15
胃	260	17.47	42.04	24.85	23.87	0.80	0.80	22.16	128	14.02	22.36	11.87	11.42	0.41	1.46	11.81	C16
结直肠、肛门	47	3.16	7.60	4.35	4.09	0.20	0.20	5.82	47	5.15	8.21	4.04	3.88	0.17	0.47	4.59	C18—C21
肝脏	192	12.90	31.04	20.57	19.98	1.36	1.36	41.09	84	9.20	14.68	8.50	8.46	0.53	1.09	14.42	C22
胆囊及其他	6	0.40	0.97	0.53	0.48	0.01	0.01	0.38	21	2.30	3.67	2.00	1.86	0.12	0.19	3.05	C23—C24
胰腺	44	2.96	7.11	4.52	4.56	0.23	0.23	6.05	25	2.74	4.37	2.28	2.19	0.09	0.28	2.64	C25
喉	6	0.40	0.97	0.61	0.64	0.03	0.03	0.71	2	0.22	0.35	0.24	0.26	0.03	0.03	0.83	C32
气管、支气管、肺	364	24.46	58.85	35.85	36.00	1.40	1.40	38.41	137	15.01	23.94	12.46	12.21	0.54	1.52	15.46	C33—C34
其他胸腔器官	3	0.20	0.49	0.29	0.29	0.03	0.03	0.71	0	0.00	0.00	0.00	0.00	0.00	0.00	0.00	C37—C38
骨	10	0.67	1.62	0.90	0.84	0.02	0.02	0.69	8	0.88	1.40	0.70	0.66	0.05	0.05	1.46	C40—C41
皮肤黑色素瘤	0	0.00	0.00	0.00	0.00	0.00	0.00	0.00	2	0.22	0.35	0.17	0.18	0.01	0.01	0.42	C43
乳房	0	0.00	0.00	0.00	0.00	0.00	0.00	0.00	48	5.26	8.39	4.88	4.58	0.32	0.44	9.66	C50
子宫颈	—	—	—	—	—	—	—	—	24	2.63	4.19	2.86	2.73	0.18	0.35	5.45	C53
子宫体及子宫部位不明	—	—	—	—	—	—	—	—	10	1.10	1.75	1.02	1.06	0.09	0.11	2.87	C54—C55
卵巢	—	—	—	—	—	—	—	—	10	1.10	1.75	1.29	1.22	0.10	0.16	2.27	C56
前列腺	10	0.67	1.62	0.96	0.90	0.01	0.01	0.38	—	—	—	—	—	—	—	—	C61
睾丸	0	0.00	0.00	0.00	0.00	0.00	0.00	0.00	—	—	—	—	—	—	—	—	C62
肾及泌尿系统不明	2	0.13	0.32	0.24	0.24	0.00	0.00	0.00	3	0.33	0.52	0.28	0.29	0.02	0.04	0.42	C64—C66, C68
膀胱	8	0.54	1.29	0.70	0.71	0.04	0.04	1.04	5	0.55	0.87	0.24	0.29	0.01	0.01	0.35	C67
脑、神经系统	21	1.41	3.40	2.21	2.24	0.14	0.14	3.94	20	2.19	3.49	2.46	2.61	0.15	0.30	3.23	C70—C72, D32—D33, D42—D43
甲状腺	0	0.00	0.00	0.00	0.00	0.00	0.00	0.00	1	0.11	0.17	0.07	0.06	0.00	0.00	0.83	C73
淋巴瘤	6	0.40	0.97	0.60	0.65	0.01	0.01	0.33	8	0.88	1.40	0.70	0.66	0.01	0.09	0.35	C81—C85, C88, C90, C96
白血病	29	1.95	4.69	3.93	4.18	0.23	0.23	3.06	24	2.63	4.19	3.82	3.71	0.26	0.40	4.91	C91—C95, D45—D47
其他或未指明部位	39	2.62	6.31	4.14	4.09	0.21	0.21	5.03	26	2.85	4.54	2.51	2.44	0.13	0.29	4.04	O&u
所有部位合计	1 488	100.00	240.59	146.83	144.46	6.21	6.21	168.68	913	100.00	159.52	86.74	84.96	3.93	10.42	107.73	ALL
所有部位除外 C44	1 486	99.87	240.27	146.71	144.33	6.21	6.21	168.68	910	99.67	158.99	86.36	84.64	3.92	10.38	107.21	ALLbC44

附表 7-20　淮安市淮阴区 2015 年恶性肿瘤发病和死亡主要指标

部位	男性								女性								ICD-10
	病例数	构成比/%	粗率/(1/10万)	中标率/(1/10万)	世标率/(1/10万)	累积率/% 0—64岁	累积率/% 0—74岁	35—64岁截缩率/(1/10万)	病例数	构成比/%	粗率/(1/10万)	中标率/(1/10万)	世标率/(1/10万)	累积率/% 0—64岁	累积率/% 0—74岁	35—64岁截缩率/(1/10万)	
发病																	
口腔和咽喉（除外鼻咽）	23	1.62	4.75	3.31	3.37	0.18	0.18	4.94	5	0.52	1.11	1.10	0.79	0.05	0.08	1.08	C00—C10, C12—C14
鼻咽	12	0.84	2.48	1.76	1.77	0.12	0.12	3.65	7	0.73	1.56	1.01	0.96	0.08	0.11	2.35	C11
食管	347	24.39	71.61	47.62	48.37	2.17	2.17	59.43	194	20.17	43.25	24.94	25.39	1.04	3.19	27.93	C15
胃	201	14.13	41.48	28.11	27.90	1.31	1.31	36.67	91	9.46	20.29	12.81	13.05	0.59	1.85	16.62	C16
结直肠、肛门	83	5.83	17.13	11.77	11.75	0.69	0.69	19.25	56	5.82	12.48	8.82	8.77	0.58	1.09	16.02	C18—C21
肝脏	158	11.10	32.61	22.44	22.44	1.77	1.77	53.08	65	6.76	14.49	9.17	9.25	0.58	1.12	16.00	C22
胆囊及其他	24	1.69	4.95	3.46	3.47	0.10	0.10	3.09	10	1.04	2.23	1.27	1.33	0.05	0.19	1.16	C23—C24
胰腺	20	1.41	4.13	2.79	2.67	0.14	0.14	3.70	24	2.49	5.35	3.14	2.99	0.16	0.34	4.70	C25
喉	16	1.12	3.30	2.38	2.49	0.13	0.13	3.51	0	0.00	0.00	0.00	0.00	0.00	0.00	0.00	C32
气管、支气管、肺	325	22.84	67.07	45.64	45.30	1.98	1.98	53.06	133	13.83	29.65	18.31	18.56	1.02	2.27	28.65	C33—C34
其他胸腔器官	3	0.21	0.62	0.38	0.44	0.05	0.05	1.41	0	0.00	0.00	0.00	0.00	0.00	0.00	0.00	C37—C38
骨	8	0.56	1.65	1.20	1.20	0.07	0.07	2.31	8	0.83	1.78	1.45	1.50	0.11	0.14	2.63	C40—C41
皮肤黑色素瘤	2	0.14	0.41	0.24	0.18	0.00	0.00	0.00	1	0.10	0.22	0.17	0.16	0.02	0.02	0.53	C43
乳房	0	0.00	0.00	0.00	0.00	0.00	0.00	0.00	131	13.62	29.20	22.25	20.77	1.75	2.25	55.72	C50
子宫颈	—	—	—	—	—	—	—	—	50	5.20	11.15	8.60	7.92	0.75	0.82	22.13	C53
子宫体及子宫部位不明	—	—	—	—	—	—	—	—	41	4.26	9.14	6.74	6.59	0.61	0.79	17.68	C54—C55
卵巢	—	—	—	—	—	—	—	—	21	2.18	4.68	3.43	3.37	0.24	0.39	7.17	C56
前列腺	40	2.81	8.25	5.04	4.88	0.13	0.13	3.52	—	—	—	—	—	—	—	—	C61
睾丸	1	0.07	0.21	0.16	0.15	0.01	0.01	0.49	—	—	—	—	—	—	—	—	C62
肾及泌尿系统不明	13	0.91	2.68	1.90	1.85	0.09	0.09	2.75	10	1.04	2.23	1.35	1.29	0.06	0.17	1.89	C64—C66, C68
膀胱	24	1.69	4.95	3.45	3.24	0.12	0.12	2.96	3	0.31	0.67	0.49	0.43	0.04	0.04	1.12	C67
脑、神经系统	21	1.48	4.33	3.58	3.17	0.15	0.15	4.75	20	2.08	4.46	3.05	2.87	0.13	0.34	3.89	C70—C72, D32—D33, D42—D43
甲状腺	12	0.84	2.48	1.96	1.68	0.11	0.11	4.17	39	4.05	8.69	7.57	6.52	0.51	0.62	13.55	C73
淋巴瘤	10	0.70	2.06	1.72	1.84	0.08	0.08	1.19	9	0.94	2.01	1.68	1.52	0.12	0.16	2.60	C81—C85, C88, C90, C96
白血病	34	2.39	7.02	5.87	6.02	0.36	0.36	5.46	16	1.66	3.57	2.50	2.95	0.19	0.19	4.24	C91—C95, D45—D47
其他或未指明部位	46	3.23	9.49	6.59	6.34	0.36	0.36	9.98	28	2.91	6.24	4.26	4.17	0.20	0.49	5.29	O&u
所有部位合计	1 423	100.00	293.65	201.37	200.52	10.13	10.13	279.37	962	100.00	214.46	144.08	141.15	8.88	16.65	252.96	ALL
所有部位除外 C44	1 410	99.09	290.97	199.67	198.83	10.08	10.08	277.69	954	99.17	212.68	142.96	140.18	8.83	16.56	252.05	ALLbC44
死亡																	
口腔和咽喉（除外鼻咽）	9	0.83	1.86	1.25	1.22	0.05	0.05	1.42	2	0.34	0.45	0.54	0.41	0.04	0.04	0.58	C00—C10, C12—C14
鼻咽	6	0.55	1.24	0.88	0.87	0.03	0.03	0.87	2	0.34	0.45	0.29	0.33	0.04	0.04	1.06	C11
食管	263	24.24	54.27	36.51	36.29	1.18	1.18	32.16	128	21.73	28.54	15.32	15.18	0.48	1.77	13.49	C15
胃	166	15.30	34.26	22.91	22.63	0.87	0.87	23.80	83	14.09	18.50	10.54	10.56	0.40	1.29	10.74	C16
结直肠、肛门	26	2.40	5.37	3.84	3.62	0.18	0.18	4.47	15	2.55	3.34	1.95	1.97	0.12	0.23	3.42	C18—C21
肝脏	168	15.48	34.67	24.82	24.43	1.72	1.72	51.58	70	11.88	15.61	9.87	9.99	0.56	1.24	15.40	C22
胆囊及其他	14	1.29	2.89	1.98	2.02	0.09	0.09	2.69	8	1.36	1.78	1.08	1.01	0.06	0.13	1.70	C23—C24
胰腺	22	2.03	4.54	3.18	2.92	0.15	0.15	3.67	26	4.41	5.80	3.22	3.16	0.18	0.34	5.23	C25
喉	5	0.46	1.03	0.71	0.74	0.05	0.05	1.42	1	0.17	0.22	0.11	0.09	0.00	0.00	0.00	C32
气管、支气管、肺	284	26.18	58.61	39.30	38.59	1.38	1.38	38.93	118	20.03	26.31	16.37	16.23	0.73	1.98	21.08	C33—C34
其他胸腔器官	3	0.28	0.62	0.42	0.46	0.05	0.05	1.50	0	0.00	0.00	0.00	0.00	0.00	0.00	0.00	C37—C38
骨	12	1.11	2.48	1.62	1.71	0.11	0.11	3.24	4	0.68	0.89	0.48	0.50	0.03	0.05	1.16	C40—C41
皮肤黑色素瘤	1	0.09	0.21	0.11	0.08	0.00	0.00	0.00	2	0.34	0.45	0.54	0.55	0.03	0.03	0.44	C43
乳房	0	0.00	0.00	0.00	0.00	0.00	0.00	0.00	36	6.11	8.03	5.29	5.41	0.46	0.64	13.78	C50
子宫颈	—	—	—	—	—	—	—	—	14	2.38	3.12	2.00	1.95	0.16	0.23	4.72	C53
子宫体及子宫部位不明	—	—	—	—	—	—	—	—	2	0.34	0.45	0.28	0.24	0.01	0.01	0.51	C54—C55
卵巢	—	—	—	—	—	—	—	—	15	2.55	3.34	2.38	2.51	0.22	0.22	5.62	C56
前列腺	12	1.11	2.48	1.45	1.53	0.01	0.01	0.48	—	—	—	—	—	—	—	—	C61
睾丸	0	0.00	0.00	0.00	0.00	0.00	0.00	0.00	—	—	—	—	—	—	—	—	C62
肾及泌尿系统不明	8	0.74	1.65	1.04	1.03	0.03	0.03	0.79	6	1.02	1.34	0.80	0.73	0.01	0.12	0.51	C64—C66, C68
膀胱	10	0.92	2.06	1.25	1.13	0.02	0.02	0.39	3	0.51	0.67	0.18	0.23	0.00	0.00	0.00	C67
脑、神经系统	17	1.57	3.51	2.80	2.45	0.16	0.16	5.39	16	2.72	3.57	2.52	2.36	0.06	0.24	1.40	C70—C72, D32—D33, D42—D43
甲状腺	2	0.18	0.41	0.28	0.25	0.00	0.00	0.00	4	0.68	0.89	0.56	0.56	0.02	0.02	0.48	C73
淋巴瘤	8	0.74	1.65	1.20	1.30	0.03	0.03	0.99	1	0.17	0.22	0.15	0.14	0.00	0.00	0.00	C81—C85, C88, C90, C96
白血病	23	2.12	4.75	4.36	3.84	0.22	0.22	4.48	21	3.57	4.68	3.64	3.40	0.21	0.31	4.76	C91—C95, D45—D47
其他或未指明部位	26	2.40	5.37	3.46	3.29	0.16	0.16	3.98	12	2.04	2.68	1.97	1.94	0.13	0.23	3.65	O&u
所有部位合计	1 085	100.00	223.90	153.41	150.43	6.50	6.50	182.25	589	100.00	131.31	80.08	79.47	3.97	9.27	109.71	ALL
所有部位除外 C44	1 082	99.72	223.28	153.02	150.10	6.50	6.50	182.25	587	99.66	130.86	79.76	79.17	3.96	9.22	109.18	ALLbC44

附表 7-21　淮安市清江浦区 2015 年恶性肿瘤发病和死亡主要指标

部位	男性 病例数	构成比/%	粗率/(1/10万)	中标率/(1/10万)	世标率/(1/10万)	累积率/% 0—64岁	累积率/% 0—74岁	35—64岁截缩率/(1/10万)	女性 病例数	构成比/%	粗率/(1/10万)	中标率/(1/10万)	世标率/(1/10万)	累积率/% 0—64岁	累积率/% 0—74岁	35—64岁截缩率/(1/10万)	ICD-10
发病																	
口腔和咽喉（除外鼻咽）	5	0.73	1.80	1.25	1.27	0.08	0.08	2.24	6	1.05	2.18	1.29	1.29	0.11	0.11	3.24	C00—C10, C12—C14
鼻咽	10	1.46	3.60	2.78	2.48	0.21	0.21	6.08	2	0.35	0.73	0.45	0.44	0.05	0.05	1.41	C11
食管	103	15.04	37.10	24.42	24.63	1.25	1.25	34.37	64	11.15	23.31	12.87	12.80	0.70	1.37	18.64	C15
胃	69	10.07	24.85	15.35	15.73	0.95	0.95	25.87	37	6.45	13.47	8.37	8.55	0.53	1.05	15.21	C16
结直肠、肛门	58	8.47	20.89	12.83	12.87	0.86	0.86	25.08	41	7.14	14.93	10.29	9.73	0.57	1.16	14.77	C18—C21
肝脏	101	14.74	36.38	23.69	24.14	1.83	1.83	54.23	27	4.70	9.83	6.04	5.88	0.21	0.66	6.05	C22
胆囊及其他	2	0.29	0.72	0.43	0.42	0.03	0.03	0.83	10	1.74	3.64	2.33	2.31	0.11	0.35	3.15	C23—C24
胰腺	23	3.36	8.28	5.83	5.60	0.30	0.30	9.92	9	1.57	3.28	2.05	2.03	0.09	0.33	2.24	C25
喉	3	0.44	1.08	0.71	0.78	0.06	0.06	1.53	3	0.52	1.09	0.74	0.72	0.00	0.12	0.00	C32
气管、支气管、肺	169	24.67	60.87	39.27	39.48	1.80	1.80	49.45	88	15.33	32.05	20.41	20.64	0.92	2.91	26.33	C33—C34
其他胸腔器官	2	0.29	0.72	0.43	0.38	0.02	0.02	0.70	2	0.35	0.73	0.51	0.49	0.04	0.04	1.55	C37—C38
骨	2	0.29	0.72	0.71	0.60	0.02	0.02	0.93	5	0.87	1.82	1.12	1.09	0.05	0.18	1.53	C40—C41
皮肤黑色素瘤	3	0.44	1.08	0.66	0.57	0.00	0.00	0.00	1	0.17	0.36	0.30	0.33	0.00	0.05	0.00	C43
乳房	2	0.29	0.72	0.41	0.38	0.03	0.03	0.70	101	17.60	36.78	25.31	23.92	1.87	2.83	56.47	C50
子宫颈	—	—	—	—	—	—	—	—	49	8.54	17.84	12.94	11.72	1.03	1.28	30.61	C53
子宫体及子宫部位不明	—	—	—	—	—	—	—	—	18	3.14	6.55	4.50	4.42	0.40	0.52	12.41	C54—C55
卵巢	—	—	—	—	—	—	—	—	13	2.26	4.73	3.22	3.09	0.26	0.38	8.12	C56
前列腺	11	1.61	3.96	2.63	2.37	0.00	0.00	0.00	—	—	—	—	—	—	—	—	C61
睾丸	0	0.00	0.00	0.00	0.00	0.00	0.00	0.00	—	—	—	—	—	—	—	—	C62
肾及泌尿系统不明	14	2.04	5.04	3.79	3.35	0.25	0.25	8.08	7	1.22	2.55	1.68	1.44	0.09	0.15	3.00	C64—C66, C68
膀胱	18	2.63	6.48	4.42	4.43	0.29	0.29	7.24	1	0.17	0.36	0.18	0.14	0.00	0.00	0.00	C67
脑、神经系统	12	1.75	4.32	3.21	2.94	0.21	0.21	5.42	10	1.74	3.64	2.86	2.77	0.13	0.24	2.16	C70—C72, D32—D33, D42—D43
甲状腺	10	1.46	3.60	3.18	2.56	0.20	0.20	5.27	28	4.88	10.20	8.44	7.07	0.56	0.67	15.01	C73
淋巴瘤	13	1.90	4.68	3.17	3.03	0.14	0.14	4.97	9	1.57	3.28	2.31	2.27	0.17	0.28	4.99	C81—C85, C88, C90, C96
白血病	19	2.77	6.84	5.68	5 54	0.35	0.35	7.88	9	1.57	3.28	2.84	2.42	0.14	0.31	2.99	C91—C95, D45—D47
其他或未指明部位	36	5.26	12.97	9.32	8.92	0.52	0.52	11.84	34	5.92	12.38	7.98	7.79	0.53	0.94	16.63	O&u
所有部位合计	685	100.00	246.74	164.16	162.49	9.40	9.40	262.64	574	100.00	209.02	139.03	133.31	8.55	15.97	246.52	ALL
所有部位除外 C44	677	98.83	243.86	162.21	160.49	9.30	9.30	260.14	571	99.48	207.93	138.33	132.61	8.52	15.89	245.78	ALLbC44
死亡																	
口腔和咽喉（除外鼻咽）	6	1.20	2.16	1.42	1.42	0.11	0.11	3.21	3	0.96	1.09	0.62	0.53	0.00	0.06	0.00	C00—C10, C12—C14
鼻咽	3	0.60	1.08	0.71	0.78	0.06	0.06	1.67	1	0.32	0.36	0.24	0.21	0.02	0.02	0.66	C11
食管	65	12.97	23.41	14.79	15.01	0.64	0.64	16.97	38	12.18	13.84	7.20	6.84	0.30	0.48	8.65	C15
胃	60	11.98	21.61	13.02	12.90	0.52	0.52	13.66	34	10.90	12.38	6.28	6.48	0.21	0.57	5.76	C16
结直肠、肛门	31	6.19	11.17	6.97	6.97	0.48	0.48	12.79	19	6.09	6.92	4.39	4.52	0.24	0.52	5.84	C18—C21
肝脏	89	17.76	32.06	21.58	21.05	1.47	1.47	42.78	28	8.97	10.20	5.93	5.88	0.15	0.54	4.56	C22
胆囊及其他	2	0.40	0.72	0.39	0.42	0.00	0.00	0.00	8	2.56	2.91	1.88	1.90	0.18	0.26	2.40	C23—C24
胰腺	26	5.19	9.37	6.17	6.03	0.34	0.34	10.37	10	3.21	3.64	2.32	2.31	0.09	0.40	2.36	C25
喉	2	0.40	0.72	0.49	0.52	0.03	0.03	0.83	0	0.00	0.00	0.00	0.00	0.00	0.00	0.00	C32
气管、支气管、肺	139	27.74	50.07	30.69	30.59	1.19	1.19	33.38	63	20.19	22.94	13.25	12.97	0.52	1.46	14.75	C33—C34
其他胸腔器官	0	0.00	0.00	0.00	0.00	0.00	0.00	0.00									C37—C38
骨	2	0.40	0.72	0.42	0.43	0.05	0.05	1.40	3	0.96	1.09	0.71	0.79	0.07	0.13	1.74	C40—C41
皮肤黑色素瘤	0	0.00	0.00	0.00	0.00	0.00	0.00	0.00	0	0.00	0.00	0.00	0.00	0.00	0.00	0.00	C43
乳房	1	0.20	0.36	0.20	0.22	0.03	0.03	0.70	33	10.58	12.02	7.50	7.70	0.72	0.89	20.82	C50
子宫颈	—	—	—	—	—	—	—	—	28	8.97	10.20	7.10	6.42	0.49	0.73	13.58	C53
子宫体及子宫部位不明	—	—	—	—	—	—	—	—	7	2.24	2.55	1.88	1.79	0.11	0.22	2.41	C54—C55
卵巢	—	—	—	—	—	—	—	—	4	1.28	1.46	0.81	0.81	0.06	0.06	1.61	C56
前列腺	8	1.60	2.88	1.63	1.52	0.07	0.07	2.08	—	—	—	—	—	—	—	—	C61
睾丸	1	0.20	0.36	0.22	0.22	0.02	0.02	0.70	—	—	—	—	—	—	—	—	C62
肾及泌尿系统不明	5	1.00	1.80	1.26	1.31	0.09	0.09	2.51	2	0.64	0.73	0.42	0.35	0.02	0.02	0.66	C64—C66, C68
膀胱	8	1.60	2.88	2.01	2.00	0.07	0.07	2.19	2	0.64	0.73	0.36	0.34	0.03	0.03	0.75	C67
脑、神经系统	9	1.80	3.24	2.19	2.09	0.10	0.10	3.21	6	1.92	2.18	1.80	1.74	0.06	0.12	0.84	C70—C72, D32—D33, D42—D43
甲状腺	1	0.20	0.36	0.27	0.26	0.00	0.00	0.00	0	0.00	0.00	0.00	0.00	0.00	0.00	0.00	C73
淋巴瘤	12	2.40	4.32	3.37	3.54	0.21	0.21	3.74	3	0.96	1.09	0.53	0.55	0.02	0.02	0.75	C81—C85, C88, C90, C96
白血病	7	1.40	2.52	2.33	2.33	0.17	0.17	2.37	5	1.60	1.82	1.94	1.97	0.10	0.16	1.64	C91—C95, D45—D47
其他或未指明部位	24	4.79	8.64	5.67	5.68	0.20	0.20	4.73	15	4.81	5.46	3.12	2.97	0.14	0.39	3.98	O&u
所有部位合计	501	100.00	180.46	115.81	115.19	5.84	5.84	159.29	312	100.00	113.62	68.29	66.97	3.44	7.07	93.77	ALL
所有部位除外 C44	499	99.60	179.74	115.41	114.80	5.81	5.81	158.46	311	99.68	113.25	68.14	66.85	3.44	7.07	93.77	ALLbC44

附表 7-22　涟水县 2015 年恶性肿瘤发病和死亡主要指标

部位	男性								女性								ICD-10
	病例数	构成比/%	粗率/(1/10万)	中标率/(1/10万)	世标率/(1/10万)	累积率/% 0—64岁	0—74岁	35—64岁截缩率/(1/10万)	病例数	构成比/%	粗率/(1/10万)	中标率/(1/10万)	世标率/(1/10万)	累积率/% 0—64岁	0—74岁	35—64岁截缩率/(1/10万)	
发病																	
口腔和咽喉（除外鼻咽）	25	1.45	4.18	2.99	3.06	0.18	0.18	4.63	20	1.56	3.63	2.10	2.13	0.13	0.27	3.60	C00—C10, C12—C14
鼻咽	8	0.46	1.34	1.22	1.05	0.08	0.08	2.06	6	0.47	1.09	0.85	0.80	0.06	0.10	2.18	C11
食管	506	29.28	84.58	57.39	57.80	2.85	2.85	77.99	310	24.18	56.20	31.85	31.84	1.38	3.97	37.23	C15
胃	253	14.64	42.29	29.08	28.36	1.16	1.16	31.64	97	7.57	17.59	10.93	10.55	0.46	1.35	13.52	C16
结直肠、肛门	94	5.44	15.71	10.69	10.72	0.58	0.58	16.70	61	4.76	11.06	7.04	6.77	0.35	0.84	10.10	C18—C21
肝脏	192	11.11	32.10	23.75	22.78	1.71	1.71	53.45	98	7.64	17.77	11.40	11.28	0.70	1.39	21.17	C22
胆囊及其他	18	1.04	3.01	2.06	2.01	0.13	0.13	3.48	24	1.87	4.35	2.78	2.62	0.11	0.29	3.47	C23—C24
胰腺	23	1.33	3.84	2.79	2.69	0.12	0.12	3.11	28	2.18	5.08	3.36	3.19	0.13	0.40	3.58	C25
喉	11	0.64	1.84	1.28	1.17	0.04	0.04	1.14	0	0.00	0.00	0.00	0.00	0.00	0.00	0.00	C32
气管、支气管、肺	327	18.92	54.66	38.39	38.30	1.78	1.78	49.01	147	11.47	26.65	15.93	15.41	0.86	1.81	25.52	C33—C34
其他胸腔器官	4	0.23	0.67	0.44	0.48	0.06	0.06	1.54	4	0.31	0.73	0.52	0.51	0.03	0.05	0.91	C37—C38
骨	23	1.33	3.84	2.97	2.82	0.15	0.15	3.12	9	0.70	1.63	1.17	1.18	0.05	0.16	1.71	C40—C41
皮肤黑色素瘤	5	0.29	0.84	0.63	0.61	0.01	0.01	0.44	3	0.23	0.54	0.30	0.32	0.02	0.04	0.39	C43
乳房	5	0.29	0.84	0.59	0.58	0.04	0.04	1.19	153	11.93	27.74	22.74	20.74	1.74	2.12	57.51	C50
子宫颈	—	—	—	—	—	—	—	—	74	5.77	13.42	10.16	9.41	0.76	0.97	23.94	C53
子宫体及子宫部位不明	—	—	—	—	—	—	—	—	35	2.73	6.35	4.39	4.20	0.37	0.39	11.71	C54—C55
卵巢	—	—	—	—	—	—	—	—	21	1.64	3.81	3.13	2.85	0.23	0.29	6.00	C56
前列腺	28	1.62	4.68	2.91	2.79	0.03	0.03	0.75	—	—	—	—	—	—	—	—	C61
睾丸	1	0.06	0.17	0.15	0.13	0.01	0.01	0.00	—	—	—	—	—	—	—	—	C62
肾及泌尿系统不明	14	0.81	2.34	1.77	1.83	0.13	0.13	3.10	7	0.55	1.27	0.93	0.79	0.04	0.07	1.42	C64—C66, C68
膀胱	37	2.14	6.19	3.99	4.02	0.17	0.17	4.61	14	1.09	2.54	1.37	1.25	0.06	0.09	1.57	C67
脑、神经系统	54	3.13	9.03	6.85	6.87	0.47	0.47	11.76	52	4.06	9.43	6.55	6.45	0.48	0.75	12.97	C70—C72, D32—D33, D42—D43
甲状腺	6	0.35	1.00	0.97	0.75	0.07	0.07	1.47	29	2.26	5.26	5.17	4.74	0.39	0.41	8.61	C73
淋巴瘤	14	0.81	2.34	1.84	1.77	0.09	0.09	2.47	15	1.17	2.72	2.24	1.89	0.14	0.19	3.43	C81—C85, C88, C90, C96
白血病	38	2.20	6.35	5.58	5.36	0.28	0.28	5.62	26	2.03	4.71	4.11	3.72	0.23	0.37	5.16	C91—C95, D45—D47
其他或未指明部位	42	2.43	7.02	4.97	4.89	0.26	0.26	7.53	49	3.82	8.88	5.95	5.75	0.33	0.62	9.61	O&u
所有部位合计	1728	100.00	288.86	203.31	200.83	10.38	10.38	286.82	1282	100.00	232.42	154.96	148.39	9.04	16.97	265.31	ALL
所有部位除外 C44	1717	99.36	287.02	202.08	199.64	10.33	10.33	285.64	1272	99.22	230.61	153.70	147.19	8.98	16.83	263.66	ALLbC44
死亡																	
口腔和咽喉（除外鼻咽）	14	1.17	2.34	1.49	1.61	0.12	0.12	3.04	4	0.62	0.73	0.46	0.46	0.03	0.05	0.87	C00—C10, C12—C14
鼻咽	3	0.25	0.50	0.32	0.36	0.03	0.03	0.75	4	0.62	0.73	0.50	0.50	0.01	0.06	0.42	C11
食管	352	29.38	58.84	38.81	38.52	1.58	1.58	42.38	235	36.21	42.60	23.00	22.29	0.62	2.66	16.44	C15
胃	161	13.44	26.91	18.27	17.94	0.71	0.71	19.53	59	9.09	10.70	6.70	6.33	0.30	0.76	8.02	C16
结直肠、肛门	52	4.34	8.69	5.69	5.60	0.23	0.23	6.56	23	3.54	4.17	2.39	2.30	0.09	0.27	2.50	C18—C21
肝脏	151	12.60	25.24	18.73	17.85	1.29	1.29	40.84	64	9.86	11.60	7.35	7.34	0.40	0.95	12.20	C22
胆囊及其他	16	1.34	2.67	1.86	1.87	0.11	0.11	2.65	12	1.85	2.18	1.33	1.23	0.04	0.13	1.43	C23—C24
胰腺	18	1.50	3.01	2.24	2.07	0.06	0.06	1.52	24	3.70	4.35	2.64	2.57	0.12	0.32	3.61	C25
喉	5	0.42	0.84	0.55	0.53	0.01	0.01	0.38	0	0.00	0.00	0.00	0.00	0.00	0.00	0.00	C32
气管、支气管、肺	278	23.21	46.47	32.05	31.27	1.45	1.45	39.39	86	13.25	15.59	9.73	9.24	0.46	1.07	13.74	C33—C34
其他胸腔器官	3	0.25	0.50	0.36	0.35	0.02	0.02	0.74	1	0.15	0.18	0.14	0.15	0.00	0.00	0.00	C37—C38
骨	11	0.92	1.84	1.58	1.65	0.06	0.06	0.78	3	0.46	0.54	0.55	0.45	0.02	0.08	0.62	C40—C41
皮肤黑色素瘤	2	0.17	0.33	0.26	0.27	0.00	0.00	0.00	0	0.00	0.00	0.00	0.00	0.00	0.00	0.00	C43
乳房	1	0.08	0.17	0.10	0.08	0.00	0.00	0.00	33	5.08	5.98	4.48	4.24	0.34	0.51	10.07	C50
子宫颈	—	—	—	—	—	—	—	—	29	4.47	5.26	3.56	3.37	0.15	0.44	4.88	C53
子宫体及子宫部位不明	—	—	—	—	—	—	—	—	9	1.39	1.63	1.34	1.12	0.07	0.10	2.52	C54—C55
卵巢	—	—	—	—	—	—	—	—	13	2.00	2.36	1.50	1.50	0.11	0.20	2.53	C56
前列腺	7	0.58	1.17	0.61	0.61	0.00	0.00	0.00	—	—	—	—	—	—	—	—	C61
睾丸	0	0.00	0.00	0.00	0.00	0.00	0.00	0.00	—	—	—	—	—	—	—	—	C62
肾及泌尿系统不明	5	0.42	0.84	0.51	0.55	0.03	0.03	0.76	3	0.46	0.54	0.33	0.34	0.00	0.05	0.00	C64—C66, C68
膀胱	16	1.34	2.67	1.60	1.38	0.01	0.01	0.41	2	0.31	0.36	0.19	0.15	0.00	0.00	0.00	C67
脑、神经系统	36	3.01	6.02	4.43	4.28	0.28	0.28	8.37	15	2.31	2.72	1.84	1.69	0.11	0.17	3.61	C70—C72, D32—D33, D42—D43
甲状腺	2	0.17	0.33	0.23	0.24	0.03	0.03	0.78	2	0.31	0.36	0.27	0.28	0.01	0.04	0.42	C73
淋巴瘤	16	1.34	2.67	1.84	1.83	0.07	0.07	1.95	7	1.08	1.27	0.66	0.74	0.08	0.08	2.00	C81—C85, C88, C90, C96
白血病	27	2.25	4.51	4.29	4.02	0.23	0.23	4.20	8	1.23	1.45	1.11	1.03	0.07	0.07	1.63	C91—C95, D45—D47
其他或未指明部位	22	1.84	3.68	2.54	2.51	0.16	0.16	4.96	13	2.00	2.36	1.36	1.33	0.00	0.19	0.00	O&u
所有部位合计	1198	100.00	200.26	138.34	135.39	6.50	6.50	179.98	649	100.00	117.66	71.43	68.66	3.04	8.21	87.53	ALL
所有部位除外 C44	1195	99.75	199.76	137.91	135.01	6.48	6.48	179.44	647	99.69	117.30	71.28	68.54	3.04	8.21	87.53	ALLbC44

部位	男性								女性								ICD-10
	病例数	构成比/%	粗率/(1/10万)	中标率/(1/10万)	世标率/(1/10万)	累积率/% 0—64岁	累积率/% 0—74岁	35—64岁截缩率/(1/10万)	病例数	构成比/%	粗率/(1/10万)	中标率/(1/10万)	世标率/(1/10万)	累积率/% 0—64岁	累积率/% 0—74岁	35—64岁截缩率/(1/10万)	
发病																	
口腔和咽喉（除外鼻咽）	5	0.73	2.58	1.91	1.97	0.15	0.15	4.23	1	0.21	0.49	0.34	0.53	0.00	0.00	0.00	C00—C10, C12—C14
鼻咽	15	2.20	7.73	5.46	5.16	0.40	0.40	12.64	1	0.21	0.49	0.72	0.42	0.03	0.03	0.00	C11
食管	159	23.28	81.95	57.87	60.59	2.90	2.90	75.96	127	26.85	62.72	37.33	38.77	1.75	4.72	45.54	C15
胃	112	16.40	57.73	42.14	45.22	1.94	1.94	53.11	62	13.11	30.62	19.11	20.35	0.97	2.24	26.65	C16
结直肠、肛门	44	6.44	22.68	16.69	17.03	0.93	0.93	27.73	28	5.92	13.83	8.95	8.96	0.66	1.07	19.60	C18—C21
肝脏	97	14.20	49.99	37.11	38.29	2.65	2.65	75.74	33	6.98	16.30	10.15	10.58	0.57	1.27	14.68	C22
胆囊及其他	4	0.59	2.06	1.47	1.39	0.10	0.10	2.76	3	0.63	1.48	0.85	0.83	0.06	0.06	1.54	C23—C24
胰腺	15	2.20	7.73	5.40	5.16	0.26	0.26	7.70	9	1.90	4.44	2.66	2.91	0.14	0.29	3.73	C25
喉	2	0.29	1.03	0.69	0.54	0.00	0.00	0.00	1	0.21	0.49	0.34	0.53	0.00	0.00	0.00	C32
气管、支气管、肺	140	20.50	72.16	51.65	53.99	2.01	2.01	54.12	74	15.64	36.55	22.95	23.82	1.14	2.77	30.33	C33—C34
其他胸腔器官	0	0.00	0.00	0.00	0.00	0.00	0.00	0.00	0	0.00	0.00	0.00	0.00	0.00	0.00	0.00	C37—C38
骨	4	0.59	2.06	1.50	1.30	0.04	0.04	1.36	2	0.42	0.99	0.65	0.60	0.06	0.06	1.54	C40—C41
皮肤黑色素瘤	0	0.00	0.00	0.00	0.00	0.00	0.00	0.00	2	0.42	0.99	0.54	0.46	0.02	0.02	0.85	C43
乳房	0	0.00	0.00	0.00	0.00	0.00	0.00	0.00	43	9.09	21.24	15.27	15.45	1.59	1.71	46.82	C50
子宫颈	—	—	—	—	—	—	—	—	25	5.29	12.35	8.91	8.47	0.61	0.92	18.40	C53
子宫体及子宫部位不明	—	—	—	—	—	—	—	—	9	1.90	4.44	3.17	2.88	0.23	0.29	8.31	C54—C55
卵巢	—	—	—	—	—	—	—	—	8	1.69	3.95	4.00	3.61	0.31	0.36	6.84	C56
前列腺	5	0.73	2.58	1.76	1.46	0.00	0.00	0.00	—	—	—	—	—	—	—	—	C61
睾丸	0	0.00	0.00	0.00	0.00	0.00	0.00	0.00	—	—	—	—	—	—	—	—	C62
肾及泌尿系统不明	8	1.17	4.12	2.92	2.77	0.10	0.10	2.96	1	0.21	0.49	0.40	0.48	0.06	0.06	1.54	C64—C66, C68
膀胱	8	1.17	4.12	3.26	3.51	0.10	0.10	2.76	1	0.21	0.49	0.25	0.20	0.00	0.00	0.00	C67
脑、神经系统	17	2.49	8.76	6.43	6.03	0.24	0.24	4.75	9	1.90	4.44	3.55	3.38	0.29	0.36	7.84	C70—C72, D32—D33, D42—D43
甲状腺	1	0.15	0.52	0.61	0.64	0.04	0.04	0.00	3	0.63	1.48	1.00	0.87	0.06	0.06	2.16	C73
淋巴瘤	22	3.22	11.34	9.14	9.70	0.41	0.41	10.48	13	2.75	6.42	3.86	3.78	0.29	0.43	8.00	C81—C85, C88, C90, C96
白血病	10	1.46	5.15	3.98	4.76	0.30	0.30	6.61	10	2.11	4.94	3.48	4.07	0.25	0.37	4.48	C91—C95, D45—D47
其他或未指明部位	15	2.20	7.73	5.59	5.31	0.34	0.34	10.31	8	1.69	3.95	2.60	2.70	0.20	0.39	5.93	O&u
所有部位合计	683	100.00	352.02	255.58	264.82	12.90	12.90	353.21	473	100.00	233.60	151.08	154.70	9.29	17.48	254.77	ALL
所有部位除外 C44	679	99.41	349.96	254.07	263.43	12.79	12.79	349.59	469	99.15	231.63	149.74	153.34	9.15	17.34	250.38	ALLbC44
死亡																	
口腔和咽喉（除外鼻咽）	2	0.39	1.03	0.88	0.81	0.09	0.09	2.62	2	0.71	0.99	0.68	1.05	0.00	0.00	0.00	C00—C10, C12—C14
鼻咽	3	0.59	1.55	1.09	1.09	0.06	0.06	1.60	0	0.00	0.00	0.00	0.00	0.00	0.00	0.00	C11
食管	113	22.07	58.24	42.66	44.44	1.41	1.41	38.12	83	29.54	40.99	23.82	24.24	0.75	2.70	19.82	C15
胃	75	14.65	38.66	30.54	33.70	1.15	1.15	30.38	37	13.17	18.27	11.12	12.04	0.47	1.09	12.56	C16
结直肠、肛门	34	6.64	17.52	13.12	14.24	0.69	0.69	20.49	14	4.98	6.91	4.00	3.99	0.20	0.37	6.15	C18—C21
肝脏	81	15.82	41.75	31.90	33.84	2.37	2.37	68.01	29	10.32	14.32	9.10	9.19	0.60	1.03	15.32	C22
胆囊及其他	2	0.39	1.03	0.76	0.77	0.06	0.06	1.60	2	0.71	0.99	0.55	0.54	0.04	0.04	1.04	C23—C24
胰腺	10	1.95	5.15	3.45	3.31	0.14	0.14	3.86	11	3.91	5.43	3.06	3.23	0.12	0.29	3.23	C25
喉	2	0.39	1.03	0.67	0.59	0.00	0.00	0.00	1	0.36	0.49	0.34	0.53	0.00	0.00	0.00	C32
气管、支气管、肺	126	24.61	64.94	48.31	52.15	1.47	1.47	39.69	49	17.44	24.20	14.90	15.20	0.73	2.03	20.38	C33—C34
其他胸腔器官	0	0.00	0.00	0.00	0.00	0.00	0.00	0.00	0	0.00	0.00	0.00	0.00	0.00	0.00	0.00	C37—C38
骨	3	0.59	1.55	1.01	0.88	0.00	0.00	0.00	3	1.07	1.48	1.02	0.92	0.07	0.07	2.35	C40—C41
皮肤黑色素瘤	0	0.00	0.00	0.00	0.00	0.00	0.00	0.00	1	0.36	0.49	0.25	0.20	0.00	0.00	0.00	C43
乳房	0	0.00	0.00	0.00	0.00	0.00	0.00	0.00	6	2.14	2.96	2.04	2.23	0.22	0.29	5.66	C50
子宫颈	—	—	—	—	—	—	—	—	7	2.49	3.46	2.68	2.52	0.15	0.29	2.58	C53
子宫体及子宫部位不明	—	—	—	—	—	—	—	—	1	0.36	0.49	0.40	0.48	0.06	0.06	1.54	C54—C55
卵巢	—	—	—	—	—	—	—	—	3	1.07	1.48	0.95	0.98	0.08	0.13	2.19	C56
前列腺	3	0.59	1.55	1.14	1.06	0.06	0.06	1.60	—	—	—	—	—	—	—	—	C61
睾丸	0	0.00	0.00	0.00	0.00	0.00	0.00	0.00	—	—	—	—	—	—	—	—	C62
肾及泌尿系统不明	6	1.17	3.09	1.98	1.85	0.00	0.00	0.00	0	0.00	0.00	0.00	0.00	0.00	0.00	0.00	C64—C66, C68
膀胱	4	0.78	2.06	1.82	2.01	0.00	0.00	0.00	0	0.00	0.00	0.00	0.00	0.00	0.00	0.00	C67
脑、神经系统	12	2.34	6.18	4.44	4.46	0.20	0.20	4.36	8	2.85	3.95	2.56	2.47	0.17	0.31	5.04	C70—C72, D32—D33, D42—D43
甲状腺	0	0.00	0.00	0.00	0.00	0.00	0.00	0.00	3	1.07	1.48	0.85	0.83	0.06	0.06	1.54	C73
淋巴瘤	22	4.30	11.34	8.96	10.24	0.41	0.41	10.88	12	4.27	5.93	3.42	3.34	0.20	0.46	5.32	C81—C85, C88, C90, C96
白血病	5	0.98	2.58	2.86	2.81	0.18	0.18	2.96	3	1.07	1.48	1.17	1.41	0.10	0.10	1.54	C91—C95, D45—D47
其他或未指明部位	9	1.76	4.64	3.01	2.74	0.06	0.06	2.05	6	2.14	2.96	1.70	1.85	0.06	0.18	1.90	O&u
所有部位合计	512	100.00	263.89	198.62	210.98	8.35	8.35	228.24	281	100.00	138.78	84.60	87.09	4.07	9.49	108.16	ALL
所有部位除外 C44	510	99.61	262.86	197.95	210.34	8.29	8.29	226.19	280	99.64	138.29	84.26	86.57	4.07	9.49	108.16	ALLbC44

附表 7-24　盱眙县 2015 年恶性肿瘤发病和死亡主要指标

部位	男性								女性								ICD-10
	病例数	构成比/%	粗率/(1/10万)	中标率/(1/10万)	世标率/(1/10万)	累积率/% 0—64岁	0—74岁	35—64岁截缩率/(1/10万)	病例数	构成比/%	粗率/(1/10万)	中标率/(1/10万)	世标率/(1/10万)	累积率/% 0—64岁	0—74岁	35—64岁截缩率/(1/10万)	
发病																	
口腔和咽喉（除外鼻咽）	11	0.92	2.68	2.01	1.97	0.08	0.08	2.03	6	0.79	1.53	0.82	0.83	0.06	0.10	1.63	C00—C10, C12—C14
鼻咽	13	1.09	3.17	1.97	1.92	0.14	0.14	4.35	3	0.40	0.76	0.87	0.80	0.06	0.06	1.03	C11
食管	251	21.00	61.25	38.60	38.33	1.71	1.71	46.23	125	16.47	31.85	17.37	17.39	0.42	2.43	11.61	C15
胃	179	14.98	43.68	27.51	27.56	1.17	1.17	31.90	57	7.51	14.52	8.72	8.24	0.32	0.97	8.38	C16
结直肠、肛门	87	7.28	21.23	14.20	14.02	0.62	0.62	18.44	70	9.22	17.84	11.19	10.92	0.60	1.37	18.90	C18—C21
肝脏	152	12.72	37.09	25.65	24.51	1.62	1.62	49.36	51	6.72	13.00	7.98	7.80	0.48	0.97	13.23	C22
胆囊及其他	8	0.67	1.95	1.13	1.11	0.07	0.07	1.92	19	2.50	4.84	2.96	2.75	0.12	0.35	4.08	C23—C24
胰腺	41	3.43	10.00	6.37	6.40	0.32	0.32	8.74	23	3.03	5.86	3.37	3.47	0.18	0.41	4.83	C25
喉	8	0.67	1.95	1.34	1.31	0.03	0.03	0.96	0	0.00	0.00	0.00	0.00	0.00	0.00	0.00	C32
气管、支气管、肺	249	20.84	60.76	40.25	40.73	1.31	1.31	36.39	94	12.38	23.95	13.86	13.89	0.74	1.70	20.42	C33—C34
其他胸腔器官	3	0.25	0.73	0.56	0.56	0.02	0.02	0.49	1	0.13	0.25	0.16	0.18	0.02	0.02	0.57	C37—C38
骨	7	0.59	1.71	1.23	1.19	0.06	0.06	1.79	2	0.26	0.51	0.28	0.27	0.02	0.02	0.53	C40—C41
皮肤黑色素瘤	6	0.50	1.46	1.03	1.02	0.01	0.01	0.46	3	0.40	0.76	0.60	0.63	0.00	0.12	0.00	C43
乳房	0	0.00	0.00	0.00	0.00	0.00	0.00	0.00	102	13.44	25.99	18.58	17.66	1.53	1.92	46.54	C50
子宫颈	—	—	—	—	—	—	—	—	55	7.25	14.02	9.98	9.08	0.75	0.94	22.47	C53
子宫体及子宫部位不明	—	—	—	—	—	—	—	—	24	3.16	6.12	4.33	4.17	0.32	0.51	9.41	C54—C55
卵巢	—	—	—	—	—	—	—	—	25	3.29	6.37	4.16	3.98	0.30	0.46	9.98	C56
前列腺	20	1.67	4.88	3.17	3.11	0.06	0.06	1.48	—	—	—	—	—	—	—	—	C61
睾丸	1	0.08	0.24	0.26	0.22	0.01	0.01	0.00	—	—	—	—	—	—	—	—	C62
肾及泌尿系统不明	10	0.84	2.44	1.60	1.62	0.11	0.11	2.90	6	0.79	1.53	1.00	1.06	0.08	0.16	2.16	C64—C66, C68
膀胱	31	2.59	7.56	5.01	4.77	0.26	0.26	7.74	3	0.40	0.76	0.46	0.42	0.02	0.05	0.63	C67
脑、神经系统	16	1.34	3.90	2.66	2.60	0.15	0.15	4.26	22	2.90	5.61	4.67	4.34	0.30	0.45	7.34	C70—C72, D32—D33, D42—D43
甲状腺	18	1.51	4.39	3.58	3.24	0.26	0.26	6.82	23	3.03	5.86	4.71	3.98	0.30	0.42	8.38	C73
淋巴瘤	30	2.51	7.32	4.74	4.86	0.28	0.28	7.76	11	1.45	2.80	1.71	1.74	0.12	0.20	3.22	C81—C85, C88, C90, C96
白血病	18	1.51	4.39	3.16	3.06	0.18	0.18	5.58	10	1.32	2.55	2.24	2.53	0.14	0.22	1.60	C91—C95, D45—D47
其他或未指明部位	36	3.01	8.78	7.03	6.43	0.36	0.36	8.71	24	3.16	6.12	4.20	3.89	0.24	0.36	6.49	O&u
所有部位合计	1 195	100.00	291.61	193.06	190.60	8.85	8.85	248.29	759	100.00	193.41	124.25	120.00	7.14	14.21	203.45	ALL
所有部位除外 C44	1 188	99.41	289.90	191.48	189.24	8.79	8.79	246.09	748	98.55	190.61	122.38	118.24	7.06	14.04	201.75	ALLbC44
死亡																	
口腔和咽喉（除外鼻咽）	5	0.58	1.22	0.63	0.65	0.04	0.04	1.00	3	0.65	0.76	0.35	0.32	0.02	0.02	0.57	C00—C10, C12—C14
鼻咽	5	0.58	1.22	0.83	0.88	0.06	0.06	1.41	8	1.73	2.04	1.49	1.37	0.08	0.12	1.56	C11
食管	164	18.96	40.02	25.57	25.70	0.69	0.69	18.55	99	21.43	25.23	13.05	13.02	0.22	1.59	6.25	C15
胃	139	16.07	33.92	21.52	21.00	0.55	0.55	15.15	48	10.39	12.23	6.37	6.29	0.20	0.69	5.79	C16
结直肠、肛门	35	4.05	8.54	5.38	5.07	0.22	0.22	6.17	39	8.44	9.94	6.00	5.43	0.16	0.65	4.42	C18—C21
肝脏	141	16.30	34.41	23.03	22.29	1.58	1.58	46.67	44	9.52	11.21	6.55	6.39	0.38	0.73	11.27	C22
胆囊及其他	7	0.81	1.71	1.10	1.07	0.04	0.04	1.47	15	3.25	3.82	2.21	1.96	0.08	0.19	2.85	C23—C24
胰腺	36	4.16	8.78	5.67	5.80	0.26	0.26	7.24	24	5.19	6.12	3.63	3.62	0.11	0.46	3.13	C25
喉	6	0.69	1.46	0.83	0.78	0.04	0.04	0.98	0	0.00	0.00	0.00	0.00	0.00	0.00	0.00	C32
气管、支气管、肺	215	24.86	52.47	33.44	33.42	1.24	1.24	33.60	69	14.94	17.58	10.21	10.02	0.54	1.26	13.84	C33—C34
其他胸腔器官	4	0.46	0.98	0.88	0.76	0.04	0.04	0.49	0	0.00	0.00	0.00	0.00	0.00	0.00	0.00	C37—C38
骨	11	1.27	2.68	1.87	1.76	0.12	0.12	3.26	5	1.08	1.27	1.02	0.84	0.06	0.10	1.13	C40—C41
皮肤黑色素瘤	2	0.23	0.49	0.29	0.27	0.03	0.03	0.96	2	0.43	0.51	0.49	0.47	0.01	0.05	0.00	C43
乳房	0	0.00	0.00	0.00	0.00	0.00	0.00	0.00	24	5.19	6.12	4.49	4.28	0.34	0.53	10.47	C50
子宫颈	—	—	—	—	—	—	—	—	16	3.46	4.08	2.51	2.42	0.21	0.24	6.28	C53
子宫体及子宫部位不明	—	—	—	—	—	—	—	—	6	1.30	1.53	0.94	0.93	0.06	0.10	1.63	C54—C55
卵巢	—	—	—	—	—	—	—	—	8	1.73	2.04	1.35	1.36	0.09	0.17	2.59	C56
前列腺	13	1.50	3.17	1.92	1.70	0.00	0.00	0.00	—	—	—	—	—	—	—	—	C61
睾丸	0	0.00	0.00	0.00	0.00	0.00	0.00	0.00	—	—	—	—	—	—	—	—	C62
肾及泌尿系统不明	5	0.58	1.22	0.82	1.08	0.06	0.06	0.98	2	0.43	0.51	0.31	0.27	0.02	0.02	0.63	C64—C66, C68
膀胱	11	1.27	2.68	1.70	1.70	0.00	0.00	0.00	2	0.43	0.51	0.36	0.35	0.00	0.04	0.00	C67
脑、神经系统	15	1.73	3.66	2.39	2.33	0.14	0.14	3.92	23	4.98	5.86	4.97	4.70	0.28	0.44	5.22	C70—C72, D32—D33, D42—D43
甲状腺	1	0.12	0.24	0.36	0.25	0.02	0.02	0.80	2	0.43	0.51	0.23	0.18	0.00	0.00	0.00	C73
淋巴瘤	15	1.73	3.66	2.40	2.52	0.10	0.10	2.42	6	1.30	1.53	1.04	1.03	0.04	0.12	1.17	C81—C85, C88, C90, C96
白血病	22	2.54	5.37	4.19	4.21	0.27	0.27	7.70	7	1.52	1.78	0.97	1.07	0.10	0.14	2.70	C91—C95, D45—D47
其他或未指明部位	13	1.50	3.17	2.29	2.57	0.12	0.12	3.27	10	2.16	2.55	1.63	1.44	0.09	0.13	3.09	O&u
所有部位合计	865	100.00	211.08	137.09	135.91	5.65	5.65	156.04	462	100.00	117.73	70.18	67.76	3.10	7.78	84.61	ALL
所有部位除外 C44	861	99.54	210.10	136.41	135.18	5.63	5.63	155.43	460	99.57	117.22	69.92	67.54	3.08	7.77	84.15	ALLbC44

附表 7-25　金湖县 2015 年恶性肿瘤发病和死亡主要指标

部位	男性 病例数	构成比/%	粗率/(1/10万)	中标率/(1/10万)	世标率/(1/10万)	累积率/% 0—64岁	累积率/% 0—74岁	35—64岁截缩率/(1/10万)	女性 病例数	构成比/%	粗率/(1/10万)	中标率/(1/10万)	世标率/(1/10万)	累积率/% 0—64岁	累积率/% 0—74岁	35—64岁截缩率/(1/10万)	ICD-10
发病																	
口腔和咽喉（除外鼻咽）	11	1.58	6.12	3.67	3.60	0.27	0.27	7.79	3	0.53	1.67	0.86	0.89	0.06	0.12	1.74	C00—C10, C12—C14
鼻咽	17	2.45	9.46	8.04	6.96	0.45	0.45	13.14	7	1.25	3.89	2.17	2.06	0.17	0.24	5.83	C11
食管	137	19.71	76.23	36.05	36.11	1.81	1.81	47.54	104	18.51	57.86	25.90	25.80	0.96	3.41	25.37	C15
胃	149	21.44	82.91	39.87	39.72	1.81	1.81	49.18	68	12.10	37.83	18.24	17.49	0.85	2.15	24.19	C16
结直肠、肛门	66	9.50	36.73	17.85	17.64	1.01	1.01	29.92	42	7.47	23.37	12.67	11.81	0.74	1.49	21.04	C18—C21
肝脏	53	7.63	29.49	15.38	15.13	1.01	1.01	31.68	30	5.34	16.69	8.23	7.82	0.33	1.01	7.44	C22
胆囊及其他	6	0.86	3.34	1.59	1.74	0.11	0.11	2.92	10	1.78	5.56	2.43	2.25	0.04	0.36	0.93	C23—C24
胰腺	16	2.30	8.90	4.34	4.13	0.11	0.11	3.16	22	3.91	12.24	6.05	5.83	0.19	0.80	5.94	C25
喉	5	0.72	2.78	1.41	1.38	0.00	0.00	0.00	1	0.18	0.56	0.24	0.19	0.00	0.00	0.00	C32
气管、支气管、肺	133	19.14	74.01	37.01	36.15	1.52	1.52	43.38	65	11.57	36.16	16.64	16.18	0.93	1.85	27.11	C33—C34
其他胸腔器官	1	0.14	0.56	0.28	0.27	0.00	0.00	0.00	1	0.18	0.56	0.24	0.29	0.04	0.04	0.93	C37—C38
骨	4	0.58	2.23	1.23	1.23	0.10	0.10	3.10	5	0.89	2.78	1.36	1.37	0.03	0.21	0.97	C40—C41
皮肤黑色素瘤	1	0.14	0.56	0.30	0.30	0.03	0.03	0.96	3	0.53	1.67	0.77	0.78	0.04	0.10	1.05	C43
乳房	0	0.00	0.00	0.00	0.00	0.00	0.00	0.00	43	7.65	23.92	14.58	13.48	1.19	1.37	40.09	C50
子宫颈	—	—	—	—	—	—	—	—	56	9.96	31.16	20.58	18.04	1.56	1.79	45.57	C53
子宫体及子宫部位不明	—	—	—	—	—	—	—	—	23	4.09	12.80	6.55	6.37	0.52	0.77	16.34	C54—C55
卵巢	—	—	—	—	—	—	—	—	11	1.96	6.12	5.54	5.19	0.43	0.49	11.03	C56
前列腺	16	2.30	8.90	3.96	3.81	0.11	0.11	2.84	—	—	—	—	—	—	—	—	C61
睾丸	0	0.00	0.00	0.00	0.00	0.00	0.00	0.00	—	—	—	—	—	—	—	—	C62
肾及泌尿系统不明	6	0.86	3.34	1.74	1.84	0.18	0.18	4.80	8	1.42	4.45	2.19	2.40	0.25	0.30	6.63	C64—C66, C68
膀胱	14	2.01	7.79	3.72	3.96	0.14	0.14	3.87	3	0.53	1.67	0.69	0.70	0.07	0.07	1.90	C67
脑、神经系统	14	2.01	7.79	5.40	5.82	0.29	0.29	4.99	15	2.67	8.35	5.31	5.16	0.35	0.47	8.13	C70—C72, D32—D33, D42—D43
甲状腺	9	1.29	5.01	3.05	3.08	0.19	0.19	4.61	16	2.85	8.90	6.65	5.88	0.48	0.48	10.01	C73
淋巴瘤	10	1.44	5.56	2.82	2.67	0.10	0.10	3.51	10	1.78	5.56	2.46	2.50	0.16	0.35	4.57	C81—C85, C88, C90, C96
白血病	10	1.44	5.56	3.76	3.22	0.20	0.20	4.55	3	0.53	1.67	0.79	0.80	0.06	0.12	1.74	C91—C95, D45—D47
其他或未指明部位	17	2.45	9.46	5.79	6.08	0.27	0.27	6.41	13	2.31	7.23	4.03	3.59	0.09	0.45	2.93	O&u
所有部位合计	695	100.00	386.73	197.25	194.85	9.69	9.69	268.35	562	100.00	312.68	165.18	156.87	9.52	18.43	271.49	ALL
所有部位除外 C44	689	99.14	383.39	195.83	193.36	9.63	9.63	266.45	561	99.82	312.12	164.86	156.52	9.52	18.37	271.49	ALLbC44
死亡																	
口腔和咽喉（除外鼻咽）	3	0.63	1.67	0.70	0.70	0.04	0.04	0.95	1	0.33	0.56	0.08	0.12	0.00	0.00	0.00	C00—C10, C12—C14
鼻咽	7	1.47	3.90	1.94	1.93	0.14	0.14	4.45	4	1.34	2.23	1.07	1.18	0.07	0.19	1.86	C11
食管	87	18.32	48.41	21.52	21.30	0.76	0.76	20.19	73	24.41	40.61	15.66	14.56	0.35	1.34	8.96	C15
胃	95	20.00	52.86	24.80	24.05	0.60	0.60	17.16	25	8.36	13.91	5.50	4.98	0.17	0.42	4.94	C16
结直肠、肛门	29	6.11	16.14	7.71	7.47	0.28	0.28	8.40	16	5.35	8.90	3.95	4.00	0.23	0.54	6.09	C18—C21
肝脏	46	9.68	25.60	13.26	12.97	0.83	0.83	23.13	32	10.70	17.80	7.75	7.53	0.17	0.97	5.22	C22
胆囊及其他	7	1.47	3.90	1.90	2.05	0.07	0.07	1.90	3	1.00	1.67	0.73	0.72	0.00	0.12	0.00	C23—C24
胰腺	13	2.74	7.23	3.45	3.48	0.18	0.18	4.80	24	8.03	13.35	7.31	6.63	0.35	0.72	10.98	C25
喉	3	0.63	1.67	0.76	0.69	0.00	0.00	0.00	1	0.33	0.56	0.24	0.19	0.00	0.00	0.00	C32
气管、支气管、肺	129	27.16	71.78	35.76	34.40	1.08	1.08	31.47	54	18.06	30.04	13.17	13.06	0.50	1.72	13.86	C33—C34
其他胸腔器官	0	0.00	0.00	0.00	0.00	0.00	0.00	0.00	1	0.33	0.56	0.24	0.29	0.04	0.04	0.93	C37—C38
骨	6	1.26	3.34	2.89	2.98	0.10	0.15	0.95	1	0.33	0.56	0.14	0.11	0.00	0.00	0.00	C40—C41
皮肤黑色素瘤	2	0.42	1.11	0.70	0.69	0.07	0.07	2.21	1	0.33	0.56	0.08	0.12	0.00	0.00	0.00	C43
乳房	0	0.00	0.00	0.00	0.00	0.00	0.00	0.00	14	4.68	7.79	4.28	4.21	0.30	0.48	9.52	C50
子宫颈	—	—	—	—	—	—	—	—	17	5.69	9.46	4.13	4.11	0.18	0.48	5.50	C53
子宫体及子宫部位不明	—	—	—	—	—	—	—	—	5	1.67	2.78	1.51	1.50	0.06	0.16	4.84	C54—C55
卵巢	—	—	—	—	—	—	—	—	4	1.34	2.23	1.10	1.08	0.10	0.10	2.87	C56
前列腺	3	0.63	1.67	0.61	0.48	0.00	0.00	0.00	—	—	—	—	—	—	—	—	C61
睾丸	0	0.00	0.00	0.00	0.00	0.00	0.00	0.00	—	—	—	—	—	—	—	—	C62
肾及泌尿系统不明	3	0.63	1.67	0.80	0.81	0.08	0.08	1.97	1	0.33	0.56	0.33	0.35	0.00	0.06	0.00	C64—C66, C68
膀胱	6	1.26	3.34	1.52	1.56	0.07	0.07	2.14	2	0.67	1.11	0.29	0.22	0.00	0.00	0.00	C67
脑、神经系统	15	3.16	8.35	5.62	5.96	0.24	0.24	3.65	3	1.00	1.67	0.76	0.78	0.07	0.07	1.90	C70—C72, D32—D33, D42—D43
甲状腺	0	0.00	0.00	0.00	0.00	0.00	0.00	0.00	2	0.67	1.11	0.51	0.54	0.04	0.10	0.93	C73
淋巴瘤	8	1.68	4.45	2.11	2.11	0.06	0.06	1.91	5	1.67	2.78	1.08	1.00	0.07	0.07	1.90	C81—C85, C88, C90, C96
白血病	8	1.68	4.45	2.21	2.12	0.11	0.11	2.92	3	1.00	1.67	1.63	1.30	0.11	0.11	4.19	C91—C95, D45—D47
其他或未指明部位	5	1.05	2.78	2.21	1.99	0.09	0.09	1.96	7	2.34	3.89	3.11	2.03	0.13	0.13	0.81	O&u
所有部位合计	475	100.00	264.31	130.47	127.72	4.83	4.83	130.16	299	100.00	166.35	74.67	70.61	3.02	7.81	85.31	ALL
所有部位除外 C44	474	99.79	263.75	130.33	127.51	4.83	4.83	130.16	299	100.00	166.35	74.67	70.61	3.02	7.81	85.31	ALLbC44

附表 7-26　盐城市亭湖区 2015 年恶性肿瘤发病和死亡主要指标

部位	男性								女性								ICD-10
	病例数	构成比/%	粗率/(1/10万)	中标率/(1/10万)	世标率/(1/10万)	累积率/%		35—64岁截缩率/(1/10万)	病例数	构成比/%	粗率/(1/10万)	中标率/(1/10万)	世标率/(1/10万)	累积率/%		35—64岁截缩率/(1/10万)	
						0—64岁	0—74岁							0—64岁	0—74岁		
发病																	
口腔和咽喉（除外鼻咽）	11	0.94	2.97	1.84	1.80	0.11	0.11	3.07	9	0.97	2.61	1.70	1.71	0.10	0.18	3.31	C00—C10, C12—C14
鼻咽	13	1.11	3.51	2.33	2.41	0.20	0.20	5.16	3	0.32	0.87	0.85	0.64	0.05	0.05	1.37	C11
食管	192	16.37	51.79	32.53	32.54	1.32	1.32	35.58	83	8.92	24.04	13.16	13.14	0.39	1.45	10.90	C15
胃	191	16.28	51.52	32.55	32.94	1.57	1.57	43.26	87	9.35	25.20	14.42	13.98	0.59	1.44	16.99	C16
结直肠、肛门	80	6.82	21.58	14.29	13.79	0.87	0.87	26.14	61	6.56	17.67	11.70	11.25	0.64	1.41	18.02	C18—C21
肝脏	141	12.02	38.04	25.63	24.74	1.71	1.71	52.47	58	6.24	16.80	10.24	9.91	0.50	1.13	15.05	C22
胆囊及其他	14	1.19	3.78	2.43	2.41	0.07	0.07	2.19	10	1.08	2.90	1.57	1.58	0.02	0.17	0.62	C23—C24
胰腺	41	3.50	11.06	6.92	6.77	0.29	0.29	8.11	28	3.01	8.11	4.43	4.19	0.11	0.50	2.92	C25
喉	9	0.77	2.43	1.50	1.59	0.11	0.11	2.91	2	0.22	0.58	0.23	0.26	0.00	0.00	0.00	C32
气管、支气管、肺	283	24.13	76.34	48.89	48.26	2.04	2.04	57.80	124	13.33	35.92	20.95	20.90	0.92	2.60	26.18	C33—C34
其他胸腔器官	2	0.17	0.54	0.32	0.34	0.02	0.02	0.49	5	0.54	1.45	1.03	1.03	0.10	0.10	3.33	C37—C38
骨	12	1.02	3.24	2.13	2.07	0.06	0.06	1.79	11	1.18	3.19	1.69	1.89	0.13	0.13	3.61	C40—C41
皮肤黑色素瘤	6	0.51	1.62	1.06	0.99	0.02	0.02	0.55	1	0.11	0.29	0.16	0.19	0.02	0.02	0.62	C43
乳房	0	0.00	0.00	0.00	0.00	0.00	0.00	0.00	192	20.65	55.61	39.53	37.29	3.23	3.92	101.94	C50
子宫颈	—	—	—	—	—	—	—	—	79	8.49	22.88	15.48	14.81	1.15	1.76	35.89	C53
子宫体及子宫部位不明	—	—	—	—	—	—	—	—	30	3.23	8.69	5.53	5.64	0.43	0.62	12.30	C54—C55
卵巢	—	—	—	—	—	—	—	—	24	2.58	6.95	4.98	4.56	0.32	0.47	10.08	C56
前列腺	19	1.62	5.13	3.03	3.21	0.05	0.05	1.28	—	—	—	—	—	—	—	—	C61
睾丸	0	0.00	0.00	0.00	0.00	0.00	0.00	0.00	—	—	—	—	—	—	—	—	C62
肾及泌尿系统不明	24	2.05	6.47	4.64	4.80	0.24	0.24	6.68	18	1.94	5.21	3.47	3.25	0.20	0.37	6.30	C64—C66, C68
膀胱	20	1.71	5.40	3.33	3.43	0.16	0.16	4.71	7	0.75	2.03	1.24	1.31	0.04	0.14	1.31	C67
脑、神经系统	25	2.13	6.74	5.01	5.39	0.39	0.39	10.84	17	1.83	4.92	3.06	2.99	0.20	0.36	6.09	C70—C72, D32—D33, D42—D43
甲状腺	13	1.11	3.51	2.66	2.51	0.16	0.16	5.59	20	2.15	5.79	4.59	4.06	0.35	0.39	8.78	C73
淋巴瘤	24	2.05	6.47	4.79	4.39	0.26	0.26	8.39	17	1.83	4.92	3.68	3.19	0.19	0.31	5.97	C81—C85, C88, C90, C96
白血病	23	1.96	6.20	5.19	5.26	0.24	0.24	3.69	20	2.15	5.79	4.74	4.13	0.22	0.37	6.63	C91—C95, D45—D47
其他或未指明部位	30	2.56	8.09	5.29	5.05	0.38	0.38	10.38	24	2.58	6.95	4.07	4.20	0.25	0.51	6.21	O&u
所有部位合计	1 173	100.00	316.43	206.36	204.71	10.27	10.27	291.11	930	100.00	269.36	172.51	166.11	10.18	18.39	304.43	ALL
所有部位除外 C44	1 168	99.57	315.08	205.59	204.04	10.24	10.24	290.46	928	99.78	268.78	172.08	165.69	10.16	18.34	303.74	ALLbC44
死亡																	
口腔和咽喉（除外鼻咽）	3	0.34	0.81	0.55	0.56	0.02	0.02	0.55	2	0.39	0.58	0.30	0.38	0.00	0.03	0.00	C00—C10, C12—C14
鼻咽	10	1.13	2.70	1.80	1.84	0.13	0.13	3.62	3	0.58	0.87	0.71	0.59	0.04	0.09	0.62	C11
食管	141	15.95	38.04	23.43	23.01	0.69	0.69	18.93	56	10.79	16.22	8.46	8.37	0.12	0.84	3.32	C15
胃	143	16.18	38.58	24.91	24.81	1.00	1.00	27.69	67	12.91	19.41	11.34	10.78	0.39	1.11	12.04	C16
结直肠、肛门	35	3.96	9.44	6.46	5.96	0.28	0.28	8.50	34	6.55	9.85	5.54	5.38	0.17	0.54	5.04	C18—C21
肝脏	132	14.93	35.61	24.45	23.13	1.53	1.53	45.83	51	9.83	14.77	8.64	8.27	0.34	0.91	9.85	C22
胆囊及其他	12	1.36	3.24	1.97	1.94	0.07	0.07	1.94	9	1.73	2.61	1.56	1.50	0.05	0.19	2.46	C23—C24
胰腺	44	4.98	11.87	7.81	7.50	0.31	0.31	9.22	28	5.39	8.11	4.43	4.31	0.12	0.41	3.68	C25
喉	4	0.45	1.08	0.70	0.74	0.04	0.04	1.29	2	0.39	0.58	0.30	0.36	0.00	0.05	0.00	C32
气管、支气管、肺	239	27.04	64.47	40.85	40.07	1.53	1.53	43.51	122	23.51	35.34	20.14	20.75	0.82	2.49	22.67	C33—C34
其他胸腔器官	0	0.00	0.00	0.00	0.00	0.00	0.00	0.00									C37—C38
骨	15	1.70	4.05	2.93	2.90	0.16	0.16	3.46	11	2.12	3.19	1.63	1.88	0.11	0.15	2.92	C40—C41
皮肤黑色素瘤	2	0.23	0.54	0.37	0.33	0.00	0.00	0.00	1	0.19	0.29	0.16	0.19	0.02	0.02	0.62	C43
乳房	0	0.00	0.00	0.00	0.00	0.00	0.00	0.00	26	5.01	7.53	4.83	4.68	0.31	0.59	8.59	C50
子宫颈	—	—	—	—	—	—	—	—	26	5.01	7.53	4.29	4.06	0.19	0.41	5.50	C53
子宫体及子宫部位不明	—	—	—	—	—	—	—	—	7	1.35	2.03	1.15	1.24	0.06	0.09	1.82	C54—C55
卵巢	—	—	—	—	—	—	—	—	8	1.54	2.32	1.50	1.45	0.15	0.15	4.39	C56
前列腺	24	2.71	6.47	3.74	4.03	0.02	0.02	0.65	—	—	—	—	—	—	—	—	C61
睾丸	0	0.00	0.00	0.00	0.00	0.00	0.00	0.00	—	—	—	—	—	—	—	—	C62
肾及泌尿系统不明	12	1.36	3.24	2.16	2.63	0.11	0.11	2.49	11	2.12	3.19	1.95	1.99	0.06	0.31	1.83	C64—C66, C68
膀胱	9	1.02	2.43	1.42	1.35	0.02	0.02	0.64	6	1.16	1.74	0.92	1.07	0.02	0.09	0.62	C67
脑、神经系统	18	2.04	4.86	3.44	3.48	0.16	0.16	4.36	18	3.47	5.21	3.61	3.60	0.21	0.32	5.74	C70—C72, D32—D33, D42—D43
甲状腺	1	0.11	0.27	0.17	0.17	0.00	0.00	0.55	0	0.00	0.00	0.00	0.00	0.00	0.00	0.00	C73
淋巴瘤	20	2.26	5.40	3.67	3.53	0.14	0.14	4.29	11	2.12	3.19	2.09	2.04	0.06	0.16	1.40	C81—C85, C88, C90, C96
白血病	16	1.81	4.32	2.76	2.84	0.13	0.13	2.98	10	1.93	2.90	1.87	1.69	0.08	0.20	2.55	C91—C95, D45—D47
其他或未指明部位	4	0.45	1.08	0.71	0.72	0.02	0.02	0.64	10	1.93	2.90	1.45	1.68	0.04	0.12	1.23	O&u
所有部位合计	884	100.00	238.47	154.31	151.78	6.35	6.35	181.16	519	100.00	150.32	86.88	86.25	3.42	9.25	96.90	ALL
所有部位除外 C44	882	99.77	237.93	153.97	151.46	6.33	6.33	180.52	519	100.00	150.32	86.88	86.25	3.42	9.25	96.90	ALLbC44

附表 7-27　盐城市盐都区 2015 年恶性肿瘤发病和死亡主要指标

部位	男性								女性								ICD-10
	病例数	构成比/%	粗率/(1/10万)	中标率/(1/10万)	世标率/(1/10万)	累积率/% 0—64岁	0—74岁	35—64岁截缩率/(1/10万)	病例数	构成比/%	粗率/(1/10万)	中标率/(1/10万)	世标率/(1/10万)	累积率/% 0—64岁	0—74岁	35—64岁截缩率/(1/10万)	
发病																	
口腔和咽喉（除外鼻咽）	15	0.94	4.03	2.83	2.55	0.07	0.07	2.52	10	0.89	2.92	1.75	1.96	0.19	0.26	5.20	C00—C10, C12—C14
鼻咽	14	0.88	3.76	2.43	2.54	0.23	0.23	6.56	9	0.80	2.63	1.42	1.46	0.04	0.14	1.18	C11
食管	317	19.85	85.22	58.77	59.57	2.01	2.01	53.93	157	13.97	45.88	24.12	25.00	0.91	2.74	24.39	C15
胃	411	25.74	110.49	74.80	73.66	2.82	2.82	78.27	181	16.10	52.90	28.65	28.85	1.42	3.49	38.55	C16
结直肠、肛门	91	5.70	24.46	17.62	17.26	0.90	0.90	26.02	69	6.14	20.16	12.24	12.05	0.69	1.07	19.28	C18—C21
肝脏	148	9.27	39.79	28.03	27.07	1.71	1.71	50.33	52	4.63	15.20	8.67	9.21	0.52	1.05	14.81	C22
胆囊及其他	18	1.13	4.84	3.71	3.71	0.14	0.14	3.73	19	1.69	5.55	3.04	3.13	0.12	0.44	3.23	C23—C24
胰腺	45	2.82	12.10	8.22	8.06	0.32	0.32	9.16	37	3.29	10.81	6.09	6.28	0.32	0.85	7.98	C25
喉	5	0.31	1.34	0.85	0.84	0.08	0.08	2.24	1	0.09	0.29	0.17	0.21	0.03	0.03	0.67	C32
气管、支气管、肺	338	21.16	90.87	60.97	61.40	2.66	2.66	73.70	148	13.17	43.25	24.57	24.66	1.31	2.63	38.40	C33—C34
其他胸腔器官	1	0.06	0.27	0.18	0.14	0.00	0.00	0.00	3	0.27	0.88	0.53	0.55	0.04	0.07	1.14	C37—C38
骨	23	1.44	6.18	4.36	4.32	0.20	0.20	5.12	16	1.42	4.68	2.96	3.10	0.14	0.32	3.19	C40—C41
皮肤黑色素瘤	6	0.38	1.61	1.22	1.12	0.05	0.05	1.84	8	0.71	2.34	1.48	1.35	0.04	0.22	0.67	C43
乳房	1	0.06	0.27	0.14	0.15	0.02	0.02	0.50	134	11.92	39.16	28.40	25.81	2.20	2.67	68.33	C50
子宫颈	—	—	—	—	—	—	—	—	120	10.68	35.07	23.51	22.79	1.95	2.62	58.65	C53
子宫体及子宫部位不明	—	—	—	—	—	—	—	—	31	2.76	9.06	6.00	5.72	0.41	0.58	13.63	C54—C55
卵巢	—	—	—	—	—	—	—	—	22	1.96	6.43	4.02	3.93	0.24	0.41	6.71	C56
前列腺	21	1.31	5.65	4.43	4.98	0.07	0.07	1.77	—	—	—	—	—	—	—	—	C61
睾丸	1	0.06	0.27	0.24	0.21	0.02	0.02	0.68	—	—	—	—	—	—	—	—	C62
肾及泌尿系统不明	10	0.63	2.69	1.82	1.80	0.10	0.10	3.05	8	0.71	2.34	1.26	1.31	0.07	0.22	1.87	C64—C66, C68
膀胱	27	1.69	7.26	5.22	5.80	0.27	0.27	7.75	5	0.44	1.46	0.89	1.02	0.12	0.12	3.28	C67
脑、神经系统	28	1.75	7.53	5.51	5.36	0.35	0.35	8.82	33	2.94	9.64	6.40	6.76	0.49	0.73	14.13	C70—C72, D32—D33, D42—D43
甲状腺	3	0.19	0.81	0.66	0.61	0.03	0.03	1.35	15	1.33	4.38	3.35	3.04	0.23	0.27	7.80	C73
淋巴瘤	20	1.25	5.38	3.82	3.79	0.21	0.21	5.68	7	0.62	2.05	1.38	1.19	0.07	0.10	2.61	C81—C85, C88, C90, C96
白血病	29	1.82	7.80	6.91	6.38	0.32	0.32	6.06	18	1.60	5.26	4.93	5.06	0.26	0.43	2.01	C91—C95, D45—D47
其他或未指明部位	25	1.57	6.72	5.26	4.97	0.25	0.25	5.26	21	1.87	6.14	3.96	4.48	0.31	0.49	7.24	O&u
所有部位合计	1597	100.00	429.33	298.01	296.32	12.84	12.84	354.35	1124	100.00	328.48	199.81	198.90	12.13	21.96	344.94	ALL
所有部位除外C44	1593	99.75	428.25	297.25	295.61	12.80	12.80	353.15	1124	100.00	328.48	199.81	198.90	12.13	21.96	344.94	ALLbC44
死亡																	
口腔和咽喉（除外鼻咽）	11	0.87	2.96	2.13	1.81	0.07	0.07	2.52	0	0.00	0.00	0.00	0.00	0.00	0.00	0.00	C00—C10, C12—C14
鼻咽	8	0.63	2.15	1.48	1.36	0.09	0.09	2.77	4	0.62	1.17	0.58	0.63	0.02	0.02	0.53	C11
食管	246	19.48	66.13	47.76	48.30	0.93	0.93	24.77	121	18.70	35.36	17.80	18.02	0.48	1.85	12.67	C15
胃	304	24.07	81.73	58.16	56.94	1.44	1.44	40.72	117	18.08	34.19	18.25	18.17	0.64	2.00	16.84	C16
结直肠、肛门	44	3.48	11.83	8.24	7.98	0.33	0.33	8.74	27	4.17	7.89	4.18	4.30	0.17	0.32	5.27	C18—C21
肝脏	153	12.11	41.13	29.16	28.01	1.82	1.82	53.49	47	7.26	13.74	7.58	8.10	0.44	0.91	12.14	C22
胆囊及其他	21	1.66	5.65	4.66	5.13	0.18	0.18	4.83	15	2.32	4.38	2.37	2.36	0.04	0.37	1.22	C23—C24
胰腺	50	3.96	13.44	9.60	9.44	0.32	0.32	9.43	32	4.95	9.35	5.16	5.07	0.21	0.63	6.14	C25
喉	5	0.40	1.34	0.87	0.81	0.02	0.02	0.50	0	0.00	0.00	0.00	0.00	0.00	0.00	0.00	C32
气管、支气管、肺	288	22.80	77.42	52.38	52.04	2.00	2.00	55.32	112	17.31	32.73	17.73	17.74	0.81	2.01	23.04	C33—C34
其他胸腔器官	0	0.00	0.00	0.00	0.00	0.00	0.00	0.00	0	0.00	0.00	0.00	0.00	0.00	0.00	0.00	C37—C38
骨	18	1.43	4.84	3.36	3.23	0.13	0.13	3.13	15	2.32	4.38	2.48	2.46	0.05	0.19	2.06	C40—C41
皮肤黑色素瘤	3	0.24	0.81	0.83	1.05	0.02	0.02	0.68	2	0.31	0.58	0.34	0.34	0.00	0.07	0.00	C43
乳房	1	0.08	0.27	0.24	0.21	0.02	0.02	0.68	24	3.71	7.01	4.69	4.48	0.36	0.42	11.43	C50
子宫颈	—	—	—	—	—	—	—	—	33	5.10	9.64	6.15	6.12	0.41	0.61	13.14	C53
子宫体及子宫部位不明	—	—	—	—	—	—	—	—	11	1.70	3.21	1.82	1.73	0.07	0.14	2.41	C54—C55
卵巢	—	—	—	—	—	—	—	—	15	2.32	4.38	2.55	2.42	0.14	0.20	4.56	C56
前列腺	17	1.35	4.57	3.99	4.68	0.04	0.04	1.13	—	—	—	—	—	—	—	—	C61
睾丸	0	0.00	0.00	0.00	0.00	0.00	0.00	0.00	—	—	—	—	—	—	—	—	C62
肾及泌尿系统不明	4	0.32	1.08	0.67	0.76	0.07	0.07	1.91	5	0.77	1.46	0.81	0.82	0.00	0.13	0.00	C64—C66, C68
膀胱	10	0.79	2.69	1.95	2.19	0.12	0.12	3.04	1	0.15	0.29	0.15	0.15	0.00	0.04	0.00	C67
脑、神经系统	17	1.35	4.57	3.34	3.41	0.19	0.19	4.67	23	3.55	6.72	4.46	4.77	0.31	0.51	8.34	C70—C72, D32—D33, D42—D43
甲状腺	2	0.16	0.54	0.35	0.36	0.00	0.00	0.00	0	0.00	0.00	0.00	0.00	0.00	0.00	0.00	C73
淋巴瘤	14	1.11	3.76	2.72	3.10	0.14	0.14	3.85	5	0.77	1.46	1.22	1.26	0.04	0.08	0.00	C81—C85, C88, C90, C96
白血病	21	1.66	5.65	4.70	4.69	0.25	0.25	4.73	18	2.78	5.26	4.31	4.48	0.24	0.45	2.68	C91—C95, D45—D47
其他或未指明部位	26	2.06	6.99	4.67	4.58	0.26	0.26	6.47	20	3.09	5.84	3.54	3.47	0.12	0.37	2.34	O&u
所有部位合计	1263	100.00	339.54	241.29	240.09	8.44	8.44	233.37	647	100.00	189.08	106.16	106.90	4.56	11.40	124.81	ALL
所有部位除外C44	1262	99.92	339.27	241.11	239.90	8.44	8.44	233.37	646	99.85	188.79	105.99	106.62	4.56	11.40	124.81	ALLbC44

附表 7-28　滨海县 2015 年恶性肿瘤发病和死亡主要指标

部位	男性 病例数	构成比/%	粗率/(1/10万)	中标率/(1/10万)	世标率/(1/10万)	累积率/% 0—64岁	累积率/% 0—74岁	35—64岁截缩率/(1/10万)	女性 病例数	构成比/%	粗率/(1/10万)	中标率/(1/10万)	世标率/(1/10万)	累积率/% 0—64岁	累积率/% 0—74岁	35—64岁截缩率/(1/10万)	ICD-10
发病																	
口腔和咽喉（除外鼻咽）	19	1.04	2.95	1.88	1.94	0.19	0.19	5.31	16	1.16	2.76	1.70	1.70	0.09	0.23	2.60	C00—C10, C12—C14
鼻咽	13	0.71	2.02	1.69	1.40	0.13	0.13	3.54	9	0.66	1.55	1.08	1.06	0.10	0.13	3.06	C11
食管	393	21.61	61.04	37.64	38.50	2.02	2.02	54.67	219	15.94	37.78	21.21	21.37	0.81	2.90	20.77	C15
胃	337	18.53	52.35	33.13	33.53	1.87	1.87	51.72	125	9.10	21.56	12.29	12.53	0.65	1.56	17.88	C16
结直肠、肛门	92	5.06	14.29	9.51	9.46	0.62	0.62	17.95	76	5.53	13.11	8.42	7.93	0.53	0.92	15.14	C18—C21
肝脏	211	11.60	32.77	22.58	22.25	1.50	1.50	44.31	109	7.93	18.80	11.16	11.50	0.87	1.44	24.97	C22
胆囊及其他	19	1.04	2.95	1.85	2.00	0.11	0.11	3.08	21	1.53	3.62	2.33	2.25	0.13	0.26	3.76	C23—C24
胰腺	48	2.64	7.46	4.77	4.83	0.29	0.29	7.78	25	1.82	4.31	2.40	2.43	0.13	0.29	3.54	C25
喉	9	0.49	1.40	0.89	0.91	0.06	0.06	1.63	0	0.00	0.00	0.00	0.00	0.00	0.00	0.00	C32
气管、支气管、肺	431	23.69	66.95	42.76	42.57	2.28	2.28	63.84	205	14.92	35.36	20.55	20.28	1.06	2.53	30.67	C33—C34
其他胸腔器官	4	0.22	0.62	0.46	0.41	0.03	0.03	0.64	4	0.29	0.69	0.68	0.57	0.05	0.05	1.31	C37—C38
骨	20	1.10	3.11	2.17	2.02	0.10	0.10	2.70	10	0.73	1.73	1.23	1.13	0.06	0.13	1.59	C40—C41
皮肤黑色素瘤	3	0.16	0.47	0.31	0.33	0.02	0.02	0.69	1	0.07	0.17	0.13	0.12	0.01	0.01	0.40	C43
乳房	4	0.22	0.62	0.55	0.47	0.04	0.04	1.53	163	11.86	28.12	21.40	19.87	1.77	2.09	53.99	C50
子宫颈	—	—	—	—	—	—	—	—	133	9.68	22.94	17.59	15.96	1.29	1.66	40.14	C53
子宫体及子宫部位不明	—	—	—	—	—	—	—	—	69	5.02	11.90	8.82	8.10	0.71	0.85	21.22	C54—C55
卵巢	—	—	—	—	—	—	—	—	31	2.26	5.35	4.24	3.97	0.35	0.39	9.36	C56
前列腺	17	0.93	2.64	1.62	1.59	0.06	0.06	1.71	—	—	—	—	—	—	—	—	C61
睾丸	2	0.11	0.31	0.24	0.20	0.01	0.01	0.41	—	—	—	—	—	—	—	—	C62
肾及泌尿系统不明	11	0.60	1.71	1.04	1.07	0.07	0.07	1.91	9	0.66	1.55	0.89	0.91	0.05	0.12	1.45	C64—C66, C68
膀胱	40	2.20	6.21	4.12	4.03	0.24	0.24	6.12	13	0.95	2.24	1.14	1.13	0.10	0.10	2.81	C67
脑、神经系统	35	1.92	5.44	4.28	4.34	0.30	0.30	7.29	16	1.16	2.76	2.01	2.00	0.18	0.18	4.03	C70—C72, D32—D33, D42—D43
甲状腺	8	0.44	1.24	1.07	0.89	0.07	0.07	2.61	38	2.77	6.56	5.70	5.13	0.41	0.47	10.34	C73
淋巴瘤	37	2.03	5.75	3.91	3.91	0.31	0.31	9.28	20	1.46	3.45	2.06	2.14	0.21	0.24	5.67	C81—C85, C88, C90, C96
白血病	42	2.31	6.52	5.25	5.01	0.32	0.32	6.92	27	1.97	4.66	4.02	4.14	0.27	0.37	5.55	C91—C95, D45—D47
其他或未指明部位	24	1.32	3.73	2.44	2.30	0.14	0.14	4.06	35	2.55	6.04	4.12	4.23	0.26	0.43	7.54	O&u
所有部位合计	1819	100.00	282.54	184.18	183.98	10.79	10.79	299.71	1374	100.00	237.03	155.16	150.45	10.11	17.37	287.81	ALL
所有部位除外 C44	1813	99.67	281.61	183.52	183.41	10.78	10.78	299.30	1367	99.49	235.82	154.36	149.67	10.07	17.30	287.05	ALLbC44
死亡																	
口腔和咽喉（除外鼻咽）	7	0.52	1.09	0.70	0.58	0.01	0.01	0.36	7	0.96	1.21	0.79	0.80	0.06	0.11	1.85	C00—C10, C12—C14
鼻咽	5	0.37	0.78	0.44	0.50	0.05	0.05	1.29	5	0.68	0.86	0.58	0.60	0.05	0.07	1.57	C11
食管	299	22.18	46.44	28.33	28.14	1.06	1.06	29.10	126	17.21	21.74	11.11	10.92	0.34	1.23	9.37	C15
胃	223	16.54	34.64	21.89	21.67	0.85	0.85	23.23	104	14.21	17.94	9.94	9.64	0.37	0.99	10.70	C16
结直肠、肛门	64	4.75	9.94	6.68	6.37	0.29	0.29	8.13	36	4.92	6.21	3.37	3.05	0.12	0.27	3.46	C18—C21
肝脏	188	13.95	29.20	19.96	19.59	1.44	1.44	43.29	89	12.16	15.35	8.64	8.98	0.71	1.08	19.83	C22
胆囊及其他	15	1.11	2.33	1.47	1.56	0.06	0.06	1.63	25	3.42	4.31	2.38	2.34	0.16	0.24	3.84	C23—C24
胰腺	37	2.74	5.75	3.68	3.78	0.23	0.23	6.39	30	4.10	5.18	2.97	2.95	0.13	0.41	3.70	C25
喉	4	0.30	0.62	0.39	0.39	0.01	0.01	0.33	0	0.00	0.00	0.00	0.00	0.00	0.00	0.00	C32
气管、支气管、肺	356	26.41	55.30	34.45	33.99	1.49	1.49	40.09	136	18.58	23.46	12.38	12.31	0.60	1.32	16.71	C33—C34
其他胸腔器官	1	0.07	0.16	0.11	0.11	0.01	0.01	0.36	1	0.14	0.17	0.07	0.07	0.00	0.00	0.00	C37—C38
骨	14	1.04	2.17	1.36	1.30	0.07	0.07	1.95	9	1.23	1.55	1.10	0.92	0.04	0.09	0.74	C40—C41
皮肤黑色素瘤	3	0.22	0.47	0.29	0.31	0.02	0.02	0.64	0	0.00	0.00	0.00	0.00	0.00	0.00	0.00	C43
乳房	0	0.00	0.00	0.00	0.00	0.00	0.00	0.00	40	5.46	6.90	4.80	4.69	0.41	0.56	12.82	C50
子宫颈	—	—	—	—	—	—	—	—	29	3.96	5.00	3.34	3.14	0.23	0.33	6.94	C53
子宫体及子宫部位不明	—	—	—	—	—	—	—	—	19	2.60	3.28	2.11	2.11	0.17	0.21	4.90	C54—C55
卵巢	—	—	—	—	—	—	—	—	12	1.64	2.07	1.13	1.27	0.11	0.17	2.82	C56
前列腺	10	0.74	1.55	0.87	0.91	0.01	0.01	0.30	—	—	—	—	—	—	—	—	C61
睾丸	0	0.00	0.00	0.00	0.00	0.00	0.00	0.00	—	—	—	—	—	—	—	—	C62
肾及泌尿系统不明	3	0.22	0.47	0.33	0.30	0.02	0.02	0.00	4	0.55	0.69	0.41	0.44	0.01	0.08	0.35	C64—C66, C68
膀胱	10	0.74	1.55	0.91	0.93	0.02	0.02	0.72	6	0.82	1.04	0.40	0.40	0.00	0.02	0.00	C67
脑、神经系统	32	2.37	4.97	3.52	3.34	0.19	0.19	5.45	14	1.91	2.42	1.54	1.56	0.11	0.18	3.46	C70—C72, D32—D33, D42—D43
甲状腺	0	0.00	0.00	0.00	0.00	0.00	0.00	0.00	5	0.68	0.86	0.61	0.55	0.05	0.05	1.54	C73
淋巴瘤	31	2.30	4.82	3.56	3.47	0.24	0.24	6.98	16	2.19	2.76	1.67	1.72	0.13	0.22	3.77	C81—C85, C88, C90, C96
白血病	32	2.37	4.97	3.62	3.34	0.21	0.21	5.56	14	1.91	2.42	1.92	1.82	0.11	0.17	1.97	C91—C95, D45—D47
其他或未指明部位	14	1.04	2.17	1.33	1.34	0.05	0.05	1.34	5	0.68	0.86	0.51	0.48	0.01	0.05	0.46	O&u
所有部位合计	1348	100.00	209.38	133.89	131.91	6.33	6.33	177.13	732	100.00	126.28	71.81	70.74	3.92	7.84	110.80	ALL
所有部位除外 C44	1345	99.78	208.92	133.60	131.66	6.33	6.33	177.13	730	99.73	125.93	71.66	70.61	3.92	7.84	110.80	ALLbC44

附表 7-29　阜宁县 2015 年恶性肿瘤发病和死亡主要指标

部位	男性								女性								ICD-10
	病例数	构成比/%	粗率/(1/10万)	中标率/(1/10万)	世标率/(1/10万)	累积率/% 0—64岁	累积率/% 0—74岁	35—64岁截缩率/(1/10万)	病例数	构成比/%	粗率/(1/10万)	中标率/(1/10万)	世标率/(1/10万)	累积率/% 0—64岁	累积率/% 0—74岁	35—64岁截缩率/(1/10万)	
发病																	
口腔和咽喉（除外鼻咽）	28	1.69	5.06	3.40	3.33	0.21	0.21	5.28	15	1.24	2.81	1.84	1.82	0.13	0.20	4.14	C00—C10, C12—C14
鼻咽	18	1.09	3.25	2.56	2.53	0.22	0.22	5.47	9	0.74	1.69	1.35	1.22	0.10	0.12	2.87	C11
食管	422	25.51	76.24	45.80	46.99	2.76	2.76	73.30	256	21.16	48.03	27.12	27.47	1.30	3.45	34.78	C15
胃	324	19.59	58.54	35.17	36.07	2.35	2.35	62.84	134	11.07	25.14	14.85	14.68	0.75	1.79	20.48	C16
结直肠、肛门	79	4.78	14.27	9.14	8.98	0.64	0.64	17.89	54	4.46	10.13	6.12	6.10	0.37	0.74	10.84	C18—C21
肝脏	200	12.09	36.14	23.50	22.99	1.55	1.55	44.86	77	6.36	14.45	8.95	9.14	0.63	1.06	17.83	C22
胆囊及其他	17	1.03	3.07	1.91	1.97	0.11	0.11	3.09	18	1.49	3.38	1.97	2.05	0.18	0.25	4.93	C23—C24
胰腺	28	1.69	5.06	3.17	3.18	0.18	0.18	5.48	44	3.64	8.26	4.87	5.05	0.40	0.57	10.82	C25
喉	9	0.54	1.63	0.93	0.92	0.07	0.07	1.89	2	0.17	0.38	0.21	0.24	0.03	0.03	0.76	C32
气管、支气管、肺	297	17.96	53.66	32.60	33.60	1.88	1.88	51.63	148	12.23	27.77	16.45	16.44	0.93	2.02	25.64	C33—C34
其他胸腔器官	3	0.18	0.54	0.47	0.45	0.01	0.01	0.00	0	0.00	0.00	0.00	0.00	0.00	0.00	0.00	C37—C38
骨	16	0.97	2.89	1.90	1.90	0.16	0.16	3.84	4	0.33	0.75	0.54	0.43	0.04	0.04	0.70	C40—C41
皮肤黑色素瘤	11	0.67	1.99	1.15	1.25	0.09	0.09	2.34	8	0.66	1.50	1.12	1.01	0.08	0.11	2.01	C43
乳房	0	0.00	0.00	0.00	0.00	0.00	0.00	0.00	136	11.24	25.52	19.19	17.52	1.54	1.76	43.76	C50
子宫颈	—	—	—	—	—	—	—	—	105	8.68	19.70	14.37	13.32	1.13	1.39	36.47	C53
子宫体及子宫部位不明	—	—	—	—	—	—	—	—	37	3.06	6.94	4.70	4.59	0.39	0.51	11.69	C54—C55
卵巢	—	—	—	—	—	—	—	—	20	1.65	3.75	2.85	2.67	0.21	0.28	5.29	C56
前列腺	18	1.09	3.25	1.88	1.85	0.04	0.04	1.20	—	—	—	—	—	—	—	—	C61
睾丸	0	0.00	0.00	0.00	0.00	0.00	0.00	0.00	—	—	—	—	—	—	—	—	C62
肾及泌尿系统不明	20	1.21	3.61	2.53	2.52	0.20	0.20	5.69	10	0.83	1.88	1.11	1.06	0.08	0.10	2.34	C64—C66, C68
膀胱	29	1.75	5.24	3.36	3.33	0.17	0.17	4.33	7	0.58	1.31	0.88	0.90	0.06	0.09	1.17	C67
脑、神经系统	21	1.27	3.79	2.70	2.66	0.17	0.17	3.44	21	1.74	3.94	2.54	2.58	0.20	0.27	5.62	C70—C72, D32—D33, D42—D43
甲状腺	11	0.67	1.99	1.63	1.52	0.12	0.12	2.30	23	1.90	4.32	3.58	3.11	0.27	0.29	7.34	C73
淋巴瘤	38	2.30	6.87	4.66	4.72	0.38	0.38	10.06	37	3.06	6.94	4.96	4.75	0.28	0.54	5.92	C81—C85, C88, C90, C96
白血病	31	1.87	5.60	4.17	4.09	0.21	0.21	4.94	19	1.57	3.56	2.72	2.69	0.14	0.26	2.82	C91—C95, D45—D47
其他或未指明部位	34	2.06	6.14	3.94	3.96	0.22	0.22	5.51	26	2.15	4.88	2.88	2.95	0.19	0.33	5.59	O&u
所有部位合计	1654	100.00	298.84	186.58	188.80	11.74	11.74	315.38	1210	100.00	227.02	145.16	141.79	9.46	16.21	263.80	ALL
所有部位除外 C44	1653	99.94	298.66	186.46	188.69	11.74	11.74	315.38	1202	99.34	225.52	144.29	140.83	9.39	16.09	261.84	ALLbC44
死亡																	
口腔和咽喉（除外鼻咽）	12	0.92	2.17	1.24	1.31	0.07	0.07	1.91	4	0.56	0.75	0.40	0.38	0.01	0.03	0.35	C00—C10, C12—C14
鼻咽	6	0.46	1.08	0.67	0.69	0.06	0.06	1.59	3	0.42	0.56	0.34	0.31	0.02	0.02	0.80	C11
食管	345	26.40	62.33	36.76	36.55	1.22	1.22	33.06	189	26.54	35.46	19.36	19.47	0.55	2.19	15.17	C15
胃	237	18.13	42.82	25.31	25.29	1.02	1.02	27.88	109	15.31	20.45	11.08	10.77	0.29	1.11	8.44	C16
结直肠、肛门	38	2.91	6.87	4.06	4.05	0.20	0.20	5.46	40	5.62	7.50	4.62	4.38	0.21	0.36	5.97	C18—C21
肝脏	168	12.85	30.35	20.14	19.47	1.30	1.30	38.07	68	9.55	12.76	7.65	7.41	0.44	0.88	12.92	C22
胆囊及其他	17	1.30	3.07	1.98	1.97	0.11	0.11	3.27	19	2.67	3.56	2.06	2.19	0.16	0.25	4.38	C23—C24
胰腺	29	2.22	5.24	3.28	3.19	0.17	0.17	5.35	17	2.39	3.19	1.82	1.85	0.09	0.24	2.74	C25
喉	7	0.54	1.26	0.73	0.64	0.01	0.01	0.34	2	0.28	0.38	0.26	0.25	0.01	0.04	0.43	C32
气管、支气管、肺	281	21.50	50.77	30.61	30.52	1.52	1.52	41.56	119	16.71	22.33	12.75	12.61	0.46	1.58	11.99	C33—C34
其他胸腔器官	3	0.23	0.54	0.34	0.33	0.00	0.00	0.00	0	0.00	0.00	0.00	0.00	0.00	0.00	0.00	C37—C38
骨	19	1.45	3.43	2.02	2.11	0.14	0.14	3.84	11	1.54	2.06	1.20	1.07	0.04	0.12	1.21	C40—C41
皮肤黑色素瘤	2	0.15	0.36	0.21	0.21	0.02	0.02	0.41	1	0.14	0.19	0.11	0.13	0.02	0.02	0.41	C43
乳房	0	0.00	0.00	0.00	0.00	0.00	0.00	0.00	28	3.93	5.25	3.51	3.40	0.25	0.43	7.19	C50
子宫颈	—	—	—	—	—	—	—	—	25	3.51	4.69	3.18	3.02	0.26	0.34	7.60	C53
子宫体及子宫部位不明	—	—	—	—	—	—	—	—	10	1.40	1.88	1.11	1.09	0.09	0.09	2.72	C54—C55
卵巢	—	—	—	—	—	—	—	—	14	1.97	2.63	2.17	1.88	0.13	0.22	2.85	C56
前列腺	17	1.30	3.07	1.76	1.77	0.03	0.03	0.81	—	—	—	—	—	—	—	—	C61
睾丸	0	0.00	0.00	0.00	0.00	0.00	0.00	0.00	—	—	—	—	—	—	—	—	C62
肾及泌尿系统不明	6	0.46	1.08	0.71	0.65	0.06	0.06	1.60	3	0.42	0.56	0.29	0.30	0.03	0.03	0.76	C64—C66, C68
膀胱	18	1.38	3.25	1.74	1.88	0.05	0.05	1.22	3	0.42	0.56	0.25	0.25	0.00	0.00	0.00	C67
脑、神经系统	37	2.83	6.68	4.33	4.10	0.18	0.18	4.79	21	2.95	3.94	2.37	2.34	0.15	0.24	4.35	C70—C72, D32—D33, D42—D43
甲状腺	3	0.23	0.54	0.31	0.29	0.01	0.01	0.34	1	0.14	0.19	0.08	0.07	0.00	0.00	0.00	C73
淋巴瘤	20	1.53	3.61	2.70	2.83	0.21	0.21	4.74	9	1.26	1.69	1.07	1.42	0.08	0.10	1.66	C81—C85, C88, C90, C96
白血病	23	1.76	4.16	2.93	2.72	0.12	0.12	2.88	13	1.83	2.44	2.06	2.36	0.11	0.20	1.30	C91—C95, D45—D47
其他或未指明部位	19	1.45	3.43	2.39	2.38	0.11	0.11	3.35	3	0.42	0.56	0.35	0.32	0.02	0.02	0.80	O&u
所有部位合计	1307	100.00	236.14	144.21	142.95	6.60	6.60	181.47	712	100.00	133.58	78.12	77.28	3.43	8.51	94.07	ALL
所有部位除外 C44	1305	99.85	235.78	144.00	142.72	6.57	6.57	180.72	711	99.86	133.40	77.99	77.16	3.41	8.50	93.67	ALLbC44

附表 7-30　射阳县 2015 年恶性肿瘤发病和死亡主要指标

部位	男性								女性								ICD-10
	病例数	构成比/%	粗率/(1/10万)	中标率/(1/10万)	世标率/(1/10万)	累积率/% 0-64岁	0-74岁	35-64岁截缩率/(1/10万)	病例数	构成比/%	粗率/(1/10万)	中标率/(1/10万)	世标率/(1/10万)	累积率/% 0-64岁	0-74岁	35-64岁截缩率/(1/10万)	
发病																	
口腔和咽喉（除外鼻咽）	22	1.25	4.45	2.87	2.96	0.23	0.23	5.74	13	0.87	2.77	1.64	1.61	0.08	0.21	2.53	C00—C10, C12—C14
鼻咽	15	0.85	3.04	1.71	1.83	0.18	0.18	5.03	8	0.54	1.71	1.22	1.00	0.04	0.09	0.86	C11
食管	252	14.36	51.01	28.69	28.81	1.06	1.06	28.80	157	10.56	33.47	17.15	17.45	0.60	1.91	15.92	C15
胃	326	18.58	65.98	38.20	37.60	1.63	1.63	45.27	153	10.29	32.61	17.80	17.49	0.73	2.07	21.57	C16
结直肠、肛门	113	6.44	22.87	13.72	13.23	0.78	0.78	21.57	86	5.78	18.33	10.80	10.36	0.54	1.14	15.81	C18—C21
肝脏	277	15.78	56.07	33.94	33.50	2.44	2.44	72.53	102	6.86	21.74	12.31	12.25	0.68	1.33	19.69	C22
胆囊及其他	5	0.28	1.01	0.78	0.74	0.03	0.03	0.89	5	0.34	1.07	0.56	0.54	0.03	0.08	0.76	C23—C24
胰腺	59	3.36	11.94	6.71	6.66	0.37	0.37	10.66	46	3.09	9.81	5.47	5.29	0.22	0.58	6.79	C25
喉	7	0.40	1.42	0.86	0.87	0.07	0.07	2.07	3	0.20	0.64	0.28	0.28	0.00	0.00	0.00	C32
气管、支气管、肺	414	23.59	83.79	47.77	47.72	2.03	2.03	56.50	246	16.54	52.44	28.51	28.00	1.39	3.29	39.11	C33—C34
其他胸腔器官	4	0.23	0.81	0.47	0.47	0.04	0.04	1.18	3	0.20	0.64	0.37	0.41	0.05	0.05	1.32	C37—C38
骨	12	0.68	2.43	1.83	1.65	0.10	0.10	2.75	14	0.94	2.98	1.95	2.18	0.10	0.23	2.53	C40—C41
皮肤黑色素瘤	1	0.06	0.20	0.14	0.13	0.01	0.01	0.41	2	0.13	0.43	0.23	0.23	0.03	0.03	0.76	C43
乳房	2	0.11	0.40	0.22	0.22	0.02	0.02	0.70	183	12.31	39.01	25.18	23.66	1.97	2.50	63.25	C50
子宫颈	—	—	—	—	—	—	—	—	148	9.95	31.55	21.05	19.27	1.54	2.13	46.05	C53
子宫体及子宫部位不明	—	—	—	—	—	—	—	—	32	2.15	6.82	4.05	4.08	0.37	0.50	10.77	C54—C55
卵巢	—	—	—	—	—	—	—	—	29	1.95	6.18	3.91	3.85	0.32	0.40	8.71	C56
前列腺	34	1.94	6.88	3.72	3.57	0.13	0.13	3.35	—	—	—	—	—	—	—	—	C61
睾丸	1	0.06	0.20	0.11	0.13	0.02	0.02	0.42	—	—	—	—	—	—	—	—	C62
肾及泌尿系统不明	23	1.31	4.66	2.63	2.92	0.16	0.16	4.13	16	1.08	3.41	2.09	2.54	0.14	0.26	3.07	C64—C66, C68
膀胱	41	2.34	8.30	4.57	4.85	0.22	0.22	6.07	15	1.01	3.20	1.76	1.71	0.06	0.22	1.75	C67
脑、神经系统	33	1.88	6.68	4.54	4.69	0.28	0.28	7.38	51	3.43	10.87	6.90	7.22	0.44	0.85	11.56	C70—C72, D32—D33, D42—D43
甲状腺	15	0.85	3.04	2.22	1.95	0.12	0.12	3.66	89	5.99	18.97	14.15	12.62	1.04	1.29	27.31	C73
淋巴瘤	36	2.05	7.29	4.67	4.50	0.27	0.27	7.00	27	1.82	5.76	3.06	3.13	0.17	0.41	4.76	C81—C85, C88, C90, C96
白血病	32	1.82	6.48	6.35	6.25	0.37	0.37	5.48	29	1.95	6.18	4.18	3.83	0.20	0.34	3.94	C91—C95, D45—D47
其他或未指明部位	31	1.77	6.27	4.15	4.42	0.23	0.23	5.46	30	2.02	6.39	3.26	3.28	0.16	0.37	4.38	O&u
所有部位合计	1 755	100.00	355.21	210.88	209.65	10.81	10.81	297.04	1 487	100.00	316.96	187.89	182.31	10.87	20.29	313.19	ALL
所有部位除外 C44	1 746	99.49	353.39	209.88	208.59	10.74	10.74	295.24	1 477	99.33	314.83	186.79	181.16	10.80	20.16	311.18	ALLbC44
死亡																	
口腔和咽喉（除外鼻咽）	12	0.80	2.43	1.36	1.43	0.03	0.03	0.83	3	0.34	0.64	0.36	0.34	0.00	0.05	0.00	C00—C10, C12—C14
鼻咽	7	0.47	1.42	0.85	0.89	0.05	0.05	1.50	2	0.23	0.43	0.21	0.21	0.02	0.02	0.45	C11
食管	215	14.42	43.52	24.18	23.80	0.69	0.69	18.92	133	15.29	28.35	14.14	14.07	0.34	1.53	8.92	C15
胃	272	18.24	55.05	30.90	30.62	1.17	1.17	32.05	112	12.87	23.87	12.64	12.21	0.33	1.29	9.03	C16
结直肠、肛门	74	4.96	14.98	8.65	8.72	0.38	0.38	10.15	58	6.67	12.36	6.27	5.86	0.12	0.46	4.01	C18—C21
肝脏	251	16.83	50.80	30.75	30.30	2.03	2.03	60.47	82	9.43	17.48	9.55	9.67	0.51	1.02	15.36	C22
胆囊及其他	1	0.07	0.20	0.11	0.13	0.02	0.02	0.42	5	0.57	1.07	0.54	0.48	0.03	0.03	0.81	C23—C24
胰腺	65	4.36	13.16	7.42	7.31	0.35	0.35	10.21	53	6.09	11.30	5.93	5.81	0.15	0.65	4.44	C25
喉	5	0.34	1.01	0.58	0.54	0.03	0.03	0.00	4	0.46	0.85	0.41	0.41	0.01	0.01	0.42	C32
气管、支气管、肺	411	27.57	83.19	46.90	47.53	2.13	2.13	58.43	192	22.07	40.93	20.93	21.00	0.90	2.26	24.48	C33—C34
其他胸腔器官	4	0.27	0.81	0.47	0.48	0.01	0.01	0.41	3	0.34	0.64	0.55	0.52	0.05	0.06	0.00	C37—C38
骨	13	0.87	2.63	1.50	1.38	0.07	0.07	2.17	7	0.80	1.49	0.83	0.78	0.04	0.09	1.20	C40—C41
皮肤黑色素瘤	1	0.07	0.20	0.11	0.13	0.02	0.02	0.42	3	0.34	0.64	0.58	0.41	0.03	0.03	0.42	C43
乳房	0	0.00	0.00	0.00	0.00	0.00	0.00	0.00	49	5.63	10.44	6.49	6.33	0.46	0.74	12.56	C50
子宫颈	—	—	—	—	—	—	—	—	36	4.14	7.67	4.18	4.06	0.26	0.41	7.55	C53
子宫体及子宫部位不明	—	—	—	—	—	—	—	—	10	1.15	2.13	1.25	1.23	0.07	0.15	2.13	C54—C55
卵巢	—	—	—	—	—	—	—	—	16	1.84	3.41	2.32	2.32	0.17	0.25	4.19	C56
前列腺	20	1.34	4.05	2.10	2.12	0.03	0.03	0.74	—	—	—	—	—	—	—	—	C61
睾丸	0	0.00	0.00	0.00	0.00	0.00	0.00	0.00	—	—	—	—	—	—	—	—	C62
肾及泌尿系统不明	10	0.67	2.02	1.09	1.06	0.05	0.05	1.53	5	0.57	1.07	0.70	1.06	0.03	0.03	0.00	C64—C66, C68
膀胱	17	1.14	3.44	1.99	2.05	0.05	0.05	0.93	5	0.57	1.07	0.55	0.59	0.01	0.05	0.87	C67
脑、神经系统	34	2.28	6.88	4.66	4.50	0.24	0.24	5.81	29	3.33	6.18	3.96	3.90	0.17	0.46	4.49	C70—C72, D32—D33, D42—D43
甲状腺	2	0.13	0.40	0.25	0.31	0.00	0.00	0.00	4	0.46	0.85	0.51	0.58	0.01	0.01	0.90	C73
淋巴瘤	29	1.95	5.87	3.65	3.58	0.20	0.20	4.61	19	2.18	4.05	2.09	2.02	0.07	0.17	1.94	C81—C85, C88, C90, C96
白血病	27	1.81	5.46	4.50	4.59	0.30	0.30	4.77	25	2.87	5.33	2.97	2.76	0.17	0.26	4.53	C91—C95, D45—D47
其他或未指明部位	21	1.41	4.25	2.93	3.20	0.12	0.12	1.93	15	1.72	3.20	2.12	1.86	0.06	0.17	0.89	O&u
所有部位合计	1 491	100.00	301.78	174.94	174.68	7.93	7.93	216.31	870	100.00	185.45	100.08	98.50	4.08	10.41	110.05	ALL
所有部位除外 C44	1 487	99.73	300.97	174.48	174.15	7.91	7.91	215.89	867	99.66	184.81	99.80	98.22	4.08	10.41	110.05	ALLbC44

部位	男性								女性								ICD-10
	病例数	构成比/%	粗率/(1/10万)	中标率/(1/10万)	世标率/(1/10万)	累积率/% 0-64岁	累积率/% 0-74岁	35-64岁截缩率/(1/10万)	病例数	构成比/%	粗率/(1/10万)	中标率/(1/10万)	世标率/(1/10万)	累积率/% 0-64岁	累积率/% 0-74岁	35-64岁截缩率/(1/10万)	
发病																	
口腔和咽喉（除外鼻咽）	8	0.55	1.97	1.23	1.14	0.03	0.03	0.56	5	0.46	1.27	0.76	0.70	0.03	0.06	0.42	C00—C10, C12—C14
鼻咽	18	1.24	4.43	2.86	2.67	0.19	0.19	4.98	6	0.55	1.52	0.79	0.83	0.04	0.13	1.28	C11
食管	286	19.78	70.42	37.02	37.44	1.68	1.68	45.10	182	16.77	46.20	22.18	22.17	0.80	3.10	21.26	C15
胃	421	29.11	103.66	55.31	55.73	2.56	2.56	71.34	183	16.87	46.46	22.81	22.96	1.11	3.05	30.91	C16
结直肠、肛门	111	7.68	27.33	15.27	15.43	0.87	0.87	26.04	78	7.19	19.80	11.18	10.36	0.70	1.08	18.72	C18—C21
肝脏	130	8.99	32.01	18.85	18.71	1.17	1.17	34.39	62	5.71	15.74	8.06	8.08	0.41	1.07	12.09	C22
胆囊及其他	11	0.76	2.71	1.62	1.58	0.15	0.15	4.33	13	1.20	3.30	1.62	1.61	0.06	0.16	1.84	C23—C24
胰腺	41	2.84	10.09	5.45	5.38	0.30	0.30	8.27	25	2.30	6.35	2.99	2.82	0.07	0.29	1.90	C25
喉	8	0.55	1.97	1.01	0.98	0.06	0.06	1.82	0	0.00	0.00	0.00	0.00	0.00	0.00	0.00	C32
气管、支气管、肺	226	15.63	55.64	29.87	29.74	1.68	1.68	45.90	124	11.43	31.48	16.44	16.28	0.89	2.21	26.25	C33—C34
其他胸腔器官	5	0.35	1.23	0.82	0.84	0.07	0.07	1.37	—	—	—	—	—	—	—	—	C37—C38
骨	12	0.83	2.95	1.88	2.06	0.09	0.09	1.38	9	0.83	2.28	1.14	1.13	0.05	0.18	1.38	C40—C41
皮肤黑色素瘤	3	0.21	0.74	0.40	0.35	0.02	0.02	0.56	2	0.18	0.51	0.20	0.24	0.02	0.02	0.46	C43
乳房	0	0.00	0.00	0.00	0.00	0.00	0.00	0.00	118	10.88	29.96	19.03	17.73	1.47	1.88	44.98	C50
子宫颈	—	—	—	—	—	—	—	—	134	12.35	34.02	22.50	20.69	1.81	2.15	54.50	C53
子宫体及子宫部位不明	—	—	—	—	—	—	—	—	18	1.66	4.57	2.46	2.56	0.24	0.33	6.90	C54—C55
卵巢	—	—	—	—	—	—	—	—	20	1.84	5.08	4.11	4.07	0.29	0.38	5.78	C56
前列腺	24	1.66	5.91	3.03	2.90	0.05	0.05	0.90	—	—	—	—	—	—	—	—	C61
睾丸	3	0.21	0.74	0.57	0.57	0.05	0.05	0.92	—	—	—	—	—	—	—	—	C62
肾及泌尿系统不明	13	0.90	3.20	2.25	2.08	0.16	0.16	4.36	11	1.01	2.79	1.72	2.12	0.09	0.24	1.84	C64—C66, C68
膀胱	38	2.63	9.36	5.22	5.37	0.33	0.33	8.78	10	0.92	2.54	1.20	1.17	0.03	0.17	0.95	C67
脑、神经系统	23	1.59	5.66	3.76	3.46	0.21	0.21	5.36	18	1.66	4.57	2.97	3.54	0.18	0.38	3.89	C70—C72, D32—D33, D42—D43
甲状腺	7	0.48	1.72	1.83	1.44	0.12	0.12	3.87	22	2.03	5.58	3.99	3.84	0.33	0.42	8.22	C73
淋巴瘤	19	1.31	4.68	2.59	2.75	0.09	0.09	2.85	12	1.11	3.05	1.62	1.63	0.12	0.21	3.62	C81—C85, C88, C90, C96
白血病	19	1.31	1.68	3.40	3.45	0.21	0.21	5.12	16	1.47	4.06	3.62	4.68	0.26	0.33	2.89	C91—C95, D45—D47
其他或未指明部位	20	1.38	4.92	2.66	2.67	0.17	0.17	4.69	17	1.57	4.32	2.85	2.58	0.18	0.23	4.61	O&u
所有部位合计	1446	100.00	356.03	196.88	196.75	10.27	10.27	282.89	1085	100.00	275.44	154.26	151.79	9.18	18.06	254.69	ALL
所有部位除外 C44	1441	99.65	354.80	196.26	196.11	10.24	10.24	281.99	1081	99.63	274.42	153.75	151.28	9.17	18.02	254.12	ALLbC44
死亡																	
口腔和咽喉（除外鼻咽）	9	0.74	2.22	1.28	1.20	0.03	0.03	0.45	3	0.42	0.76	0.30	0.27	0.02	0.02	0.46	C00—C10, C12—C14
鼻咽	8	0.66	1.97	1.01	1.05	0.05	0.05	1.38	5	0.70	1.27	0.55	0.52	0.01	0.04	0.43	C11
食管	228	18.73	56.14	28.25	26.89	0.59	0.59	15.42	139	19.58	35.29	16.00	15.35	0.39	1.76	10.67	C15
胃	336	27.61	82.73	42.93	42.05	1.43	1.43	39.46	138	19.44	35.03	16.08	16.00	0.60	1.81	17.26	C16
结直肠、肛门	52	4.27	12.80	7.06	6.91	0.32	0.32	9.09	43	6.06	10.92	5.07	4.84	0.19	0.45	4.88	C18—C21
肝脏	165	13.56	40.63	24.21	23.94	1.65	1.65	47.54	64	9.01	16.25	8.17	8.09	0.33	1.01	10.25	C22
胆囊及其他	8	0.66	1.97	1.16	1.09	0.07	0.07	2.52	10	1.41	2.54	1.28	1.27	0.05	0.12	1.51	C23—C24
胰腺	46	3.78	11.33	6.09	6.13	0.38	0.38	10.50	41	5.77	10.41	5.01	4.84	0.22	0.50	6.40	C25
喉	2	0.16	0.49	0.25	0.24	0.00	0.00	0.00	2	0.28	0.51	0.21	0.21	0.00	0.02	0.00	C32
气管、支气管、肺	265	21.77	65.25	35.54	34.82	1.70	1.70	47.30	127	17.89	32.24	16.48	16.45	0.67	2.36	19.29	C33—C34
其他胸腔器官	3	0.25	0.74	1.16	1.15	0.07	0.07	0.49	1	0.14	0.25	0.11	0.09	0.00	0.00	0.00	C37—C38
骨	9	0.74	2.22	1.33	1.26	0.06	0.06	1.37	8	1.13	2.03	0.91	0.92	0.07	0.09	1.73	C40—C41
皮肤黑色素瘤	0	0.00	0.00	0.00	0.00	0.00	0.00	0.00	0	0.00	0.00	0.00	0.00	0.00	0.00	0.00	C43
乳房	1	0.08	70.25	0.33	0.23	0.02	0.02	0.73	34	4.79	8.63	5.01	4.73	0.31	0.62	8.96	C50
子宫颈	—	—	—	—	—	—	—	—	26	3.66	6.60	3.85	3.71	0.23	0.48	6.45	C53
子宫体及子宫部位不明	—	—	—	—	—	—	—	—	8	1.13	2.03	1.15	1.10	0.09	0.12	2.81	C54—C55
卵巢	—	—	—	—	—	—	—	—	8	1.13	2.03	1.17	1.13	0.08	0.14	2.45	C56
前列腺	8	0.66	1.97	1.14	1.13	0.03	0.03	0.45	—	—	—	—	—	—	—	—	C61
睾丸	0	0.00	0.00	0.00	0.00	0.00	0.00	0.00	—	—	—	—	—	—	—	—	C62
肾及泌尿系统不明	3	0.25	0.74	0.39	0.44	0.04	0.04	0.94	3	0.42	0.76	0.35	0.36	0.03	0.03	0.88	C64—C66, C68
膀胱	12	0.99	2.95	1.56	1.74	0.05	0.05	1.49	3	0.42	0.76	0.24	0.28	0.00	0.00	0.00	C67
脑、神经系统	26	2.14	6.40	4.88	4.63	0.29	0.29	5.33	18	2.54	4.57	2.99	3.38	0.16	0.32	3.07	C70—C72, D32—D33, D42—D43
甲状腺	0	0.00	0.00	0.00	0.00	0.00	0.00	0.00	1	0.14	0.25	0.17	0.16	0.02	0.02	0.53	C73
淋巴瘤	13	1.07	3.20	2.30	2.42	0.13	0.13	2.51	11	1.55	2.79	1.38	1.49	0.07	0.25	1.77	C81—C85, C88, C90, C96
白血病	14	1.15	3.45	3.12	3.07	0.17	0.17	3.17	8	1.13	2.03	1.26	1.32	0.10	0.16	2.19	C91—C95, D45—D47
其他或未指明部位	9	0.74	2.22	1.20	1.21	0.09	0.09	2.47	9	1.27	2.28	1.65	1.65	0.07	0.12	1.10	O&u
所有部位合计	1217	100.00	299.65	165.19	161.58	7.19	7.19	192.62	710	100.00	180.24	89.39	88.18	3.70	10.46	103.10	ALL
所有部位除外 C44	1215	99.84	299.15	164.96	161.35	7.18	7.18	192.17	708	99.72	179.73	89.26	87.99	3.70	10.46	103.10	ALLbC44

部位	男性 病例数	构成比/%	粗率/(1/10万)	中标率/(1/10万)	世标率/(1/10万)	累积率/% 0—64岁	0—74岁	35—64岁截缩率/(1/10万)	女性 病例数	构成比/%	粗率/(1/10万)	中标率/(1/10万)	世标率/(1/10万)	累积率/% 0—64岁	0—74岁	35—64岁截缩率/(1/10万)	ICD-10
发病																	
口腔和咽喉（除外鼻咽）	21	0.93	3.70	1.70	1.70	0.09	0.09	2.96	20	1.18	3.59	1.79	1.62	0.12	0.15	3.02	C00—C10, C12—C14
鼻咽	20	0.89	3.52	1.89	1.82	0.12	0.12	3.82	6	0.36	1.08	0.71	0.60	0.04	0.08	1.46	C11
食管	498	22.07	87.75	36.64	36.70	1.64	1.64	44.99	258	15.28	46.27	16.60	16.38	0.59	2.08	15.90	C15
胃	399	17.69	70.30	30.51	30.01	1.39	1.39	38.10	182	10.78	32.64	13.49	12.99	0.56	1.67	16.62	C16
结直肠、肛门	128	5.67	22.55	10.59	10.28	0.58	0.58	16.70	98	5.81	17.58	6.92	6.89	0.40	0.82	12.00	C18—C21
肝脏	278	12.32	48.98	25.13	24.04	1.72	1.72	53.58	129	7.64	23.14	10.27	9.91	0.59	1.03	15.74	C22
胆囊及其他	30	1.33	5.29	2.32	2.36	0.10	0.10	2.90	25	1.48	4.48	2.03	1.82	0.09	0.17	2.31	C23—C24
胰腺	88	3.90	15.51	6.48	6.50	0.31	0.31	8.74	73	4.32	13.09	5.10	5.11	0.27	0.58	7.85	C25
喉	15	0.66	2.64	1.23	1.25	0.07	0.07	2.08	0	0.00	0.00	0.00	0.00	0.00	0.00	0.00	C32
气管、支气管、肺	451	19.99	79.46	34.80	34.91	1.56	1.56	43.09	247	14.63	44.30	18.05	17.50	0.86	2.19	24.97	C33—C34
其他胸腔器官	0	0.00	0.00	0.00	0.00	0.00	0.00	0.00	2	0.12	0.36	0.19	0.18	0.01	0.02	0.29	C37—C38
骨	24	1.06	4.23	1.74	1.74	0.04	0.04	1.08	12	0.71	2.15	0.96	0.96	0.06	0.15	1.72	C40—C41
皮肤黑色素瘤	2	0.09	0.35	0.16	0.17	0.02	0.02	0.54	2	0.12	0.36	0.32	0.22	0.02	0.02	0.62	C43
乳房	0	0.00	0.00	0.00	0.00	0.00	0.00	0.00	222	13.15	39.81	22.98	21.32	1.84	2.36	55.47	C50
子宫颈	—								91	5.39	16.32	8.33	7.89	0.63	0.84	19.39	C53
子宫体及子宫部位不明	—								76	4.50	13.63	6.70	6.41	0.49	0.70	13.71	C54—C55
卵巢	—								39	2.31	6.99	4.55	4.09	0.31	0.42	8.31	C56
前列腺	44	1.95	7.75	2.93	2.88	0.04	0.04	1.08	—							—	C61
睾丸	1	0.04	0.18	0.09	0.09	0.00	0.00	0.00	—							—	C62
肾及泌尿系统不明	17	0.75	3.00	1.32	1.38	0.13	0.13	3.71	19	1.13	3.41	1.73	1.64	0.10	0.17	2.91	C64—C66, C68
膀胱	37	1.64	6.52	2.67	2.71	0.11	0.11	3.26	16	0.95	2.87	1.10	1.09	0.06	0.13	1.69	C67
脑、神经系统	49	2.17	8.63	6.40	5.82	0.37	0.37	8.14	34	2.01	6.10	3.02	3.01	0.19	0.34	5.38	C70—C72, D32—D33, D42—D43
甲状腺	1	0.04	0.18	0.29	0.20	0.02	0.02	0.64	12	0.71	2.15	1.05	1.02	0.06	0.13	2.46	C73
淋巴瘤	38	1.68	6.70	3.26	3.28	0.16	0.16	4.24	28	1.66	5.02	2.12	2.14	0.10	0.29	3.05	C81—C85, C88, C90, C96
白血病	42	1.86	7.40	4.33	4.06	0.28	0.28	7.52	26	1.54	4.66	3.57	3.35	0.23	0.30	5.21	C91—C95, D45—D47
其他或未指明部位	73	3.24	12.86	5.85	5.53	0.29	0.29	9.33	71	4.21	12.73	5.99	5.70	0.35	0.69	9.50	O&u
所有部位合计	2 256	100.00	397.50	180.34	177.43	9.06	9.06	256.48	1 688	100.00	302.74	137.57	131.85	7.99	15.33	229.59	ALL
所有部位除外 C44	2 248	99.65	396.09	179.66	176.81	9.02	9.02	255.47	1 676	99.29	300.58	136.84	131.10	7.95	15.24	228.47	ALLbC44
死亡																	
口腔和咽喉（除外鼻咽）	6	0.33	1.06	0.48	0.47	0.02	0.02	0.54	8	0.70	1.43	0.50	0.50	0.03	0.05	0.85	C00—C10, C12—C14
鼻咽	11	0.61	1.94	0.76	0.79	0.03	0.03	0.77	3	0.26	0.54	0.16	0.15	0.01	0.01	0.28	C11
食管	353	19.67	62.20	24.28	24.10	0.78	0.78	21.04	200	17.41	35.87	11.89	11.53	0.24	1.45	6.29	C15
胃	306	17.05	53.92	21.80	20.81	0.65	0.65	17.65	128	11.14	22.96	8.34	8.06	0.29	0.94	8.54	C16
结直肠、肛门	52	2.90	9.16	4.33	4.07	0.19	0.19	4.63	50	4.35	8.97	3.16	3.00	0.13	0.29	4.27	C18—C21
肝脏	303	16.88	53.39	25.63	25.05	1.66	1.66	51.89	127	11.05	22.78	9.42	9.06	0.51	0.91	13.84	C22
胆囊及其他	29	1.62	5.11	2.17	2.25	0.07	0.07	2.12	24	2.09	4.30	1.84	1.63	0.08	0.13	1.99	C23—C24
胰腺	75	4.18	13.21	5.57	5.59	0.25	0.25	7.06	67	5.83	12.02	4.51	4.44	0.25	0.50	7.06	C25
喉	8	0.45	1.41	0.62	0.62	0.02	0.02	0.51	0	0.00	0.00	0.00	0.00	0.00	0.00	0.00	C32
气管、支气管、肺	415	23.12	73.12	31.36	30.74	1.19	1.19	32.91	211	18.36	37.84	15.50	15.08	0.76	1.79	19.37	C33—C34
其他胸腔器官	1	0.06	0.18	0.08	0.08	0.01	0.01	0.26	1	0.09	0.18	0.08	0.09	0.00	0.00	0.00	C37—C38
骨	24	1.34	4.23	1.77	1.68	0.06	0.06	1.84	20	1.74	3.59	1.56	1.56	0.10	0.22	2.86	C40—C41
皮肤黑色素瘤	0	0.00	0.00	0.00	0.00	0.00	0.00	0.00	2	0.17	0.36	0.14	0.12	0.00	0.02	0.00	C43
乳房	0	0.00	0.00	0.00	0.00	0.00	0.00	0.00	54	4.70	9.68	5.28	5.02	0.43	0.55	12.94	C50
子宫颈	—								32	2.79	5.74	2.10	2.09	0.09	0.26	2.83	C53
子宫体及子宫部位不明	—								36	3.13	6.46	2.87	2.65	0.12	0.33	3.28	C54—C55
卵巢	—								15	1.31	2.69	1.21	1.22	0.10	0.13	3.08	C56
前列腺	25	1.39	4.40	1.66	1.63	0.00	0.00	0.00	—							—	C61
睾丸	2	0.11	0.35	0.13	0.10	0.00	0.00	0.00	—							—	C62
肾及泌尿系统不明	12	0.67	2.11	0.81	0.78	0.04	0.04	1.06	8	0.70	1.43	0.47	0.43	0.01	0.04	0.27	C64—C66, C68
膀胱	16	0.89	2.82	1.07	1.08	0.07	0.07	1.68	13	1.13	2.33	0.56	0.55	0.01	0.03	0.28	C67
脑、神经系统	33	1.84	5.81	3.20	3.09	0.21	0.21	6.55	31	2.70	5.56	2.65	2.62	0.17	0.36	5.00	C70—C72, D32—D33, D42—D43
甲状腺	2	0.11	0.35	0.13	0.13	0.00	0.00	0.00	1	0.09	0.18	0.08	0.09	0.01	0.01	0.28	C73
淋巴瘤	22	1.23	3.88	1.75	1.77	0.11	0.11	2.51	16	1.39	2.87	1.28	1.25	0.06	0.15	1.89	C81—C85, C88, C90, C96
白血病	33	1.84	5.81	2.68	2.71	0.19	0.19	5.64	35	3.05	6.28	4.04	4.32	0.25	0.40	5.14	C91—C95, D45—D47
其他或未指明部位	67	3.73	11.81	5.16	5.12	0.28	0.28	8.45	67	5.83	12.02	4.81	4.98	0.28	0.59	7.56	O&u
所有部位合计	1 795	100.00	316.27	135.45	132.65	5.81	5.81	166.73	1 149	100.00	206.07	82.45	80.43	3.92	9.19	107.87	ALL
所有部位除外 C44	1 793	99.89	315.92	135.29	132.48	5.81	5.81	166.73	1 144	99.56	205.17	82.20	80.14	3.92	9.16	107.87	ALLbC44

附表 7-33　盐城市大丰区 2015 年恶性肿瘤发病和死亡主要指标

部位	男性								女性								ICD-10
	病例数	构成比/%	粗率/(1/10万)	中标率/(1/10万)	世标率/(1/10万)	累积率/% 0—64岁	0—74岁	35—64岁截缩率/(1/10万)	病例数	构成比/%	粗率/(1/10万)	中标率/(1/10万)	世标率/(1/10万)	累积率/% 0—64岁	0—74岁	35—64岁截缩率/(1/10万)	
发病																	
口腔和咽喉（除外鼻咽）	20	1.39	5.58	2.97	2.92	0.19	0.19	5.70	12	1.02	3.34	1.67	1.57	0.09	0.16	2.69	C00—C10, C12—C14
鼻咽	16	1.11	4.47	2.34	2.41	0.13	0.13	3.94	6	0.51	1.67	1.20	1.01	0.07	0.10	2.80	C11
食管	198	13.78	55.27	26.01	26.33	1.31	1.31	35.77	110	9.33	30.64	12.27	12.13	0.31	1.46	8.49	C15
胃	226	15.73	63.09	30.67	29.45	1.22	1.22	35.91	92	7.80	25.63	11.28	11.30	0.58	1.40	16.73	C16
结直肠、肛门	149	10.37	41.59	20.79	20.80	1.14	1.14	30.89	94	7.97	26.19	12.22	11.88	0.65	1.21	18.88	C18—C21
肝脏	169	11.76	47.18	23.97	23.87	1.57	1.57	48.03	85	7.21	23.68	10.92	11.08	0.71	1.21	20.85	C22
胆囊及其他	16	1.11	4.47	2.10	1.99	0.08	0.08	2.49	18	1.53	5.01	2.00	2.02	0.07	0.23	1.92	C23—C24
胰腺	39	2.71	10.89	5.18	5.25	0.24	0.24	6.89	40	3.39	11.14	4.68	4.56	0.23	0.53	6.55	C25
喉	9	0.63	2.51	1.24	1.36	0.15	0.15	3.91	0	0.00	0.00	0.00	0.00	0.00	0.00	0.00	C32
气管、支气管、肺	309	21.50	86.26	40.76	40.90	1.75	1.75	48.89	176	14.93	49.03	21.27	21.09	1.11	2.32	30.78	C33—C34
其他胸腔器官	3	0.21	0.84	0.47	0.47	0.05	0.05	1.52	2	0.17	0.56	0.23	0.23	0.00	0.00	0.00	C37—C38
骨	15	1.04	4.19	2.66	2.79	0.11	0.11	1.52	7	0.59	1.95	1.19	1.18	0.08	0.11	1.57	C40—C41
皮肤黑色素瘤	4	0.28	1.12	0.53	0.52	0.03	0.03	0.97	11	0.93	3.06	1.31	1.28	0.07	0.18	1.92	C43
乳房	2	0.14	0.56	0.82	0.75	0.05	0.05	0.46	181	15.35	50.42	32.42	29.52	2.48	3.11	72.53	C50
子宫颈	—	—	—	—	—	—	—	—	94	7.97	26.19	13.85	13.80	1.20	1.59	36.52	C53
子宫体及子宫部位不明	—	—	—	—	—	—	—	—	26	2.21	7.24	3.97	3.82	0.34	0.38	10.65	C54—C55
卵巢	—	—	—	—	—	—	—	—	25	2.12	6.96	4.25	3.95	0.31	0.43	9.03	C56
前列腺	44	3.06	12.28	5.44	5.26	0.09	0.09	2.46	—	—	—	—	—	—	—	—	C61
睾丸	1	0.07	0.28	0.62	0.52	0.03	0.03	0.00	—	—	—	—	—	—	—	—	C62
肾及泌尿系统不明	17	1.18	4.75	2.43	2.37	0.18	0.18	5.48	13	1.10	3.62	1.62	1.66	0.11	0.18	3.00	C64—C66, C68
膀胱	34	2.37	9.49	4.66	4.48	0.22	0.22	6.24	14	1.19	3.90	1.60	1.61	0.10	0.13	3.53	C67
脑、神经系统	28	1.95	7.82	4.70	5.59	0.37	0.37	8.53	40	3.39	11.14	5.47	5.54	0.44	0.58	13.02	C70—C72, D32—D33, D42—D43
甲状腺	14	0.97	3.91	2.59	2.62	0.18	0.18	4.78	30	2.54	8.36	5.16	4.67	0.40	0.52	10.33	C73
淋巴瘤	34	2.37	9.49	5.79	6.21	0.45	0.45	12.28	14	1.19	3.90	2.06	1.95	0.12	0.24	3.70	C81—C85, C88, C90, C96
白血病	32	2.23	8.93	5.10	5.26	0.34	0.34	9.40	27	2.29	7.52	4.42	4.92	0.33	0.40	8.76	C91—C95, D45—D47
其他或未指明部位	58	4.04	16.19	8.07	8.05	0.43	0.43	12.72	62	5.26	17.27	8.64	8.53	0.52	0.99	15.35	O&u
所有部位合计	1 437	100.00	401.15	199.90	200.17	10.31	10.31	288.80	1 179	100.00	328.43	163.72	159.34	10.33	17.48	299.61	ALL
所有部位除外 C44	1 416	98.54	395.29	197.03	197.28	10.22	10.22	286.05	1 165	98.81	324.53	162.11	157.73	10.26	17.31	297.59	ALLbC44
死亡																	
口腔和咽喉（除外鼻咽）	10	0.88	2.79	1.35	1.27	0.05	0.05	1.52	8	1.11	2.23	0.93	0.94	0.02	0.12	0.54	C00—C10, C12—C14
鼻咽	8	0.70	2.23	1.04	1.06	0.03	0.03	0.97	4	0.55	1.11	0.54	0.52	0.03	0.06	1.00	C11
食管	174	15.25	48.57	22.37	21.84	0.92	0.92	24.80	94	13.02	26.19	9.96	9.57	0.18	1.00	5.00	C15
胃	197	17.27	54.99	25.76	24.87	0.75	0.75	19.70	74	10.25	20.61	8.31	7.93	0.36	0.64	10.49	C16
结直肠、肛门	67	5.87	18.70	8.98	9.30	0.47	0.47	13.56	43	5.96	11.98	5.36	5.19	0.24	0.47	6.59	C18—C21
肝脏	168	14.72	46.90	23.80	24.14	1.74	1.74	51.72	75	10.39	20.89	9.19	9.63	0.60	1.09	17.13	C22
胆囊及其他	14	1.23	3.91	1.87	1.85	0.08	0.08	2.48	20	2.77	5.57	2.22	2.24	0.05	0.29	1.49	C23—C24
胰腺	36	3.16	10.05	4.79	4.93	0.25	0.25	6.98	39	5.40	10.86	4.54	4.37	0.21	0.47	5.99	C25
喉	2	0.18	0.56	0.24	0.30	0.00	0.00	0.00	2	0.28	0.56	0.19	0.15	0.00	0.00	0.00	C32
气管、支气管、肺	301	26.38	84.03	39.32	39.07	1.48	1.48	41.32	174	24.10	48.47	20.05	19.93	0.86	2.19	24.02	C33—C34
其他胸腔器官	2	0.18	0.56	0.26	0.25	0.02	0.02	0.52	5	0.69	1.39	0.68	0.69	0.05	0.08	1.53	C37—C38
骨	11	0.96	3.07	1.35	1.41	0.04	0.04	1.04	11	1.52	3.06	1.51	1.52	0.10	0.10	2.01	C40—C41
皮肤黑色素瘤	2	0.18	0.56	0.24	0.33	0.02	0.02	0.52	2	0.28	0.56	0.18	0.14	0.00	0.00	0.00	C43
乳房	0	0.00	0.00	0.00	0.00	0.00	0.00	0.00	38	5.26	10.59	5.23	5.36	0.42	0.61	12.79	C50
子宫颈	—	—	—	—	—	—	—	—	31	4.29	8.64	3.87	3.81	0.18	0.43	5.13	C53
子宫体及子宫部位不明	—	—	—	—	—	—	—	—	1	0.14	0.28	0.10	0.08	0.00	0.00	0.00	C54—C55
卵巢	—	—	—	—	—	—	—	—	17	2.35	4.74	2.53	2.54	0.24	0.31	6.67	C56
前列腺	25	2.19	6.98	3.00	2.97	0.04	0.04	0.98	—	—	—	—	—	—	—	—	C61
睾丸	0	0.00	0.00	0.00	0.00	0.00	0.00	0.00	—	—	—	—	—	—	—	—	C62
肾及泌尿系统不明	7	0.61	1.95	0.90	0.93	0.06	0.06	1.50	7	0.97	1.95	0.77	0.76	0.04	0.06	1.04	C64—C66, C68
膀胱	17	1.49	4.75	2.07	2.04	0.06	0.06	1.55	6	0.83	1.67	0.55	0.57	0.00	0.02	0.00	C67
脑、神经系统	29	2.54	8.10	4.44	5.11	0.38	0.38	9.72	27	3.74	7.52	4.87	5.40	0.31	0.46	5.99	C70—C72, D32—D33, D42—D43
甲状腺	4	0.35	1.12	0.46	0.44	0.00	0.00	0.00	5	0.69	1.39	0.53	0.49	0.02	0.05	0.50	C73
淋巴瘤	12	1.05	3.35	1.61	1.76	0.09	0.09	2.50	6	0.83	1.67	0.68	0.67	0.02	0.10	0.50	C81—C85, C88, C90, C96
白血病	23	2.02	6.42	3.19	3.28	0.23	0.23	6.35	15	2.08	4.18	3.18	3.75	0.24	0.24	4.22	C91—C95, D45—D47
其他或未指明部位	32	2.80	8.93	4.30	4.34	0.21	0.21	6.09	18	2.49	5.01	2.03	1.95	0.06	0.20	1.99	O&u
所有部位合计	1 141	100.00	318.52	151.34	151.50	6.92	6.92	193.80	722	100.00	201.12	88.02	88.20	4.21	8.98	114.62	ALL
所有部位除外 C44	1 134	99.39	316.56	150.55	150.54	6.92	6.92	193.80	720	99.72	200.57	87.87	88.02	4.21	8.98	114.62	ALLbC44

附表 7-34　扬中市 2015 年恶性肿瘤发病和死亡主要指标

部位	男性 病例数	构成比/%	粗率/(1/10万)	中标率/(1/10万)	世标率/(1/10万)	累积率/% 0—64岁	0—74岁	35—64岁截缩率/(1/10万)	女性 病例数	构成比/%	粗率/(1/10万)	中标率/(1/10万)	世标率/(1/10万)	累积率/% 0—64岁	0—74岁	35—64岁截缩率/(1/10万)	ICD-10
发病																	
口腔和咽喉（除外鼻咽）	7	1.09	5.07	2.22	2.28	0.14	0.14	3.71	4	0.89	2.78	1.16	1.25	0.08	0.16	2.39	C00—C10, C12—C14
鼻咽	10	1.55	7.25	4.06	3.85	0.28	0.28	8.68	4	0.89	2.78	1.41	1.35	0.04	0.24	1.38	C11
食管	132	20.50	95.68	44.45	45.12	2.48	2.48	68.82	68	15.14	47.34	19.23	19.44	0.62	2.79	16.92	C15
胃	199	30.90	144.24	68.01	68.15	3.81	3.81	106.56	127	28.29	88.41	38.98	37.53	1.69	4.21	47.42	C16
结直肠、肛门	77	11.96	55.81	30.75	29.02	1.73	1.73	52.11	39	8.69	27.15	11.72	11.43	0.50	1.24	15.28	C18—C21
肝脏	47	7.30	34.07	16.17	15.98	0.76	0.76	23.17	16	3.56	11.14	5.41	4.98	0.29	0.52	9.22	C22
胆囊及其他	4	0.62	2.90	1.29	1.19	0.00	0.00	0.00	8	1.78	5.57	1.71	2.08	0.04	0.23	1.15	C23—C24
胰腺	17	2.64	12.32	6.10	6.06	0.23	0.23	7.60	13	2.90	9.05	3.29	3.24	0.04	0.38	1.15	C25
喉	1	0.16	0.72	0.31	0.33	0.00	0.00	0.00	0	0.00	0.00	0.00	0.00	0.00	0.00	0.00	C32
气管、支气管、肺	93	14.44	67.41	30.71	30.31	1.33	1.33	36.63	33	7.35	22.97	10.68	10.54	0.70	1.21	20.73	C33—C34
其他胸腔器官	0	0.00	0.00	0.00	0.00	0.00	0.00	0.00	0	0.00	0.00	0.00	0.00	0.00	0.00	0.00	C37—C38
骨	1	0.16	0.72	0.33	0.26	0.00	0.00	0.00	2	0.45	1.39	0.63	0.64	0.03	0.09	1.06	C40—C41
皮肤黑色素瘤	0	0.00	0.00	0.00	0.00	0.00	0.00	0.00	0	0.00	0.00	0.00	0.00	0.00	0.00	0.00	C43
乳房	2	0.31	1.45	0.60	0.59	0.05	0.05	1.18	63	14.03	43.86	25.78	24.54	2.08	2.62	65.09	C50
子宫颈	—	—	—	—	—	—	—	—	24	5.35	16.71	11.91	11.12	0.98	1.09	33.85	C53
子宫体及子宫部位不明	—	—	—	—	—	—	—	—	4	0.89	2.78	1.23	1.26	0.13	0.13	3.54	C54—C55
卵巢	—	—	—	—	—	—	—	—	9	2.00	6.27	3.19	3.08	0.17	0.45	5.24	C56
前列腺	8	1.24	5.80	2.48	2.47	0.14	0.14	3.55	—	—	—	—	—	—	—	—	C61
睾丸	1	0.16	0.72	0.39	0.42	0.05	0.05	1.35	—	—	—	—	—	—	—	—	C62
肾及泌尿系统不明	6	0.93	4.35	1.90	1.98	0.07	0.07	2.26	4	0.89	2.78	2.11	3.27	0.13	0.21	1.38	C64—C66, C68
膀胱	14	2.17	10.15	4.73	4.86	0.23	0.23	6.73	2	0.45	1.39	0.52	0.46	0.00	0.08	0.00	C67
脑、神经系统	7	1.09	5.07	3.04	2.71	0.13	0.13	4.97	5	1.11	3.48	1.63	1.72	0.13	0.26	3.54	C70—C72, D32—D33, D42—D43
甲状腺	4	0.62	2.90	3.41	3.29	0.24	0.24	4.50	14	3.12	9.75	6.39	6.03	0.43	0.58	9.98	C73
淋巴瘤	4	0.62	2.90	1.81	1.68	0.14	0.14	4.70	3	0.67	2.09	0.73	0.82	0.00	0.13	0.00	C81—C85, C88, C90, C96
白血病	3	0.47	2.17	2.21	3.01	0.14	0.14	2.02	1	0.22	0.70	1.10	2.38	0.10	0.10	0.00	C91—C95, D45—D47
其他或未指明部位	7	1.09	5.07	3.42	3.07	0.18	0.18	6.66	6	1.34	4.18	1.96	1.85	0.10	0.18	3.82	O&u
所有部位合计	644	100.00	466.80	228.41	226.62	12.13	12.13	345.20	449	100.00	312.58	150.77	149.00	8.29	16.89	243.14	ALL
所有部位除外 C44	641	99.53	464.62	227.26	225.50	12.09	12.09	343.74	446	99.33	310.49	149.99	148.17	8.26	16.78	242.07	ALLbC44
死亡																	
口腔和咽喉（除外鼻咽）	3	0.55	2.17	1.81	1.40	0.11	0.11	1.35	4	1.18	2.78	1.07	1.06	0.03	0.11	1.06	C00—C10, C12—C14
鼻咽	4	0.74	2.90	1.60	1.48	0.12	0.12	3.94	3	0.88	2.09	0.99	0.95	0.05	0.13	1.33	C11
食管	124	22.88	89.88	40.43	40.54	1.88	1.88	51.13	64	18.88	44.55	15.51	15.81	0.28	1.44	7.67	C15
胃	143	26.38	103.65	47.46	47.89	1.87	1.87	50.25	107	31.56	74.49	31.76	30.38	1.13	3.42	30.38	C16
结直肠、肛门	75	13.84	54.36	24.92	24.92	0.73	0.73	19.46	27	7.96	18.80	7.54	7.25	0.36	0.64	10.40	C18—C21
肝脏	44	8.12	31.89	16.29	16.02	0.82	0.82	26.63	15	4.42	10.44	4.93	4.76	0.26	0.55	8.56	C22
胆囊及其他	4	0.74	2.90	1.29	1.19	0.00	0.00	0.00	5	1.47	3.48	0.99	1.21	0.00	0.13	0.00	C23—C24
胰腺	14	2.58	10.15	5.08	5.22	0.15	0.15	5.28	12	3.54	8.35	3.18	3.06	0.10	0.40	2.48	C25
喉	1	0.18	0.72	0.31	0.33	0.00	0.00	0.00	0	0.00	0.00	0.00	0.00	0.00	0.00	0.00	C32
气管、支气管、肺	82	15.13	59.44	26.66	25.69	0.90	0.90	24.38	30	8.85	20.88	8.40	8.13	0.36	0.72	10.50	C33—C34
其他胸腔器官	1	0.18	0.72	0.52	0.45	0.04	0.04	1.46	0	0.00	0.00	0.00	0.00	0.00	0.00	0.00	C37—C38
骨	2	0.37	1.45	0.64	0.63	0.05	0.05	1.18	3	0.88	2.09	0.84	0.80	0.03	0.09	1.06	C40—C41
皮肤黑色素瘤	0	0.00	0.00	0.00	0.00	0.00	0.00	0.00	0	0.00	0.00	0.00	0.00	0.00	0.00	0.00	C43
乳房	1	0.18	0.72	0.29	0.23	0.00	0.00	0.00	22	6.49	15.32	6.75	6.46	0.33	0.56	10.50	C50
子宫颈	—	—	—	—	—	—	—	—	12	3.54	8.35	3.75	3.71	0.17	0.43	5.94	C53
子宫体及子宫部位不明	—	—	—	—	—	—	—	—	4	1.18	2.78	1.28	1.35	0.14	0.14	3.63	C54—C55
卵巢	—	—	—	—	—	—	—	—	5	1.47	3.48	1.68	1.50	0.04	0.16	1.38	C56
前列腺	5	0.92	3.62	1.61	1.73	0.09	0.09	2.48	—	—	—	—	—	—	—	—	C61
睾丸	0	0.00	0.00	0.00	0.00	0.00	0.00	0.00	—	—	—	—	—	—	—	—	C62
肾及泌尿系统不明	3	0.55	2.17	1.76	1.73	0.07	0.07	0.00	0	0.00	0.00	0.00	0.00	0.00	0.00	0.00	C64—C66, C68
膀胱	6	1.11	4.35	2.46	1.83	0.05	0.05	2.02	3	0.88	2.09	0.91	0.89	0.04	0.12	1.15	C67
脑、神经系统	10	1.85	7.25	3.92	3.67	0.25	0.25	8.05	7	2.06	4.87	2.01	2.17	0.14	0.27	3.63	C70—C72, D32—D33, D42—D43
甲状腺	0	0.00	0.00	0.00	0.00	0.00	0.00	0.00	2	0.59	1.39	0.44	0.50	0.00	0.08	0.00	C73
淋巴瘤	7	1.29	5.07	2.69	2.44	0.11	0.11	3.40	2	0.59	1.39	0.42	0.43	0.00	0.00	0.00	C81—C85, C88, C90, C96
白血病	2	0.37	1.45	1.21	0.85	0.05	0.05	2.02	4	1.18	2.78	2.20	2.27	0.15	0.21	2.53	C91—C95, D45—D47
其他或未指明部位	11	2.03	7.97	4.49	4.13	0.16	0.16	5.42	8	2.36	5.57	2.37	2.29	0.05	0.23	1.95	O&u
所有部位合计	542	100.00	392.86	185.46	182.37	7.44	7.44	208.44	339	100.00	236.00	97.03	94.99	3.67	9.81	104.14	ALL
所有部位除外 C44	541	99.82	392.14	185.20	181.97	7.44	7.44	208.44	338	99.71	235.30	96.90	94.79	3.67	9.81	104.14	ALLbC44

附表 7-35　泰兴市 2015 年恶性肿瘤发病和死亡主要指标

部位	男性								女性								ICD-10
	病例数	构成比/%	粗率/(1/10万)	中标率/(1/10万)	世标率/(1/10万)	累积率/% 0—64岁	累积率/% 0—74岁	35—64岁截缩率/(1/10万)	病例数	构成比/%	粗率/(1/10万)	中标率/(1/10万)	世标率/(1/10万)	累积率/% 0—64岁	累积率/% 0—74岁	35—64岁截缩率/(1/10万)	
发病																	
口腔和咽喉（除外鼻咽）	19	0.84	2.91	2.13	2.71	0.19	0.19	4.18	6	0.47	1.09	0.51	0.61	0.04	0.08	0.95	C00—C10, C12—C14
鼻咽	18	0.80	2.76	1.73	1.71	0.12	0.12	3.83	5	0.39	0.91	0.77	0.66	0.04	0.09	0.98	C11
食管	513	22.72	78.65	43.38	44.66	2.56	2.56	69.19	280	21.88	51.05	24.01	24.14	0.70	2.77	18.83	C15
胃	373	16.52	57.19	31.87	32.43	1.89	1.89	51.70	187	14.61	34.10	17.72	17.40	0.72	1.91	21.00	C16
结直肠、肛门	109	4.83	16.71	10.40	10.38	0.72	0.72	20.09	78	6.09	14.22	7.84	8.03	0.53	0.93	14.77	C18—C21
肝脏	429	19.00	65.78	44.56	43.70	3.34	3.34	102.77	128	10.00	23.34	13.93	14.54	0.88	1.62	25.23	C22
胆囊及其他	7	0.31	1.07	0.56	0.55	0.03	0.03	0.80	7	0.55	1.28	0.65	0.61	0.01	0.05	0.50	C23—C24
胰腺	72	3.19	11.04	6.00	6.09	0.34	0.34	9.40	40	3.13	7.29	3.51	3.54	0.14	0.38	4.05	C25
喉	14	0.62	2.15	1.27	1.43	0.12	0.12	3.34	1	0.08	0.18	0.18	0.16	0.01	0.01	0.50	C32
气管、支气管、肺	448	19.84	68.69	38.16	38.82	2.11	2.11	57.80	167	13.05	30.45	16.39	16.23	0.85	1.74	24.44	C33—C34
其他胸腔器官	4	0.18	0.61	0.33	0.32	0.01	0.01	0.34	3	0.23	0.55	0.42	0.40	0.01	0.04	1.29	C37—C38
骨	22	0.97	3.37	1.89	1.99	0.13	0.13	3.38	16	1.25	2.92	1.89	1.87	0.13	0.18	3.63	C40—C41
皮肤黑色素瘤	1	0.04	0.15	0.04	0.07	0.00	0.00	0.00	3	0.23	0.55	0.22	0.23	0.00	0.02	0.00	C43
乳房	4	0.18	0.61	0.28	0.26	0.02	0.02	0.40	118	9.22	21.52	16.47	15.35	1.29	1.50	42.60	C50
子宫颈	—	—	—	—	—	—	—	—	55	4.30	10.03	7.11	6.85	0.54	0.78	16.89	C53
子宫体及子宫部位不明	—	—	—	—	—	—	—	—	34	2.66	6.20	4.07	3.91	0.30	0.43	9.35	C54—C55
卵巢	—	—	—	—	—	—	—	—	21	1.64	3.83	2.78	2.67	0.23	0.29	7.53	C56
前列腺	34	1.51	5.21	2.33	2.28	0.05	0.05	1.19	—	—	—	—	—	—	—	—	C61
睾丸	1	0.04	0.15	0.09	0.09	0.00	0.00	0.00	—	—	—	—	—	—	—	—	C62
肾及泌尿系统不明	11	0.49	1.69	0.96	0.98	0.04	0.04	1.10	7	0.55	1.28	0.83	0.81	0.04	0.10	1.34	C64—C66, C68
膀胱	28	1.24	4.29	2.08	2.16	0.08	0.08	1.99	7	0.55	1.28	0.67	0.73	0.05	0.09	1.38	C67
脑、神经系统	40	1.77	6.13	4.47	5.06	0.28	0.28	6.04	24	1.88	4.38	3.07	3.04	0.21	0.31	5.85	C70—C72, D32—D33, D42—D43
甲状腺	1	0.04	0.15	0.13	0.12	0.01	0.01	0.40	12	0.94	2.19	1.81	1.66	0.15	0.17	4.49	C73
淋巴瘤	22	0.97	3.37	2.14	2.09	0.12	0.12	2.70	9	0.70	1.64	0.91	0.93	0.05	0.13	1.36	C81—C85, C88, C90, C96
白血病	31	1.37	4.75	2.97	2.89	0.15	0.15	3.58	33	2.58	6.02	3.96	3.86	0.29	0.43	8.49	C91—C95, D45—D47
其他或未指明部位	57	2.52	8.74	4.99	5.06	0.24	0.24	7.31	39	3.05	7.11	3.82	3.82	0.21	0.45	6.03	O&u
所有部位合计	2 258	100.00	346.20	202.76	205.86	12.51	12.51	351.54	1 280	100.00	233.38	133.55	132.06	7.46	14.50	221.49	ALL
所有部位除外 C44	2 248	99.56	344.67	201.97	205.04	12.48	12.48	350.44	1 273	99.45	232.11	132.83	131.37	7.42	14.44	220.07	ALLbC44
死亡																	
口腔和咽喉（除外鼻咽）	13	0.78	1.99	1.46	1.95	0.11	0.11	2.01	4	0.52	0.73	0.35	0.36	0.02	0.04	0.43	C00—C10, C12—C14
鼻咽	11	0.66	1.69	1.12	1.17	0.11	0.11	3.12	5	0.65	0.91	0.37	0.41	0.02	0.04	0.48	C11
食管	410	24.67	62.86	33.09	33.71	1.51	1.51	41.04	190	24.84	34.64	14.61	14.38	0.27	1.37	7.23	C15
胃	267	16.06	40.94	21.34	21.09	0.88	0.88	25.33	126	16.47	22.97	11.47	11.53	0.56	1.20	15.51	C16
结直肠、肛门	57	3.43	8.74	4.72	4.67	0.21	0.21	6.26	46	6.01	8.39	4.24	4.12	0.17	0.44	5.43	C18—C21
肝脏	332	19.98	50.90	34.23	33.81	2.61	2.61	80.69	87	11.37	15.86	9.41	9.94	0.57	1.03	16.52	C22
胆囊及其他	8	0.48	1.23	0.79	0.76	0.05	0.05	1.64	9	1.18	1.64	0.69	0.75	0.02	0.08	0.48	C23—C24
胰腺	52	3.13	7.97	4.14	4.17	0.22	0.22	6.06	41	5.36	7.48	3.59	3.59	0.13	0.38	3.63	C25
喉	5	0.30	0.77	0.44	0.45	0.03	0.03	0.75	1	0.13	0.18	0.08	0.06	0.00	0.00	0.00	C32
气管、支气管、肺	355	21.36	54.43	29.75	30.07	1.68	1.68	45.54	100	13.07	18.23	9.17	9.07	0.40	0.98	11.56	C33—C34
其他胸腔器官	1	0.06	0.15	0.09	0.09	0.00	0.00	0.00	0	0.00	0.00	0.00	0.00	0.00	0.00	0.00	C37—C38
骨	26	1.56	3.99	2.19	2.16	0.11	0.11	2.99	16	2.09	2.92	1.25	1.23	0.03	0.12	0.90	C40—C41
皮肤黑色素瘤	1	0.06	0.15	0.10	0.12	0.02	0.02	0.40	1	0.13	0.18	0.10	0.11	0.00	0.02	0.00	C43
乳房	2	0.12	0.31	0.12	0.10	0.00	0.00	0.00	35	4.58	6.38	3.74	3.70	0.26	0.40	7.84	C50
子宫颈	—	—	—	—	—	—	—	—	19	2.48	3.46	2.20	2.24	0.17	0.26	4.48	C53
子宫体及子宫部位不明	—	—	—	—	—	—	—	—	10	1.31	1.82	0.95	0.88	0.04	0.07	1.45	C54—C55
卵巢	—	—	—	—	—	—	—	—	4	0.52	0.73	0.56	0.52	0.04	0.06	1.39	C56
前列腺	13	0.78	1.99	0.74	0.78	0.00	0.00	0.00	—	—	—	—	—	—	—	—	C61
睾丸	0	0.00	0.00	0.00	0.00	0.00	0.00	0.00	—	—	—	—	—	—	—	—	C62
肾及泌尿系统不明	3	0.18	0.46	0.29	0.33	0.03	0.03	0.75	4	0.52	0.73	0.39	0.39	0.02	0.04	0.48	C64—C66, C68
膀胱	18	1.08	2.76	1.12	1.06	0.00	0.00	0.00	3	0.39	0.55	0.21	0.22	0.00	0.02	0.00	C67
脑、神经系统	26	1.56	3.99	2.75	2.73	0.15	0.15	3.80	19	2.48	3.46	2.74	3.33	0.25	0.30	6.37	C70—C72, D32—D33, D42—D43
甲状腺	0	0.00	0.00	0.00	0.00	0.00	0.00	0.00	1	0.13	0.18	0.08	0.06	0.00	0.00	0.00	C73
淋巴瘤	6	0.36	0.92	0.53	0.59	0.04	0.04	1.10	1	0.13	0.18	0.07	0.05	0.00	0.00	0.00	C81—C85, C88, C90, C96
白血病	21	1.26	3.22	2.02	1.92	0.13	0.13	3.66	21	2.75	3.83	2.23	2.32	0.15	0.25	3.78	C91—C95, D45—D47
其他或未指明部位	35	2.11	5.37	3.12	3.04	0.18	0.18	5.01	22	2.88	4.01	1.88	1.91	0.07	0.23	1.88	O&u
所有部位合计	1 662	100.00	254.82	144.16	144.78	8.05	8.05	230.13	765	100.00	139.48	70.37	71.19	3.18	7.31	89.82	ALL
所有部位除外 C44	1 661	99.94	254.67	144.08	144.71	8.05	8.05	230.13	761	99.48	138.75	70.15	70.97	3.18	7.31	89.82	ALLbC44

附录八 肿瘤登记处名单

附表 8-1 肿瘤登记处名单

肿瘤登记处	登记处所在单位	主要工作人员
江苏省	江苏省疾病预防控制中心	韩仁强 周金意 缪伟刚 罗鹏飞 俞浩 武鸣
无锡市	无锡市疾病预防控制中心	钱云 杨志杰 董昀球 郭亮亮 陈海 周恩宇 徐红艳 茹炯 杜明 刘增超
江阴市	江阴市疾病预防控制中心	章剑 朱爱萍 李莹 刘娟 王敏洁 汤海波 张燕茹
徐州市	徐州市疾病预防控制中心	常桂秋 娄培安 张盼 陈培培 张宁 乔程 李婷 董宗美
常州市	常州市疾病预防控制中心	姚杏娟 崔艳丽 郑蜀贞 宗菁 施鸿飞
溧阳市	溧阳市疾病预防控制中心	刘建平 彭柳明 狄静 曹磊
常州市金坛区	常州市金坛区疾病预防控制中心	周鑫 何怡
苏州市	苏州市疾病预防控制中心	陆艳 王临池 黄春妍 华钰洁 陈丽 王从菊 张莹 顾建芬 张荣艳 周靓玥
常熟市	常熟市疾病预防控制中心	陈冰霞 盛红艳 薛雨星
张家港市	张家港市疾病预防控制中心	姚敏芳 李凯 邱品 秦敏晔 赵丽霞 王夏冬 王洵之 朱晓玮
昆山市	昆山市疾病预防控制中心	张婷 秦威 金亦徐 胡文斌 仝岚 周杰 邱和泉
太仓市	太仓市疾病预防控制中心	张建安 高玲琳 颜小銮
南通市	南通市疾病预防控制中心	徐红 王秦 刘海峰 潘少聪 赵培 张红兵
海安市	海安市疾病预防控制中心	王小健 童海燕 孙静
如东县	如东县疾病预防控制中心	纪桂勤 夏建华 张爱红 孙艳丽 周晓云
启东市	启东市人民医院	朱健 陈永胜 张永辉 丁璐璐 陈建国
如皋市	如皋市疾病预防控制中心	吕家爱 王书兰 黄晓波 吴坚 吴琼
海门市	海门市疾病预防控制中心	杨艳蕾 唐锦高 倪倬健 邱敏 施华
连云港市	连云港市疾病预防控制中心	董建梅 张春道 李伟伟 马昭君 秦绪成 李振涛 仲凤霞 李炎炎 吴安博 付艳云 吴郑立
连云港市赣榆区	连云港市赣榆区疾病预防控制中心	张晓峰 金凤 顾绍生
东海县	东海县疾病预防控制中心	马进 周忠 张振宇 吴同浩 郑培兰 陈晓
灌云县	灌云县疾病预防控制中心	朱凤东 马士化 严春华 沈艳青
灌南县	灌南县疾病预防控制中心	张源生 王海涛 王昕
淮安市淮安区	淮安市淮安区疾病预防控制中心	缪彩云 宋光 开海涛 王凯 颜庆洋 顾仲翔 苏明
淮安市淮阴区	淮安市淮阴区疾病预防控制中心	袁瑛 李成菊 唐勇 刘丹 滕笑雨
淮安市清江浦区	淮安市清江浦区疾病预防控制中心	于浩 李彬彬 於丽丽
涟水县	涟水县疾病预防控制中心	孙维新 叶建玲 浦继尹
淮安市洪泽区	淮安市洪泽区疾病预防控制中心	王芳 李栋 陈思红 张举巧 袁翠莲
盱眙县	盱眙县疾病预防控制中心	袁守国 许松 李鑫林 汪茂艳
金湖县	金湖县疾病预防控制中心	周娟 何士林
盐城市亭湖区	盐城市亭湖区疾病预防控制中心	严莉丽 开志琴 夏波
盐城市盐都区	盐城市盐都区疾病预防控制中心	岳燕萍 蔡娟 王建康 何飞
响水县	响水县疾病预防控制中心	王桂花 刘宇春 朱成刚
滨海县	滨海县疾病预防控制中心	蔡伟 徐胜 赵鹏 曹正兵
阜宁县	阜宁县疾病预防控制中心	王建明 梁从凯 支杰
射阳县	射阳县疾病预防控制中心	戴曙光 岳荣荣 尹延龙 陈星宇 赵春燕
建湖县	建湖县疾病预防控制中心	王剑 肖丽 刘凤珍 蔡奎 孔文娟
东台市	东台市疾病预防控制中心	赵建华 史春兰
盐城市大丰区	盐城市大丰区疾病预防控制中心	顾晓平 盛凤 王银存 智恒奎
宝应县	宝应县疾病预防控制中心	梁永春 朱立文 王元霞 商桂娟 潘艳玉
丹阳市	丹阳市疾病预防控制中心	应洪琰 陈丽黎 周超 胡佳慧
扬中市	扬中市肿瘤防治研究所	华召来 周琴 施爱武 朱阳春 冷荣柏 冯祥
泰兴市	泰兴市疾病预防控制中心	黄素勤 徐兴 封军莉 丁华萍 刘静琦